U0217542

胎儿超声心动图实用指南

正常和异常心脏　　第3版

A Practical Guide to Fetal Echocardiography
Normal and Abnormal Hearts (3rd edition)

〔美〕Alfred Abuhamad　〔德〕Rabih Chaoui | 编著

刘　琳 | 主译　　何怡华 | 主审

Wolters Kluwer

北京科学技术出版社

著作权合同登记号　　图字：01-2016-8018

图书在版编目（CIP）数据

胎儿超声心动图实用指南：正常和异常心脏·第3版 /（美）阿尔弗莱德·阿布汗默德，（德）拉宾·查欧里编著；刘琳主译. — 北京：北京科学技术出版社，2017.7（2021.1重印）
ISBN 978-7-5304-8993-2

Ⅰ.①胎… Ⅱ.①阿… ②拉… ③刘… Ⅲ.①胎儿–超声心动图–指南 Ⅳ.①R714.5-62

中国版本图书馆CIP数据核字(2017)第086037号

胎儿超声心动图实用指南：正常和异常心脏·第3版

编　　著：〔美〕Alfred Abuhamad　〔德〕Rabih Chaoui
主　　译：刘　琳
策划编辑：尤玉琢
责任编辑：尤玉琢　刘瑞敏
责任校对：贾　荣
责任印制：李　茗
封面设计：异一设计
出 版 人：曾庆宇
出版发行：北京科学技术出版社
社　　址：北京西直门南大街16号
邮政编码：100035
电话传真：0086-10-66161951（总编室）
　　　　　0086-01-66113227（发行部）　0086-01-66161952（发行部传真）
电子信箱：bjkj@bjkjpress.com
网　　址：www.bkydw.cn
经　　销：新华书店
印　　刷：北京捷迅佳彩印刷有限公司
开　　本：787mm×1092mm　1/16
印　　张：36
字　　数：600千字
版　　次：2017年7月第1版
印　　次：2021年1月第2次印刷
ISBN 978-7-5304-8993-2/R · 2296

定　　价：380.00元

译者名单

主译 刘　琳　河南省人民医院

主审 何怡华　首都医科大学附属北京安贞医院

译者（按姓氏拼音排序）

崔存英　河南省人民医院

韩　舒　中国医科大学附属第一医院

黄丹青　河南省人民医院

李　馨　海军总医院

李亚南　河南省人民医院

李一丹　首都医科大学附属北京朝阳医院

刘园园　河南省人民医院

秦芸芸　河南省人民医院

王成增　河南省肿瘤医院

王红丹　河南省人民医院

张　娟　河南省人民医院

张连仲　河南省人民医院

张小杉　内蒙古医科大学附属医院

张一休　北京协和医院

中文版序一

今天已是 2016 年的岁末，过了跨年夜，太阳再次升起时，我们已经走进 2017 年了。盘点 2016，心中不安的是北京科学技术出版社尤玉琢编辑约我为 *A Practical Guide to Fetal Echocardiography : Normal and Abnormal Hearts (Third Edition)* 中译本作序，"作序"实感颇有压力，断不可敷衍，未曾忘记相约，多次斟酌腹稿，只是迟迟未敢动笔。时至岁末年初，无论如何应该就这本书说说自己的一点点感悟和想法，以谢尤编辑的信任。

"奇文共欣赏，疑义相与析"。首先想谈谈这本书的价值。2011 年，我曾受天津科技翻译出版社委托主持翻译了英文版第 2 版。目前英文版第 3 版又已问世，作者阿尔弗莱德·阿布汗默德（Alfred Abuhamad）和拉宾·查欧里（Rabin Chaoui）是国际公认的胎儿超声心动图学和产前诊断领域的专家。英文版第 3 版是在上一版共 25 章的基础上扩充为 33 章，进一步充实荟萃了这一领域的最新和最全面的参考资料。全书涵盖内容广泛，条理清晰，言简意赅，概念精准，图文并茂。此书不仅适用于临床超声医师，同时也是妇产科、小儿心内科和心外科医师的良师益友。英文版第 3 版于 2016 年荣获英国医学会（British Medical Association，BMA）医学图书奖。BMA 主席 Mark Porter 先生赞誉："这本书如此精彩，远不仅仅是'实用指南'，它还给我们提供了鉴别诊断、预后与转归等丰富的内容。本书必将成为影像学专家必备的胎儿心脏病学的综合教科书。正因如此，本书无愧在 2016 年度 BMA 医学图书奖评选中独占鳌头。"

其次令我颇有感触的是英文版第 3 版的翻译团队，他们富有朝气，充满激情，又科学严谨，一丝不苟。主审何怡华教授，主译刘琳副教授，以及近 90% 的参译者都是年轻的专家学者。他们脚踏实地、志存高远、勤奋好学，为了第 3 版中译本的早日问世，在繁忙的工作之余，分工协作、废寝忘食、夙夜不懈，短短 3 个月就完成了全书译文初稿。同时，为确保中译本的质量，他们采取译文由译者互审、主译统审、主审把关等多层次审修，字斟句酌，如琢如磨。"治玉石者，既琢之而复磨之；治之已精，而益求其精也"。他们每个人都像呵护自己亲手栽培的小树苗一样，为这本书付出自己的心血。他们是我国超声医学界的希望之花、生命之树。走进2017，绚丽璀璨的春天就要到了，"落红不是无情物，化作春泥更护花"是我此时此刻的心情，我由衷地钦佩他们！幸福地为他们喝彩！

2016年岁末　于悉尼

中文版序二

近年来，胎儿超声心动图学迅速发展，是超声心动图学领域中极具潜力并具有重要临床价值的一门学科。由于先天性心脏病位居出生缺陷首位，给家庭和社会带来沉重负担，而胎儿超声心动图是目前其他产前诊断无法替代的最实用、最有效的检查方法。

国内胎儿超声心动图学经历了近 20 年的发展，逐渐与国外接轨并建立合作关系。2007 年 4 月，在福州召开的"全国胎儿超声心动图基础与临床峰会"期间自发成立了"全国胎儿心脏超声检查协作组"，随后的 4 年多，全体成员积极推进我国胎儿超声心动图检查规范化工作，于 2011 年 10 月正式推出我国"胎儿心脏超声检查规范化专家共识"，以飨同道。

2011 年 11 月，我们翻译出版了《胎儿超声心动图实用指南：正常和异常心脏》（第 2 版），受到了大家的认可和好评。值得庆贺的是，英文版第 3 版在 2016 年 9 月获得了英国医学会（BMA）医学图书奖。我们非常高兴能够承担这次翻译工作，继续为胎儿超声心动图学的发展做出努力。与第 2 版相比，第 3 版做了修改、更新，书中涵盖了这一领域目前最新和最全面的内容。

本书分为两部分。第一部分完全更新的章节包括：心脏异常的危险因素，胎儿心脏超声筛查和胎儿超声心动图检查指南，心脏检查的优化，心脏胚胎学，三血管 – 气管切面，系统性评价胎儿静脉系统，先天性心脏病遗传学；修改的章节包括：彩色和脉冲多普勒以及三维超声在胎儿超声心动图中的应用。第二部分用统一的格式对胎儿心脏畸形进行了详细讨论，包括：定义、疾病谱和发病率，灰阶、彩色多普勒，三维超声，妊娠早期超声诊断，心脏异常的诊断和鉴别诊断，预后及转归。书中运用新的彩色图表和插图来说明心脏异常，并用表格列出各类心脏畸形的共性和差异性。

最后，我对李治安教授、刘琳副教授及全体译者表示衷心的感谢！让我们和大家一起共享这份喜悦。

何怡华

2017 年元旦　于北京

中文版前言

先天性心脏病是影响新生儿存活和生长发育的疾病之一，发病率占活产新生儿的 6‰~8‰，位居出生缺陷首位。对于复杂先天性心脏病的活产儿，如不进行外科矫治，30% 的新生儿在出生后 1 个月死亡，60% 的婴幼儿在 1 岁以内死亡。胎儿超声心动图是诊断宫内心脏畸形的一种可行且有效的方法，对产前咨询、宫内监测、干预治疗、外科矫治及降低围生期新生儿死亡率具有重要意义。

2011 年 10 月，由李治安教授牵头，国内胎儿超声心动图领域的专家们一起制定了"胎儿心脏超声检查规范化专家共识"。近年来，国内专家们相继出版了有关胎儿超声心动图学的多部专著，在推动我国胎儿超声心动图诊断方面做出了重要贡献。为了更好地了解国外胎儿超声心动图学的进展，北京科学技术出版社希望我们组织翻译阿尔弗莱德·阿布汗默德（Alfred Abuhamad）和拉宾·查欧里（Rabin Chaoui）编著的 *A Practical Guide to Fetal Echocardiography : Normal and Abnormal Hearts (Third Edition)* 一书，本书的两位作者是国际知名的胎儿超声心动图学和产前诊断领域专家。与第 2 版相比，第 3 版做了修改、更新，书中涵盖了有关胎儿超声心动图最新、最全面的内容，条理清晰，图片精美。

本书分为胎儿心脏检查技术和胎儿心脏异常两部分。

对于译者来说，翻译的过程也是不断学习的过程，让大家受益匪浅。感谢全体译者辛勤的付出，谢谢你们！感谢李治安教授对年轻一代的关爱和期望，感谢何怡华教授的鼓励和支持！感谢北京科学技术出版社为本书尽早面世所做的努力！由于时间仓促，本书在编译过程中难免存在疏漏之处，恳请诸位同仁和读者批评指正。

刘　琳

2017 年元旦　于郑州

原版前言

我们非常高兴推出《胎儿超声心动图实用指南：正常和异常心脏》（第 3 版），这是一部紧张工作和团结合作的作品，着眼于重要且快速发展的胎儿心脏病学领域。鉴于第 2 版的成功反馈以及胎儿心脏成像的发展，我们决定撰写第 3 版，继续为大家在这个学科领域提供最新和最全面的参考。

为了确保第 3 版和第 2 版的传承性，我们沿用了易于阅读且配图翔实的风格。与第 2 版相比，第 3 版在主要章节做了修改并增加了许多新的主题。为了保持与第 2 版一致的系统性和条理性，我们选择艰辛独立地完成第 3 版的撰写工作。

本书分为两部分：第一部分为心脏检查技术，第二部分为胎儿心脏异常。第一部分完全更新的章节包括：心脏异常的危险因素，胎儿心脏超声筛查和胎儿超声心动图检查指南，心脏检查的优化，心脏胚胎学，三血管 – 气管切面，系统性评价胎儿静脉系统，先天性心脏病遗传学，章节中介绍了新技术在遗传筛查和诊断中的作用。第一部分的其他章节也做了重要修改，包括彩色和脉冲多普勒以及三维超声在胎儿超声心动图中的应用。在第一部分中还包括心脏功能的评价。

本书的第二部分用统一格式对胎儿心脏畸形进行了详细讨论，包括：定义、疾病谱和发病率，灰阶和彩色多普勒，三维超声，妊娠早期超声诊断，心脏异常的诊断和鉴别诊断，预后及转归。书中运用新的彩色图表和插图说明心脏异常，并用表格列出各类心脏畸形的共性和差异性。心脏测量的参考值也在附录中用图和表列出。

先天性心脏病是最常见的先天性畸形，严重影响新生儿的健康，有较高的发病率和死亡率。以往先天性心脏病产前诊断一直不理想，很大程度上是由于心脏解剖的复杂性和胎儿心脏超声检查本身的困难造成的。我们认为第 3 版在心脏成像方面为从事本专业的人员提供了一个全面参考，我们真诚地希望这本书能够提高先天性心脏病的检出率，从而改善这些最小患者的结局。

本书的出版得到了许多人的支持，首先要感谢我们的家人，他们无私的奉献使我们利用夜间和周末的时间才得以完成这项工作；感谢 Ms. Patricia Gast 精湛和负责的态度制作书中完美的插图；感谢 Dr. Elena Sinkovskaya（for Dr. Abuhamad）和 Dr. Kai-Sven Heling（for Dr. Chaoui）这些年的密切合作；感谢 Anna Klassen 和 Cornelia Tennsted 博士为我们提供的正常和异常心脏解剖图；感谢 Lippincott Williams 和 Wilkins 的专业编辑团队。

最后，我们要特别感谢超声诊断领域的两位巨人，John Hobbins（for Dr. Abuhamad）和 Rainer Bollmann（for Dr. Chaoui）博士，他们是超声界的基石，并给予我们长久的指导。

阿尔弗莱德·阿布汗默德

拉宾·查欧里

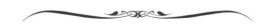

此书献给所有因胎儿患有先天性心脏病而内心极度
痛苦的孕妇。

希望这本书提供的知识能够对胎儿先天性心脏病的
准确诊断、孕前咨询和优化管理提供帮助。

此书也献给这些年来坚定不移支持我们和追求卓越
的父母，也献给无条件爱着我们的 Sharon、Sami、
Nicole、Kathleen、Amin、Ella

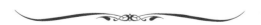

目　录

第1章
先天性心脏病：发病率、危险因素及预防策略

先天性心脏病的发病率

先天性心脏病（congenital heart disease，CHD）是最常见的严重先天性畸形[1]，其中50%的CHD为简单畸形，可以通过外科手术矫正，另外50%的CHD中，有超过一半的儿童死于先天性异常[1]。而且，在美国CHD是出生缺陷中住院费用最高的一类疾病[2]。CHD的发病率取决于首次受检者的年龄及对CHD的定义。研究中将早产儿纳入会增加CHD的发病率。早产儿中动脉导管未闭和室间隔缺损最常见。大样本量的研究显示，CHD占活产儿的8‰～9‰[1]。在诊断为CHD的所有病例中，46%于出生后1周被诊断，88%于出生后1年被诊断，98%于出生后4年被诊断[1]。CHD的发病率统计也受二叶主动脉瓣畸形的影响，据统计，二叶主动脉瓣畸形占活产儿的10‰～20‰[3]。二叶主动脉瓣畸形可以引起CHD患儿较高的发病率及死亡率[3]。此外，如果合并其他较轻的畸形，如永存左上腔静脉（占活产儿的5‰～10‰）、孤立性房间隔膨出瘤（占活产儿的5‰～10‰），会使CHD的发病率增加至出生人口的50‰[4]。CHD仍然是新生儿最常见的严重畸形；产前检查能为孕妇提供较好的妊娠期咨询并能改善新生儿出生状况。表1-1列出了CHD的常见类型及其发病率[5]。CHD的一些危险因素已被确定，包括胎儿因素和母体因素，将在以下章节详细讨论。

胎儿危险因素

心外畸形

胎儿心外畸形常与CHD的发生有关，因此，发现心外畸形是进行胎儿超声心动图检查的指征。即使在染色体核型正常的情况下，胎儿存在心外畸形也会增加CHD的发生风险[6]。发生CHD的危险性与胎儿畸形的具体类型有关。多个脏器的畸形会增加CHD的发生风险且常伴随染色体异常[7]。胎儿体内非免疫性积液常与CHD的发生有关。体内有非

免疫性积液的胎儿心脏畸形的发生率为10%～20%[8,9]。表1-2列出了胎儿心脏畸形合并心外畸形的发病率[7]。

表1-1 先天性心脏病的类型及发病率

CHD 类型	每 1000 例活产儿的发病率
VSD	3.570
PDA	0.799
ASD	0.941
AVSD	0.348
PS	0.729
AS	0.401
CoA	0.409
TOF	0.421
D-TGA	0.315
HRH	0.222
三尖瓣闭锁	0.079
Ebstein 畸形	0.114
肺动脉闭锁	0.132
HLH	0.266
大动脉共干	0.107
DORV	0.157
SV	0.106
TAPVC	0.094

注：VSD—室间隔缺损；PDA—动脉导管未闭；ASD—房间隔缺损；AVSD—房室间隔缺损；PS—肺动脉狭窄；AS—主动脉狭窄；CoA—主动脉缩窄；TOF—法洛四联症；D-TGA—D 型 - 大动脉转位；HRH—右心发育不良；HLH—左心发育不良；DORV—右心室双出口；SV—单心室；TAPVC—完全型肺静脉异位引流。
修改自 Hoffman JI, Kaplan S. The incidence of congenital heart disease. *Circ Res*, 2004; 94:1890-1900. 已获得授权。

表1-2 胎儿心脏畸形合并心外畸形（按器官系统分类）的发病率

器官系统	发病率 / %
中枢神经系统	71.7
泌尿生殖系统	
生殖	25.0
肾脏	75.0
骨骼系统	52.3
呼吸系统	38.1
胃肠道系统	47.5
颅面系统	35.7
总计	53.6

注：修改自 Song MS, Hu A, Dyamenahalli U, et al. Extracardiac lesions and chromosomal abnormalities associated with major fetal heart defects: comparison of intrauterine, postnatal and postmortem diagnoses. *Ultrasound Obstet Gynecol*, 2009;33:552–559. 已获得授权。

胎儿心律失常

胎儿心脏节律的紊乱可能与潜在的心脏结构异常有关。CHD 与胎儿心律失常的关系取决于胎儿心脏节律紊乱的类型。总的来说，大约 1% 的胎儿心律失常与 CHD 有关[8]。胎儿心动过速及孤立性期前收缩很少与 CHD 有关。另一方面，由房室结传导异常导致的完全性房室传导阻滞的胎儿中，50% 与胎儿心脏结构异常有关，而其余的病例与妊娠期母体存在 Sjögren 抗体有关[10,11]。可疑或明确存在心律失常的所有胎儿需行胎儿超声心动图检查以评估心脏结构及功能。胎儿心律不规则如频发性期前收缩，如果持续存在，预示着会有更多恶性心律失常的发生[12]。对非频发性期前收缩的胎儿，尤其异位搏动持续 1 ～ 2 周以上者，建议行胎儿超声心动图检查[13]。关于胎儿心律失常的诊断及治疗将在第 33 章详细讨论。

常规超声可疑心脏畸形

常规超声检查发现可疑心脏畸形是最常见的 CHD 危险因素之一。产科常规超声提示胎儿可疑心脏畸形应行胎儿超声心动图检查。40% ～ 50% 的孕妇经证实存在 CHD[8,9]。考虑到这点，以及对于大多数有 CHD 的新生儿并没有已知危险因素这一事实而言，评估胎儿心脏的系统性超声检查不能只局限于有危险因素的孕妇。实际上，新近胎儿心脏筛查指南已经把大血管评估包含在内[14-16]。常规超声对 CHD 的检查价值将在第 2 章讨论。

已知或可疑染色体或基因异常

胎儿染色体或基因异常是心脏及心外畸形的高危因素之一，因此需做胎儿超声心动图检查。对此内容的详细讨论请参见第 4 章。

胎儿颈项透明层增厚

妊娠早期末或妊娠中期初行胎儿颈项透明层厚度（nuchal translucency，NT）测量是目前对胎儿染色体异常风险评估的有效方法。有些研究认为，NT 增加与遗传综合征及包括心脏畸形在内的大多数胎儿畸形有关[17-19]。心脏畸形的发生危险性随着 NT 的增加而增加，但与 CHD 的具体类型没有明显相关[18]。染色体正常的胎儿如果 NT 大于或等于 3.5mm，CHD 的发病率为 23‰，高于有 CHD 家族史的胎儿[17,20]。因此，如果 NT 大于或等于 3.5mm，行胎儿超声心动图检查是必要的。NT 大于或等于 3.5mm 能帮助早期诊断 CHD 的所有主要类型[21]。关于妊娠早期胎儿心脏超声检查的内容将在第 16 章进行更详细的讨论。

单绒毛膜胎盘

CHD 在单绒毛膜胎盘的胎儿中的发病率较高[22,23]，占 2% ～ 9%[22,24,25]。双胎输血综合征（twin-twin transfusion syndrome, TTTS）是单绒毛膜双胎胎盘的并发症之一，约占10%。TTTS 与获得性心脏畸形有关，包括右室流出道梗阻，在双胎中受血儿的发病率约占 10%[26]。即使在排除 TTTS 胎儿心脏畸形后，单绒毛膜胎盘的胎儿患 CHD 的危险性仍增加[23]。一项包含 165 对单绒毛膜双胎的研究表明，其中至少一胎有结构性 CHD 的总体危险性为 9.1%[23]。至少一胎有结构性 CHD 的危险性在单绒毛膜 – 双羊膜腔双胎中为 7%[23]，在单绒毛膜 – 单羊膜腔双胎中的危险性为 57.1%[23]。如果一个胎儿有病变，那么双胎的另一个发生病变的危险性为 26.7%[23]。一项对 830 例单绒毛膜 – 双羊膜腔双胎的系统性回顾研究进一步证实，在排除了 TTTS 的病例，发生 CHD 的危险性仍会增加[22]。在非 TTTS 胎儿中室间隔缺损最常见，而在 TTTS 胎儿中肺动脉狭窄及房间隔缺损的发病率更高[22]。因此，所有的单绒毛膜双胎妊娠均应建议行胎儿超声心动图检查。

母体危险因素

母体代谢性疾病

母体代谢性疾病主要包括妊娠糖尿病及苯丙酮尿症，显著影响 CHD 的发病率。当母体患有代谢性疾病时，为了降低胎儿 CHD 的发病率，建议孕前咨询及在胎儿器官形成之前或形成期及时严格地控制代谢水平。

糖尿病

合并糖尿病孕妇的胎儿 CHD 发病率比正常孕妇的胎儿增加 5 倍，发生危险性相对较高的心脏畸形包括内脏异位（相对危险度 6.22）、大动脉共干（相对危险度 4.72）、大动脉转位（相对危险度 2.85）及单心室（相对危险度 18.24）[27]。妊娠早期胰岛素水平下降、糖化血红蛋白（HbA1c）水平升高亦与合并糖尿病孕妇的胎儿先天畸形的危险性显著增加[28,29]。尽管部分研究证实 HbA1c 水平升高到某一水平胎儿发生心脏畸形的危险性增加[28]，但其他研究并没有发现 HbA1c 达到某一确定值能预测 CHD 的发生[30]。因此，虽然 HbA1c 水平高于 8.5% 的孕妇发生心脏畸形的危险性可能最高，但所有糖尿病合并妊娠的孕妇危险性均有一定的增加。因此，患有糖尿病合并妊娠的孕妇均应行胎儿超声心动图检查。妊娠糖尿病是一种妊娠早期才确诊的糖尿病，不会增加发生胎儿心脏畸形的危险性，因此不是胎儿超声心动图的检查适应证。妊娠晚期胎儿心室肥大是一种由于孕前和妊娠期血糖控制不良导致的并发症，而且肥大的程度与血糖控制水平相关。如果妊娠中期孕妇的 HbA1c 水平超过 6%，建议妊娠晚期行胎儿超声心动图检查以评估心室肥大程度[31]。

苯丙酮尿症

另一种与 CHD 相关的代谢性疾病是苯丙酮尿症。苯丙酮尿症女性患者应该了解胎儿 CHD 与母体尿苯丙酮水平升高的关系[32]，尤其是在成人期苯丙酮尿症女性患者没有严格限制饮食时。胎儿器官形成期母体尿苯丙酮水平如果超过 15mg/dl，则其发生 CHD 的概率升高 10 ～ 15 倍[33]。孕妇患有苯丙酮尿症，其胎儿可能出现的其他畸形有小头畸形和生长障碍[32]。据报道，限制饮食未达到 10 周的孕妇发生胎儿 CHD 的风险可达 12%[34]。一项大样本的前瞻性研究结果显示，孕前及器官形成初期如果母体尿苯丙酮水平低于 6mg/dl，发生 CHD 的风险与正常孕妇无差别[35]。除非苯丙酮尿症女性患者有证据证明妊娠早期严格限制饮食且尿苯丙酮水平低于 10mg/dl，否则仍然建议行胎儿超声心动图检查[13]。

母体致畸剂接触史（药物相关的先天性心脏病）

母体服用药物对胎儿在心脏发育期的影响已得到广泛研究，已有多种药物认为是心脏的致畸因素。有证据表明这些致畸因素对 CHD 总的影响较小[36]。有文献认为母体应用锂、抗惊厥药、酒精、吲哚美辛、血管紧张素转换酶（angiotensin-converting enzyme，ACE）抑制剂和选择性 5- 羟色胺再摄取抑制剂（selective serotonin reuptake inhibitors，SSRI）可能会增加新生儿心血管异常的相关性（表 1-3）。

表 1-3　与药物相关的先天性心脏病

药物	相关性	常见心脏畸形
锂	低	Ebstein 畸形
乙内酰脲 / 苯妥英	中等	混合畸形
三甲双酮	高	间隔缺损
丙戊酸	低	混合畸形
卡马西平	低	混合畸形
酒精	高	间隔缺损
异维 A 酸	中等	圆锥动脉干畸形
吲哚美辛	中等	动脉导管提前收缩
ACE 抑制剂（妊娠早期）	中等	间隔缺损
ACE 抑制剂（妊娠中晚期）	高	ACE 抑制剂胎儿病
SSRIs（妊娠早期）	低	间隔缺损
SSRIs（妊娠中晚期）	中等	新生儿持续性肺动脉高压

锂

早期研究锂治疗这一致畸因素对妊娠的影响时，发现其与胎儿 Ebstein 畸形的发生显著相关[37]。然而，更多近期对照研究显示，锂并不增加 CHD 的危险性。208 例 Ebstein 畸形胎儿分 4 组进行对照研究显示，妊娠期母体摄入锂与 Ebstein 畸形胎儿没有显著相关性[38-40]。一项队列研究显示，锂对胎儿没有明显危险性[41]。与先前的研究相比，这些研究提示锂致畸的危险性较低，基于这一点，妊娠期应该重新评估锂治疗的风险/获益比。胚胎发育期进行锂治疗的孕妇可考虑行胎儿超声心动图检查，因为锂治疗发生 CHD 的危险性极低，所以这一检查的实用性尚不明确。

抗惊厥药

抗惊厥药是一类包括乙内酰脲/苯妥英、卡马西平、三甲双酮和丙戊酸的药物，偶尔用于治疗妊娠期癫痫及镇痛。当妊娠期应用苯妥英时，先天畸形的发生率为2.2% ~ 26.1%[42]。有研究显示，苯妥英的致畸作用与因环氧化酶清除酶活性低而产生的羊水内氧化代谢产物增加有关[43]。胎儿乙内酰脲综合征包括不同程度的发育不良、远端指（趾）骨骨化及颅面骨异常，已有报道[44]，CHD 常与该综合征合并出现[45]。三甲双酮是一种主要用于治疗癫痫小发作的药物，与先天畸形的高发病率有关。畸形包括颅面骨畸形、发育异常、智力低下、肢体畸形及泌尿生殖系统畸形[45]。心脏畸形很常见，胎儿间隔缺损的发病率约为20%[45]。丙戊酸亦与先天畸形的发生有关，最严重的畸形为神经管畸形（占1% ~ 2%）[45]。尽管有报道认为应用丙戊酸会使胎儿患 CHD 的危险性增加[46]，但其发病机制尚不明确[47]。与正常孕妇相比，应用卡马西平发生 CHD 的危险性为1.8%[48]。妊娠早期应用抗惊厥药的孕妇可考虑行胎儿超声心动图检查。

酒精

胎儿酒精综合征包括面部异常、生长障碍、智力低下及心脏畸形，易发生于妊娠期大量饮酒的孕妇[49]。当酒精浓度相当于人体血液酒精含量时，对鸡胚心脏的致畸作用已经得到证实[50]。胎儿酒精综合征的 CHD 发病率为25% ~ 30%，其中以间隔缺损最常见[49,51]。妊娠早期饮酒的孕妇建议行胎儿超声心动图检查。

异维 A 酸

异维 A 酸是维生素 A 的衍生物，用于治疗严重的囊肿性痤疮。自从问世后，有文献报道其有致畸作用。畸形的典型特征包括中枢神经系统、颅面部、腮弓及心血管畸形[52]。心脏畸形通常为圆锥动脉干畸形和主动脉弓畸形[45,53]。其发生机制可能与前列腺素合成酶代谢过程中产生的自由基有关[54]。妊娠期应用异维 A 酸的孕妇建议行胎儿超声心动图检查。

非甾体类抗炎药

非甾体类抗炎药（nonsteroidal anti-inflammatory drugs，NSAIDs）用于治疗妊娠期早产或缓解疼痛。吲哚美辛是一种 NSAIDs，常用于妊娠中晚期保胎。吲哚美辛可能会导致胎儿动脉导管提前收缩（详见第24章）。多普勒检查证实妊娠中晚期应用吲哚美辛的孕妇中超过50%的胎儿出现明显的动脉导管收缩[55,56]。通常情况下，动脉导管收缩是轻微的并且停用药物后可缓解。动脉导管收缩也可出现于应用其他 NSAIDs 时[57]。新生儿还可发生其他症状，如少尿、小肠结肠坏死及颅内出血，这些并发症通常仅发生于孕32周后应用吲哚美辛的孕妇[58]。妊娠中晚期应用 NSAIDs 的孕妇建议行胎儿超声心动图检查。

血管紧张素转换酶抑制剂

血管紧张素转换酶抑制剂（angiotensin converting enzyme，ACE）抑制剂是常用于治疗高血压的药物。若妊娠早期母体使用 ACE 抑制剂，则发生严重先天畸形的危险性明显增加，比其他抗高血压药物高 2.7 倍[59]。其主要引起心血管系统（风险比 3.72）及中枢神经系统（风险比 4.39）畸形[59]。其中，房间隔及室间隔缺损是最常见的心脏畸形[59]。妊娠中晚期应用 ACE 抑制剂可能会引起"ACE 抑制剂胎儿病"，包括羊水过少、胎儿宫内发育迟缓、头颅发育不良、肾衰竭，甚至死亡[60]。妊娠期应用 ACE 抑制剂的孕妇建议行胎儿超声心动图检查。

选择性 5 - 羟色胺再摄取抑制剂

选择性 5 - 羟色胺再摄取抑制剂（selective serotonin reuptake inhibitors，SSRIs）是一类抗抑郁药物，在妊娠期治疗抑郁及焦虑方面得到广泛认可[61]。SSRIs 类药物包括西酞普兰（喜普妙）、氟西汀（百忧解）、帕罗西汀（帕若西汀）及舍曲林（左洛夏）。有研究显示，妊娠早期应用 SSRIs 类药物会增加先天性心脏缺损的危险性[62-64]。帕罗西汀在 SSRIs 类药物中导致心脏畸形的影响最大，尤其会引起房间隔缺损和室间隔缺损[64]。包含 7 项研究的 meta 分析显示妊娠早期应用帕罗西汀发生心脏畸形的总危险性为 74%[65]。近期的大样本研究显示了有关 SSRIs 类药物与 CHD 关系与以往不一致的观点。一项队列研究回顾性分析了 72280 名孕妇，该数据来源于 1995—2008 年由丹麦官方统计的大样本调查资料，研究显示，妊娠早期应用 SSRIs 类药物的孕妇发生严重 CHD 的危险性增加 4 倍[66]。然而，该研究并未发现间隔缺损的危险性增加，此与既往研究不一致[66]。一项来源于魁北克 1998—2010 年人口普查的队列研究分析了 18493 名孕妇，研究显示妊娠早期应用舍曲林可增加发生房间隔缺损、室间隔缺损的危险性（$RR = 1.34; 95\%CI: 1.02 \sim 1.76$）及颅缝早闭的危险性（$RR = 2.03; 95\%CI: 1.09 \sim 3.75$），超过了母体抑郁症对胎儿的影响[67]。非舍曲林 SSRIs 类药物可增加发生颅缝早闭及肌肉骨骼缺陷的危险性[67]。一项来源于 2000—2007 年医疗数据的大样本队列研究分析了 949504 名孕妇，研究显示妊娠早期应用抗抑郁药孕妇的新生儿发生严重 CHD 的危险性与未应用抗抑郁药孕妇的新生儿相当[68]。该组数据完全排除了混淆因素的影响后，发现妊娠早期应用抗抑郁药发生心脏畸形的危险性无显著增加。另外，研究发现，应用帕罗西汀与右室流出道梗阻的发生及应用舍曲林与室间隔缺损的发生无显著相关。尽管近期的这些队列研究样本量很大，但是有关妊娠期应用 SSRIs 类药物与 CHD 的关系仍然存在相互矛盾的结果。

妊娠 20 周后使用 SSRIs 类药物会增加新生儿持续性肺动脉高压（persistent pulmonary hypertension of the newborn, PPHN）的危险性[69]。PPHN 在活产儿中的发生率为 1‰ ~ 2‰，可导致发病率及死亡率增高。应用 SSRI 类药物会使新生儿 PPHN 的发生率增加至 6‰ ~ 12‰，是未应用此类药物孕妇的新生儿的 6 倍[69]。发病机制可能为受累胎儿的肺内血清素累积所致[70]。血清素有收缩血管及促进肺动脉平滑肌细胞有丝分裂的作用，导致平滑肌细胞增殖，这些是 PPHN 组织学变化的特征[71,72]。一般而言，对于患有严重抑郁症且对药物治疗有反应的孕妇，为了避免母体并发症的发生及维持母婴亲密关系，应鼓励推荐或持续服用一种 SSRI 药物[73]。总的来说，需要注意的是所涉及的具体畸形是极少的且绝对风险较小[74,75]。尽管研究数据存在争议，目前认为妊娠期应用了 SSRIs 类药物的孕妇行胎儿超声心动图是合理的。

人工辅助生殖技术

依靠人工辅助生殖技术生育的新生儿更容易出现早产、低体重、发育小于孕龄[76]。辅助生殖技术增加了多胎及单胎新生儿的 CHD 发病率[77]。出生缺陷的原因尚不清楚。系统性回顾研究及大量流行病学资料发现人工辅助生殖技术生育［体外受精（in vitro fertilization, IVF）和（或）单精子卵细胞内注射（intracytoplasmic sperm injection，ICSI）］的胎儿先天畸形的发生率增加 30% ～ 40%[78]。另一项对 IVF 胎儿和对照组胎儿出生后先天畸形进行的人口普查研究显示，IVF 新生儿 CHD 发生率比对照组增加 4 倍，心脏畸形主要为房间隔缺损和室间隔缺损[79]。ICSI 新生儿 CHD 的发生率亦比对照组增加 4 倍[80]。应用人工辅助生殖技术的孕妇应行胎儿超声心动图检查。

母体肥胖

肥胖的定义是体重指数（body mass index, BMI）大于或等于 $30kg/m^2$，肥胖的发生率呈指数增长。神经管畸形与母体孕前肥胖有关[38]。有研究认为，与体重正常孕妇相比，肥胖孕妇的胎儿发生先天性心脏缺损的危险性增加[81,82]，但这种危险性的增加相对较小：肥胖孕妇危险性约为 1.18 倍，而肥胖症（BMI > $35kg/m^2$）孕妇危险性则为 1.40 倍。主要风险包括房间隔缺损和室间隔缺损[82]。鉴于增加的危险性较小，可以做详细的心脏扫查而不做胎儿超声心动图检查是合理的。

家族性心脏病

患有家族性非综合征性或非染色体性 CHD 孕妇的胎儿再发 CHD 的危险性会增加。如果母亲患 CHD，受同胞及父辈影响，胎儿发生 CHD 的危险性增加 2 倍[83,84]。大多数患有 CHD 的母亲其胎儿再发 CHD 的危险性为 3% ～ 7%；受同胞影响的母亲其胎儿再发 CHD 的危险性为 2% ～ 6%；受父辈影响的母亲其胎儿再发 CHD 的危险性为 2% ～ 3%[85-87]。然而，家族性心脏病可能增加的某些心脏畸形有主动脉狭窄或房室间隔缺损[83,87]。总的来说，二代或三代亲属单独再发 CHD 的危险性较低。有关 CHD 基因方面的知识将在第 4 章详细讨论。直系亲属有 CHD 的孕妇建议行胎儿超声心动图检查。

胎儿超声心动图检查适应证

胎儿超声心动图的检查适应证应基于本章节讨论的母体及胎儿危险因素来确定。胎儿超声心动图实用指南及专家意见已经列出了胎儿超声心动图检查的胎儿和母体常见适应证（表 1-4）[13,14]。其对检查适应证的统一和操作的一致性进行了规范。值得说明的是这些适应证随着现有的变化而改变。另外，由于大多数患有 CHD 的胎儿没有明确的危险因素[88]，因此，建议在超声检查时行心脏检查。第 2 章将对心脏检查及胎儿超声心动图检查进行详细阐述。

表 1-4　胎儿超声心动图检查常见适应证

母体 / 家族性	● 母体代谢性疾病（糖尿病合并妊娠、苯丙酮尿症） ● 母体自身免疫性抗体（抗 SSA/Ro 抗体、SSB/La 抗体） ● 母体感染导致胎儿有发生心肌炎的风险 ● 母体致畸剂接触史：抗惊厥药、ACE 抑制剂、异维 A 酸、NSAIDs、SSRIs 类药物、酒精（详见正文内容） ● 人工辅助生殖技术 ● CHD 或与 CHD 一级亲属相关综合征
胎儿	● 产科超声检查怀疑胎儿心脏畸形 ● 产科超声检查怀疑胎儿心外解剖畸形 ● 胎儿染色体核型异常、NIPT 异常 ● 持续性胎儿心律失常 ● NT 增厚 ● 胎儿水肿或积液 ● 单绒毛膜胎盘

注：NIPT—无创性产前筛查；NT—胎儿颈项透明层厚度。

先天性心脏病的预防

目前有证据表明补充叶酸能明显降低 CHD 的发生率[89-92]。一项随机对照实验评价了每日摄入 0.8mg 叶酸的作用，结果显示服用叶酸能使心脏畸形的发生危险性降低 50%[89]。其他研究也表明，孕妇在胎儿出生前服用叶酸能明显降低圆锥动脉干畸形的发生率[90,91]。

叶酸可降低心脏畸形发生的机制目前尚不清楚。四氢叶酸还原酶（methylenetetrahydrofolate reductase，MTHFR）活性可能与之有关[93]。同型半胱氨酸增加、MTHFR 基因变化与 CHD 有关[93-95]。在一项对照试验中，同型半胱氨酸水平在 CHD 婴儿的母体中明显升高[89]。目前资料表明叶酸在胎儿心脏胚胎发育中是一种活性物质，围妊娠期应用叶酸也能降低先天性心脏畸形的发生率[96]。

要点 先天性心脏病：发病率、危险因素及预防策略

- CHD 的发病率为 8‰ ~ 9‰，如果合并轻微的心脏畸形，如二叶主动脉瓣畸形、房间隔膨出瘤和永存左上腔静脉，则 CHD 的发病率约为 50‰。
- 胎儿心外解剖畸形即使在染色体核型正常的情况下也会增加发生 CHD 的风险。
- 非免疫性积液的胎儿，CHD 的发生率为 10% ~ 20%。
- 约 50% 完全性心脏传导阻滞的胎儿会发生 CHD，患有心律失常的胎儿发生 CHD 的总危险性约为 1%。
- 常规超声筛查怀疑 CHD 是 CHD 最常见的危险因素（占 40% ~ 50%）。
- 胎儿染色体异常是心内和心外畸形的高危因素之一。
- 多数 CHD 的胎儿没有明确的妊娠危险因素。
- NT 大于或等于 3.5mm 时需要行胎儿超声心动图检查。
- 单绒毛膜双胎的胎儿发生 CHD 的危险性增高，发病率为 2% ~ 9%。
- TTTS 与获得性心脏畸形有关，包括右室流出道梗阻，双胎中受血儿的发病率约占 10%。
- 糖尿病合并妊娠孕妇的胎儿发生 CHD 的危险性增高 5 倍，危险性相对较高的畸形包括内脏异位、大动脉共干、大动脉转位和单心室。
- 如果妊娠中期孕妇的 HbA1c 水平超过 6%，建议妊娠晚期行胎儿超声心动图检查以评估心室肥大程度。
- 若妊娠早期母体尿苯丙酮水平超过 15mg/dl，则发生 CHD 的危险性增加 10 ~ 15 倍。
- 锂对胎儿的危险性并没有先前报道的那么高。
- 妊娠早期应用抗惊厥药物孕妇的胎儿发生 CHD 的危险性显著增高。
- 胎儿酒精综合征的婴儿中 25% ~ 30% 患有 CHD，以间隔缺损最为常见。
- 妊娠早期应用 ACE 抑制剂会增加 CHD 的发生率。妊娠中期及晚期应用 ACE 抑制剂会导致"ACE 抑制剂胎儿病"。
- 妊娠早期应用 SSRIs 类药物的风险可能较小，队列研究报道的结果存在分歧。
- 妊娠 20 周后应用 SSRIs 类药物的新生儿发生持续性肺动脉高压的危险性增加 6 倍。
- IVF 新生儿 CHD 的发生率增加 4 倍。
- 肥胖孕妇的胎儿发生 CHD 的危险性轻度增加。
- 患有家族性非综合征性或非染色体性 CHD 孕妇的胎儿再发 CHD 的危险性增加。
- 产前补充叶酸能够降低 CHD 的发生率。

（崔存英 张连仲 译）

参考文献

1. Hoffman JI, Christianson R. Congenital heart disease in a cohort of 19,502 births with long-term follow-up. *Am J Cardiol*. 1978;42:641–647.
2. Yoon PW, Olney RS, Khoury MJ, et al. Contribution of birth defects and genetic diseases to pediatric hospitalizations. A population-based study. *Arch Pediatr Adolesc Med*. 1997;151:1096–1103.
3. Ward C. Clinical significance of the bicuspid aortic valve. *Heart*. 2000;83:81–85.
4. Benson DW. The genetics of congenital heart disease: a point in the revolution. *Cardiol Clin*. 2002;20:385–394, vi.
5. Hoffman JI, Kaplan S. The incidence of congenital heart disease. *J Am Coll Cardiol*. 2002;39:1890–1900.
6. Fogel M, Copel JA, Cullen MT, et al. Congenital heart disease and fetal thoracoabdominal anomalies: associations in utero and the importance of cytogenetic analysis. *Am J Perinatol*. 1991;8:411–416.
7. Song MS, Hu A, Dyamenahalli U, et al. Extracardiac lesions and chromosomal abnormalities associated with major fetal heart defects: comparison of intrauterine, postnatal and postmortem diagnoses. *Ultrasound Obstet Gynecol*. 2009;33:552–559.
8. Friedman AH, Copel JA, Kleinman CS. Fetal echocardiography and fetal cardiology: indications, diagnosis and management. *Semin Perinatol*. 1993;17:76–88.
9. Crawford DC, Chita SK, Allan LD. Prenatal detection of congenital heart disease: factors affecting obstetric management and survival. *Am J Obstet Gynecol*. 1988;159:352–356.
10. Crawford D, Chapman M, Allan L. The assessment of persistent bradycardia in prenatal life. *Br J Obstet Gynaecol*. 1985;92:941–944.
11. Schmidt KG, Ulmer HE, Silverman NH, et al. Perinatal outcome of fetal complete atrioventricular block: a multicenter experience. *J Am Coll Cardiol*. 1991;17:1360–1366.
12. Copel JA, Liang RI, Demasio K, et al. The clinical significance of the irregular fetal heart rhythm. *Am J Obstet Gynecol*. 2000;182:813–817; discussion 817–819.
13. Donofrio MT, Moon-Grady AJ, Hornberger LK, et al. Diagnosis and treatment of fetal cardiac disease: a scientific statement from the American Heart Association. *Circulation*. 2014;129:2183–2242.
14. American Institute of Ultrasound in Medicine. AIUM practice guideline for the performance of fetal echocardiography. *J Ultrasound Med*. 2013;32:1067–1082.
15. International Society of Ultrasound in Obstetrics and Gynecology, Carvalho JS, Allan LD, et al. ISUOG practice guidelines (updated): sonographic screening examination of the fetal heart. *Ultrasound Obstet Gynecol*. 2013;41:348–359.
16. American Institute of Ultrasound in Medicine. AIUM practice guideline for the performance of obstetric ultrasound examinations. *J Ultrasound Med*. 2013;32:1083–1101.
17. Nicolaides KH. Nuchal translucency and other first-trimester sonographic markers of chromosomal abnormalities. *Am J Obstet Gynecol*. 2004;191:45–67.
18. Clur SA, Ottenkamp J, Bilardo CM. The nuchal translucency and the fetal heart: a literature review. *Prenat Diagn*. 2009;29:739–748.
19. Khalil A, Nicolaides KH. Fetal heart defects: potential and pitfalls of first-trimester detection. *Semin Fetal Neonatal Med*. 2013;18:251–260.
20. Bahado-Singh RO, Wapner R, Thom E, et al. Elevated first-trimester nuchal translucency increases the risk of congenital heart defects. *Am J Obstet Gynecol*. 2005;192:1357–1361.
21. Makrydimas G, Sotiriadis A, Huggon IC, et al. Nuchal translucency and fetal cardiac defects: a pooled analysis of major fetal echocardiography centers. *Am J Obstet Gynecol*. 2005;192:89–95.
22. Bahtiyar MO, Dulay AT, Weeks BP, et al. Prevalence of congenital heart defects in monochorionic/diamniotic twin gestations: a systematic literature review. *J Ultrasound Med*. 2007;26:1491–1498.
23. Manning N, Archer N. A study to determine the incidence of structural congenital heart disease in monochorionic twins. *Prenat Diagn*. 2006;26:1062–1064.
24. Karatza AA, Wolfenden JL, Taylor MJ, et al. Influence of twin-twin transfusion syndrome on fetal cardiovascular structure and function: prospective case-control study of 136 monochorionic twin pregnancies. *Heart*. 2002;88:271–277.
25. Lopriore E, Bokenkamp R, Rijlaarsdam M, et al. Congenital heart disease in twin-to-twin transfusion syndrome treated with fetoscopic laser surgery. *Congenit Heart Dis*. 2007;2:38–43.
26. Herberg U, Gross W, Bartmann P, et al. Long term cardiac follow up of severe twin to twin transfusion syndrome after intrauterine laser coagulation. *Heart*. 2006;92:95–100.
27. Lisowski LA, Verheijen PM, Copel JA, et al. Congenital heart disease in pregnancies complicated by maternal diabetes mellitus. An international clinical collaboration, literature review, and meta-analysis. *Herz*. 2010;35:19–26.
28. Miller E, Hare JW, Cloherty JP, et al. Elevated maternal hemoglobin A1c in early pregnancy and major congenital anomalies in infants of diabetic mothers. *N Engl J Med*. 1981;304:1331–1334.
29. Ylinen K, Aula P, Stenman UH, et al. Risk of minor and major fetal malformations in diabetics with high haemoglobin A1c values in early pregnancy. *Br Med J (Clin Res Ed)*. 1984;289:345–346.
30. Shields LE, Gan EA, Murphy HF, et al. The prognostic value of hemoglobin A1c in predicting fetal heart disease in

diabetic pregnancies. *Obstet Gynecol*. 1993;81:954–957.

31. Jaeggi ET, Fouron JC, Proulx F. Fetal cardiac performance in uncomplicated and well-controlled maternal type I diabetes. *Ultrasound Obstet Gynecol*. 2001;17:311–315.

32. Levy HL, Waisbren SE. Effects of untreated maternal phenylketonuria and hyperphenylalaninemia on the fetus. *N Engl J Med*. 1983;309:1269–1274.

33. Lenke RR, Levy HL. Maternal phenylketonuria and hyperphenylalaninemia. An international survey of the outcome of untreated and treated pregnancies. *N Engl J Med*. 1980;303:1202–1208.

34. Koch R, Friedman E, Azen C, et al. The international collaborative study of maternal phenylketonuria: status report 1998. *Eur J Pediatr*. 2000;159(suppl 2):S156–S160.

35. Platt LD, Koch R, Hanley WB, et al. The international study of pregnancy outcome in women with maternal phenylketonuria: report of a 12-year study. *Am J Obstet Gynecol*. 2000;182:326–333.

36. Tikkanen J, Heinonen OP. Maternal exposure to chemical and physical factors during pregnancy and cardiovascular malformations in the offspring. *Teratology*. 1991;43:591–600.

37. Schou M, Goldfield MD, Weinstein MR, et al. Lithium and pregnancy. I. Report from the register of lithium babies. *Br Med J*. 1973;2:135–136.

38. Kallen K. Maternal smoking, body mass index, and neural tube defects. *Am J Epidemiol*. 1998;147:1103–1111.

39. Sipek A. Lithium and Ebstein's anomaly. *Cor Vasa*. 1989;31:149–156.

40. Zalzstein E, Koren G, Einarson T, et al. A case-control study on the association between first trimester exposure to lithium and Ebstein's anomaly. *Am J Cardiol*. 1990;65:817–818.

41. Jacobson SJ, Jones K, Johnson K, et al. Prospective multicentre study of pregnancy outcome after lithium exposure during first trimester. *Lancet*. 1992;339:530–533.

42. Hanson JW, Buehler BA. Fetal hydantoin syndrome: current status. *J Pediatr*. 1982;101:816–818.

43. Buehler BA, Delimont D, van Waes M, et al. Prenatal prediction of risk of the fetal hydantoin syndrome. *N Engl J Med*. 1990;322:1567–1572.

44. Meadow SR. Anticonvulsant drugs and congenital abnormalities. *Lancet*. 1968;2:1296.

45. Briggs GG, Freeman RK, Yaffe SJ. *Drugs in Pregnancy and Lactation: A Reference Guide to Fetal and Neonatal Risk*. 10th ed. Philadelphia, PA: Lippincott Williams & Wilkins; 2014.

46. Thisted E, Ebbesen F. Malformations, withdrawal manifestations, and hypoglycaemia after exposure to valproate in utero. *Arch Dis Child*. 1993;69:288–291.

47. Lindhout D, Meinardi H. Spina bifida and in-utero exposure to valproate. *Lancet*. 1984;2:396.

48. Matalon S, Schechtman S, Goldzweig G, et al. The teratogenic effect of carbamazepine: a meta-analysis of 1255 exposures. *Reprod Toxicol*. 2002;16:9–17.

49. Jones KL, Smith DW, Ulleland CN, et al. Pattern of malformation in offspring of chronic alcoholic mothers. *Lancet*. 1973;1:1267–1271.

50. Bruyere HJ Jr, Kapil RP. Cardioteratogenic dose of ethanol in the chick embryo results in egg white concentrations comparable to human blood alcohol levels. *J Appl Toxicol*. 1990;10:69–71.

51. Clarren SK, Smith DW. The fetal alcohol syndrome. *Lamp*. 1978;35:4–7.

52. Lammer EJ, Chen DT, Hoar RM, et al. Retinoic acid embryopathy. *N Engl J Med*. 1985;313:837–841.

53. Rosa F. Isotretinoin dose and teratogenicity. *Lancet*. 1987;2:1154.

54. Kubow S. Inhibition of isotretinoin teratogenicity by acetylsalicylic acid pretreatment in mice. *Teratology*. 1992;45:55–63.

55. Huhta JC, Moise KJ, Fisher DJ, et al. Detection and quantitation of constriction of the fetal ductus arteriosus by Doppler echocardiography. *Circulation*. 1987;75:406–412.

56. Moise KJ Jr, Huhta JC, Sharif DS, et al. Indomethacin in the treatment of premature labor. Effects on the fetal ductus arteriosus. *N Engl J Med*. 1988;319:327–331.

57. Koren G, Florescu A, Costei AM, et al. Nonsteroidal antiinflammatory drugs during third trimester and the risk of premature closure of the ductus arteriosus: a meta-analysis. *Ann Pharmacother*. 2006;40:824–829.

58. Norton ME, Merrill J, Cooper BA, et al. Neonatal complications after the administration of indomethacin for preterm labor. *N Engl J Med*. 1993;329:1602–1607.

59. Cooper WO, Hernandez-Diaz S, Arbogast PG, et al. Major congenital malformations after first-trimester exposure to ACE inhibitors. *N Engl J Med*. 2006;354:2443–2451.

60. Tabacova S, Little R, Tsong Y, et al. Adverse pregnancy outcomes associated with maternal enalapril antihypertensive treatment. *Pharmacoepidemiol Drug Saf*. 2003;12:633–646.

61. Mann JJ. The medical management of depression. *N Engl J Med*. 2005;353:1819–1834.

62. Cole JA, Ephross SA, Cosmatos IS, et al. Paroxetine in the first trimester and the prevalence of congenital malformations. *Pharmacoepidemiol Drug Saf*. 2007;16:1075–1085.

63. Kallen B, Otterblad OP. Antidepressant drugs during pregnancy and infant congenital heart defect. *Reprod Toxicol*. 2006;21:221–222.

64. Anonymous. SSRI antidepressants and birth defects. *Prescrire Int*. 2006;15:222–223.

65. Bar-Oz B, Einarson T, Einarson A, et al. Paroxetine and congenital malformations: meta-analysis and consideration of potential confounding factors. *Clin Ther*. 2007;29:918–926.

66. Knudsen TM, Hansen AV, Garne E, et al. Increased risk of severe congenital heart defects in offspring exposed to selective serotonin-reuptake inhibitors in early pregnancy—an epidemiological study using validated EUROCAT data. *BMC Pregnancy Childbirth*. 2014;14:333.

67. Berard A, Zhao JP, Sheehy O. Sertraline use during pregnancy and the risk of major malformations. *Am J Obstet Gynecol*. 2015;doi:10.1016/j.ajog.2015.01.034.

68. Huybrechts KF, Palmsten K, Avorn J, et al. Antidepressant use in pregnancy and the risk of cardiac defects. *N Engl J Med*. 2014;370:2397–2407.

69. Chambers CD, Hernandez-Diaz S, van Marter LJ, et al. Selective serotonin-reuptake inhibitors and risk of persistent pulmonary hypertension of the newborn. *N Engl J Med*. 2006;354:579–587.

70. Suhara T, Sudo Y, Yoshida K, et al. Lung as reservoir for antidepressants in pharmacokinetic drug interactions. *Lancet*. 1998;351:332–335.

71. McMahon TJ, Hood JS, Nossaman BD, et al. Analysis of responses to serotonin in the pulmonary vascular bed of the cat. *J Appl Physiol*. 1993;75:93–102.

72. Runo JR, Loyd JE. Primary pulmonary hypertension. *Lancet*. 2003;361:1533–1544.

73. Weisskopf E, Fischer CJ, Bickle Graz M, et al. Risk-benefit balance assessment of SSRI antidepressant use during pregnancy and lactation based on best available evidence. *Expert Opin Drug Saf*. 2015;14:413–427.

74. Louik C, Lin AE, Werler MM, et al. First-trimester use of selective serotonin-reuptake inhibitors and the risk of birth defects. *N Engl J Med*. 2007;356:2675–2683.

75. Alwan S, Reefhuis J, Rasmussen SA, et al. Use of selective serotonin-reuptake inhibitors in pregnancy and the risk of birth defects. *N Engl J Med*. 2007;356:2684–2692.

76. Jackson RA, Gibson KA, Wu YW, et al. Perinatal outcomes in singletons following in vitro fertilization: a meta-analysis. *Obstet Gynecol*. 2004;103:551–563.

77. Helmerhorst FM, Perquin DA, Donker D, et al. Perinatal outcome of singletons and twins after assisted conception: a systematic review of controlled studies. *Br Med J*. 2004;328:261.

78. Hansen M, Bower C, Milne E, et al. Assisted reproductive technologies and the risk of birth defects—a systematic review. *Hum Reprod*. 2005;20:328–338.

79. Koivurova S, Hartikainen AL, Gissler M, et al. Neonatal outcome and congenital malformations in children born after in-vitro fertilization. *Hum Reprod*. 2002;17:1391–1398.

80. Kurinczuk JJ, Bower C. Birth defects in infants conceived by intracytoplasmic sperm injection: an alternative interpretation. *Br Med J*. 1997;315:1260–1265; discussion 1265–1266.

81. Watkins ML, Rasmussen SA, Honein MA, et al. Maternal obesity and risk for birth defects. *Pediatrics*. 2003;111:1152–1158.

82. Cedergren MI, Kallen BA. Maternal obesity and infant heart defects. *Obes Res*. 2003;11:1065–1071.

83. Burn J, Brennan P, Little J, et al. Recurrence risks in offspring of adults with major heart defects: results from first cohort of British collaborative study. *Lancet*. 1998;351:311–316.

84. Oyen N, Poulsen G, Boyd HA, et al. Recurrence of congenital heart defects in families. *Circulation*. 2009;120:295–301.

85. Gill HK, Splitt M, Sharland GK, et al. Patterns of recurrence of congenital heart disease: an analysis of 6,640 consecutive pregnancies evaluated by detailed fetal echocardiography. *J Am Coll Cardiol*. 2003;42:923–929.

86. Nora JJ, Nora AH. Maternal transmission of congenital heart diseases: new recurrence risk figures and the questions of cytoplasmic inheritance and vulnerability to teratogens. *Am J Cardiol*. 1987;59:459–463.

87. Rose V, Gold RJ, Lindsay G, et al. A possible increase in the incidence of congenital heart defects among the offspring of affected parents. *J Am Coll Cardiol*. 1985;6:376–382.

88. Allan LD. Echocardiographic detection of congenital heart disease in the fetus: present and future. *Br Heart J*. 1995;74:103–106.

89. Czeizel AE. Periconceptional folic acid-containing multivitamin supplementation for the prevention of neural tube defects and cardiovascular malformations. *Ann Nutr Metab*. 2011;59:38–40.

90. Shaw GM, O'Malley CD, Wasserman CR, et al. Maternal periconceptional use of multivitamins and reduced risk for conotruncal heart defects and limb deficiencies among offspring. *Am J Med Genet*. 1995;59:536–545.

91. Scanlon KS, Ferencz C, Loffredo CA, et al. Preconceptional folate intake and malformations of the cardiac outflow tract. Baltimore-Washington Infant Study Group. *Epidemiology*. 1998;9:95–98.

92. Botto LD, Mulinare J, Erickson JD. Occurrence of congenital heart defects in relation to maternal mulitivitamin use. *Am J Epidemiol*. 2000;151:878–884.

93. Junker R, Kotthoff S, Vielhaber H, et al. Infant methylenetetrahydrofolate reductase 677TT genotype is a risk factor for congenital heart disease. *Cardiovasc Res*. 2001;51:251–254.

94. Kapusta L, Haagmans ML, Steegers EA, et al. Congenital heart defects and maternal derangement of homocysteine metabolism. *J Pediatr*. 1999;135:773–774.

95. Wenstrom KD, Johanning GL, Johnston KE, et al. Association of the C677T methylenetetrahydrofolate reductase mutation and elevated homocysteine levels with congenital cardiac malformations. *Am J Obstet Gynecol*. 2001;184:806–812; discussion 812–817.

96. Bailey LB, Berry RJ. Folic acid supplementation and the occurrence of congenital heart defects, orofacial clefts, multiple births, and miscarriage. *Am J Clin Nutr*. 2005;81:1213S–1217S.

2

第 2 章
胎儿心脏超声筛查和超声心动图检查指南

概述

CHD 是最常见的先天性畸形之一，其发生率约为 8‰[1]。产前 CHD 的诊断通常在妊娠中期和妊娠晚期行胎儿超声检查时发现。近来，应用高分辨率仪器就可在妊娠早期诊断 CHD[2,3]（详见第 16 章）。

尽管过去几年中超声技术有了很大的进步并且越来越多的孕妇接受超声检查，相对于产前超声检查较大的检测率，CHD 仍是最容易漏诊的畸形[4,5]。的确，产前某些类型 CHD 如大动脉转位的检出率在部分地区仅为 25%[6]。

产前 CHD 的检出可以改善某些类型胎儿心脏畸形的预后[7,8]。针对卫生保健工作者进行心脏筛查培训工作和存在胎儿心脏畸形风险的孕妇转诊行胎儿超声心动图检查是提高检测 CHD 有效性的主要措施。指南中对心脏筛查以及胎儿超声心动图检查的明确解释有助于规范胎儿心脏的超声评估。

本章我们介绍了现有的国际指南，包括胎儿心脏筛查[1]和胎儿超声心动图检查[2]。胎儿超声心动图检查的适应证已在第 1 章中讨论。读者需要知道国际的指南会定期评估和更新，因此，如需获得最新的信息请参考最近版本的指南。

专有名词的定义以及胎儿心脏筛查和胎儿超声心动图检查指南进展的基本依据

理解在标准化操作中用到的各种专有名词是十分重要的，其中包括超声检查。指南、操作方法、标准和政策适用于超声检查本身（心脏筛查或胎儿超声心动图检查）。资质、证书和资格适用于完成超声检查的个人，包括内科医师、超声检查医师和卫生保健辅助人员。另外，资格认定适用于完成超声检查的超声实验室或单位。因此，需要对超声检查的人员资质、用于超声检查的仪器、是否和现有检查指南相符以及质量控制进行评估。

作者认为，心脏筛查的发展和胎儿超声心动图检查指南有助于超声检查的标准化，提出了统一的适应证并且明确了胎儿心脏筛查和超声心动图检查的具体内容。通常来说，指南一致同意并反映了当时的科学依据。它们减少了实践中不合理的差异并为转诊研究提供了更科学的依据。同时，合理的指南还有助于提供一个明确的质量控制并且可以对进行胎儿心脏检查的人员提供持续性教育。指南还可以发现科学研究的不足并且为研究人员提供合理的研究课题。

胎儿心脏超声筛查的实践指南

筛查项目适用于低风险的人群，因此应该是常规检查的一部分。通常，CHD 筛查的项目应该整合到常规的产前保健中，让所有的孕妇都可以进行该项检查。对于高风险 CHD 妊娠或是怀疑有心脏异常者需要应用胎儿超声心动图进行更全面的评估。

心脏超声筛查——国际妇产超声协会指南

国际妇产超声协会（International Society of Ultrasound in Obstetrics and Gynecology, ISUOG）在 2013 年发布了最新的胎儿心脏超声筛查实践指南[9]。指南很全面并对胎儿心脏筛查提供了明确的方法。

胎儿心脏筛查指南提出最佳检查时间是妊娠第 18 ～ 22 周。超声检查应在更早的时期完成，例如在妊娠早期末以及妊娠中期初，在这个时期进行超声检查能够发现心脏异常，但是通常需要高分辨率的仪器以及专业的操作者。

按照 ISUOG 实践指南规定，胎儿心脏筛查包括上腹部、四腔心切面以及流出道切面[9]（图 2-1）。表 2-1 和图 2-1 显示了评估胎儿左右和正常四腔心切面的详细内容。四腔心切面获取方法的更多信息，请参见本书第 7 章的示意图和超声图。

左室流出道（left outflow tracts，LVOT）和右室流出道（right outflow tracts，RVOT）现在是胎儿心脏筛查的一部分（图 2-1）。评估 LVOT 和 RVOT 需要说明血管内径、血管分别起自的心室、半月瓣的完整性和解剖位置。

LVOT 和 RVOT 的正常解剖可以通过获取四腔心切面至上纵隔的横断面得以确认。在扫查过程中，首先看到五腔心切面即 LVOT，然后是 RVOT、三血管（three-vessel，3V）切面和三血管 - 气管（three-vessel trachea，3VT）切面（图 2-1）。ISUOG 心脏筛查指南规定看到三血管切面和三血管 - 气管切面是很必要的，并应该作为心脏筛查的常规部分，尽管从技术上来说无法在所有孕妇中获取该切面。超声评估流出道的方法，包括示意图和超声图像，分别在第 8 章和第 9 章中进行了详细的阐述。

虽然应用彩色多普勒在心脏筛查中不是必须的，但是 ISUOG 指南建议检查者应该熟悉其使用方法。此外，指南提出如果检查者能够熟练应用彩色血流多普勒技术，鼓励检查者在常规筛查时加入彩色血流多普勒检查。彩色血流多普勒有助于显示各种心脏结构并能更好地显示异常血流。彩色血流多普勒在某些扫查困难时会有帮助，例如肥胖患者。在第 12 章中详细回顾了彩色血流多普勒在胎儿心脏成像中的作用。

心脏超声筛查——美国超声医学会指南

美国超声医学会（American Institute of Ultrasound in Medicine，AIUM）在 2013 年发布了产科超声检查的实践操作指南[10]。指南提出了产科超声检查的内容，并细化了心脏筛查的要点。对于胎儿心脏的评估，AIUM 指南列出了四腔心切面、LVOT 和 RVOT 作为超声筛查检查时必须扫查的切面。AIUM 指南没有提供具体的评估流出道解剖的方法[10]。

表 2-1　胎儿位置（左右）的评估和四腔心切面	
位置和一般情况	● 胎儿的左右（辨别胎儿的右侧和左侧） ● 胃泡和心脏在左侧 ● 心脏占胸腔的 1/3 ● 大部分心脏位于左侧胸腔 ● 心轴（心尖）指向左侧 45° ± 20° ● 显示四个心腔 ● 心律正常 ● 没有心包积液
心房	● 两个心房，大致相等 ● 卵圆瓣位于左房 ● 显示原发隔（靠近十字交叉） ● 肺静脉汇入左房
心室	● 两个心室，大致相等 ● 无室壁肥厚 ● 调节束位于右室心尖部 ● 室间隔完整（心尖至十字交叉）
房室交界区和瓣膜	● 心脏十字交叉完整 ● 两个房室瓣开放，活动自如 ● 位置不同：三尖瓣隔叶相对于二尖瓣更靠近心尖

注：修改自 ISUOG，Carvalho JS, Allan LD, et al. ISUOG Practice Guidelines(updated): sonographic screening examination of the fetal heart. *Ultrasound Obstet Gynecol*, 2013;41:348–359. 已获得授权。

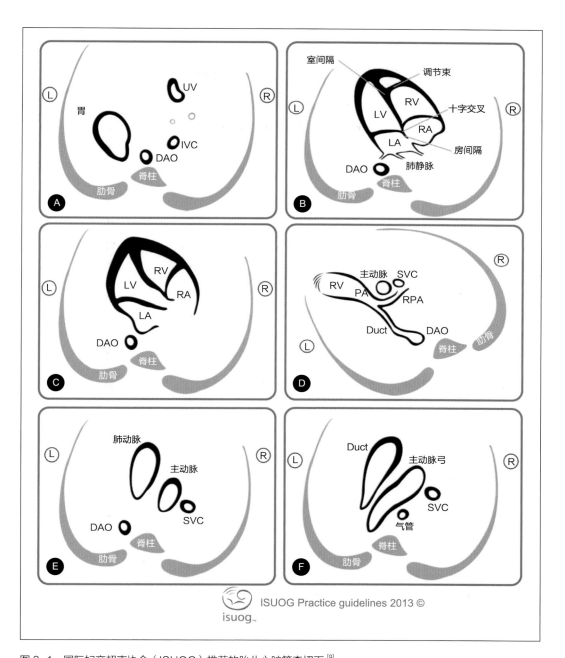

图 2-1　国际妇产超声协会（ISUOG）推荐的胎儿心脏筛查切面[9]

A. 腹部位置；B. 四腔心切面；C. 左室流出道切面；D. 右室流出道切面；E. 三血管切面；F. 三血管 - 气管切面。
DAO—降主动脉；Duct—动脉导管；IVC—下腔静脉；L—左；LA—左心房；LV—左心室；PA—肺动脉；RA—右心
房；RPA—右肺动脉；RV—右心室；R—右；SVC—上腔静脉；UV—脐静脉
修改自 ISUOG，Carvalho JS, Allan LD, et al. ISUOG Practice Guidelines (updated): sonographic screening examination
of the fetal heart. *Ultrasound Obstet Gynecol*, 2013;41:348-359. 已获得授权

胎儿超声心动图检查实践操作指南

胎儿超声心动图检查对胎儿心血管解剖和功能提供了全面的评估。胎儿超声心动图检查包括对胎儿位置、心轴、心腔、大血管、房室瓣和半月瓣、连接至心脏的体静脉和肺静脉、心功能和心律的详细评价。由于胎儿超声心动图检查的复杂性，需要有经验的操作专家和具有高分辨率的彩色脉冲多普勒超声仪。因此，明确胎儿超声心动图检查的内容、检查适应证和检查人员所需的资质十分重要。

胎儿超声心动图操作指南通常包括一个前言，前言部分列出了合作单位、标明指南更新的时间并提供胎儿超声心动图检查的定义。关于人员资质的部分在前言之后，陈述了对进行胎儿超声心动图检查的内科医师和超声检查医师所需的资质以及在一段特殊时期内进行继续教育的需求。指南同时明确了胎儿超声心动图检查的适应证，有助于临床实践的标准化。此外，指南还明确了胎儿超声心动图检查的具体内容，包括所需的灰阶超声、彩色和脉冲多普勒切面。关于存储图片和视频、文档检查和质量控制、遵循的安全指南和指导方针是指南最后一部分内容。

美国超声医学会指南

AIUM 在 2013 年发布了胎儿超声心动图操作实践指南[11]。这个指南是联合美国妇产科学院、母胎医学协会以及美国超声心动图协会（American Society of Echocardiography，ASE）共同修订的[11]。同时，美国影像学院也支持该指南[11]。指南中列出了胎儿超声心动图检查人员操作的资格和责任，接受良好训练的产科医师、母胎医学专家、儿科心脏病学专家和在胎儿影像方面有特殊专长的放射科医师以及已获得基本知识和技能的人员（由 AIUM 和 ASE 提出）可以进行胎儿超声心动图的检查操作。

AIUM 指南进一步提出，在进行胎儿超声心动图检查之前，必须由内科医师或其他在该领域内能够提供合理卫生保健的人员提出要求。AIUM 指南认为，在要求检查时提供临床信息可以有助于更好地理解临床适应证，并且需要与相关的法律和地方健康保健机构的要求一致。

胎儿超声心动图检查通常在妊娠期第 18 ～ 22 周完成。AIUM 指南认为 CHD 的某些类型可以在妊娠早期被发现，读者需要参考本书的第 16 章和其他章节学习妊娠早期和妊娠中期初的胎儿心脏图像。此外，胎儿超声心动图检查的最佳步骤在第 11 章中进行了详细的回顾。指南认为一个胎儿超声心动图检查通常包括 3 个基本区域的几个连续的节段性分析，包括心房、心室、大动脉及其连接关系。节段性分析包括最初胎儿方位（右 / 左）的评估，随后是各节段的评估，表 2-2 中列出了它们的关系并在图 2-2 ～ 2-4 中进行展示。表 2-3 和 2-4 分别列出了所需的灰阶和彩色多普勒切面。胎儿心律的评价需应用脉冲多普勒或 M 型超声。任何心脏扩大、房室瓣反流和胎儿水肿的征象都需要引起注意，并且任何功能的异常，如果有疑异，都需要定量评估，包括缩短分数、心室应变和心肌做功指数。读者可以参考本书第 14 章更全面了解心脏功能的评价。胎儿超声心动图检查时需采用实时成像，必要时能够获取录像或视频以及静态图像。

欧洲小儿心脏协会指南

欧洲小儿心脏协会（Association for European Paediatric Cardiology，AEPC）于 2004 年在欧洲提出了胎儿心脏病学的实践建议 [12]。这些建议尤其适用于儿科心脏病学专家。建议很全面并且包括检查的目标以及一些基本的需求，如对于心脏病产前诊断的场所、人员和咨询服务 [12]。在指南中同时也列出了为保证良好的检查水平所需的工作量，每年需达到 250 ～ 500 例正常孕妇及大约 50 例异常病例的检查 [12]。胎儿超声心动图检查的母亲、家庭及胎儿适应证也在指南中列出。读者如果要获得更多的信息可以阅读参考文献 [12]。该指南还包括胎儿心脏病学培训的基本知识和教育计划 [12]。

表 2-2　胎儿超声心动图检查内容——AIUM 指南

内脏 / 腹部位置	• 胃泡的位置 • 心尖位置
心房	• 位置 • 体静脉和肺静脉连接 • 静脉解剖 • 心房解剖（包括房间隔）
心室	• 位置 • 心房连接 • 心室解剖（包括室间隔） • 相对和绝对大小 • 功能 • 心包
大动脉（主动脉、肺动脉主干和分支以及动脉导管）	• 大动脉与气管的位置 • 心室连接 • 血管内径、开放和血流（流速及方向）
除了节段性分析，还需评估下列连接	• 房室连接：房室瓣（例如二尖瓣和三尖瓣）的解剖、大小和功能 • 心室大动脉连接：半月瓣（例如主动脉瓣和肺动脉瓣）的解剖、大小和功能，包括肺动脉瓣下和主动脉瓣下区域评估

注：修改自 AIUM. AIUM practice guideline for the performance of fetal echocardiography. *J Ultrasound Med*, 2013;32:1067–1082. 已获得授权。

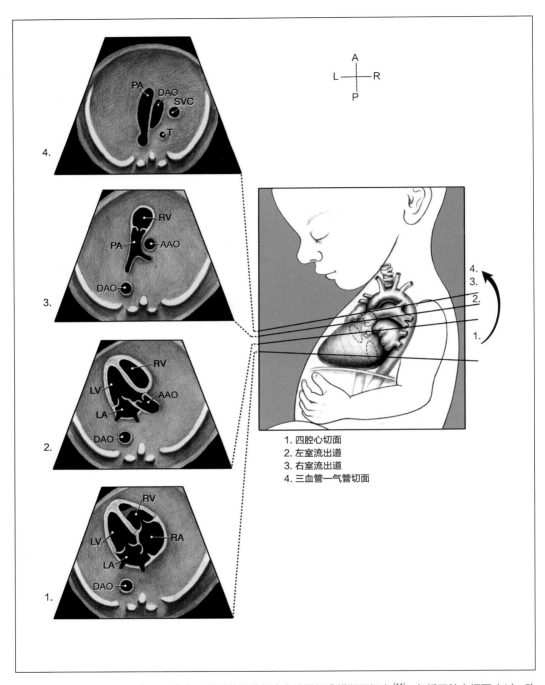

图2-2 美国超声医学会（AIUM）指南推荐的胎儿超声心动图标准横断面扫查[11]，包括四腔心切面（1）、动脉流出道（2和3）以及三血管－气管切面（4）的评估

DAO—降主动脉；AAO—升主动脉；LA—左心房；LV—左心室；PA—肺动脉；RA—右心房；R—右心室；T—气管

引自 AIUM. AIUM practice guideline for the performance of fetal echocardiography. *J Ultrasound Med*, 2013;32:1067–1082. 已获得授权

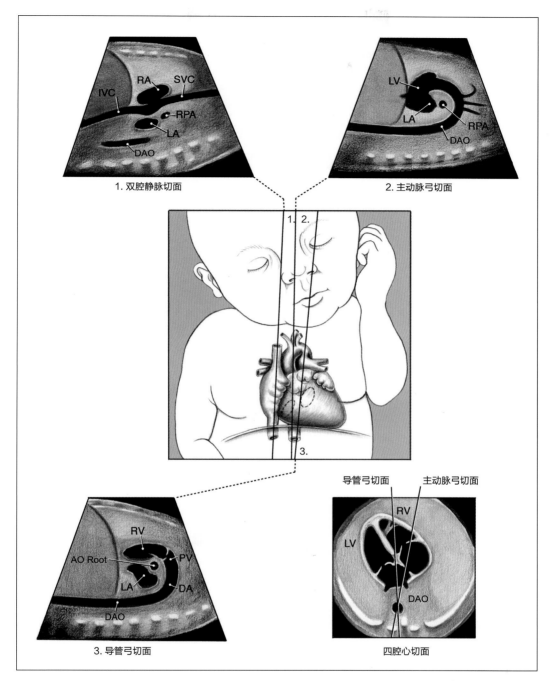

1. 双腔静脉切面

2. 主动脉弓切面

3. 导管弓切面

四腔心切面

图 2-3 美国超声医学会（AIUM）指南推荐的冠状切面[11] 显示上腔静脉和下腔静脉（1）、主动脉弓（2）和导管弓（3）。妊娠期扫查角度在导管弓和胸主动脉之间，为 10° ～ 19° ，如四腔心切面图所示

DAO—降主动脉；AO Root—主动脉根部；DA—动脉导管；IVC—下腔静脉；LA—左心房；LV—左心室；PV—肺动脉瓣；RA—右心房；RPA—右肺动脉；RV—右心室；SVC—上腔静脉

引自 AIUM. AIUM practice guideline for the performance of fetal echocardiography. *J Ultrasound Med*, 2013;32:1067–1082. 已获得授权

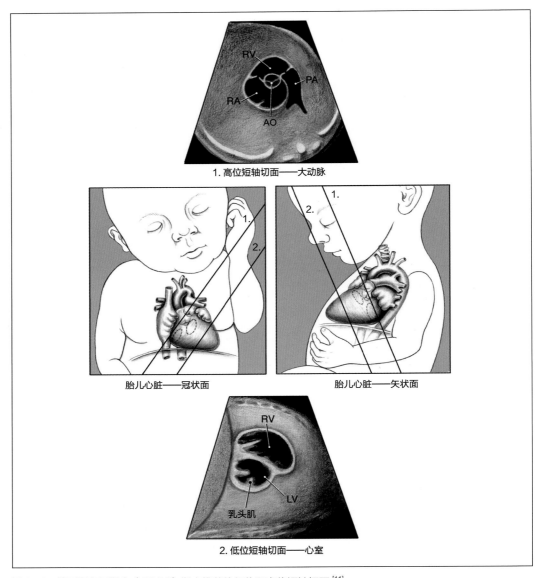

1. 高位短轴切面——大动脉

胎儿心脏——冠状面

胎儿心脏——矢状面

2. 低位短轴切面——心室

图 2-4 美国超声医学会（AIUM）指南推荐的低位和高位短轴切面[11]

AO—主动脉瓣；LV—左心室；PA—肺动脉；RA—右心房；RV—右心室

引自 AIUM. AIUM practice guideline for the performance of fetal echocardiography. *J Ultrasound Med*, 2013;32:1067–1082. 已获得授权

国际妇产超声协会胎儿超声心动图共识

ISUOG 在 2006 年整合了一项工作，建立了胎儿超声心动图检查的标准描述[13]。这个共识包括胎儿超声心动图检查的时间和适应证、胎儿超声心动图的定义、胎儿超声心动图的成像模式、多学科协作的重要性以及诊断发现和结论[13]。要获得更多详细内容，建议读者阅读参考文献[13]。

表 2-3　灰阶成像（要求）——AIUM 指南

重要的扫查切面可以提供胎儿心脏有效的诊断信息；评估应包括以下标准切面，注意心脏和心包的异常	<ul><li>四腔心切面</li><li>左室流出道</li><li>右室流出道</li><li>三血管和气管切面</li><li>短轴切面（"低位"是心室，"高位"是流出道）</li><li>长轴切面</li><li>主动脉弓切面</li><li>导管弓切面</li><li>上下腔静脉切面</li></ul>

注：修改自 AIUM. AIUM practice guideline for the performance of fetal echocardiography. *J Ultrasound Med*, 2013; 32:1067–1082. 已获得授权。

表 2-4　彩色多普勒超声（要求）——AIUM 指南

彩色多普勒超声应该用于评估下列结构以发现潜在的血流异常	<ul><li>体静脉（包括上、下腔静脉和静脉导管）</li><li>肺静脉</li><li>卵圆孔</li><li>房室瓣</li><li>心房和心室间隔</li><li>半月瓣</li><li>导管弓</li><li>主动脉弓</li><li>脐静脉和脐动脉（选择性评估）</li></ul>
此外，脉冲多普勒超声应该作为评估下列结构的辅助检查	<ul><li>房室瓣</li><li>半月瓣</li><li>静脉导管</li><li>脐静脉和脐动脉（选择性评估）</li><li>心律失常</li><li>任何彩色多普勒超声发现的结构异常</li></ul>

注：修改自 AIUM. AIUM practice guideline for the performance of fetal echocardiography. *J Ultrasound Med*, 2013; 32:1067–1082. 已获得授权。

总结

在本章中，介绍了胎儿心脏筛查和超声心动图检查的共识指南。总的来说，各指南对胎儿心脏筛查和超声心动图检查的内容都是一致的。值得注意的是，在低风险人群中筛查心脏畸形至少包括四腔心切面和流出道切面。尽管在 AIUM 筛查指南中并没有详细说明，但作者认为三血管 – 气管切面是相对容易获得的切面并对流出道的解剖关系提供了重要的信息，比单独 LVOT 和 RVOT 切面提供的信息更多。

本书的第一部分，我们介绍了评估正常胎儿心脏的操作方法，第二部分对异常超声表现进行了详细阐述以及各种心脏畸形的预后。这有助于检查者优化胎儿心脏筛查以及超声心动图检查的方法。

要点 胎儿心脏超声筛查和超声心动图检查的操作指南

- 胎儿心脏筛查和超声心动图指南有助于胎儿心脏超声评估方法的标准化。
- 指南、方法、标准和政策适用于超声检查本身（胎儿心脏筛查或超声心动图检查）。
- 资质认证、证书和资格适用于完成超声检查的人员，包括内科医师、超声检查医师和卫生保健辅助人员。
- 认证适用于进行检查的超声实验室或单位。
- 依照 ISUOG 和 AIUM 操作指南，胎儿心脏筛查包括上腹部、四腔心切面和流出道切面。
- ISUOG 心脏筛查指南认为有必要清晰显示三血管切面和三血管－气管切面，并且应该作为常规心脏筛查的一部分。
- 胎儿超声心动图检查包括对胎儿位置、心轴、心腔、大动脉、房室瓣和半月瓣、连接心脏的体静脉和肺静脉、心功能和心律的详细评估。

（李一丹 译）

参考文献

1. Abu-Harb M, Hey E, Wren C. Death in infancy from unrecognised congenital heart disease. *Arch Dis Child.* 1994;71:3–7.
2. Allan L, Dangel J, Fesslova V, et al; Fetal Cardiology Working Group; Association for European Paediatric Cardiology. Recommendations for the practice of fetal cardiology in Europe. *Cardiol Young.* 2004;14:109–114.
3. American Institute of Ultrasound in Medicine. AIUM practice guideline for the performance of obstetric ultrasound examinations. *J Ultrasound Med.* 2013;32:1083–1101.
4. American Institute of Ultrasound in Medicine. AIUM practice guideline for the performance of fetal echocardiography. *J Ultrasound Med.* 2013;32:1067–1082.
5. Andrews R, Tulloh R, Sharland G, et al. Outcome of staged reconstructive surgery for hypoplastic left heart syndrome following antenatal diagnosis. *Arch Dis Child.* 2001;85:474–477.
6. Bonnet D, Coltri A, Butera G, et al. Detection of transposition of the great arteries in fetuses reduces neonatal morbidity and mortality. *Circulation.* 1999;99:916–918.
7. Carvalho JS. Fetal heart scanning in the first trimester. *Prenat Diagn.* 2004;24:1060–1067.
8. Ferencz C, Rubin JD, McCarter RJ, et al. Congenital heart disease: prevalence at livebirth. The Baltimore-Washington Infant Study. *Am J Epidemiol.* 1985;121:31–36.
9. International Society of Ultrasound in Obstetrics and Gynecology, Carvalho JS, Allan LD, et al. ISUOG Practice Guidelines (updated): sonographic screening examination of the fetal heart. *Ultrasound Obstet Gynecol.* 2013;41:348–359.
10. Lee W, Allan L, Carvalho JS, et al. ISUOG consensus statement: what constitutes a fetal echocardiogram? *Ultrasound Obstet Gynecol.* 2008;32:239–242.
11. Marek J, Tomek V, Skovranek J, et al. Prenatal ultrasound screening of congenital heart disease in an unselected national population: a 21-year experience. *Heart.* 2011;97:124–130.
12. Sinkovskaya E, Horton S, Berkley EM, et al. Defining the fetal cardiac axis between 11 + 0 and 14 + 6 weeks of gestation: experience with 100 consecutive pregnancies. *Ultrasound Obstet Gynecol.* 2010;36:676–681.
13. Simpson LL. Screening for congenital heart disease. *Obstet Gynecol Clin North Am.* 2004;31:51–59.

第 3 章
心脏胚胎学

概述

读者如果对心脏发育的一些基本知识有所了解，将会更好地理解本书涉及的先天性心脏畸形的内容。在过去的 30 年中，我们对人类心脏胚胎学的认知发生了显著的变化，主要是由于分子遗传学和家系追踪研究的发展[1-6]。这些知识进一步揭示了不同心脏部位在胚胎心脏中的起源及其细胞的分化，提示原始心管类似于一个脚手架，在心脏发育过程中不同细胞系的细胞逐渐增加[5,6]，为更好地理解先天性心脏畸形的发病机制提供了基础[3]。在本章中，心脏结构形成的经典步骤将会与心脏和大血管胚胎发育的传统概念将一起呈现，但仍有许多问题未能解答[2]。本章亦将呈现心脏形态发育以及在过去的 20 年里提出的模型理论。心脏胚胎形成的相关基因表达以及心脏传导系统的发育不在本书内容范围内。要获取更多的信息，我们建议阅读最新的心脏胚胎学方面的专著和综述[1-6]。

人类心脏胚胎学的传统理论

在受孕后的第 3 周，胚胎包括 3 个胚层：外胚层、中胚层和内胚层。中胚层分化成四个部分：轴中胚层、轴旁中胚层、间介中胚层及侧中胚层。侧中胚层与循环系统及内脏的形成有关。侧内脏中胚层中，血管心脏生成的前驱细胞簇发育迁移至中心线并融合成单一心管。这些双边新月状的心板是不对称的，决定着心脏的旋转[2]。

经典的心脏胚胎发育的过程主要有以下几个步骤。

步骤 1：原始心管形成。在心板岛的起源中，细胞发展为成对的细胞并融合形成中线的原始心管（图 3-1）[4]。原始心管尾部通过静脉固定，头部通过背侧主动脉和咽管固定。原始心管显示折叠区域或过渡区［最突出的是位于动脉极的原始折叠（primary fold，PF）以及位于静脉极的房室环（atrioventricular ring，AVR）（图 3-2）］。这些过渡区随后形成心脏的间隔和瓣膜。

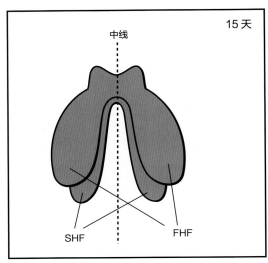

图3-1 心脏形态发生时期新月阶段的正面观

在原始板中，两侧为中胚层。部分中胚层发展为心脏发生区域，位于中线的两旁（虚线）。心脏发生区域包括第一（FHF）和第二（SHF）心脏区域。两侧的新月形生心区沿着中线融合成原始心管（见图3-2）

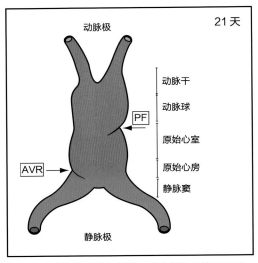

图3-2 心脏形态发生时期原始心管阶段的正面观

原始心管一旦形成，就可见一端为原始静脉极，另一端为动脉极。从尾侧至头侧沿着心管分布的原始区域包括：静脉窦、原始心房、原始心室、动脉球（圆锥）和动脉干。这些区域被移行区分开，移行区随后将形成间隔及瓣膜。示意图中可以分辨的两个移行区：房室环（AVR）形成未来的房室瓣，原始折叠（PF）形成未来的室间隔

步骤2：心管成袢。原始心管以蠕动的方式运动，随着心管生长，逐渐通过自身折叠向右前方折叠并成袢，形成未来的心房、心室和流出道（图3-2 ～ 3-4）[4]。成袢的过程始于心管的膨胀，原始心室向右移动，原始心房向上移动并朝向心室左后方，形成右袢（图3-3，3-4）。这个不对称的旋转方向可能是由顺时针旋转的纤毛建立的。在这个阶段，蠕动波在心管内被识别，心管的脉动首次被识别大约是在受孕后第21 ～ 22天（月经第35 ～ 36天，妊娠期第5周末）。在心管的折叠区域识别出多个区域（图3-3，3-4），包括静脉池中的静脉窦、窦房环（sinoatrial ring，SAR）、原始心房、包绕着未来房室通道的房室环、原始左室（left ventricle，LV）、未来成为室间隔的原始折叠或环、原始右室（right ventricle，RV）、流出道或房室环（atrioventricular ring，AVR）末端的共干以及在动脉末端的主动脉囊（图3-4）。

步骤3：心房、心室和流出道分隔。在心管内及不同的位置，出现分隔分成两个心房（图3-5）、两个心室、两个房室瓣和两个独立的流出道。具有两个主动脉的成对鳃动脉逐渐退化，形成了左位主动脉弓及其分支。在静脉端，不同的成对的静脉退化，融合成了一个静脉系统，包括肝静脉和上、下腔静脉[2]。随后的章节将阐述分隔的过程。

心房的分隔

两个隔膜的形成将原始心房分成两部分：原发隔和继发隔。第一个隔膜形成原发隔，

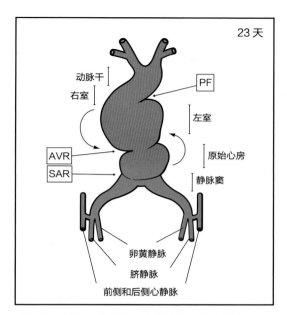

图 3-3 心脏形态发生时期心管成袢阶段的正面观

心管开始生长并以脉动的方式收缩。在这个阶段，心管开始沿着长轴缩短并向右侧及腹侧旋转，最终形成一个右袢的心脏。在成袢的过程中，原始心室向下方及右侧移动而心房向上并移动至心室后方（曲线箭头）。随着心管拉长，自身开始弯曲，形成一个 S 形的心脏。原始心腔可以更好的辨认并被移行区分割开，如窦房环（SAR）、房室环（AVR）和原始折叠（PF）

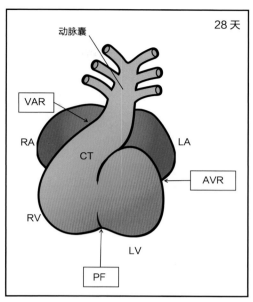

图 3-4 在分隔心房、心室和大血管（见图 3-6）时成袢后心脏（闭合）的正面观

在成袢后，可以看到几个移行区域分隔了原始心腔（与图 3-6 对比）。4 个移行区域或移行环：静脉窦和心房之间的窦房环（本图中未见，见图 3-6）；共同心房和心室之间的房室环（AVR）；原始左室（LV）和右室（RV）之间的原始折叠（PF）；心脏流出道圆锥（CT）区的心室大动脉环（VAR）。在这个阶段，心房、心室和大动脉出现了分隔。RA—右心房；LA—左心房

从共同心房的顶部向下方的心内膜垫方向生长（图 3-5A）。隔膜在向内生长的过程中，两个心房之间仍存在交通，称为原发孔。这个过程中，由于原发隔中央有开窗，所以心房间的交通不会完全闭合，就形成了第二个交通，称为继发孔（图 3-5B）。第二隔膜，即继发隔，在原发隔的右侧形成月牙形，从腹侧向背侧生长。继发隔仍然不完整，但几乎覆盖了原发隔的游离缘（图 3-5B）。在继发隔发育时，形成了一个卵圆形的孔，即卵圆孔或继发孔（图 3-5C）。除了卵圆孔区域未融合，原发隔和继发隔融合，从而右心房的血液分流至左心房（图 3-5D，3-5E）。超声中看到的左心房内原发隔的摆动就是卵圆孔瓣。心房的分隔发生在受孕后第 45 ~ 60 天，出生后直到卵圆孔闭合这个过程才结束。

心室的分隔

室间隔的形成更复杂，并且包括一些不同区域隔膜的融合，因此也解释了室间隔缺损是最常见的先天性心脏病（孤立的或是合并的畸形）。原始心室分化为左心室和右心室，左心室位于右心室的左后方（图 3-4）。在心室底部靠近心尖的地方有一个脊提示存在两个心室，称为肌部室间隔（见之前的原始折叠部）（图 3-4，3-6）。在这个阶段左右心室

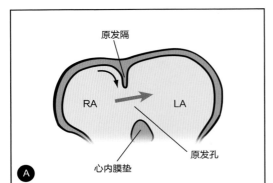

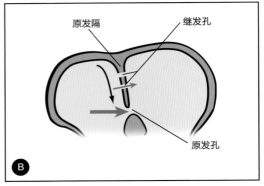

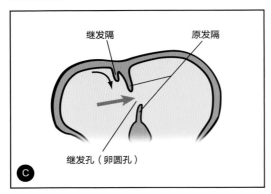

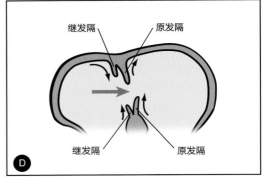

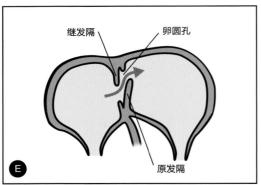

图 3-5　心房通过原发隔和继发隔的形成被分隔成右心房（RA）和左心房（LA）的各个阶段（A～E）

A. 一个宽大的交通口，称为原发孔，位于原始右心房和左心房之间。原发隔从房顶朝着心内膜垫方向生长（曲线），红色曲线显示为血流方向。B. 原发隔继续生长（曲线），可以看到几乎使原发孔闭合。在原发隔中央，留有一个小窗口，允许血流从右心房流至左心房。这个新的交通口是继发孔，即未来的卵圆孔。C. 原发孔现在完全闭合，并出现房室瓣的形成（本图未显示）。从现在起直至出生，继发孔或卵圆孔是心房之间主要的交通口。继发隔从房顶沿着原发隔生长（曲线箭头），部分覆盖卵圆孔。D. 继发隔继续从两个方向同时生长（曲线箭头），形成上下两个分支。下面的分支也称为背侧间充质。原发隔下方的分支继续生长，然后上面的分支开始退化。因此，卵圆孔的边界是由继发隔上面的分支和原发孔下面的分支构成的（见 E）。E. 在这个阶段，胚胎心脏的十字交叉逐渐发展成胎儿时期 2 个独立房室瓣和 1 个闭合室间隔的最终形态。目前的房间隔主要是由继发隔形成，除外卵圆孔的开放作为两房间的交通口。继发隔的左侧，原发隔上面的分支已经退化，然而下方的分支形成了卵圆孔瓣，在出生后也将会闭合。这个通道使得胎儿时期，通过静脉导管氧合的血液可以直接进入左心房（红色曲线）、左心室、升主动脉、冠状动脉及脑循环（左侧通路）。大部分来自上下腔静脉和冠状静脉窦的去氧合血液直接进入右心房到达右心室、肺动脉、动脉导管、降主动脉，随后到达胎盘再进行氧合（右侧通路）

通过室间隔孔相通。随着左室和右室的生长和扩大，另一个间隔由房室瓣发展形成，这个间隔称为流入道间隔，其下降与室间隔融合。此外，第三个间隔从流出道间隔发育而来，称为圆锥间隔，和其他两个间隔相接最终分隔右室和左室。

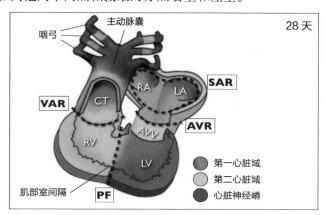

图 3-6　心脏成袢后打开心脏的正面观以及心房、心室及流出道分隔的开始
心脏神经嵴细胞（蓝色）在这个阶段迁移至流出道 [从神经折叠至圆锥动脉干（CT）]，主动脉囊流出道。在这个切面上，心腔和分离它们的移行区（蓝色虚线）可以很好地辨识。随着静脉到动脉的血流，可以区分在静脉窦和原始右心房（RA）及左心房（LA）间的窦房环（SAR），房室环（AVR）包绕着房室瓣（AVV）、原始左心室（LV）、原始折叠或环（PF）、原始右室（RV）、在心室大动脉环（VAR）终止的流出道以及主动脉囊（AS）。不同的颜色标记出了在心脏胚胎发育过程中的第一心脏域和第二心脏域。详见本章中"心脏形态发育的现代理论"部分
修改自 Srivastava D. Making or breaking the heart: from lineage determination to morphogenesis. *Cell*, 2006;126:1037–1048. 已获得授权

流出道的分隔

两个相反的脊长入动脉球和动脉干，以形成连续的球干脊，并逐渐分隔心室流出道，形成两个独立的通道。流出道的分隔包括一个接近 180° 的螺旋状旋转，形成了螺旋形的主肺动脉隔膜。这个隔膜，由于球干脊的完全融合，将流出道分为两个动脉通道：主动脉和肺动脉。由于这个隔膜是螺旋形，肺动脉看上去是围着升主动脉扭转。动脉球的发育使大血管连接其相应的心室。右室内动脉圆锥代表动脉球，呈漏斗状，左室内动脉球形成主动脉前庭壁，也就是间隔 – 主动脉和二尖瓣 – 主动脉连接。

中央静脉系统的发育

体静脉的发育

体静脉的回流始于 3 个成对静脉的形成：卵黄静脉、脐静脉和总主静脉（图 3-3），这 3 对静脉均连接在原始心管的静脉极。这些静脉逐渐非对称性退化，从而形成体静脉回流至右房。

在这个过程中，出现了左侧静脉至右侧静脉的汇合以及左侧静脉的退化。

成对的右侧和左侧卵黄静脉形成脐静脉和肝静脉系统。右侧卵黄静脉随着肝静脉系统的发展与其融合形成下腔静脉的肝内段，而左侧卵黄静脉退化。

成对的右侧和左侧脐静脉从不断发育的胎盘中携带氧合血，右侧脐静脉逐渐退化而左侧脐静脉保留，即我们所知的脐静脉。与静脉窦相连的左侧脐静脉头侧退化，形成朝向正在发育的下腔静脉的一个管状结构，即静脉导管。

成对的右侧和左侧主静脉组成了胎儿身体主要的静脉回流系统。它们有一个前分支以及一个后分支分别引流胎儿头侧以及尾侧的血液。右前分支主静脉是胚胎学中的一个结构，在其成为右侧上腔静脉的过程中变化很小。连接左侧和右侧右前主静脉的横静脉发育成无名或左侧头臂静脉并连接未来的颈静脉至上腔静脉，同时左上腔静脉退化。后侧主静脉在心脏水平发育为奇静脉和半奇静脉，在下腹部发育为髂静脉和下腔静脉腹腔段。

肺静脉的发育

目前对肺静脉的发育了解较少，认为有几个理论[7]。在发育中的两个肺芽周围，一个内脏血管网逐渐发育并引流血液至体循环，比如主静脉、卵黄静脉和脐静脉。这个内脏血管丛同时在心脏后方形成"咽中部的内皮链"，建立了和心脏静脉窦的联系，并认为是未来肺总静脉的始基。一旦这个连接建立，血液就直接引流至心脏后壁房间隔发育的区域，并与退化的体静脉连接。发育中的肺总静脉与左房后壁融合形成一个整体。一旦房间隔开始分隔，肺总静脉分化成四个肺静脉分别引流至左房壁。肺静脉的发育可以解释肺静脉异位引流是由于心房分隔紊乱引起的（异构性），导致肺静脉通过原始静脉异位引流至右心房、心上（主静脉）或心下（卵黄静脉）。

中央动脉系统的发育

心脏中央动脉系统的发育伴随着成对的咽（支气管）右侧和左侧弓的发育。心脏的动脉极与主动脉囊相连，主动脉囊通过双侧的咽（或气管）弓与成对的背侧主动脉相连。咽弓动脉围绕着形成的气管和食管并与成对的背侧主动脉相连。双侧背侧主动脉在尾部融合，形成一个单一的腹主动脉和较低的胸主动脉。咽动脉在左主动脉弓形成的部位重构，形成头臂动脉、左颈总动脉和左锁骨下动脉（图3-6）。主肺动脉分别发育并连接至发育中的肺根部。左侧的动脉导管起自左肺动脉，连接主肺动脉和降主动脉，而右侧动脉导管消失。在咽弓形成的水平发生异常时会导致主动脉弓发育异常，我们将在第29章中讨论。

心脏形态发生的现代理论

由于发育中的小鼠和鸡胚胎心脏与人类心脏相似，其组织学和电子显微镜图像有助于理解人类心脏在时间和空间上的发展。成熟的心脏包括几个细胞系，如心肌细胞、内皮细胞、平滑肌细胞、成纤维细胞和特殊的传导细胞。有一种假设认为生心板的干细胞和原始心管都是多能性的，因此可以分化为不同的组织，但尚未被证实。胚胎中消融的神经嵴细胞伴随圆锥动脉干畸形对支持一个新理论很重要，这个新理论认为原始心管外的细胞在完整的心脏形态发生过程中是必须的 [2,8]。应用家系追踪研究和基因表达的特有新技术能够区分心脏生成的步骤并提出了"心脏域"这个概念。在胚胎中，有一个在指定范围内的一组相关细胞区域以及一个包含有助于心脏发生的细胞区域。

现有的认知支持心脏胚胎发育是在时间和空间发展中精细、复杂多样的假说，包括第一心脏域（first heart field，FHF）、第二心脏域（second heart field，SHF）和神经嵴细胞（图 3-6） [2,3]。

第一和第二心脏域

第一心脏域。在初始阶段，心脏从内脏或中胚层开始发育形成新月形生心区，可检测到最初分化的心肌细胞，称为 FHF。随着胚胎生长，非对称的新月形在中线融合形成原始心管，原始心管快速地开始泵血并形成回路。这个 FHF 最终（图 3-6 中粉色和红色部分）形成左室心内膜、房室通道和一小部分心房（表 3-1）。需要注意的是 FHF 来源的心管提供了随后心脏发育所需细胞的支撑。

表 3-1　第一、第二心脏域和神经嵴细胞对心脏胚胎发育的作用

心脏域	对心脏解剖的作用
第一心脏域	左心室 房室管 心房
第二心脏域（前侧心脏域）	右心室 近端流出道 远端流出道
第二心脏域（后侧心脏域）	心房 流入道 静脉窦 肺静脉 主静脉 窦房结 中枢传导系统 心外膜前体器官
心脏神经嵴细胞	流出道 咽弓动脉 心脏神经节 中枢传导系统

第二心脏域。新月形生心区和原始心管的中间和后面（图 3-6 中黄色部分）是心肌前体细胞的重要部分，存在于 SHF。SHF 被认为是形成心脏心肌细胞的主要来源(称为祖细胞)，这些细胞逐渐增多并在动脉极和静脉极长入原始心管（图 3-6）。由于在胚胎发育时期原始心管的位置以及能够更好地从地形学方面理解，SHF 进一步分为在原始心管动脉极的前面心脏区域和在静脉极的后面心脏区域（表 3-1）。前面心脏区域发展为完整的右室心肌，包括流出道和大部分室间隔（图 3-6）。前面心脏区域的一个特定部分形成流出道心肌的远端。后面心脏区域是流入道心肌的主要来源，包括静脉窦、房间隔、主静脉和肺静脉。后面心脏区域同时还组成心外膜的部分，是发育成心外膜和冠状动脉的重要组成部分，并分化成心外膜细胞。总之，SHF 被认为是心房、心室、动脉分隔和半月瓣形成的至关重要因素 [3,6]。

心外膜是一层结缔组织，位于心肌和心包之间。心外膜细胞在心脏发生中承担心外膜的发育，心外膜包裹正在发育的心脏并促进与心包的摩擦。心外膜的细胞从一个在静脉极附近的绒毛状结构分化而来，称为心外膜前体器官，来自 SHF [2,5]。除了形成心外膜，心外膜细胞继续迁移并浸润心肌，心内膜下的区域以及房室垫组织，有助于冠状动脉血管的平滑肌细胞和房室瓣的形成。但是，仍不清楚心外膜细胞是否参与心肌形成。

心脏神经嵴细胞

胚胎中的神经嵴是由外胚层分化来的一个区域，位于神经盘的背侧。神经嵴细胞是一种多能细胞，其最主要的特征是分化和迁移，发育为颅面软骨和骨（颅神经嵴）、外周神经元、神经胶质和黑色素细胞（躯干和迷走神经嵴）、平滑肌及心脏结构（心脏神经嵴）。在 20 世纪 80 年代早期，Kirby 等 [8] 假设心外来源的细胞（神经嵴细胞）迁移至发育中的心脏并参与圆锥动脉干区域的形成。自此，大量的实验证实在心脏特定细胞中观察到神经嵴细胞是确定的，这一发现为动脉极和静脉极中细胞的加入有助于胚胎心脏的形成提供了证据 [2]。在动脉极，这些神经嵴细胞参与咽弓动脉的重构（图 3-6 蓝色部分）以及分化为间质细胞，这些细胞参与主肺动脉间隔的形成 [2]。尽管有生长因子活化，它们仍可以诱导流出道间隔的心肌化。在静脉极，神经嵴细胞有助于房间隔的发育和心脏传导系统的发育 [2]。从而很好的证实 22q11.2 缺失与神经嵴区域涉及的 *TBX1* 基因表达以及圆锥动脉干畸形之间的联系 [9]。

要点　心脏胚胎学

- 心脏形成中的 3 个经典步骤包括心板融合至原始心管、心管成袢及心房、心室和流出道的分隔。
- 包含多能细胞的原始心管形成心脏的理论被否定。

- 人类心脏由 FHF 形成，并通过加入 SHF 的前驱细胞和迁移至心脏的神经嵴细胞进一步完成。
- 现在的假说认为心脏的胚胎发育是一个时间和空间发展中精细、复杂多样的过程，包括 FHF、SHF 和神经嵴细胞。
- 心脏成袢的过程中，原始心室向下向右移动，同时原始心房向上并向左移动至心室后方。
- 折叠的心管中，发现多个区域并被移行区分隔开。这些区域发育为心腔，而移行区发育为间隔和瓣膜。
- 随后，发育中的心脏其血流通过一些区域和移行区，这些结构包括静脉窦、窦房环、原始心房、房室环、原始左室、原始折叠或环、原始右室、共干、心室大动脉环和主动脉囊。
- 在分隔过程中，原始心房被形成的两个间隔分为两部分：原发隔和继发隔。未闭的继发孔称为卵圆孔。
- 室间隔的形成复杂，包括不同空间心脏区域的融合，因此解释了室间隔缺损是最常见的先天性心脏畸形。
- 两个相反的脊生长成动脉球和动脉干从而形成连续的球脊和干锥脊。心室流出道逐渐分为两个独立的通道：主动脉和肺动脉。
- 体静脉回流始于 3 对静脉的发育：卵黄静脉、脐静脉和心静脉，但肺静脉是单独发育。
- 心脏神经嵴细胞从神经嵴区域迁移至发育的心脏，主要与大动脉分隔和心肌化相关。这解释了为什么 22q11.2 缺失会影响神经嵴细胞，并与流出道异常、胸腺异常以及面部和甲状旁腺异常有关。

（李一丹　译）

参考文献

1. Moorman AF, Christoffels VM, Anderson RH, et al. The heart-forming fields: one or multiple? *Philos Trans R Soc Lond B Biol Sci*. 2007;362:1257–1265.
2. Gittenberger-de Groot AC, Bartelings MM, Deruiter MC, et al. Basics of cardiac development for the understanding of congenital heart malformations. *Pediatr Res*. 2005;57:169–176.
3. Gittenberger-de Groot AC, Bartelings MM, Poelmann RE, et al. Embryology of the heart and its impact on understanding fetal and neonatal heart disease. *Semin Fetal Neonatal Med*. 2013;18:237–244.
4. Epstein JA. Franklin H. Epstein Lecture. Cardiac development and implications for heart disease. *N Engl J Med*. 2010;363:1638–1647.
5. Srivastava D. Making or breaking the heart: from lineage determination to morphogenesis. *Cell*. 2006;126: 1037–1048.
6. Vincent SD, Buckingham ME. How to make a heart: the origin and regulation of cardiac progenitor cells. *Curr Top Dev Biol*. 2010;90:1–41.
7. Douglas YL, Jongbloed MR, Deruiter MC, et al. Normal and abnormal development of pulmonary veins: state of the art and correlation with clinical entities. *Int J Cardiol*. 2011;147:13–24.
8. Kirby ML, Gale TF, Stewart DE. Neural crest cells contribute to normal aorticopulmonary septation. *Science*. 1983;220:1059–1061.
9. Lindsay EA, Vitelli F, Su H, et al. Tbx1 haploinsufficieny in the DiGeorge syndrome region causes aortic arch defects in mice. *Nature*. 2001;410:97–101.

4

第 4 章
先天性心脏病的遗传因素

概述

既往文献提出遗传性疾病对 CHD 的诊断价值不大，大多数文献认为 CHD 由多种因素引起。现今的研究证明以前明显低估了遗传因素对 CHD 的影响。遗传研究的最新进展显著增加了对心脏早期发育和 CHD 病因学的认知[1]（见第 3 章）。人类心血管遗传学领域正快速发展，可用于各种心脏畸形的新型基因检测技术正被频繁地运用到临床医学中[2]。最近介绍的非侵入性产前筛查是遗传学如何对临床工作产生实质性影响的例子。本章中将介绍典型的遗传学疾病与心脏畸形的关系。

遗传学检测

染色体分析

染色体核型与细胞的染色体组成有关，是分析和报告染色体组成的国际化标准。染色体核型分析需要进行细胞培养，阻止细胞中期的生长。特有的显带技术（通常是 G- 显带）通过特有的明暗带模式识别一个个染色体。通过显微镜可以观察到染色体，染色体分为 7 组（A ～ G 组），以染色体的长度和着丝点的位置划分。把着丝点命名为 "cen"，端粒（末端结构）命名为 "ter"。染色体短臂命名为 "p"，长臂命名为 "q"。每个臂细分为很多带和亚带。

传统染色体核型分析技术能识别大多数（>75%）临床有显著染色体畸形的疾病，包括 21- 三体综合征、18- 三体综合征、13- 三体综合征以及性染色体非整倍体疾病（如 Turner 综合征、Klinefelter 综合征）。除了罕见的嵌合型的三体和标记染色体，仍可发现一些大的平衡或非平衡染色体异位。大的染色体缺失也可以被识别，如大多数 4p 缺失（Wolf-Hirschhorn 综合征）。小的缺失，又称微缺失，如 22q11 缺失（DiGeorge 综合征）是典型的因缺失的染色体片段太小而不能用这种方法识别。当怀疑这种情况时，基因微缺失可以通过选择性荧光原位杂交（fluorescence in situ hybridization，FISH）技术检测（如圆锥动脉干畸形的 22q11

缺失），或者应用比较基因组杂交（comparative genomic hybridization，CGH）技术检测全基因组（稍后讨论）。

荧光原位杂交技术

FISH 技术是一种使用特定荧光探针的细胞遗传学技术，用以检测和定位染色体特定 DNA 片段的存在或缺失。FISH 技术利用一条 DNA 单链作为探针，对应特定的位点，只结合相对应的染色体互补片段。不同颜色的荧光能在荧光显微镜下清晰呈现。FISH 技术可以直接用于分裂期的细胞，通常用于产前的快速诊断。FISH 技术通过添加 FISH 探针直接识别间期染色体的基因微缺失。一般需要使用 2 个探针。第一个探针(绿色)是控制探针，用于识别两条目标染色体。第二个探针（红色 – 洋红色）用于杂交目标染色体感兴趣区域。通常一个配对染色体出现基因缺失，缺乏红色信号，因为探针不能绑定染色体的目标区域。当胎儿期发现特定的心脏畸形需要进行侵入性检查时，除了染色体核型分析，通常会使用 FISH 技术检测 22q11.2 片段缺失。

比较基因组杂交技术

CGH 或微阵列技术较前两种技术更敏感，通过比较对照样本全基因组的 DNA 与患者全基因组的 DNA，识别两者之间的差异。通过这一技术可以识别患者全基因组 DNA 的不平衡改变，如缺失或重复。FISH 技术检测的是一个区域的缺失，而 CGH 是检测全基因组内的缺失、重复以及其他不平衡改变。CGH 技术方面的解释不在本书的范围内，但是需要特别指出的是，CGH 能检测到全基因组内的染色体不平衡改变，某些不平衡改变可能临床意义不明确。尽管受到费用和技术的局限，这一新的微阵列技术在过去几年里十分流行。一些中心在绒毛膜取样或羊膜穿刺术后首选 CGH 技术进行检测，还有一些中心，当怀疑患者存在 DNA 不平衡改变时，会首选常规染色体核型分析，或者核型分析后加做 CGH 检测。近期的 meta 分析[3] 指出，CGH 检测胎儿心脏畸形时，除了可以发现非整倍体和 22q11.2 缺失，还能发现超过 7% 的染色体异常。基于这一发现，当患者出现胎儿畸形和特殊 CHD 时，有理由选择 CGH 技术进行检测。CGH 技术的实用性和费用也应考虑在内。随着 CHD 相关的染色体不平衡数据的不断积累，CGH 技术在诊断 CHD 中的作用将更加明确。

非侵入性产前检测

非侵入性产前检测（noninvasive prenatal testing，NIPT）是一种相对较新的基因检测技术，在妊娠早期和妊娠中期作为筛查 21– 三体综合征、13– 三体综合征、18– 三体综合征、X 综合征及性染色体畸形。这一检测基于母体循环中胎盘细胞凋亡产生的游离 DNA（cfDNA）[4]。在妊娠 4 ～ 7 周可以发现胎盘细胞凋亡释放到母体循环中小的 DNA 片段[5]。据估计，有 2% ～ 20% 母体循环中的 cfDNA 来源于胎儿[5]。cfDNA 的半衰期很短，在分娩后的数小时内通常已经检测不到[6]。NIPT 技术方面的详细说明不在本书范围内，临床中通常应用基因测序技术进行 cfDNA 的检测。

NIPT 可以高效筛查 21- 三体综合征。在已发表的研究中，21- 三体综合征的检出率达 99%，假阳性率为 0.16%[7]。18- 三体综合征的检出率达 97%，假阳性率为 0.15%[7]。目前，NIPT 已被推荐作为高危人群的筛查方法。因 NIPT 非常低的假阳性率，NIPT 筛查 21- 三体综合征高危人群，可以减少不必要的侵入性检查。

需要强调 NIPT 是一种筛查方法，而不是诊断方法，因此需谨慎将 NIPT 纳入 CHD 的遗传评估体系。如果强烈认为患者的 CHD 是由染色体不平衡改变引起的，那么需要向 NIPT 筛查结果正常的 CHD 患者解释清楚，还需要进一步的侵入性诊断检测。毫无疑问，在未来的几年里，NIPT 技术将会被广泛地运用到全基因组染色体缺失和重复的筛查。作为一个新兴技术，在管理指南更改之前，NIPT 在 CHD 中的应用需仔细评估。

超声评估胎儿先天性心脏病

产前合并心外畸形的胎儿需要对其心脏进行详细的超声评估，一系列的研究得出，CHD 占 30% ~ 50%。有必要确立 CHD 是独立存在的，还是遗传综合征的一部分，并向患者提供咨询和长期预后的评估。在极少数情况下，CHD 类型自身就可以提供相关的信息，或者缺乏这些信息使患者询求咨询。例如，心脏横纹肌瘤、与其相关的结节性硬化症（tuberous sclerosis complex，TSC）或通常孤立单纯的大动脉转位。对于大多数 CHD，它们可能有广泛的联系，所以应当进行详细的评估。通常，第一步寻找软标记和可通过染色体核型分析检测到的染色体数目异常。此外，胎儿的全面检查与遗传综合征相关标记的详细超声报告是至关重要的。检测者只有意识到各种关联和各种综合征的表型才能获取详细信息。胎儿染色体核型正常，再进行额外基因检测的益处需要探讨。表格中有 CHD 与基因异常的相关性，在这种情况下通常能指导临床管理。超声中细微迹象能向检测者指出并不清晰可见的基因关联。法洛四联症是一个典型的例子，它可以独立存在，也可以与典型的 21- 三体综合征、18- 三体综合征、22q11.2 缺失、Alagille 综合征或 CHARGE 综合征等并存。另一个例子是房室间隔缺损，超过 50% 的房室间隔缺损与 21- 三体综合征、18- 三体综合征有关。内脏异位综合征可存在房室间隔缺损（见第 30 章），可独立存在，也可以存在原发纤毛运动障碍。22q11.2 染色体缺失可存在房室间隔缺损，新近报道 CHARGE 综合征（13%）也存在房室间隔缺损[8]。

先天性心脏病与染色体数目异常

相关数据显示染色体异常婴幼儿患有先天性心脏畸形的发病率为 5% ~ 15%[9-11]。一项基于 2102 例活产新生儿的病例对照研究发现，存在明确的心血管畸形者染色体异常的发生率为 13%[10]。在这项研究中，21- 三体综合征在婴幼儿心血管畸形中占 10.4%，而其他三体综合征的发病率不足 1%[10]。3 项针对 127 万例新生儿关于 CHD 患病率的研究得出数据与上述研究得出的数据非常接近[11]。多项研究显示，患有心脏畸形的胎儿存在染色体核型异常的发生率较高，为 30% ～ 40%[12-14]。患有 CHD 的胎儿染色体异常的比例要远高于同期出生的胎儿，主要是因为非整倍体染色体数目异常的胎儿产前死亡率较高，21- 三体综合征的发生率约为 30%，13- 三体综合征约为 42%，18- 三体综合征约为 68%，Turner 综合征约为 75%[15]。出生后婴儿先天性心脏畸形同时存在染色体异常者不仅其发病率低于胎儿期该类疾病的发病率，而且染色体异常的种类分布也存在不对称性，新生儿先天性心脏畸形合并染色体异常多见于 21- 三体综合征[10,11]，这种现象可能与 18- 三体综合征、13- 三体综合征及 X 综合征具有较高的产前死亡率有关。

某些特殊的心脏畸形较其他类型心脏畸形更常伴有染色体异常，在这方面产前和产后的研究是一致的。通常，右心系统的畸形与核型异常的相关性较低。大动脉转位及内脏异位综合征等特殊的心脏畸形通常并不伴染色体异常。另一方面，有些特殊的心脏畸形无论是胎儿还是新生儿都普遍存在染色体异常，如房室间隔缺损、室间隔（膜周部）缺损、房间隔缺损、法洛四联症、右心室双出口、左心发育不良综合征等。表 4-1 显示的是三大登记注册研究[11] 中的简单心血管畸形及其相关的染色体数目异常的发病率。

表 4-1　根据心脏畸形类型发现染色体异常的婴儿数量（仅非复合型心血管畸形）

心脏畸形	染色体异常		
	否	是	百分比 / %
矫正型大动脉转位	16	0	0
D-TGA	969	9	0.9
VSD 完整型肺动脉闭锁	195	4	2.0
TAPVC	287	6	2.0
ASD + 肺动脉瓣狭窄	117	5	4.1
HLHS	799	35	4.2
三尖瓣闭锁	132	6	4.3
肺动脉瓣狭窄	374	17	4.3
共同动脉干	217	10	4.4
主动脉瓣狭窄	235	11	4.5
主动脉弓离断	179	11	5.8
Ebstein 畸形	110	8	6.8
主动脉缩窄	403	32	7.4
单心室	91	9	9.0
VSD + 主动脉缩窄	207	21	9.2
法洛四联症	1077	123	10.3
DORV	174	25	12.6
VSD	2134	474	18.2
ASD	868	319	26.9
VSD + ASD	447	207	31.7
AVSD	317	687	68.4

注：D-TGA—D 型 - 大动脉转位；VSD—室间隔缺损；TAPVC—完全型肺静脉异位引流；ASD—房间隔缺损；HLHS—左心发育不良综合征；DORV—右心室双出口；AVSD—房室间隔缺损。

修改自 Harris JA, Francannet C, Pradat P. The epidemiology of cardiovascular defects, part 2: a study based on data from three large registries of congenital malformations. *Pediatr Cardiol*, 2003;24:222–235. 已得到授权。

伴有染色体异常的心脏畸形胎儿绝大部分伴有心外解剖畸形，发病率为50% ~ 70%[12,14]。心外解剖畸形往往是一种染色体异常综合征临床表现中的其中一种特定表征而并非只是单纯的一种畸形。对存在明显心脏畸形的胎儿，其染色体异常的发生率与普通胎儿相比是升高的（15% ~ 30%），因此，这类胎儿的父母非常有必要进行适当的遗传咨询[12,14]。

当发现胎儿有染色体异常时，应进行超声心动图检查，关注常伴发核型异常的心脏畸形。一项胎儿出生后研究数据显示，染色体异常患儿同时合并心脏畸形的发病率如下：21- 三体综合征为40% ~ 50%，Turner 综合征为25% ~ 35%，13- 三体综合征及18- 三体综合征均超过80%[2,16]。特定的心脏畸形通常对应特定的染色体异常。表4-2 列出了最常见的染色体数目异常及其伴发的心脏畸形。

表4-2　染色体数目异常及其相关的先天性心脏病

染色体异常	主要临床特征	合并 CHD 百分比	心脏畸形
9- 三体综合征	产前及产后较为严重的生长发育迟缓，小头畸形，眼窝深陷，低位耳，严重智力障碍；2/3 死于婴儿期	65 ~ 80	PDA, LSVC, VSD, TOF/PA, DORV
13- 三体综合征 （Patau 综合征）	多指（趾）畸形，唇裂及腭裂，头皮缺损，眼间距缩短，小眼畸形或无眼畸形，虹膜缺损，前脑无裂畸形，小头畸形，聋或听力不佳，深度智力缺陷，肋骨畸形，脐膨出，肾脏异常，尿道下裂，隐睾症，子宫发育异常；80% 死于生后第 1 年	80	ASD, VSD, PDA, HLHS, CoA, 对称性缺损
18- 三体综合征 （Edwards 综合征）	IUGR，羊水过多，小颌畸形，短胸骨畸形，张力亢进，摇篮脚，重叠指（趾），TEF，CDH，脐膨出，肾脏畸形，胆道闭锁，严重智力缺陷；90% 死于生后第 1 年	90 ~ 100	ASD, VSD, PDA, TOF, DORV, CoA, BAV, BPV, 多发瓣膜结节性发育不良
21- 三体综合征 （唐氏综合征）	张力减退，伸展过度，内眦赘皮，猿线（通贯手），第五指弯曲，指短，不同程度的智力障碍，早衰	40 ~ 50	AVSD, VSD, ASD, TOF
X 综合征（Turner 综合征，45, X）	手及足部淋巴水肿，乳头间距宽，蹼颈，原发性闭经，身材矮小，智力正常	25 ~ 35	CoA, BAV, 主动脉瓣狭窄，HLHS，主动脉夹层
Klinefelter 综合征 （47, XXY）	通常表现为外观正常，高大的身材，小睾丸，青春期发育延迟，常见的情感行为问题，不同程度的智力缺陷	50	MVP，静脉栓塞性疾病，PDA, ASD
嵌合型 8 号染色体三体综合征	骨骼或脊椎畸形，眼间距宽，鼻梁扁平，小颌骨，高上腭，隐睾症，肾脏畸形（50%）；较长生存率	25	VSD, PDA, CoA, TAPVC, 共同动脉干

注：CHD—先天性心脏病；PDA—动脉导管未闭；LSVC—永存左上腔静脉；VSD—室间隔缺损；TOF/PA—法洛四联症合并肺动脉闭锁；DORV—右心室双出口；ASD—房间隔缺损；HLHS—左心发育不良综合征；CoA—主动脉缩窄；IUGR—宫内发育迟缓；TEF—气管食管瘘；CDH—先天性膈裂孔疝；BAV—二叶主动脉瓣畸形；BPV—二叶肺动脉瓣畸形；AVSD—房室间隔缺损；MVP—二尖瓣脱垂；TAPVC—完全型肺静脉异位引流。

引自 Pierpont ME, Basson C, Woodrow Benson D, et al. Genetic basis for congenital heart defects: current knowledge. *Circulation*, 2007;115: 3015–3038.

先天性心脏病与染色体缺失综合征

DiGeorge 综合征（22q11.2 缺失）

疾病定义

DiGeorge 综合征，也称为腭 - 心 - 面综合征、CATCH-22 或单倍染色体 22q11.2 缺失综合征，是人类基因组中最常见的缺失类型，在染色体异常伴先天性心脏病婴儿中排名第二（仅次于 21- 三体综合征）。这类疾病在活产儿中的发病率为 1/2000 ～ 1/4000[17]。DiGeorge 综合征是由于 22 号染色体长臂 11 区域基因缺失。过去常用首字母缩写 CATCH-22 来描述 DiGeorge 的主要临床特征，包括心脏畸形（C）、面部异常（A）、胸腺发育不良（T）、腭裂（C）、低钙血症（H）和 22 号染色体微缺失。DiGeorge 综合征的表型异常主要包括心脏流出道异常合并胸腺发育不良、腭裂、腭咽发育不良以及面部畸形[18]。DiGeorge 综合征的临床表现变异较大。心血管畸形约占 85%，免疫缺陷及语言发育迟缓是该类综合征最常见的临床表型[18,19]。其他异常包括由于甲状旁腺发育不良引起的新生儿低钙血症、喂养困难、行为异常、学习能力较差以及腭裂等[2]。骨骼障碍会影响四肢和脊柱发育[20]。22q11.2 缺失的成人中 30% 有精神障碍[17]。

基因诊断

FISH 技术或 CGH 技术能够诊断这种微缺失。检测 22q11.2 缺失可以运用 FISH 技术来补充常规染色体核型分析。在这一缺失区域包括 40 多个基因，其中 *TBX1* 基因可能是导致心脏畸形和其他相关畸形的原因。有些患者并没有 22 号染色体的微缺失，*TBX1* 基因突变能解释临床怀疑 22q11.2 缺失的罕见病例。在对受累的胎儿或婴儿的父母进行检查发现，约有 6% 的父母受到该综合征影响的细微迹象，而且将此遗传给后代的概率为 50%[19]。

心脏表现

DiGeorge 综合征导致的心脏畸形主要包括圆锥动脉干畸形，如主动脉弓离断、大动脉共干、肺动脉瓣缺如综合征、室间隔缺损型肺动脉闭锁、法洛四联症、圆锥部室间隔缺损[21-23]（见相应章节的病例）。右位主动脉弓单独存在或与心脏畸形并存增加了 22q11.2 缺失的风险。其他心脏畸形发病率低于 5%。表 4-3 评估了与 22q11.2 缺失有关的各种类型 CHD。

主要的心外表现

一旦产前诊断为心脏畸形，且同时超声检测出胎儿有胸腺发育不良或者胸腺缺如，则提示该胎儿存在 22q11.2 缺失的风险大大增加[22,23]。在胸骨上段胸廓横断面（三血管 - 气管切面）可见胸腺位于三血管的前方（见第 9 章）。从该平面可判断胸腺发育不良或者胸腺缺失。注意超声检查显示胸腺的存在并不能排除 22q11.2 缺失的可能[23]。已经报道的畸形包括球状鼻子特殊面容、耳郭畸形、羊水过多、骨骼畸形、多指（趾）畸形、畸形足、脊椎畸形（半椎体畸形、脊柱裂）以及肾脏畸形等[20,24]。

产前报道

有许多胎儿产前心脏畸形和 22q11.2 缺失特征的报道。这些报道强调当怀疑 22q11.2 缺失时注意发现心脏畸形和胸腺发育异常证据的重要性。新近的两项研究报道，超声和尸检能发现患有 DiGeorge 综合征胎儿的异常（表型范围较广）[20,24]。

表4-3　先天性心脏病中 22q11.2 基因缺失估测比率

心脏畸形	估测比缺失例 / %
主动脉弓离断	50 ~ 89
VSD	10
主动脉弓正常者[a]	3
主动脉弓异常者[b]	45
共同动脉干	34 ~ 41
法洛四联症（包括室间隔缺损型肺动脉闭锁及肺动脉瓣缺如综合征）	10 ~ 40
孤立性主动脉弓异常	24
右心室双出口	<5
大动脉转位	<1

注：VSD—室间隔缺损；[a] 左位主动脉弓及弓部分支正常类型；[b] 包括右位主动脉弓和（或）存在弓部分支异常情况，颈椎位置异常和（或）肺动脉分支离断。
修改自 Pierpont ME, Basson C, Woodrow Benson D, et al. Genetic basis for congenital heart defects:current knowledge. *Circulation*, 2007;115:3015–3038.
Chaoui R, Kalache KD, Heling KS, et al. Absent or hypoplastic thymus on ultrasound: a marker for dele -tion 22q11 in fetal cardiac defects. *Ultrasound Obstet Gynecol*, 2002;2 0:546–552. 已得到授权。

Williams–Beuren 综合征

疾病定义

即 Williams 综合征，是多系统异常的疾病，用面部特征来描述，也称作"小精灵面容"，包括心脏畸形、婴儿期高钙血症、骨骼异常、肾脏异常和伴有智力发育异常的认知功能障碍[25]。通常，可以在童年期的不同年龄段诊断该病。Williams 综合征在活产婴儿中的发病率约为 1/20000。

基因诊断

这一疾病的发生与染色体 7q11.23 微缺失有关，包括弹性蛋白基因。可以通过 FISH 技术或 CGH 技术进行诊断[21]。

心脏表现

典型的 Williams 综合征患儿常有主动脉瓣上狭窄和肺动脉狭窄，狭窄从肺动脉远端累及至瓣膜。这种情况往往在妊娠中期不能诊断（表4-4）。此外，Williams 综合征常见于主动脉缩窄，偶尔伴有周围肺动脉狭窄。

表 4-4　非染色体数目异常及其相关的先天性心脏病

染色体异常	主要临床特征	合并 CHD 百分比 / %	心脏畸形
4p 缺失（Wolf-Hirschhorn 综合征）	显著的小头畸形，眼间距宽，广阔鼻桥（希腊头盔征），嘴唇下翻，小颌畸形，耳前悬垂物，瘦长身材及修长的手指，严重的智力发育障碍及癫痫；1/3 死于婴儿期	50 ~ 65	ASD，VSD，PDA，主动脉闭锁，右位心，TOF，三尖瓣闭锁
5p 缺失（猫叫综合征）	猫叫样哭声，产前及产后生长发育障碍，圆脸，眼间距宽，内眦赘皮，通贯手，严重智力缺陷；长期存活	30 ~ 60	VSD，ASD，PDA
7q11.23 缺失（Williams-Beuren 综合征）	婴儿期高钙血症，骨骼及肾脏畸形，先天性认知缺陷，"社会型"人格，小精灵面容	53 ~ 85	瓣上型 AS 及 PS，PPS
8p 缺失综合征	小头畸形，生长受限，智力发育缺陷，眼窝深陷，耳畸形，小下巴，男性生殖器异常；长期存活	50 ~ 75	AVSD，PS，VSD，TOF
10p 缺失综合征	前额突出，斜眼裂，小低位耳，小颌畸形，腭裂，短颈，泌尿生殖器异常，上肢畸形	50	BAV，ASD，VSD，PDA，PS，CoA，共同动脉干
11q 缺失（Jacobsen 综合征）	生长受限，发育延迟，智力缺陷，血小板减少症，血小板功能不良，眼间距宽，斜视，鼻梁扁平，上唇薄，前额突出	56	HLHS，瓣膜型 AS，VSD，CoA，Shone 综合征
20p12 缺失（Alagille 综合征）	胆管缺如，胆汁淤积，骨骼或视觉器官异常，宽额头，眼间距宽，下颌骨发育不良	85 ~ 94	外周 PA 发育不良，TOF，PS
22q11 缺失（DiGeorge 综合征，腭-心-面综合征，圆锥动脉干异常面容综合征）	眶距过宽，小颌畸形，低位后旋耳，"鱼嘴"，胸腺及甲状腺发育不良，低钙血症，喂养、语言、学习及行为功能障碍，免疫缺陷，腭、骨骼、肾脏发育异常	75	IAA-B，共同动脉干，孤立性主动脉弓异常，TOF，圆锥隔心室型室间隔缺损

注：CHD—先天性心脏病；ASD—房间隔缺损；VSD—室间隔缺损；PDA—动脉导管未闭；TOF—法洛四联症；AS—主动脉瓣狭窄；PS—肺动脉瓣狭窄；PPS—周围肺动脉狭窄；AVSD—房室间隔缺损；BAV—二叶主动脉瓣畸形；CoA—主动脉缩窄；HLHS—左心发育不良综合征；PA—肺动脉；IAA-B—B 型主动脉弓离断。
修改自 Pierpont ME, Basson C, Woodrow Benson D, et al. Genetic basis for congenital heart defects: current knowledge. *Circulation*, 2007;115:3015-3038. 已得到授权。

主要的心外表现

除了心脏畸形，也会存在轻微的生长受限及股骨短小[26]。由于弹性蛋白基因受累，Williams 综合征患儿中能发现心脏和心外钙化。产前超声没有发现其他特征性标记。

产前报道

胎儿期由于心脏表现不具特征性以及病变轻微，Williams 综合征常被漏诊[26]。我们常规对伴有左室流出道梗阻（主动脉缩窄、主动脉狭窄、左心发育不良综合征）的 Williams 综合征胎儿进行针对性的 FISH 检查，尽管采用这种方法，这些年我们还是没有在产前诊断出 1 例 Williams 综合征。应用 CGH 技术或者针对遗传综合征的试剂盒进行侵入性产前诊断可以提高产前检出率。妊娠 30 周时胎儿生长受限的孕妇通过全面的胎儿基因检测可以产前诊断 Williams 综合征[27]。针对性超声检查显示主动脉瓣上的升主动脉缩窄可以作为主动脉瓣上狭窄的征象[27]。

1p36 缺失综合征

疾病定义

1p36 单体型缺失综合征现在认为是人类基因缺失中第二常见的缺失类型（仅次于 22q11.2 基因缺失），它是最常见的终端缺失，在活产婴儿中的发病率约为 1/5000[17]。其表型是多变的，但是心脏畸形和与其相关的颅和面部畸形较常见。

基因诊断

1p36 缺失是 1 号染色体短臂终端缺失，现在产前诊断特别是存在心脏畸形时，由于 CGH 技术使用较为普遍，常能检测到该基因缺失。

心脏表现

70% 的病例合并心脏畸形[17]，畸形累及范围广，如间隔缺损、瓣膜畸形、法洛四联症、主动脉缩窄、扩张型心肌病。

主要的心外表现

颅内异常包括胼胝体发育不全、脑室扩张、皮质发育异常、小头畸形、短头畸形。除肾脏、骨骼异常（手、足、脊柱）外，还可存在面部异常（眼睛、鼻子、额头、耳朵）。

产前报道

迄今为止，还没有在产前报道过 1p36 染色体缺失综合征。随着胎儿先天性心脏病 CGH 技术检测应用的增加，可能会在产前检测到 1p36 微缺失。

先天性心脏病与单基因病变

Noonan 综合征和 RASopathies

疾病定义

Noonan 综合征是一种众所周知的遗传性疾病，在活产婴儿中的发病率为 1/2500 ～ 1/1000[28]。大多数病例是散发的，属于常染色体显性遗传，无性别差异。该综合征的主要临床特征为面部畸形、身材矮小、蹼状颈、淋巴管畸形、骨骼畸形、血液病体质、肾脏疾病、不同程度智力障碍和一组心脏畸形[28]。

基因诊断

研究发现，几乎半数的 Noonan 综合征病例存在染色体 12q24.1 片段上 *PTPN11* 基因的突变。其他发生突变的基因包括 *SOS1*、*KRAS*、*RAF1*、*NRAS*、*BRAF* 和 *SHOC2* [2,21]。Noonan 综合征的发病机制和 RAS 障碍 / 丝裂原活化蛋白激酶（MAPK）信号通路有关，这也是该遗传疾病与 RASopathies 有关的原因 [29]。RASopathies 疾病谱包括几种综合征，如 LEOPARD 综合征、Costello 综合征、CFC 综合征（表 4-5），与 Noonan 综合征有相似的表型特征 [29]。"Noonan 综合征谱" 是描述这些遗传综合征的另一术语。

表 4-5　先天性心脏病相关基因

病变情况	异常基因	在染色体上的位置
非遗传综合征性 CHD		
家族性先天性心脏病（ASD，房室传导阻滞）	*NKX2.5(CSX)*	5q34-q35
D-TGA，DORV	*CFC1*	2q21
D-TGA	*PROSIT240*	12q24
法洛四联症	*ZFPM2/FOG2*	8q23
	NKX2.5	5q34-35
	JAG1	20p12
房室间隔缺损	*CRELD1*	3p21
ASD/VSD	*GATA4*	8p23
内脏异位	*ZIC3*	Xq26
	CFC1	2q21
	ACVR2B	3p21.3-p22
	LEFTA	1q42.1
主动脉瓣上狭窄	*ELN*	7q11
遗传综合征		
Holt-Oram 综合征	*TBX5*	12q24
Alagille 综合征	*JAG1*	20p12
CHARGE 综合征	*CHD7*	8q12
Ellis-van Creveld 综合征	*EVC,EVC2*	4p16
Marfan 综合征	*FBN1*	15q21.1
类 Marfan 综合征	*TGFBR2*	3p22
Noonan 综合征	*PTPN11*	12q24
	KRAS	12p1.21
	SOS1	2p21
心面皮肤综合征	*KRAS*	12p12.1
	BRAF	7q34
	MEK1	15q21
	MEK2	7q32
Costello 综合征	*HRAS*	11p15.5
Char 综合征	*TFAP2B*	6p12

注：CHD—先天性心脏病；ASD—房间隔缺损；D-TGA—D 型 - 大动脉转位；DORV—右心室双出口；VSD—室间隔缺损；CHARGE—虹膜或视网膜缺损、心脏畸形、后鼻孔闭锁、生长发育受限、生殖器异常及耳畸形。
引自 Pierpont ME, Basson C, Woodrow Benson D, et al. Genetic basis for congenital heart defects: current knowledge. *Circulation*, 2007;115:3015-3038.

心脏表现

Noonan 综合征的胎儿 80% ～ 90% 累及心脏，其中 70% 为肺动脉瓣狭窄、20% 为肥厚型心肌病。肺动脉瓣狭窄主要是由于肺动脉瓣叶发育不良引起，在非 Noonan 综合征病例中非常罕见 [25]。在 Noonan 综合征中还能观察到的其他心脏畸形主要包括房室间隔缺损、房间隔缺损、法洛四联症、二尖瓣畸形及主动脉缩窄。心脏畸形可以是渐进性发展且产前检出率仅为 27%[30]。

主要的心外表现

胎儿的心外表现主要包括 NT 增厚，至妊娠中期为颈部水肿或颈部囊状水瘤。淋巴管疾病，如单侧或双侧胸腔积液、积水及进行性羊水过多在胎儿染色体核型正常的情况下均为典型提示。肾脏异常或静脉系统畸形，如脐静脉和静脉导管走行异常以及大头胎儿为其他典型异常。

产前报道

Noonan 综合征的产前报道特别是心脏和心外合并畸形先前已有描述 [29,30]。当超声检查怀疑该病时，如果最常见的 *PTPN11*、*SOS1*、*KRAS* 基因没有致病性突变，诊断 Noonan 综合征具有挑战性。

Holt-Oram 综合征

疾病定义

Holt-Oram 综合征也称为心 - 手综合征，活产婴儿的患病率约为 1/100000。累及心脏与上肢的程度差异很大。

基因诊断

已有研究证实，Holt-Oram 综合征病例存在染色体 12q24.1 片段上 *TBX5* 基因的突变（表 4-5）[31]。它是常染色体显性遗传疾病，为完全性基因外显但表达变异较大。新发基因突变者占到 30% ～ 40%。但是，若患者没有 *TBX5* 基因突变并不能排除此病。

心脏表现

85% ～ 95% 的 Holt-Oram 综合征患者合并心脏畸形。继发孔房间隔缺损及室间隔缺损是最常见的心脏畸形 [32]，其他畸形如房室间隔缺损及圆锥动脉干畸形也有报道 [21]。传导异常如房室传导阻滞偶尔也可出现 [21]。

主要的心外表现

患者出现上肢内侧径线畸形，表现为从轻微拇指异常（三指节畸形）到桡骨发育不全甚至短肢畸形。可以是单侧或双侧骨骼受累。

产前报道

超声检查会遗漏微小的心脏和肢体缺陷。作者最近发现 1 例胎儿膜周部室间隔缺损合并一侧桡骨发育不全。遗传学家仔细检查父母双方发现父亲拇指畸形，提示可能为 Holt-Oram 综合征。在父亲和胎儿基因检测中证实都存在 *TBX5* 基因突变。

Alagille 综合征

疾病定义

Alagille 综合征的特征主要包括右心的心脏畸形，另外还有胆管缺如、胆汁淤积以及典型的宽额、尖下巴的倒三角形外观的面容。Alagille 综合征是常染色体显性遗传性疾病，活产婴儿中的发病率为 1/100000 ~ 1/70000 [33]。

基因诊断

研究证实 Alagille 综合征病例存在染色体 20p11.2 片段上 *JAG1* 基因的突变或缺失（表 4-5）。在所有病例中，50% ~ 60% 的基因突变为新发突变。若家庭成员中先前发现存在该基因突变，则胎儿一定要进行产前基因检测。

心脏表现

典型的心脏畸形主要累及右心系统，如肺动脉分支狭窄、肺动脉瓣狭窄及法洛四联症。其他病变已经描述过。

主要的心外表现

Alagille 综合征病例普遍存在胆道异常、面部畸形以及伴有动脉瘤的大脑动脉血管病变。因为 Alagille 综合征病例的诊断证实有 *JAG1* 基因突变或缺失，单独存在的心脏畸形也有报道。

产前报道和经验

产前诊断此病很罕见，除非已知有累及右心的心脏畸形家族史。作者最近遇到 1 例妊娠 18 周的胎儿有脑室扩大和法洛四联症。除了胆道疾病的存在，其母亲的面部特征均提示可能为 Alagille 综合征，最后母亲和胎儿都得到证实。

结节性硬化综合征

疾病定义

众所周知，结节性硬化综合征（tuberous sclerosis complex，TSC）是一种遗传性疾病，2/3 患者是散发性的，其余病例是常染色体显性遗传。其主要临床特征有大脑损伤、癫痫、心脏横纹肌瘤、肾血管平滑肌脂肪瘤、面部血管纤维瘤和皮肤牛奶咖啡斑。

基因诊断

从遗传学角度，超过 80% 的病例中存在 *TSC1* 或 *TSC2* 基因突变，它们编码错构瘤蛋白和结节蛋白[21]。错构瘤蛋白 – 结节蛋白复合体是 mTOR 信号通路的调节器，在细胞生长中很重要，它的异常编码将增加肿瘤的发生。*TSC1* 和 *TSC2* 基因的基因型和表型之间的关系并不是很清楚，相同的突变经常有不同的表型结果。人们普遍认为，*TSC1* 基因突

变较 *TSC2* 基因突变产生的症状轻[34]。通过羊膜穿刺术、脐带穿刺术或绒毛膜取样术在产前可以进行 *TSC1* 和 *TSC2* 基因突变检测。

心脏表现

胎儿结节性硬化综合征典型的表现是胎儿存在一个或多个横纹肌瘤。横纹肌瘤在妊娠晚期时清晰可见，如今可以通过高分辨率的超声设备检测，也可以从妊娠 20 周及以后检测到横纹肌瘤（见第 32 章）。

主要的心外表现

胎儿结节性硬化综合征主要的心外表现是大脑内病变。与结节性硬化综合征有关的大脑病变通过经阴道超声更容易在产前发现（见第 32 章）。磁共振可以帮助诊断这些大脑病变。产前超声很少检测到肾脏异常。

产前报道

文献报道了一些产前检测到存在横纹肌瘤的胎儿结节性硬化综合征。父母有面部血管纤维瘤和牛奶咖啡斑样皮肤病变是诊断该病的线索。

CHARGE 综合征

疾病定义

CHARGE 是首字母缩写词，认为与虹膜或视网膜缺损（C）、心脏缺损（H）、后鼻孔闭锁（A）、生长受限（R）、生殖器异常（G）、耳郭畸形或耳聋（E）有关，直到最近证实其遗传病因是染色质解旋酶 DNA- 结合蛋白 7（*CHD7*）基因突变（表 4-5）[35]。CHARGE 综合征的临床表现多变。后鼻孔闭锁和典型的耳郭畸形在出生后更加明显。CHARGE 综合征在活产婴儿中的发病率为 1/10000。大多数病例是散发的，但有可能是常染色体显性遗传和生殖系嵌合型[21]。

基因诊断

90% 可疑 CHARGE 综合征病例存在染色体 8q12.1 片段上的 *CHD7* 基因突变[8]。由于时间和费用问题，检测 *CHD7* 基因突变并不常规用于产前诊断。

心脏表现

75% ～ 80% 的 CHARGE 综合征或 *CHD7* 基因突变病例存在心脏畸形[8]。与 CHARGE 综合征有关的典型心脏畸形有法洛四联症或其他圆锥动脉干畸形。其他心脏畸形也有报道，如间隔缺损、右位主动脉弓、二叶瓣、永存左上腔静脉等。一项针对有 *CHD7* 基因突变和心脏畸形的 220 例患者所进行的大样本队列研究中，圆锥动脉干畸形占 31%，间隔缺损占 26%，房室间隔缺损占 13%，左室流出道梗阻占 13%，右室流出道梗阻占 9%[8]。

主要的心外表现

产前可以诊断的面部异常包括面部畸形、唇裂、腭裂。产前很难发现轻微生长受限、耳郭畸形及轻微男性生殖器异常。作者产前应用彩色多普勒发现胎儿鼻子呼吸缺失结合羊水过多提示胎儿存在后鼻孔闭锁。在这一病例中，眼眶后区域的不规则形状被怀疑为视网膜缺损或嗅觉缺失。当怀疑 CHARGE 综合征时，在最佳成像条件下，可以在产前发现上述异常。胎儿存在 CHARGE 综合征时也可以观察到小脑蚓部和颅后窝池异常。

产前诊断

产前报道 CHARGE 综合征很罕见，主要在妊娠晚期诊断。大多数 CHARGE 综合征病例产前易漏诊。

先天性心脏病家族复发率

尽管现在对于影响胎儿心脏发育的确切因素尚未确定，但就以往的调查研究发现，大多数 CHD 的发生是多因素引起的，同时存在遗传因素与环境因素的相互作用。一项针对华盛顿巴尔的摩 CHD 患儿进行的大样本队列研究显示，30% 的 CHD 患儿存在基因异常，另外 70% 的心脏畸形是孤立存在的，即非综合征性 CHD[36]。对于上述孤立性 CHD 其家族复发率仅为 3% ~ 5%[36]。基于多因素影响 CHD 的发病这一理论，孤立性先天性心血管畸形家族复发率的高低主要与家族中患病成员的人数和以往所患心脏畸形的严重程度有关。大样本人群调查研究显示，生育过 1 个 CHD 子女但健康的非近亲父母其再生育患有心脏畸形子女的风险为 3%[37]。若生育过 2 个患有 CHD 的孩子，则其再生育子女患 CHD 的风险率提高至 10%[38]。表 4-6 列出了多因素相关的遗传性非综合征性 CHD 的复发率。

表 4-6　非综合征性先天性心脏病复发风险（父母正常，生育一个患病子女）

异常	复发率 / %
室间隔缺损	4.2
房间隔缺损	3
法洛四联症	2.5 ~ 3
肺动脉狭窄	2.7
主动脉缩窄	1.8
主动脉狭窄	2.2
大动脉转位	1 ~ 1.8
矫正型大动脉转位	5.8
房室间隔缺损	3 ~ 4
左心发育不良	2.2
三尖瓣闭锁	1.0
Ebstein 畸形	1.0

注：引自 Nora JJ, Berg K, Nora AH. Cardiovascular Diseases: Genetics, Epidemiology and Prevention. *New York, NY: Oxford University Press*, 1991;53–80.
Calcagni G, Digilio CM, Sarkozy A, et al. Familial recurrence of congenital heart disease: an overview and review of the literature. *Eur J Pediatr*, 2007;166:111–116.

当主要以病原学机制来划分 CHD 类型而非以解剖表型来划分时，基因因素在 CHD 致病因素中所起的作用日益凸显[39,40]。基于整个人群的流行病学研究显示，兄妹中再发左心发育不良综合征的比例为 13.5%，这与多因素影响发病的模式所体现的发病率明显不同[41]。这些研究及其他的相关研究均提示该类心脏畸形的发病风险的变异程度要高于以往所估计的，而且基因因素在这些孤立性先天性心脏畸形的发病中起到的作用要比以往所预测的更加明显。

总结

本章复习了一些关于 CHD 已知的遗传病因、常见的非整倍体、缺失综合征及单基因突变。旨在呈现与临床相关的基因和心脏畸形。表 4-5 列出了多种先天性心脏病变及其相关的各种遗传综合征。

在过去的 10 年中，CHD 的遗传学基础研究取得了很大进展。尽管如此，对于 CHD 的直接致病因素尚不是十分清楚。新的基因检测技术很有可能拓展人们在这一领域的认识，亦可能为心脏畸形诊断、预防及治疗方面提供新的途径。

要点　先天性心脏病遗传因素

- 传统的染色体核型技术能识别大多数（>75%）具有临床意义的染色体畸形，例如，21- 三体综合征、18- 三体综合征、13- 三体综合征、性染色体非整倍体。
- FISH 是一种使用特定荧光探针的细胞遗传学技术，用以检测和定位染色体特定 DNA 片段的存在或缺失。
- CGH 技术通过控制 DNA 样本比较患者所有染色体的 DNA，识别两组间的差异，如 DNA 的缺失和重复。
- NIPT 是一种很好的筛选 21- 三体综合征、18- 三体综合征、13- 三体综合征及 X 综合征的检测方法。
- CHD 的产前检查需要详细的超声评估，合并心外畸形率为 30% ～ 50%。
- CHD 婴儿染色体异常发病率为 5% ～ 15%。
- CHD 胎儿染色体异常发病率为 30% ～ 40%。
- 与染色体异常相关性最小的心脏畸形包括大动脉转位和内脏异位综合征。
- 21- 三体综合征患者合并 CHD 的发病率为 40% ～ 50%，Turner 综合征为 25% ～ 35%，13- 三体综合征及 18- 三体综合征大于 80%。
- DiGeorge 综合征（22q11.2 基因缺失综合征）胎儿心血管畸形的发病率高达 85%。
- DiGeorge 综合征合并的心脏畸形包括圆锥动脉干畸形，如主动脉弓离断、共同动脉干、肺动脉瓣缺如综合征、室间隔缺损型肺动脉闭锁、法洛四联症、圆锥部室间隔缺损。

■ Williams-Beuren 综合征（7q11.23 基因缺失综合征）最常合并的心脏畸形包括主动脉瓣上狭窄及肺动脉狭窄。

■ 1p36 基因缺失综合征现在认为是人类第二常见的缺失综合征（仅次于 22q11.2 基因缺失综合征），是最常见的终端缺失。

■ 70% 的 1p36 染色体基因缺失综合征存在心脏畸形。

■ Noonan 综合征胎儿累及心脏者占 80% ~ 90%，合并的心脏畸形绝大多数为肺动脉瓣狭窄及肥厚型心肌病。

■ Holt-Oram 综合征胎儿心血管畸形的发病率高达 85% ~ 95%，合并的心脏畸形大多数为继发孔房间隔缺损及室间隔缺损。

■ Alagille 综合征典型的心脏畸形包括右心疾病如肺动脉分支狭窄、肺动脉瓣狭窄、法洛四联症。

■ 胎儿结节性硬化症典型表现是心脏横纹肌瘤。

■ 75% ~ 80% CHARGE 综合征病例合并的心脏畸形有法洛四联症或其他圆锥动脉干畸形。

■ 对于所有的 CHD，70% 是孤立性的，即非综合征性 CHD，另外 30%CHD 合并基因异常。

■ 总体来说，非综合征性 CHD 的复发率仅为 1% ~ 5%。

附加资料

■ 在线人类孟德尔遗传（http://ncbi.nlm.nih.gov/omim/）：评论遗传疾病和基于生理缺陷的查找。

■ 基因检测（http://www.genetests.org/）：综述已明确基因的遗传疾病和临床实验详细信息。

■ 遗传学联盟（http://www.geneticalliance.org/）：支持团体和多种家族性遗传疾病的相关信息。

（刘园园 王红丹 译）

参考文献

1. Collins-Nakai R, McLaughlin P. How congenital heart disease originates in fetal life. *Cardiol Clin.* 2002;20:367–383, v–vi.

2. Pierpont ME, Basson CT, Benson DW Jr, et al. Genetic basis for congenital heart defects: current knowledge: a scientific statement from the American Heart Association Congenital Cardiac Defects Committee, Council on Cardiovascular Disease in the Young: endorsed by the American Academy of Pediatrics. *Circulation.* 2007;115:3015–3038.

3. Jansen FA, Blumenfeld YJ, Fisher A, et al. Array comparative genomic hybridization and fetal congenital heart defects: a systematic review and meta-analysis. *Ultrasound Obstet Gynecol.* 2015;45:27–35.

4. Lun FM, Chiu RW, Chan KC, et al. Microfluidics digital PCR reveals a higher than expected fraction of fetal DNA in maternal plasma. *Clin Chem.* 2008;54:1664–1672.

5. Illanes S, Denbow M, Kailasam C, et al. Early detection of cell-free fetal DNA in maternal plasma. *Early Hum Dev.* 2007;83:563–566.

6. Lo YM, Zhang J, Leung TN, et al. Rapid clearance of fetal DNA from maternal plasma. *Am J Hum Genet.* 1999;64:218–224.

7. Lo JO, Cori DF, Norton ME, et al. Noninvasive prenatal testing. *Obstet Gynecol Surv.* 2014;69:89–99.

8. Corsten-Janssen N, Kerstjens-Frederikse WS, du Marchie Sarvaas GJ, et al. The cardiac phenotype in patients with a CHD7 mutation. *Circ Cardiovasc Genet.* 2013;6:248–254.

9. Hook EB. Contribution of chromosome abnormalities to human morbidity and mortality. *Cytogenet Cell Genet.* 1982;33:101–106.

10. Ferencz C, Neill CA, Boughman JA, et al. Congenital cardiovascular malformations associated with chromosome abnormalities: an epidemiologic study. *J Pediatr.* 1989;114:79–86.

11. Harris JA, Francannet C, Pradat P, et al. The epidemiology of cardiovascular defects, part 2: a study based on data from three large registries of congenital malformations. *Pediatr Cardiol.* 2003;24:222–235.

12. Copel JA, Cullen M, Green JJ, et al. The frequency of aneuploidy in prenatally diagnosed congenital heart disease: an indication for fetal karyotyping. *Am J Obstet Gynecol.* 1988;158:409–413.

13. Schwanitz G, Zerres K, Gembruch U, et al. Prenatal detection of heart defects as an indication for chromosome analysis. *Ann Genet.* 1990;33:79–83.

14. Eydoux P, Choiset A, Le Porrier N, et al. Chromosomal prenatal diagnosis: study of 936 cases of intrauterine abnormalities after ultrasound assessment. *Prenat Diagn.* 1989;9:255–269.

15. Hook EB. Chromosome abnormalities and spontaneous fetal death following amniocentesis: further data and associations with maternal age. *Am J Hum Genet.* 1983;35:110–116.

16. Wyllie JP, Wright MJ, Burn J, et al. Natural history of trisomy 13. *Arch Dis Child.* 1994;71:343–345.

17. Jones KL, Jones MC, Campo MD. *Smith's Recognizable Patterns of Human Malformation.* 7th ed. Philadelphia, PA: Saunders; 2013.

18. Perez E, Sullivan KE. Chromosome 22q11.2 deletion syndrome (DiGeorge and velocardiofacial syndromes). *Curr Opin Pediatr.* 2002;14:678–683.

19. Digilio MC, Angioni A, De Santis M, et al. Spectrum of clinical variability in familial deletion 22q11.2: from full manifestation to extremely mild clinical anomalies. *Clin Genet.* 2003;63:308–313.

20. Besseau-Ayasse J, Violle-Poirsier C, Bazin A, et al. A French collaborative survey of 272 fetuses with 22q11.2 deletion: ultrasound findings, fetal autopsies and pregnancy outcomes. *Prenat Diagn.* 2014;34: 424–430.

21. Goldmuntz E, Crenshaw ML, Lin A. Genetic aspects of congenital heart defects. In: Allen HD, Driscoll DJ, Shaddy RE, et al, eds. *Moss and Adams' Heart Disease in Infants, Children, and Adolescents.* 8th ed. Baltimore, MD: Williams & Wilkins; 2012:617–643.

22. Chaoui R, Heling KS, Lopez AS, et al. The thymic-thoracic ratio in fetal heart defects: a simple way to identify fetuses at high risk for microdeletion 22q11. *Ultrasound Obstet Gynecol.* 2011;37:397–403.

23. Chaoui R, Kalache KD, Heling KS, et al. Absent or hypoplastic thymus on ultrasound: a marker for deletion 22q11.2 in fetal cardiac defects. *Ultrasound Obstet Gynecol.* 2002;20:546–552.

24. Noel AC, Pelluard F, Delezoide AL, et al. Fetal phenotype associated with the 22q11 deletion. *Am J Med Genet A.* 2014;164A:2724–2731.

25. Manning N, Kaufman L, Roberts P. Genetics of cardiological disorders. *Semin Fetal Neonatal Med.* 2005;10:259–269.

26. Marcato L, Turolla L, Pompilii E, et al. Prenatal phenotype of Williams-Beuren syndrome and of the reciprocal duplication syndrome. *Clin Case Rep.* 2014;2:25–32.

27. Popowski T, Vialard F, Leroy B, et al. Williams-Beuren syndrome: the prenatal phenotype. *Am J Obstet Gynecol.* 2011;205:e6–e8.

28. Noonan JA. Noonan syndrome. An update and review for the primary pediatrician. *Clin Pediatr. (Phila)* 1994;33:548–555.

29. Myers A, Bernstein JA, Brennan ML, et al. Perinatal features of the RASopathies: Noonan syndrome, cardiofaciocutaneous syndrome and Costello syndrome. *Am J Med Genet A.* 2014;164A:2814–2821.

30. Menashe M, Arbel R, Raveh D, et al. Poor prenatal detection rate of cardiac anomalies in Noonan syndrome. *Ultrasound Obstet Gynecol.* 2002;19:51–55.

31. Basson CT, Cowley GS, Solomon SD, et al. The clinical and genetic spectrum of the Holt-Oram syndrome (heart-hand syndrome). *N Engl J Med.* 1994;330:885–891.

32. Bossert T, Walther T, Gummert J, et al. Cardiac malformations associated with the Holt-Oram syndrome—report on a family and review of the literature. *Thorac Cardiovasc Surg.* 2002;50:312–314.

33. Krantz ID, Piccoli DA, Spinner NB. Alagille syndrome. *J Med Genet.* 1997;34:152–157.

34. Jones AC, Daniells CE, Snell RG, et al. Molecular genetic and phenotypic analysis reveals differences between

TSC1 and TSC2 associated familial and sporadic tuberous sclerosis. *Hum Mol Genet*. 1997;6:2155–2161.

35. Vissers LE, van Ravenswaaij CM, Admiraal R, et al. Mutations in a new member of the chromodomain gene family cause CHARGE syndrome. *Nat Genet*. 2004;36:955–957.

36. Ferencz C. *Epidemiology of Congenital Heart Disease: The Baltimore-Washington Infant Study, 1981–1989*. Mount Kisco, NY: Futura Publishing; 1993.

37. Nora JJ, Berg K, Nora AH. *Cardiovascular Diseases: Genetics, Epidemiology, and Prevention*. New York, NY: Oxford University Press; 1991.

38. Calcagni G, Digilio MC, Sarkozy A, et al. Familial recurrence of congenital heart disease: an overview and review of the literature. *Eur J Pediatr*. 2007;166:111–116.

39. Bulbul ZR, Rosenthal D, Brueckner M. Genetic aspects of heart disease in the newborn. *Semin Perinatol*. 1993;17:61–75.

40. Maestri NE, Beaty TH, Boughman JA. Etiologic heterogeneity in the familial aggregation of congenital cardiovascular malformations. *Am J Hum Genet*. 1989;45:556–564.

41. Boughman JA, Berg KA, Astemborski JA, et al. Familial risks of congenital heart defect assessed in a population-based epidemiologic study. *Am J Med Genet*. 1987;26:839–849.

5

第 5 章
心脏解剖

概述

为准确理解胎儿心脏超声图像，需要全面了解胎儿心脏解剖知识[1,2]。心脏的解剖结构复杂，在进行胎儿心脏检查时，由于胎儿心脏小，要做出正常或异常的诊断比较困难。而且，胎儿肋骨的声影会遮挡心脏的显示，这一现象在妊娠晚期尤为明显。胎儿心脏的最佳显示依赖于孕龄及胎儿在宫腔内的位置。本章中，我们将详细描述胎儿心脏解剖结构并采用解剖标本、示意图及超声图像来阐述其不同之处。衷心感谢 Anna Klassen（俄罗斯，奥伦堡）和 Cornelia Tennstedt Schenk（德国，梅尔豪森）两位医师友情提供本章中所示的解剖标本。我们对图片进行了数字化处理，以突出显示不同的感兴趣区。

胸腔

心脏位于胸腔中部的中纵隔。其前方为胸骨下 2/3 及第 2 ～ 6 肋软骨[1]。心脏的两侧及后界为肺，下方为膈肌[1]（图 5-1）。沿正中矢状面将胸腔分为左右两半，心脏的 1/3 位于右侧胸腔，2/3 位于左侧胸腔[2]。

胸骨位于胸腔前方，椎体位于后方，两侧为肋骨（图 5-2）。锁骨、第一肋骨和第一胸椎椎体构成胸腔上界，下界为膈肌。虽然某些成人的肋骨向下倾斜，在胎儿期，肋骨在胸腔内常呈水平位。由于胎儿的肋骨方位，腹部和胸部的横切面可以显示单独一对肋骨的最大切面（图 5-2）。

胎儿心脏在胸腔内呈水平位，胎儿四腔心切面几乎同胸腔横切面（轴位）一样（图 5-2）。随着生长发育，心尖向下摆动，出生后心脏在胸腔内方位更加垂直[2]。与四腔心切面相对应的肋骨是胎儿第四肋骨[3]。

右肺和左肺占据了大部分胸腔，心脏位于胸腔正中左右肺之间。右肺由 3 叶（上叶、中叶及下叶）及较短的动脉上主支气管组成。左肺由 2 叶（上叶及下叶）及较长的动脉下主支气管组成。每个肺叶由次级支气管供应，进一步分为肺小叶。三级支气管供应每个肺叶的不同节段。超声不能单独区分每个肺叶，除非合并胸腔积液。

胸腺位于上纵隔前部，前方为胸骨，后方为大血管（图 5-1）。

后纵隔是胸腔中部、心脏后方的解剖区域（图 5-2）。后纵隔内含胸降主动脉、气管、主支气管、食管、肺静脉及奇静脉。在后纵隔上部的主肺动脉分叉水平，气管分叉为两个主支气管，分别由两侧肺门入肺。食管在后纵隔上部，位于脊柱前方、气管后方。在胸腔中部，食管跨越气管分叉处，向腹侧走行，进入左侧胸腔，位于胸主动脉和左心房之间（图 5-2），继而跨过左侧膈肌并与胃泡相接。奇静脉较细小，后方紧邻脊柱，略偏右侧（图 5-2），在气管分叉水平汇入上腔静脉（superior vena cava，SVC）形成奇静脉弓。四支肺静脉（左、右肺静脉各两支）进入左心房后方。在四腔心切面可显示左下肺静脉和右下肺静脉（图 5-2），在左室流出道平面可显示左上肺静脉和右上肺静脉。四支肺静脉将心脏固定在胸部。

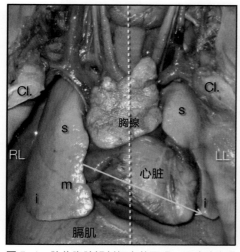

图 5-1 胎儿胸腔解剖标本前面观，已移除胸骨和肋骨

沿胸腔正中的垂直线（虚线），将其分为左、右相等的两部分。心脏位于中纵隔，大部分位于左侧胸腔。心轴（黄箭号）指向左侧。右肺（RL）、左肺（LL）及膈肌环绕心脏。右肺上叶（s）、中叶（m）、下叶（i）及左肺上叶（s）、下叶（i）均在图中标示。胸腺位于心脏前方。Cl—锁骨

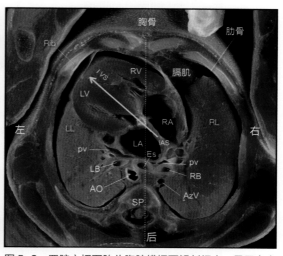

图 5-2 四腔心切面胎儿胸腔横切面解剖标本，显示右心房（RA）、左心房（LA）、右心室（RV）、左心室（LV）、室间隔（IVS）及房间隔（IAS）

沿胸腔正中作垂直线（虚线），将胸腔分为左、右相等的两部分。约 2/3 心脏位于左侧胸腔，心轴（黄箭号）指向左侧（参照图 5-1）。心脏后方区域可见两支肺静脉（pv）引流入左心房，胸主动脉（AO）位于脊柱（SP）左前方，食管（Es）位于胸主动脉、左心房、右支气管（RB）和左支气管（LB）之间。奇静脉（AzV）位于脊柱右侧。RL—右肺；LL—左肺

心脏外观

前胸部观察心脏外观时可显示心腔及大血管（图 5-1，图 5-3）。心脏外表面有一些浅沟，区分心房和心室（图 5-3）。房室（atrioventricular，AV）沟或冠状沟（图 5-3）区分心房

与心室,其内走行有冠状窦及冠状动脉主干。前室间沟内走行左冠状动脉的前降支,从前面将心室分为左右心室;后室间沟内含冠状动脉后降支及心中静脉。

右心房位于心脏右前方(图5-3)。右心耳很好辨认,呈宽三角形或锥体状(图5-3,5-4)。

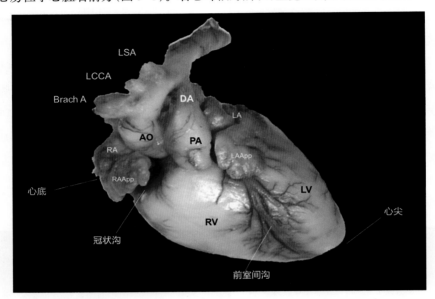

图5-3 胎儿心脏解剖标本前面观
右心室(RV)为最靠前的心腔,肺动脉由此发出。前室间沟将右心室和左心室(LV)分开。动脉导管(DA)连接肺动脉和主动脉峡部。升主动脉(AO)位于肺动脉的右后方。主动脉弓发出3根血管:头臂动脉(Brach A)、左颈总动脉(LCCA)和左锁骨下动脉(LSA)。可见右心耳(RA App)及左心耳(LA App)。冠状沟区分右心房(RA)与右心室

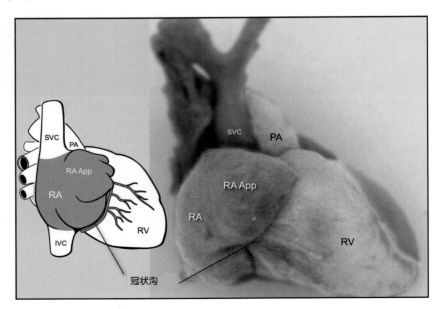

图5-4 胎儿心脏右侧前面观的解剖标本及示意图
显示右心房(RA)、右心耳(RA App)、右心室(RV)及肺动脉(PA)。上腔静脉(SVC)及下腔静脉(IVC)分别由头侧及尾侧汇入右心房

右心室位于前方，占据心脏前面的大部分空间。右心室及其前方的流出道（肺动脉），是最前面（腹侧）的心腔，紧邻前胸壁（图 5-2 ～ 5-4）。

左心室占据心脏的左后面（图 5-3），左室流出道（主动脉）位于心脏中央（图 5-3）。心脏前面观可清楚显示心室流出道。但由于升主动脉起始段包埋在左、右心室之间，心脏表面观无法显示。主动脉弓走行于肺动脉右侧，可从心脏外观上显示。

肺动脉由右心室发出，跨过主动脉，向后下走行进入胸腔。继而分出右肺动脉、左肺动脉和动脉导管。两个心室流出道的长轴互相垂直（图 5-3）。

主动脉长轴与左心室长轴平行，由左心室发出后向前走行并指向胎儿右肩（图 5-3），延续为主动脉弓并沿脊柱左侧下降。主动脉弓发出 3 支动脉：头臂动脉（无名动脉）、左颈总动脉和左锁骨下动脉（图 5-3）。肺动脉位于主动脉前方，由右心室发出后沿胎儿左肩走行。

左心房接受肺静脉的血液回流，是最靠后的心腔，紧邻脊柱（图 5-2）。在心脏前面观不能显示左心房（图 5-3）。左心耳细窄呈手指状，位于主肺动脉左侧。

与成人心脏类似，胎儿的左心室为心尖部的主要组成部分，比右心室略长（图 5-2，5-3）。"心底"这一术语曾被用于描述不同的解剖标志。心底实际为心房的后面（图 5-3），但常被用于描述心室底部[2]。图 5-5 为心底示意图，显示了房室瓣和大动脉根部的解剖关系。图 15-16 为相应的三维（three-dimensional，3D）超声图像。

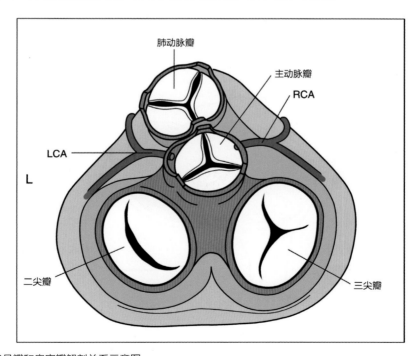

图 5-5　半月瓣和房室瓣解剖关系示意图
肺动脉瓣位于主动脉瓣左前方。主动脉瓣位于心脏中心，二、三尖瓣之间，肺动脉瓣后方。右冠状动脉（RCA）及左冠状动脉（LCA）分别起自升主动脉后方的右冠窦和左冠窦。L—左

心腔

右心房

右心房位于左心房的右前方（图 5-4）。右心房的后部（静脉窦）内壁光滑，接收上腔静脉、下腔静脉及冠状静脉窦的回流。右心房内的前部排列有粗大肌束，称为梳状肌（图 5-6）。界嵴将右心房分为光滑区和粗糙区（图 5-6），其向下走行，并与上、下腔静脉的开口平行。下腔静脉在右心房最底部汇入，靠近房间隔（图 5-6）。下腔静脉瓣（Eustachian 瓣）是心内膜活瓣，位于下腔静脉开口处（图 5-6）。该瓣在胎儿期具有重要功能，引导来自静脉导管高血氧饱和度的血液由尾侧向头侧流入卵圆孔。偶尔在胎儿超声心动图标准四腔心切面略偏后的切面，可显示下腔静脉瓣，可被误认为卵圆孔瓣。冠状静脉窦的开口被冠状静脉窦瓣（Thebesian 瓣）覆盖（图 5-6）。上腔静脉在前方进入右房，开口处无瓣膜。窦房结（SA）位于右心房上壁的心外膜，紧邻上腔静脉下方（图 5-6）。房室结位于右心房的底部，紧邻冠状静脉窦开口。

右心耳呈锥体状、基底较宽（图 5-4，5-6）。希阿里网（chiari network，CN）为胚胎残留物，呈蕾丝带状，偶可见位于右心房三尖瓣环水平。表 5-1 列出了右心房的解剖特征。

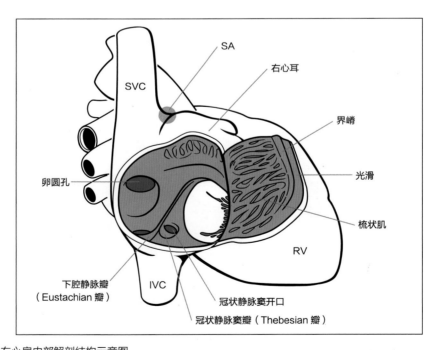

图 5-6　右心房内部解剖结构示意图

后壁光滑，前壁粗糙。显示下腔静脉（IVC）、上腔静脉（SVC）及冠状静脉窦的开口。详见正文。RV—右心室；SA—窦房结

表 5-1 右心房解剖特征
位置靠前，位于左心房的右侧
后壁光滑，前壁小梁丰富
接受下腔静脉、上腔静脉及冠状静脉窦回流的血液
包含窦房结及房室结
右心耳呈锥体状，基底较宽

三尖瓣

　　三尖瓣阻止血流在心室收缩期从右心室逆流入右心房。三尖瓣由 3 个瓣叶组成，根据它们在右心室的解剖位置命名为：前叶、隔叶及后叶（图 5-7）。瓣叶由腱索固定，阻止瓣叶在收缩期脱入右心房。腱索附着于 3 组乳头肌（图 5-7，5-8）。前乳头肌为三组乳头肌中最大的一组，易被超声显示，位于右心室心尖部，与前叶及后叶腱索相连，并接受来自前叶和后叶的腱索（图 5-7）。后乳头肌位于后侧壁，接受来自后叶及隔叶的腱索（图 5-7）。间隔侧乳头肌附着于室间隔，接受隔叶及前叶的腱索。由瓣叶发出的腱索可直接附着于室间隔，这是右心室独有的解剖特征（图 5-7）。三尖瓣在室间隔的插入点较二尖瓣更靠近心尖部（图 5-8）。这一解剖特点对于区分心室位置及识别房室通道异常有重要意义。与左室流入道和流出道不同，右心室内肺动脉瓣下圆锥将三尖瓣及肺动脉瓣隔开，导致二者之间无纤维连续（图 5-7）。

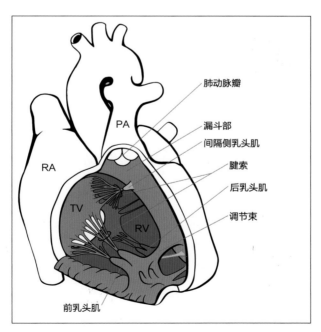

肺动脉瓣
漏斗部
间隔侧乳头肌
腱索
后乳头肌
调节束

PA
RA
TV
RV
前乳头肌

图 5-7　右心室（RV）内部解剖结构示意图
右心室由流入道、心尖部、流出道三部分组成。三尖瓣（TV）由 3 个瓣叶及 3 组乳头肌组成。调节束位于右心室心尖部。详见正文。RA—右心房；PA—肺动脉

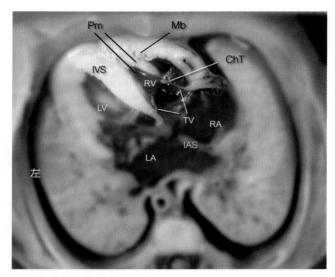

图 5-8 四腔心切面水平的胎儿心脏横切面解剖标本
橙色高亮区为右心室（RV）和三尖瓣（TV）。显示右室内乳头肌（Pm）位于心尖部，三尖瓣腱索（ChT）附着于右室壁及心尖部。此切面也可显示部分调节束（Mb）。参照图 5-2。IAS—房间隔；IVS—室间隔；LA—左心房；LV—左心室；RA—右心房

右心室

右心室是最靠近前胸壁的心腔，位于胸骨后方（图 5-2，5-8）。右心室由 3 部分组成：流入道、肌小梁丰富的心尖部及光滑的流出道（图 5-7）。右心室的主要超声特征是具有粗大的肌小梁，调节束（间隔－室壁肌束）位于心尖部（图 5-7）。右心室呈新月形，弯曲状环绕室间隔。表 5-2 列出了右心室的解剖特点。

左心房

左心房位于心脏后部，与脊柱毗邻，接受左、右肺静脉的回流（图 5-9）。左心房呈圆形，除左心耳外其余部分内壁光滑。左心耳较窄呈手指状（图 5-9），内含较多的梳状肌。胎儿期，左、右心房大小几乎相等。在心房充盈期，卵圆孔瓣位于左心房内（图 5-2）。表 5-3 列出了左心房的解剖特征。

表 5-2 右心室解剖特征
流入道及心尖部肌小梁丰富
呈新月状，位置更靠前，在胸骨后面
流出道（漏斗部）光滑
调节束位于心尖部
房室瓣为三尖瓣
三尖瓣在室间隔的附着部位较二尖瓣更靠近心尖部
腱索可直接附着于心室壁
三组乳头肌

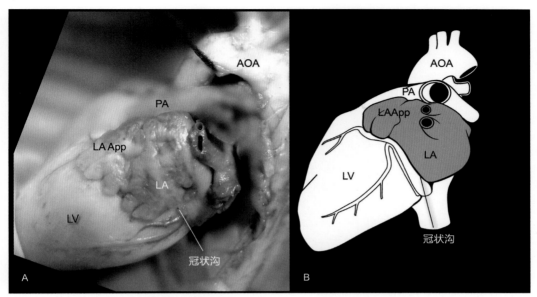

图 5-9 胎儿心脏左后面观的解剖标本及示意图
橙色高亮区为左心室（LV）、左心房（LA）、左心耳（LAApp）及主动脉弓（AOA）。冠状沟区分左心室和左心房。升主动脉（未显示）起自左心室，位于肺动脉（PA）后方

表 5-3　左心房的解剖特征
位于心脏后方，脊柱前方，最靠后的心腔
前壁及后壁均光滑
4 支肺静脉汇入左房
左心耳窄小、手指状、内壁粗糙

二尖瓣

　　二尖瓣阻止血液在心室收缩期从左心室逆流入左心房。二尖瓣由前叶和后叶组成，与室间隔不相连（图 5-10）。每个瓣叶的腱索附着于前外侧及后内侧乳头肌，两组乳头肌附着于左心室游离壁，这是与右心室相鉴别的解剖特点（图 5-7）。前叶，有时也称为隔叶或前内侧叶，主要附着于前外侧乳头肌，并与主动脉瓣呈纤维连续（图 5-10，5-11）。后叶，有时也称为后外侧叶，附着于后内侧乳头肌。与右室壁不同，左室壁不与二尖瓣腱索直接相连。

左心室

　　左心室呈锥形，位于右心室的后方（图 5-11），构成胎儿心脏左侧面的大部分（图 5-2）。解剖学上，左心室较右心室细长（图 5-11）。左心室壁常光滑，无调节束。与右心室不同，左心室流入道及流出道在解剖上关系密切，被二尖瓣前叶分开（图 5-11）。表 5-4 列出了左心室的解剖特征。

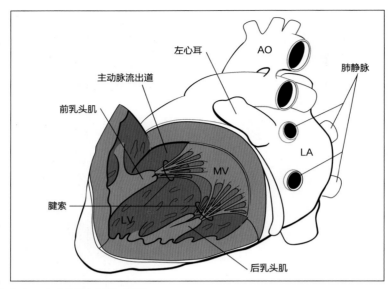

图 5-10　左心室（LV）内部解剖结构示意图

二尖瓣由两个瓣叶和两组乳头肌组成（前和后）。二尖瓣紧邻主动脉流出道并在同一解剖平面上。详见正文。
AO—主动脉；LA—左心房

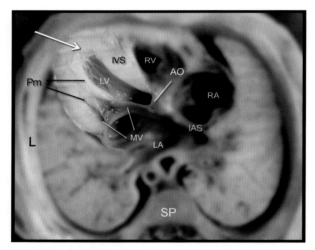

图 5-11　四腔心切面水平的胎儿心脏横切面解剖标本

橙色高亮区域为左心室（LV）和二尖瓣（MV）。显示二尖瓣的所有腱索均附着于两组乳头肌（Pm）。心尖（箭头）主要由左心室构成。RA—右心房；LA—左心房；RV—右心室；IVS—室间隔；IAS—房间隔；AO—主动脉；SP—脊柱；L—左

表 5-4　左心室的解剖特征
锥形，位于心脏后外侧，流入道光滑
房室瓣为两叶（二尖瓣）
流入道及流出道解剖关系密切（二尖瓣和主动脉瓣）
两组粗大的乳头附着于左心室游离壁
无调节束
心室壁不接受腱索的直接附着

间隔结构

室间隔将心室分为左、右心室（图 5-12），其心尖部（靠近心尖）为肌性结构，底部（靠近房室瓣）为膜性结构（图 5-12）。室间隔分为不同的解剖部分：流入部间隔位于两侧房室瓣水平；肌部间隔是分隔左、右心室最大的部分；膜周部间隔位于升主动脉根部下方；流出部间隔位于肺动脉根部下方。虽然病理学并不常用这种分类[2]，但有助于描述超声检查发现的室间隔缺损部位（详见第 18 章）。

房间隔将心房分隔为左、右心房（图 5-12）。房间隔由原发隔和继发隔组成。卵圆孔为继发隔上的通道（图 5-6,5-12）。原发隔是胚胎学上最先发育的房间隔，形成卵圆孔瓣。卵圆孔瓣，从右向左摆动，位于左房内。

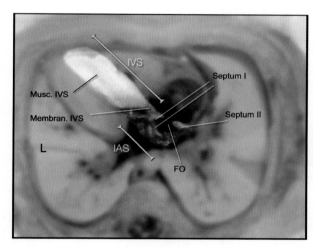

图 5-12　四腔心切面水平的胎儿心脏横切面解剖标本

橙色高亮区为室间隔（IVS）及房间隔（IAS）。室间隔在心尖的肌部（Musc. IVS）较厚，在基底的膜部（Membran. IVS）较薄。在两心房之间的房间隔由原发隔（Septum Ⅰ）和继发隔（Septum Ⅱ）组成。卵圆孔瓣由原发隔组成，卵圆孔（FO）是继发隔中部的开口。L—左

大血管

半月瓣和房室瓣的解剖关系如图 5-5 所示。主动脉根部位于左、右心室之间，而肺动脉起始部更靠前。左、右心室分别发出主动脉和肺动脉，两个心室射出的血流方向几乎呈 90° 互相垂直。心底部瓣膜切面可由二维（two-dimensional，2D）超声获取，但通过 3D 超声心脏容积后处理则更容易获得此切面（参见第 15 章）。

肺动脉、肺动脉瓣及动脉导管

肺动脉（主肺动脉、肺动脉干）起自心脏前部的右心室（图 5-13，5-14）。肺动脉由右心室发出，与主动脉交叉，指向胎儿左肩。肺动脉与主动脉交叉后即向后走行进入胸腔，分为左、右肺动脉（图 5-13）和动脉导管（图 5-15）。动脉导管在胎儿期开放，与降主动脉相连（图 5-15）。肺动脉发出左、右肺动分支是其与升主动脉鉴别的重要解剖特征（图 5-13）。左肺动脉向后下走行，跨过左支气管，进入左肺门。右肺动脉与主肺动脉呈直角（图 5-13），走行于主动脉弓下方、左房顶部上方及上腔静脉后方，进入右肺门。

右室舒张期时，肺动脉瓣阻止血液逆流回心室。肺动脉瓣（图5-13）靠近前胸壁、胸骨左缘旁，由3个瓣叶组成：右瓣、左瓣（隔瓣）及前瓣。肺动脉瓣下圆锥将肺动脉瓣与三尖瓣分隔。这一解剖分隔使右室流入道和流出道不能在同一超声长轴切面显示。胎儿期，由于动脉导管开放，肺循环压力接近于体循环压力。出生前，肺动脉血管树管壁的肌层厚度与体循环血管的肌层厚度相似。出生后，由于动脉导管闭合导致肺动脉压力下降，则肺动脉血管树肌层厚度变薄。

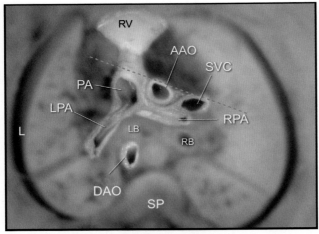

图5-13 上胸部三血管切面胎儿心脏横切面解剖标本

橙色高亮区为大血管。肺动脉（PA）、升主动脉（AAO）、上腔静脉（SVC）的解剖排列呈一条斜线（红色虚线）。肺动脉最靠前，上腔静脉最靠后，升主动脉居中。肺动脉分为左肺动脉（LPA）和右肺动脉（RPA）。RV—右心室；RB—右主支气管；LB—左主支气管；DAO—降主动脉；L—左；SP—脊柱

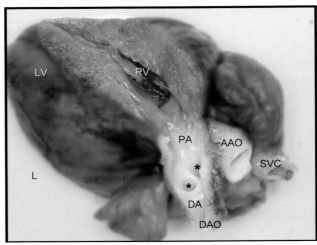

图5-14 胎儿心脏解剖标本前面观

橙色高亮区显示右心室（RV）、肺动脉（PA）起始部和主肺动脉向动脉导管（DA）走行。升主动脉（AAO）及上腔静脉（SVC）位于肺动脉右侧。星号代表左、右肺动脉起始部。DAO—降主动脉；LV—左心室；L—左

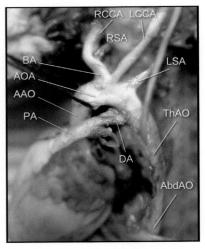

图5-15 胎儿心脏解剖标本左上面观

橙色高亮区显示大血管，主动脉弓（AOA）位于肺动脉（PA）右上方。根据解剖结构主动脉分为4部分：升主动脉（AAO）、主动脉弓（AOA）、胸主动脉（ThAO）及腹主动脉（AbdAO）。动脉导管（DA）连接肺动脉及主动脉弓。头臂动脉（BA）由主动脉弓发出，分出右锁骨下动脉（RSA）和右颈总动脉（RCCA）。左颈总动脉（LCCA）和左锁骨下动脉（LSA）分别为主动脉弓的第二和第三个分支

升主动脉、主动脉瓣和主动脉弓

根据解剖结构主动脉分为四部分（图 5-15）：升主动脉、主动脉弓、胸主动脉和腹主动脉。升主动脉起自左心室，位于心脏中心（图 5-11，5-16），肺动脉的右侧。主动脉自心脏发出时平行于左心室长轴，向前成角，指向胎儿右肩（图 5-13），在心脏内，升主动脉前与室间隔相邻，后与二尖瓣前叶相邻（图 5-16）。升主动脉前壁和室间隔之间的连续（图 5-16）是重要的解剖特征。由于主动脉瓣和二尖瓣前叶之间为纤维连接，左心室的流出道和流入道可以在同一超声长轴切面显示。这一重要切面即心脏五腔心切面或左室流出道切面可见升主动脉由左心室发出略偏右成角（图 5-16）。此微小夹角有重要的解剖意义，当主动脉骑跨于室间隔上时无此夹角，从而帮助发现该畸形。升主动脉走行于左、右心房之间和肺动脉下方，从心脏发出向后弯曲，移行为主动脉弓。主动脉弓横跨右肺动脉及右支气管上方，即正常的左主动脉弓（图 5-15 ～ 5-17）。主动脉弓发出 3 个动脉分支（图 5-15，5-17）：头臂动脉（无名动脉）、左颈总动脉和左锁骨下动脉。头臂动脉分为右颈总动脉和右锁骨下动脉（图 5-15）。主动脉弓大部分血液供应头部、颈部和上肢。主动脉弓的血管分支是其与动脉导管弓鉴别的重要解剖特征，后者无分支并与降主动脉相连（图 5-17）。胸主动脉位于左心房后方，与食管相邻；腹主动脉位于脊柱前方中线的左侧。左室舒张期，主动脉瓣阻止血流逆流入心室。主动脉瓣有 3 个瓣叶：右冠瓣、左冠瓣（分别发出右冠状动脉和左冠状动脉）和无冠瓣（后瓣）。

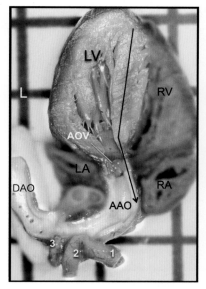

图 5-16 胎儿心脏五腔心切面解剖标本
橙色高亮区显示升主动脉（AAO）起自于左心室（LV）。主动脉瓣环水平可见主动脉瓣（AOV）。室间隔和主动脉前壁（箭号）之间形成角度。详见正文。LV—左心室；RV—右心室；LA—左心房；RA—右心房；DAO—降主动脉；L—左

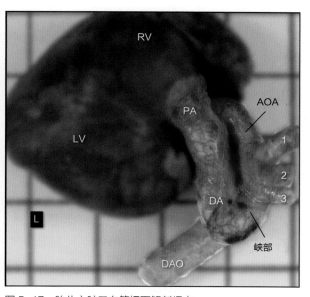

图 5-17 胎儿心脏三血管切面解剖标本
橙色高亮区显示主动脉弓（AOA）和动脉导管（DA）弓，二者在降主动脉（DAO）汇合。上腔静脉未在标本中显示。由主动脉弓发出的 3 支血管分别为头臂动脉（1）、左颈总动脉（2）和左锁骨下动脉（3）（详见图 5-15）。PA—肺动脉；RV—右心室；LV—左心室；L—左

心脏的静脉回流

心脏有一些重要的静脉回流[4]，分为体静脉和肺静脉。体静脉包括上腔静脉、下腔静脉（图5-6，5-18）及冠状静脉窦，肺静脉（图5-18）包括上肺静脉和下肺静脉。出生后，除肺静脉外所有的静脉均输送去氧血回心脏。正常静脉解剖详见第10章介绍。下腔静脉接受双侧髂静脉和肾静脉的血液回流，并与肝静脉汇合，在右心房底部形成膈下前庭[5,6]。下腔静脉瓣（Eustachian瓣）为新月形的瓣叶，位于下腔静脉入右心房的开口处（图5-6）。

左、右锁骨下静脉及颈内静脉汇合为头臂静脉（或无名静脉）（图5-19）[7]。左头臂静脉的长度是右头臂静脉的2～3倍，几乎水平走行于主动脉弓及其分支动脉的前上方[7]。两侧头臂静脉汇合为上腔静脉，后者走行在主动脉弓和右肺动脉的前侧方。奇静脉从后方汇入上腔静脉。

冠状静脉窦走行于左房室沟区，主要接受来自心脏静脉的回流（图5-18）。其内径较细，但在静脉畸形时可扩张，如肺静脉及静脉导管异常引流或永存左上腔静脉等。冠状静脉窦开口于右房底部，靠近房间隔和下腔静脉开口。冠状静脉窦瓣（Thebesian瓣）位于冠状静脉窦入右心房开口处（图5-6）。

四支肺静脉（图5-18）包括成对的上肺静脉和下肺静脉，将肺和心脏固定在一起，在左心房的后上方汇入。四腔心切面可见4支肺静脉中的2支，即两支下肺静脉，呈裂隙状开口于左心房的后壁。两支下肺静脉在降主动脉和食管的两侧汇入左心房（图5-2）。

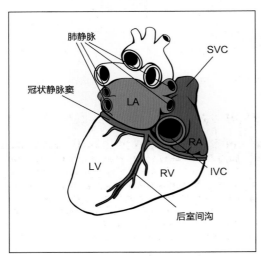

图5-18　胎儿心脏后面观示意图
心脏静脉回流：上腔静脉（SVC）和下腔静脉（IVC）汇入右心房（RA），4支肺静脉汇入左心房（LA）。冠状静脉窦走行于房室沟后方，将左心房和左心室（LV）分开。RV—右心房

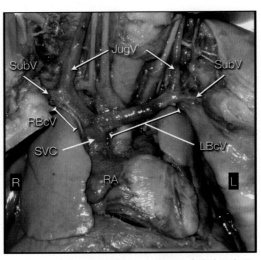

图5-19　胎儿上胸部解剖标本前面观（移除了胸骨、肋骨及胸腺）
橙色高亮区显示上胸部的静脉，包括：左、右锁骨下静脉（SubV），左、右颈静脉（JugV），左头臂静脉（LBcV），右头臂静脉（RBcV）和上腔静脉（SVC）等。左、右头臂静脉引流入上腔静脉，并在上方汇入右心房（RA）。左头臂静脉在上胸部几乎呈水平走行。R—右；L—左

奇静脉、肝静脉、静脉导管、头臂静脉的详细描述见第 10 章。

要点　心脏解剖

- 右心房接受上、下腔静脉及冠状静脉窦回流。
- 窦房结和房室结位于右房。
- 下腔静脉瓣（Eustachian 瓣）位于下腔静脉开口，将静脉导管内血液流向卵圆孔。
- 三尖瓣有 3 个瓣叶和 3 组乳头肌，在室间隔的附着部位较二尖瓣更靠近心尖部。
- 三尖瓣瓣叶腱索可直接附着于右室壁，仅在右心室内可见。
- 右心室是距前胸壁最近的心腔，调节束位于心尖部。
- 右心室流入道部及心尖部肌小梁丰富，肺动脉瓣下圆锥分隔三尖瓣与肺动脉瓣。
- 左心房是最靠心脏后部的心腔。
- 左心房接受 4 支肺静脉回流，2 支下肺静脉可在四腔心切面显示。
- 卵圆孔瓣位于左房内，从右向左摆动。
- 二尖瓣有 2 个瓣叶和 2 组乳头肌，二尖瓣前叶和主动脉瓣呈纤维连续。
- 根据解剖结构室间隔分为四部分：流入部、肌部、膜周部和流出部。
- 肺动脉分为左、右肺动脉是其与升主动脉不同的解剖特征。
- 主动脉弓发出 3 支动脉：头臂动脉（无名动脉）、左颈总动脉和左锁骨下动脉。
- 左头臂静脉由左颈静脉及锁骨下静脉汇聚而成，其长度是右头臂静脉的 2 ~ 3 倍，几乎呈水平走行于主动脉弓及其头臂动脉分支的前上方。

（张一休　译）

参考文献

1. Edwards WD, Maleszewski JJ. Cardiac anatomy and examination of cardiac specimens. In: Allen HD, Driscoll DJ, Shaddy RE, et al, eds. *Moss and Adams' Heart Disease in Infants, Children, and Adolescents*. 8th ed. Baltimore, MD: Williams & Wilkins; 2012:1–31.
2. Anderson RH. Cardiac anatomy. In: Anderson RH, Baker EJ, Redington A, et al, eds. *Pediatric Cardiology*. 3rd ed. Philadelphia, PA: Elsevier Health Care-Churchill-Livingstone; 2010:17–36.
3. Abuhamad AZ, Sedule-Murphy SJ, Kolm P, et al. Prenatal ultrasonographic fetal rib length measurement: correlation with gestational age. *Ultrasound Obstet Gynecol*. 1996;7:193–196.
4. Chaoui R, Heling KS, Karl K. Ultrasound of the fetal veins. Part 2: veins at the cardiac level. *Ultraschall Med*. 2014;35:302–318; quiz 319–321.
5. Sinkovskaya E, Klassen A, Abuhamad A. A novel systematic approach to the evaluation of the fetal venous system. *Semin Fetal Neonatal Med*. 2013;18:269–278.
6. Chaoui R, Heling KS, Karl K. Ultrasound of the fetal veins. Part 1: the intrahepatic venous system. *Ultraschall Med*. 2014;35:208–228.
7. Sinkovskaya E, Abuhamad A, Horton S, et al. Fetal left brachiocephalic vein in normal and abnormal conditions. *Ultrasound Obstet Gynecol*. 2012;40:542–548.

6

第 6 章
胎儿位置

概述

超声评估胎儿的第一步是判断胎儿内脏的位置，一些内脏器官呈对称性排列，而一些腹腔和胸腔脏器呈非对称性排列[1]。对胎儿左侧与右侧的明确定义始于胚胎发育早期。由于部分胎儿畸形可伴发腹腔和（或）胸腔脏器的异常，因此，对胎儿位置关系的充分了解在超声检查时很重要。评估胎儿心脏在胸腔中的位置以及腹腔脏器的解剖位置关系是胎儿心脏超声检查的组成部分。了解胸腔和腹腔的解剖标志有助于常规心脏超声检查，并可为检出心脏畸形提供线索[1,2]。本章将重点对胎儿胸腔及上腹部脏器的解剖位置关系进行讨论。

顺序节段分析法

在评估胎儿心脏解剖位置关系时，顺序节段分析法有助于清晰简洁地描述心脏异常。多年来，病理学家和小儿心脏病学家应用该方法描述正常和异常心脏[1,3,4]。顺序节段分析法将心血管系统分为几个节段，并且对每个节段的解剖、位置及其与下一节段的连接关系进行描述。顺序节段分析法包括 3 个解剖节段：心房、心室和动脉干。每个解剖节段又可分为左、右两部分。房室瓣分隔心房和心室，半月瓣分隔心室和动脉干。同时，体静脉和肺静脉的连接关系作为第四个节段也需要进行评估。因此，心腔是通过形态学结构特征来判定的，而不是通过解剖位置来判定的。另外，血流方向有助于对房室和心室大动脉连接关系进行评估。本章中详细描述的内脏位置和心脏位置也是顺序节段分析法的一部分[1,3,4]。表 6-1 列出了评估胎儿心脏顺序节段分析的步骤。对心腔、瓣膜结构、动脉干和静脉系统的详细解剖学评估将在随后的章节中详述。

表 6-1　胎儿顺序节段分析法步骤	
（1）确定内脏位置。	（5）确定心室大动脉连接（半月瓣）。
（2）确定心房排列关系（形态学左心房和右心房）。	（6）确定动脉干排列关系（主动脉和肺动脉）。
（3）确定房室（AV）连接（AV 瓣）。	（7）确定体静脉和肺静脉连接关系。
（4）确定心室排列关系（形态学左心室和右心室）。	

胎儿内脏位置

　　评估胎儿胸腔、腹腔内脏的解剖位置关系是超声心动图应用顺序节段分析法评估胎儿心脏的第一步[5]。内脏异位综合征常伴有心脏和腹腔脏器的异常，因此，仅专注于胎儿心脏评估而没有对上腹部评估往往导致诊断不完整。虽然现在判定胎儿位置的方法根据胃泡在腹腔中的位置和心脏在胸腔中的位置，但仍需注意膈肌以下降主动脉和下腔静脉的位置关系[4,5]（图 6-1），以及脐静脉与门静脉窦的方位、胆囊及脾脏存在与否及其位置。一般认为膈肌以下降主动脉和下腔静脉的位置关系比胃泡在腹腔中的位置更适于作为判定左侧异构和右侧异构的依据。

方法

　　（1）判定胎头在子宫中的位置，以及先露的部分（例如，头位、臀位）。

　　（2）通过获得胎儿脊柱矢状切面确定胎儿在宫腔内的位置（纵向位：胎儿脊柱与母体脊柱相平行；横位：胎儿脊柱与母体脊柱相垂直；斜位：胎儿脊柱与母体脊柱呈斜线关系）。

　　（3）通过步骤 1 和 2 确定胎儿方位后，确定胎儿左侧相对于母体腹部的位置：胎儿左侧位于母体前方（靠近探头）；母体后方（靠近母体子宫后壁）；母体右侧（靠近母体子宫右侧壁）；母体左侧（靠近母体子宫左侧壁）（图 6-2）。

　　（4）从胎儿低位胸椎矢状切面将探头旋转 90° 获得经腹横切面。胎儿胃泡位于腹腔左侧，降主动脉位于左后方，下腔静脉位于右前方（图 6-1，6-3）。另外，脐静脉肝内段与门静脉左支和门静脉窦相连，呈 L 形弯向右侧（图 6-1，6-3）。向胎儿胸腔方向滑动探头，可获得胎儿四腔心切面，胎儿心尖指向胸腔左侧（图 6-2，6-4）。确认胃泡、降主动脉及心尖位于胎儿左侧，下腔静脉位于胎儿右侧，即可判定内脏正位（图 6-1，6-3）。

　　另有研究描述了超声检查时确定胎儿位置的其他方法。Cordes 等[6]描述了一种方法，将探头放在一个标准的位置，在胎儿矢状切面使胎儿头部在显示器右侧，作为起点，随后顺时针旋转探头 90° 来获得从尾侧向头侧的横切面。Bronshtein 等[7]报道了另一种方法，即经腹部扫查的右手法则和经阴道扫查的左手法则（图 6-5），检查者握拳，手掌代表胎儿的面部，拇指指向胎儿的心脏和胃泡。

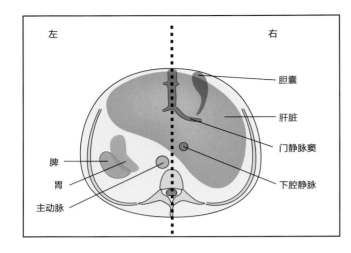

图 6-1 评估腹腔脏器位置的上腹部横切面示意图

连接脊柱和前胸壁的垂线将该平面分为左、右两侧，右侧结构包括胆囊、门静脉窦、大部分肝脏和下腔静脉；左侧结构包括降主动脉、胃和脾。（图 6-3 为对应的超声图像）

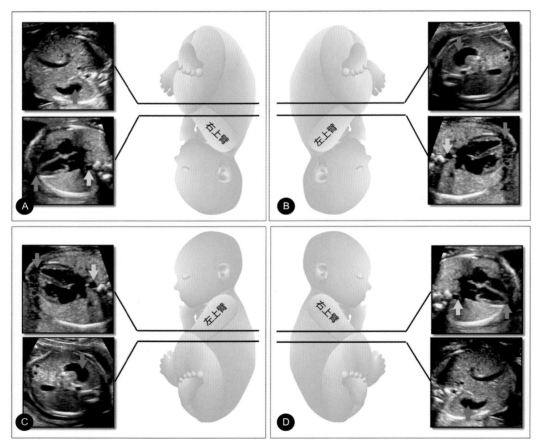

图 6-2 胎儿长轴确定方位

A. 胎儿头先露（头位），脊柱靠近母体子宫左侧壁，形成胎儿右侧朝前、左侧朝后的位置；B. 胎儿头位，脊柱靠近母体子宫右侧壁，胎儿左侧朝前、右侧朝后；C. 胎儿臀先露（臀位），脊柱靠近母体子宫左侧壁，胎儿左侧朝前、右侧朝后；D. 胎儿臀位，脊柱靠近母体子宫右侧壁，胎儿右侧朝前、左侧朝后。请注意观察相对应的胸腔和腹腔横切面超声图像。蓝色箭头指示胎儿胃泡；红色箭头指示胎儿心尖；黄色箭头指示降主动脉。详见正文

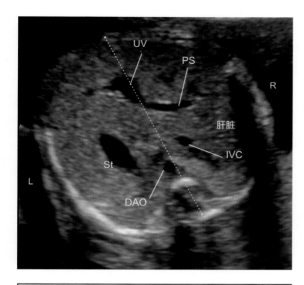

图 6-3　胎儿内脏正位的腹部横切面

肝脏、门静脉窦（PS）和下腔静脉（IVC）位于右侧（R），胃泡（St）和降主动脉（DAO）位于左侧（L），脐静脉（UV）位于中线处。与图 6-1上腹部横切面示意图相对应

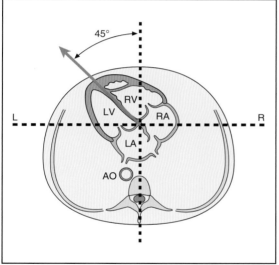

图 6-4　胎儿内脏正位四腔心切面水平胸腔横切面示意图
显示心脏位于左侧胸腔，正常心轴为 45°（详见正文）。LA—左心房；RA—右心房；LV—左心室；RV—右心室；AO—主动脉；L—左；R—右

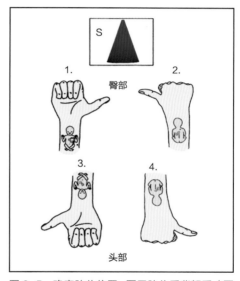

图 6-5　确定胎儿位置：图示胎儿后背朝后（图1 和 3）和朝前（2 和 4）

经腹超声探查，超声声束直接由头顶部向骶尾部扫查。右手手掌代表胎儿面部，胎儿心脏和胃泡位置与检查者拇指方向一致

修改自 Bronshtein M, Gover A, Zimmer EZ. Sonographic definition of the fetal situs. *ObstetGynecol*, 2002; 99(6):1129-1130. 已获得授权

内脏正位、内脏反位和内脏异位

内脏位置分为 3 种类型：正位、反位和异位（表 6-2）。

（1）内脏正位指体内血管、脏器的位置排列正常（图 6-1）。

（2）内脏反位指体内血管、脏器的位置排列与内脏正位时呈镜像关系，在人群中发病率为 0.01%。内脏反位时，复杂 CHD 的发病率略有升高，为 0.3% ~ 5%[8]。此外，内脏反位病例中约 20% 合并 Kartagener 综合征。Kartagener 综合征主要导致纤毛功能失调，表现为反复性呼吸道感染和生育能力下降，是一种常染色体隐性遗传疾病[9]。

（3）内脏异位指内脏的异位和畸形，与内脏正位和反位都不同，常合并复杂 CHD、静脉回流异常、肠管旋转不良和肠梗阻以及脾、胆囊和支气管树异常。内脏异位发病率约每 10000 个婴儿中仅有 1 例[10]。内脏异位有两种类型：右侧异构和左侧异构。右侧异构又称为无脾综合征，身体两侧均呈右侧形态结构；左侧异构又称为多脾综合征，身体两侧均呈左侧形态结构。第 30 章将对胎儿内脏异位进行详细概述。

表 6-2 内脏位置类型

位置	表现	
	右侧	左侧
正位（正常）	形态学右心房	形态学左心房
	大部分肝脏	胃泡
	下腔静脉	降主动脉
	3 叶的肺脏	2 叶的肺脏
	短的动脉上支气管	长的动脉下支气管
反位	形态学左心房	形态学右心房
	胃泡	大部分肝脏
	降主动脉	下腔静脉
	2 叶的肺脏	3 叶的肺脏
	长的动脉下支气管	短的动脉上支气管
不定位（异位）	多变	多变

胎儿胸腔解剖和位置

胸腔的前方为胸骨，后方为胸椎骨，两侧为肋骨。锁骨、第一肋骨和第一胸椎构成胸腔上界，膈肌为下界。

心脏前方被胸骨下 2/3 和第二到第六肋骨覆盖，两侧和后方是肺脏，下方是膈肌。降主动脉和食管位于心脏后方。胸腺位于前上纵隔，位于前方的胸骨和后方的大血管之间。胎儿心脏在胸腔内呈水平位，四腔心切面和第四肋骨水平胸腔横切面几乎处于同一平面（见第 7 章）。左、右侧肺脏占据了大部分胸腔，心脏位于胸腔中部。右肺由上、中、下 3 个肺叶组成，右主支气管短小且位于动脉上。左肺由上、下两个肺叶组成，左主支气管较长且位于动脉下方。

超声根据心轴和心脏位置对心脏在胸腔内的方位进行描述（图 6-4）。心脏位于胸腔中部的中纵隔内。心脏的 2/3（包括心尖）位于胸腔左侧，心脏的 1/3（包括心底）位于胸腔右侧，心轴指向左侧（图 6-4）。本章接下来将详细描述胎儿心轴和心脏位置。

胎儿心轴

应用超声获得胎儿心脏四腔心切面水平的胸腔横切面能够容易地确定胎儿心轴。从脊柱向前胸壁画一条直线，可将胸腔平均一分为二。心轴指室间隔与这条直线之间的夹角（图 6-4）。正常心轴在正中线偏左侧 45°，与孕龄无关[11]（图 6-4，6-6，6-7A）。对于心轴异常的定义，各学者研究结果略有不同，笔者建议心轴大于 65° 或小于 25° 为异常。大部分胎儿心轴异常为左偏[12]。一项研究将心轴异常定义为大于 59° 或小于 28°，这对于发现 CHD 或胸腔内异常的敏感性为 79%[13]。胎儿心脏畸形多合并心轴减小或增大[13]。一项研究将心轴大于 75° 定义为心轴左偏，发现 76% 胎儿畸形[12]。在心轴左偏病例中，法洛四联症（图 6-7C）、大动脉共干（图 6-7B）、主动脉缩窄和 Ebstein 畸形（图 6-7D）是最常见的心脏畸形；而心轴右偏病例中，右心室双出口、房室间隔缺损和单心房是最常见的心脏畸形[11,13,14]。胎儿心轴异常还会出现在腹壁缺损的病例，例如脐膨出（59% 出现心轴偏移）和腹裂（14% 出现心轴偏移）[15]。图 6-7B ～ 6-7D 显示了 3 例胎儿心轴异常，心轴接近 90°。胎儿心脏畸形合并心轴异常的特殊胚胎学形成机制目前尚未明确。据推测，可能与胚胎发育早期球室袢过度旋转有关[11,13,15]。在极少数合并复杂 CHD 的病例，心尖很难辨认。第 16 章将会更详细地讨论这种情况。

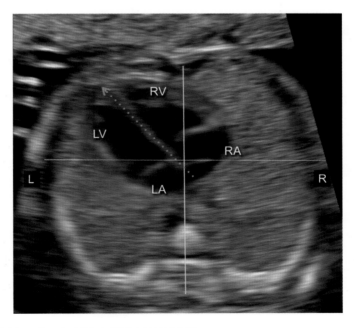

图 6-6 胎儿四腔心切面水平胸腔横切面测量心轴的示意图
心轴为从脊柱到前胸壁连线（将胸腔平均一分为二）（黄色）与通过心脏长轴的直线（红色）两者相交之间的角度。
LA—左心房；RA—右心房；LV—左心室；RV—右心室；L—左；R—右

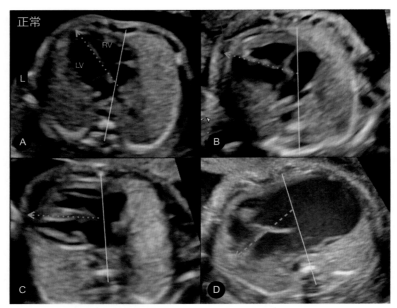

图 6-7　正常胎儿四腔心切面水平胸腔横切面显示心轴

A. 正常胎儿图像，其余 3 个胎儿心轴异常（心轴左偏）；B. 大动脉共干；C. 法洛四联症；D. Ebstein 畸形。L—左；RV—右心室；LV—左心室

胎儿心脏位置

胎儿心脏位置指心脏位于胸腔内的位置，与心轴无关。右位心指心脏位于右侧胸腔（图 6-8 ～ 6-10），中位心指心脏位于胸腔中央（图 6-11），左位心指心脏位于左侧胸腔（图 6-7）。异位心指心脏位于胸腔外。这些术语描述了心脏在胸腔中的位置，但是没有关于胎位、心轴、心脏解剖或心腔结构等方面的信息。心脏位置异常和心轴异常可单独发生，因此应该分别诊断[8]。目前对内脏位置正常而心轴异常病例的描述已达成共识，但当心脏位于右侧胸腔时，如何正确描述心脏的位置尚有争论。在文献中有些术语被用于描述心脏位于右侧胸腔，包括：右位心、右移位和右旋心。作者推荐采用右位心来描述心脏位于右侧胸腔的情况，无论心轴是否异常。三级转诊中心的右位心发病率为 0.22% ～ 0.84%，其中大部分病例合并 CHD[17,18]。右移位是右位心的一种形式，指心脏位于右侧胸腔但心轴指向左侧。右移位是心脏暂时位于右侧胸腔的一种状态，当导致心脏右移的基础病因解除时，心脏有希望恢复正常位置。右旋心指心脏位于右侧胸腔，且心轴指向右侧。右旋心也是右位心的一种形式，见于内脏反位和内脏异位，常伴发 CHD，多数合并房室连接不一致[19]（图 6-10）。

需要注意的是，以上描述心脏位置的术语并未被广泛认可[4]，一些儿科心脏病学教材应避免同时使用这些术语，以免造成混淆[1,3]。Edwards 和 Maleszewski[3] 推荐描述心脏方位时首先描述心脏位置[1] 并描述心轴指向[2]，就避免了使用这些术语，这种方法的好处是易于理解和报告。因此，超声检查时发现心脏位于右侧胸腔，检查者都应评估心轴并报告心轴是指向左侧还是右侧。

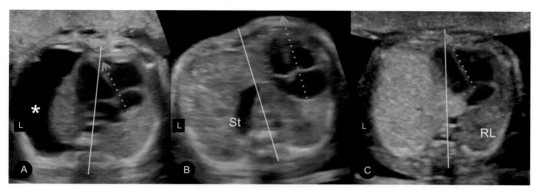

图 6-8　3 例左肺占位性病变胎儿，四腔心切面水平胸腔横切面显示心脏位于右侧胸腔，心轴指向左侧（右移位）
A. 左侧胸腔积液（星号）；B. 左侧先天性膈疝，胃泡（St）疝入左侧胸腔；C. 左侧先天性肺囊性腺瘤样畸形。
RL—右肺；L—左

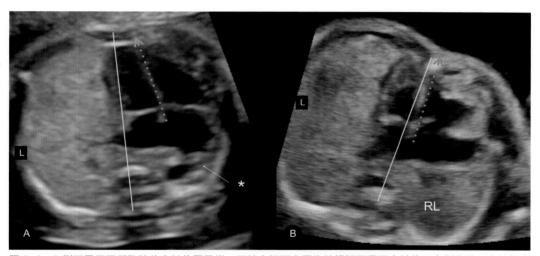

图 6-9　2 例罕见原因所致胎儿心脏位置异常，四腔心切面水平胸腔横切面显示心脏位于右侧胸腔，心轴指向
左侧或中线（右移位）
A. 罕见的右肺不发育（星号）；B.Scimitar 综合征（弯刀综合征），胎儿右肺发育不良。L—左

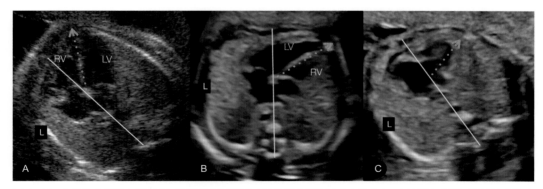

图 6-10　3 例胎儿四腔心切面水平胸腔横切面显示心脏位于右侧胸腔（右位心），心轴指向右侧，这种情况常合
并心脏异常
A. 胎儿内脏反位，位于前方的心室为右心室（RV）（镜像旋转）且胸主动脉位于右侧；B. 胎儿心脏向右侧旋转，
左心室（LV）位于前方且胸主动脉位于左侧；C. 胎儿右侧异构伴单心室，胸主动脉位于胸腔正中央。L—左

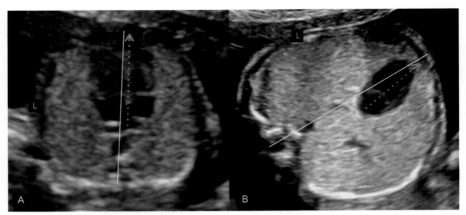

图 6-11　2 例胎儿中位心（心脏位于胸腔中央）四腔心切面水平胸腔横切面

A. 胎儿孤立性中位心不伴发心脏畸形；B. 胎儿喉闭锁，扩张的肺脏压迫心脏。L—左

心脏位于右侧胸腔（右位心），心轴指向左侧

这种情况通常为外部因素导致心脏向胸腔右侧移位，由于左侧胸腔占位性病变膈疝（图 6-8B）、左肺肿物（图 6-8C）、胸腔积液（图 6-8A）及右肺不发育（图 6-9A）或右肺发育不良（例如，弯刀综合征，图 6-9B）等引起。偶尔，随访病例发现一些胎儿的肺部病变和胸腔积液随孕龄增大消失，使心轴恢复正常，心脏位置恢复到胸腔中部或左侧。

心脏位于右侧胸腔（右位心），心轴指向右侧

这种情况常合并心脏畸形，需要对胎儿心脏进行详细评估。这种心脏位置和心轴也常见于内脏反位（与胃泡位置无关）和先天性矫正型大动脉转位，主要与胚胎发育时期球室袢的异常表达有关。当心脏为单心室畸形合并右位心且心轴指向右侧时，需进一步评估是否存在内脏异构（多为右房异构）。右位心且心轴指向右侧时，需特别注意位于前方的心室的形态学表现（形态学右心室位于前方意味着为心脏正常位置的镜像改变，而形态学左心室位于前方意味着心脏向右侧旋转）。房室连接关系是否一致也应详细描述。

心脏位于胸腔中央（中位心）

中位心属于非典型心脏位置，位于胸腔中央，心尖指向胸腔中线处（图 6-11）。中位心合并先天性心脏病，主要是心室动脉连接异常，例如大动脉转位和右心室双出口。双侧肺容积增大（如喉闭锁）也常合并中位心（图 6-11B）。

心脏位于左侧胸腔（左位心）

左位心是指内脏位置异常时，心脏仍位于左侧胸腔的正常位置，当内脏位置正常时，常省略描述。内脏反位伴左位心时，腹腔脏器反位而胸腔脏器位置正常。左位心也可存在于心脏异构合并内脏异位时，包括左侧异构和右侧异构（见第 30 章）。心轴可向左侧过度偏移（已在本章心轴部分描述）。左移位指心脏位置更加偏向左侧胸腔，多与右侧胸腔占位性病变有关，包括右侧膈疝、右肺肿物、胸腔积液（图 6-12）及左肺不发育或左肺发

育不良（如左侧弯刀综合征）等。除右侧膈疝外，与右移位相比，导致左移位的情况极其少见。

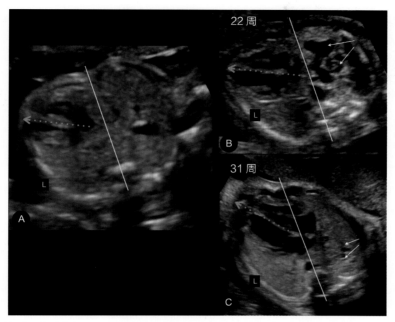

图 6-12　2 例右肺占位性病变胎儿，四腔心切面水平胸腔横切面显示胎儿心脏位于左侧胸腔，心轴指向左侧（左移位）

A. 胎儿右侧膈疝；B. 妊娠 22 周胎儿患右侧先天性肺囊性腺瘤样畸形（箭头）；C 与 B 为同一例胎儿，妊娠 33 周随访发现肺部肿物消失，心脏恢复至左侧胸腔正常位置且心轴恢复正常

要点　胎儿位置

- 超声评估胎儿心脏的第一步是判断胎儿内脏位置。
- 顺序节段分析法将心血管系统分为几个节段，并且对每个节段的解剖、位置及其与下一节段的连接关系进行描述。
- 一般认为膈肌以下降主动脉和下腔静脉的位置关系比胃泡在腹腔中的位置更适于作为判定左侧异构和右侧异构的依据。
- 内脏反位病例中约 20% 合并 Kartagener 综合征。
- 内脏异位常合并复杂 CHD、静脉回流异常、肠管旋转不良和肠梗阻，以及脾、胆囊和支气管树异常。
- 胎儿心脏在胸腔内呈水平位，心脏四腔心切面与第四肋骨水平胸腔横切面几乎处于同一平面。
- 正常心轴在正中线偏左侧 45°，与孕龄无关，作者建议心轴大于 65° 或小于 25° 均为异常。
- 心轴左偏病例中，法洛四联症、大动脉共干、主动脉缩窄和 Ebstein 畸形是最常见的心脏畸形。

- 心轴右偏病例中，右心室双出口、房室间隔缺损和单心房是最常见的心脏畸形。

- 右位心指心脏位于右侧胸腔，中位心指心脏位于胸腔中央，左位心指心脏位于左侧胸腔。

- 右移位是右位心的一种形式，指心脏位于右侧胸腔，但心尖指向中线或左侧。

- 右旋心指心脏位于右侧胸腔且心轴指向右侧。

- 中位心是指心脏位置不典型，位于胸腔中部，心尖指向胸腔中线处。

- 左位心通常指内脏位置异常时，心脏仍位于左侧胸腔的正常位置。

- 左移位指心脏位置更加偏向左侧胸腔，多与右侧胸腔占位性病变有关。

（韩　舒　译）

参考文献

1. Anderson RH. Cardiac anatomy. In: Anderson RH, Baker EJ, Redington A, et al, eds. *Pediatric Cardiology*. 3rd ed. Philadelphia, PA: Elsevier Health Care-Churchill-Livingstone; 2010:17–36.

2. Edwards WD, Maleszewski JJ. Cardiac anatomy and examination of cardiac specimens. In: Allen HD, Driscoll DJ, Shaddy RE, et al, eds. *Moss and Adams' Heart Disease in Infants, Children, and Adolescents*. 8th ed. Baltimore, MD: Williams & Wilkins; 2012:1–31.

3. Edwards WD, Maleszewski JJ. Classification and terminology of cardiovascular anomalies. In: Allen HD, Driscoll DJ, Shaddy RE, et al, eds. *Moss and Adams' Heart Disease in Infants, Children, and Adolescents*. 8th ed. Baltimore, MD: Williams & Wilkins; 2012:32–51.

4. Gillis E, Springer R, O'Leary PW. Practical issues related to the examination, anatomic image orientation, and segmental cardiovascular analysis. In: Eidem BW, Cetta F, O'Leary PW, et al, eds. *Echocardiography in Pediatric and Adult Congenital Heart Disease*. Philadelphia, PA: Wolters Kluwer/Lippincott Williams & Wilkins Health; 2010:10–28.

5. Huhta JC, Smallhorn JF, Macartney FJ. Two dimensional echocardiographic diagnosis of situs. *Br Heart J*. 1982;48:97–108.

6. Cordes TM, O'Leary PW, Seward JB, et al. Distinguishing right from left: a standardized technique for fetal echocardiography. *J Am Soc Echocardiogr*. 1994;7:47–53.

7. Bronshtein M, Gover A, Zimmer EZ. Sonographic definition of the fetal situs. *Obstet Gynecol*. 2002;99: 1129–1130.

8. DeVore GR, Sarti DA, Siassi B, et al. Prenatal diagnosis of cardiovascular malformations in the fetus with situs inversus viscerum during the second trimester of pregnancy. *J Clin Ultrasound*. 1986;14:454–457.

9. Holzmann D, Ott PM, Felix H. Diagnostic approach to primary ciliary dyskinesia: a review. *Eur J Pediatr*. 2000;159:95–98.

10. Salomon LJ, Baumann C, Delezoide AL, et al. Abnormal abdominal situs: what and how should we look for? *Prenat Diagn*. 2006;26:282–285.

11. Comstock CH. Normal fetal heart axis and position. *Obstet Gynecol*. 1987;70:255–259.

12. Smith RS, Comstock CH, Kirk JS, et al. Ultrasonographic left cardiac axis deviation: a marker for fetal anomalies. *Obstet Gynecol*. 1995;85:187–191.

13. Crane JM, Ash K, Fink N, et al. Abnormal fetal cardiac axis in the detection of intrathoracic anomalies and congenital heart disease. *Ultrasound Obstet Gynecol*. 1997;10:90–93.

14. Comstock CH, Smith R, Lee W, et al. Right fetal cardiac axis: clinical significance and associated findings. *Obstet Gynecol*. 1998;91:495–499.

15. Boulton SL, McKenna DS, Cly GC, et al. Cardiac axis in fetuses with abdominal wall defects. *Ultrasound Obstet Gynecol*. 2006;28:785–788.

16. Sinkovskaya E, Horton S, Berkley EM, et al. Defining the fetal cardiac axis between 11 + 0 and 14 + 6 weeks of gestation: experience with 100 consecutive pregnancies. *Ultrasound Obstet Gynecol*. 2010;36:676–681.

17. Bernasconi A, Azancot A, Simpson JM, et al. Fetal dextrocardia: diagnosis and outcome in two tertiary centres. *Heart*. 2005;91:1590–1594.

18. Walmsley R, Hishitani T, Sandor GG, et al. Diagnosis and outcome of dextrocardia diagnosed in the fetus. *Am J Cardiol*. 2004;94:141–143.

19. Winer-Muram HT, Tonkin IL. The spectrum of heterotaxic syndromes. *Radiol Clin North Am*. 1989;27: 1147–1170.

第7章
心腔：四腔心切面及短轴切面

概述

　　了解心腔的空间关系和解剖是胎儿心脏超声检查的先决条件。各心腔具有不同的内部解剖特征,超声可以鉴别正常与异常。由于超声检查时发现四腔心切面异常多与 CHD 相关,因此,能够识别正常与异常心腔的结构至关重要,是进行胎儿心脏基础和详细评估的重要内容。第 5 章中我们已详细介绍了心腔的解剖特征。本章我们将介绍胎儿心脏四腔心切面和短轴切面的超声特征。

四腔心切面

　　四腔心切面是胎儿心脏筛查最重要的切面之一（图 7-1）,是最早用于超声评估胎儿心脏的切面[1],可检测到多种心脏畸形[2]。无论胎儿处于何种体位,四腔心切面易于获取,是作为胎儿心脏基础和详细评估的初始切面。四腔心切面的优点是能够显示心房、心室、房室瓣、房间隔和室间隔。四腔心切面是胎儿心脏筛查指南要求的切面之一（第 2 章）[3,4]。

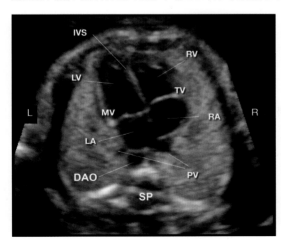

图 7-1　胎儿心尖四腔心切面显示右心房（RA）、左心房（LA）、右心室（RV）、左心室（LA）及室间隔（IVS）

显示三尖瓣（TV）附着点较二尖瓣（MV）更靠近心尖。左下肺静脉和右下肺静脉（PV）在降主动脉（DAO）两侧由后方进入左心房。SP—脊柱；L—左；R—右

扫查技巧

（1）确定胎儿位置，详见第6章。

（2）获取胎儿腹部横切面。在标准胎儿腹部横切面，两侧腹壁分别显示一根完整的肋骨（图7-2）。若两侧腹壁可见多根肋骨时，提示该切面为斜切面而非横切面（图7-2）。

（3）从胎儿腹部横切面向胎儿胸部滑动探头，保持横切面，直至显示四腔心切面。最佳四腔心切面需包含以下解剖标志：两侧胸壁分别可见一根完整的（或接近完整的）肋骨，左心房后壁可见两支下肺静脉及心脏的心尖部。表7-1列出了正常四腔心切面的解剖特征。

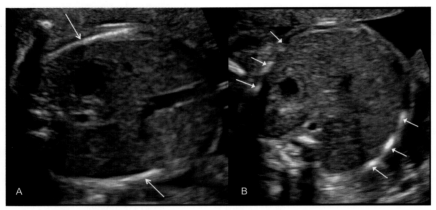

图7-2　A. 胃泡水平胎儿腹部横切面。两侧腹壁均可见一根肋骨的大部分（箭头），确保是接近完美的腹部横切面；B. 胃泡水平胎儿腹部斜切面，双侧腹壁可见多根肋骨的节段（箭头）

表7-1　正常四腔心切面的解剖特征
• 胸腔内的心脏大小正常
• 胎儿胸腔横切面的两侧胸壁分别可见一根完整的肋骨
• 降主动脉位于胎儿脊柱的左前方
• 胎儿心尖指向左上胸，大约45°
• 左、右心房大小相等
• 卵圆孔位于房间隔中部，卵圆孔瓣位于左心房内
• 两支下肺静脉呈裂隙样，开口于左心房后壁
• 房室瓣开放
• 三尖瓣隔瓣在室间隔的附着点较二尖瓣更靠近心尖部
• 左、右心室大小及收缩性相等
• 室间隔完整
• 调节束位于右心室心尖部

四腔心切面的评估

方位

胎儿心脏在胸腔内呈水平位，胎儿四腔心切面几乎与胸腔横切面是同一个切面。出生后，心尖向下摆动，心脏在胸腔内位置更垂直些。与四腔心切面相应的是胎儿第四肋骨[5]。

　　如上所述，四腔心切面的明显优点是无论胎儿处于任何体位均易于获取。根据胎儿在宫内的位置和方位，可以获得胎儿心脏四腔心切面的四种类型（图 7-3）。

　　(1) 当胎儿前胸壁靠近探头时，可获得心尖四腔心切面（图 7-3A）。此时声束几乎和室间隔平行，声束首先到达胎儿心尖部。

　　(2) 当胎儿右后胸壁靠近探头时，可获得心底四腔心切面（图 7-3D）。此时声束由胎儿右肩下方进入胸腔，几乎与室间隔平行，声束首先到达胎儿心底部。

　　(3) 当胎儿脊柱不在前方或后方，而是靠近右侧或左侧子宫壁时，可以从左侧（图 7-3C）或右侧（图 7-3B）获得侧位四腔心切面（轴位）。此时声束几乎与室间隔垂直。

　　要详细评估四腔心切面的所有解剖结构，常需要不止一种类型的四腔心切面，可通过从孕妇腹部的对侧扫查胎儿心脏来实现。心尖四腔心切面可以更好地显示心尖部、心室、房室瓣、心房的长轴及心室径线，但该切面不能很好地显示房间隔的原发隔和室间隔。这是由于心尖四腔心切面声束与间隔平行，使得间隔超声图像比实际更薄，导致误诊。心底四腔心切面可以更好地显示心房和房室瓣。侧位四腔心切面（轴向）可以更好地显示房间隔、室间隔、心房及心室壁，心室收缩性及间隔厚度，但观察瓣膜附着点不理想。

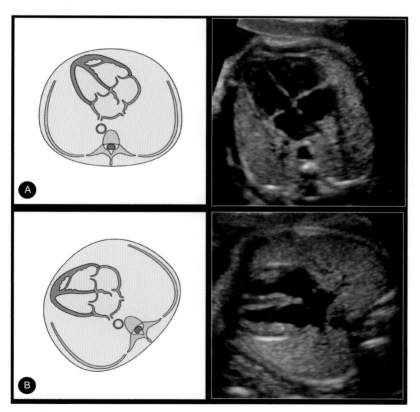

图 7-3　4 个胎儿的四腔心切面示意图及对应的超声图
胎儿 A 脊柱位于后方；胎儿 B 脊柱位于右侧；胎儿 C 脊柱位于左侧；胎儿 D 脊柱位于前方。四腔心切面的优点在于无论胎儿在宫内的任何位置均易于获取

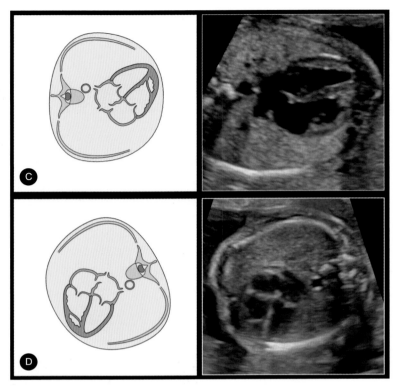

图 7-3（续）

心脏位置及心轴

通过脊柱和胸骨由后向前画线，将胸腔平分为两部分（图 7-4A），心脏也被分为两部分：约 1/3 位于右侧胸腔，另外 2/3 位于左侧胸腔。正常心轴指向左侧，呈 45°（图 7-4A）。胸腔位置、心脏位置和心轴等详见第 6 章。

心脏大小

胸腔横断面中，根据面积或周长法评估心脏大小占胸腔的 1/3 ～ 1/2（图 7-4B）。在房室瓣水平测量心脏宽度基本与孕龄相符（见第 17 章）。胎儿心脏大小可以很容易通过在四腔心切面计算心脏周长与胸围或心脏面积与胸廓面积之比进行评估。心胸（C/T）周长比在整个妊娠期相对恒定，妊娠 17 周时平均值为 0.45，足月时约 0.50[6]。心胸周长比的平均值在前半孕程随孕龄缓慢增长，由 11 周的 0.38 增至 20 周的 0.45，正常胎儿所有测值均小于 0.50[7]。心胸面积比是评估心脏大小的另一种方法，整个妊娠期也相对恒定，平均值为 0.25 ～ 0.35[8]。胎儿心脏扩大，定义为心胸面积比大于 2 个标准差，与心内和心外解剖畸形等多种不同的病因有关[8]。三尖瓣全收缩期反流和右房增大是常见的特征，见于约 90% 心脏扩大的病例[8]。表 7-2 列出了导致胎儿心脏扩大的常见原因。

心胸周长比增大，也可见于胸腔容积减小，而不是由于心脏扩大引起的，因此，需要将测得的胸围与孕龄的列线图比较并作为评估的一部分。胸围变小可由某些致死性骨骼发育异常或严重的肺发育不良等因素引起，通常预后较差。

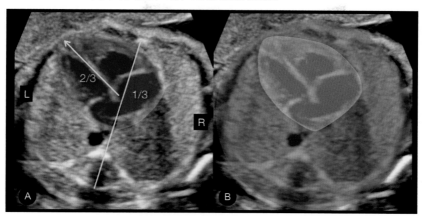

图 7-4　四腔心切面的灰阶图像显示心脏在胸腔内的解剖位置（A、B 为同一胎儿）
A. 从脊柱向胸骨由后向前画线，将胸腔分为左（L）、右（R）两部分。正常心脏（阴影）1/3 位于右侧胸腔，2/3 位置左侧胸腔。心轴（A 中箭头）指向左侧（参照图 6.4）。B. 心脏以绿色覆盖，胸腔其余部分以蓝色覆盖。心脏的面积约占胸腔面积的 1/3

表 7-2　心脏扩大的常见病因（病因学）	
心内因素	● Ebstein 畸形 ● 三尖瓣发育不良 ● 房室间隔缺损 ● 持续性胎儿心律失常（心脏传导阻滞） ● 扩张型心肌病 ● 动脉导管早闭
心外因素	● 动静脉畸形（例如，骶尾部畸胎瘤、Galen 静脉瘤，胎盘绒毛膜血管瘤） ● 双胎输血综合征的受血儿 ● 严重胎儿贫血 ● 控制不佳的妊娠糖尿病

心脏收缩性

实时超声观察心腔的收缩性是四腔心切面评估的一部分。正常胎儿心脏左心室与右心室的收缩性应相同，无室间隔矛盾运动。

心律

胎儿心律应规律、无异位搏动或其他心律不齐。胎儿心率的正常范围是 120 ～ 160 次/分。110 ～ 180 次/分通常为正常状态。

右心房、左心房及房间隔

左心房是最靠后的心腔，可见肺静脉回流和卵圆孔瓣（图 7-5）。卵圆孔瓣是原发隔的活动部分，在心房右向左分流时飘入左心房。卵圆孔瓣在左心房的大小和形状有很大变异。常表现为半月形反光膜，在侧位（轴位）四腔心切面显示最佳。左心房位于胸降主动脉的左前方（图 7-5，更多解剖相关内容见图 5-2）。右心房位于左心房右侧，并通过卵圆孔与左心房相通（也就是继发孔）。通过轻微向头、尾侧调整探头，可以分别观察到上、下腔静脉。将探头旋转 90° 可获得双房切面，同时显示上、下腔静脉汇入右心房。左、右心房大小基本相等，通过其各自的静脉连接可以识别。

偶尔在四腔心切面略偏后的切面可以显示下腔静脉瓣，可被误认为卵圆孔瓣。冠状静脉窦内的静脉回流，跨过房室沟后方在右心房底部近房间隔处进入右心房[1]（见第 10 章）。

心耳的显示可帮助在正常或异常情况下鉴别左、右心房。左心耳呈手指状、基底较窄，右心耳呈锥体状、基底较宽。在四腔心切面略偏向头侧时可以显示心耳，但有技术难度，常不易获得。右心耳在双腔静脉切面更容易显示。扫查心耳的临床意义将在第 30 章详细讨论。

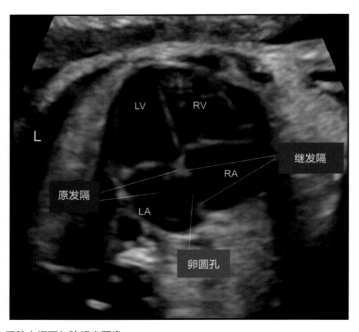

图 7-5　胎儿心尖四腔心切面灰阶超声图像
心尖四腔心切面可用于评估心房和房间隔。可清晰显示右心房（RA）及左心房（LA）。房间隔位于右心房和左心房之间，由原发隔和继发隔构成。卵圆孔（FO）在继发隔中部开口，卵圆孔瓣由原发隔构成。L—左；RV—右心室；LV—左心室（参照图 5-2 的解剖标本）

右心室及左心室

右心室是最靠前的心腔，位于胸骨后方（图 7-6）。左心室紧邻右心室并位于右心室后方，是最左侧的心腔（图 7-6）。正如第 5 章所述，左、右心室有很多可供鉴别的解剖特征（图 7-6）。四腔心切面，右心室肌小梁丰富，心腔不规则；而左心室壁光滑（图 7-6）。由于调节束（隔缘肌小梁）位于右心室内，左心室腔比右心室腔长。调节束由室间隔向右心室游离壁下行。胎儿心尖部主要由左心室构成。

根据对应的房室瓣可以识别心室：二尖瓣位于左心室，三尖瓣位于右心室。三尖瓣隔瓣在室间隔附着点较二尖瓣更靠近心尖部（图 7-6）。这一重要的解剖特征可用于排除房室间隔缺损。三尖瓣由 3 组乳头肌及腱索固定，部分腱索直接附着于间隔游离壁，这是右心室独有的特征，在心脏侧位切面显示更佳（图 7-7）。左心室内二尖瓣所有的腱索均附着于两组乳头肌（即前侧乳头肌和后侧乳头肌），腱索不与游离壁直接相连（图 7-7）。

我们推荐在检查房室瓣时使用带有图像回放功能的超声设备（图 7-8）。瓣叶形态及活动都能看得更清楚。

室间隔

室间隔将左、右心室分隔。室间隔在心尖部较厚，在到达房室瓣水平时逐渐变薄（图 7-7）。这与室间隔的解剖特征有关，其下 2/3 为肌部，上 1/3 与房室瓣和半月瓣连接处为膜部（相关解剖知识参照图 5-12）。在孕 20 周之前，膜部室间隔较薄，在心尖四腔心切面常显示不佳（图 7-9）。主要是由于回声失落，造成室间隔缺损的假阳性诊断（图 7-9）。当心尖四腔心切面怀疑室间隔缺损时，应从侧位观进行观察，从而更好地显示室间隔（图 7-9）。室间隔缺损时有回声线（T 线），有助于诊断（见第 18 章）。在侧位四腔心切面测量室间隔厚度（正常范围为 2 ～ 4mm）且测量最厚处。

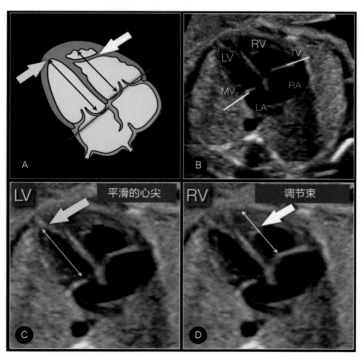

图 7-6　正常胎儿心尖四腔心切面示意图（A）及超声图像（B），突出显示了左心室（LV）（C）及右心室（RV）（D）

左心室较右心室长（双向箭头）、平滑，构成心脏心尖部（黄色箭号）。右心室粗糙，心尖部有典型的调节束（白色箭头）。三尖瓣（TV）在室间隔附着点较二尖瓣（MV）更靠近心尖。详见正文

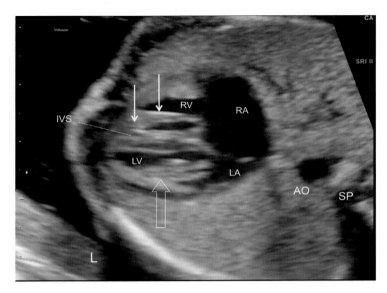

图7-7　胎儿心脏轴向四腔心切面

右心室（RV）内三尖瓣腱索与右心室心尖部和游离壁相连（两个实线箭头）。左心室（LV）内腱索与二尖瓣的其中一组乳头肌相连（空心箭头）。RA—右心房；LA—左心房；IVS—室间隔；AO—主动脉；SP—脊柱；L—左

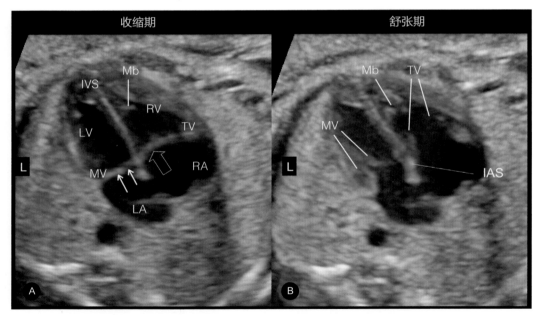

图7-8　胎儿心脏收缩期（A）及舒张期（B）的心尖四腔心切面，显示二尖瓣（MV）及三尖瓣（TV）的关闭及开放

收缩期（A）三尖瓣（空心箭头）较二尖瓣（MV）更靠近心尖；舒张期（B）瓣叶开放。房间隔（IAS）的十字交叉部在舒张期（B）显示更佳。RA—右心房；LA—左心房；RV—右心室；LV—左心室；Mb—调节束；IVS—室间隔；L—左

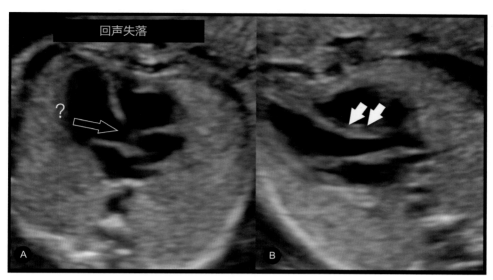

图 7-9　正常胎儿左室流出道的心尖观（A）及轴向观（B）

图 A 中可疑室间隔缺损（空心箭头），而图 B 中该部位无缺损（实心箭号）。图 A 中，由于声束与室间隔平行，因回声失落可能会造成室间隔缺损的假象（假阳性）

总结

　　全面的四腔心切面检查是高质量心脏检查的第一步，也是心脏筛查指南将四腔心切面作为其中一部分的原因（见第 2 章）。许多心脏畸形最初在四腔心切面发现，见表 7-3。许多其他心脏畸形，特别是大血管畸形，常表现为四腔心切面正常（表 7-4）。检查者需了解四腔心切面及心脏后区的正常解剖变异。下面将进行讨论。

表 7-3　异常四腔心切面常见的相关心脏畸形

- 二尖瓣（主动脉瓣）闭锁
- 三尖瓣（肺动脉瓣）闭锁
- Ebstein 畸形（三尖瓣发育不良）
- 房室间隔缺损
- 较大的室间隔缺损
- 单心室（双入口）
- 重度主动脉、肺动脉狭窄
- 完全型肺静脉异位引流
- 心肌病、心脏肿瘤

表 7-4　正常四腔心切面常见的相关心脏畸形

- 法洛四联症
- 大动脉转位
- 右心室双出口
- 较小的室间隔缺损
- 大动脉共干
- 轻度半月瓣狭窄
- 主动脉弓异常

四腔心切面的正常变异

心内强光点

心内强光点（echogenic intracardiac focus，EIF）用于描述超声检查时四腔心切面心室内乳头肌上的明亮点状强回声（图 7–10）。EIF 可为单发或多发，可位于右心室、左心室或左右心室同时存在（图 7–10）。在人群筛查的妊娠中期 EIF 发生率约为 4%，是一种常见的超声所见，大多数孕妇中是一种正常变异。有文献报道 EIF 和 21– 三体综合征之间有相关性[9-12]。若胎儿出现 EIF，建议进行详细的超声检查以排除伴发的心脏畸形并筛查非整倍体的其他标记物。非整倍体的低危孕妇单独出现的 EIF 且详细超声检查正常，可以认为是正常变异并且无须其他干预[11-13]。非整倍体高危孕妇发现 EIF 需要进一步遗传咨询，可行无创产前筛查和（或）基因诊断。近期关于各种妊娠中期非整倍体标记物的 meta 分析显示：若 EIF 伴发其他标记物，21– 三体综合征的风险较高（5.85 倍）[13]（表 29–2）。若仅有 EIF，非整倍体的风险并不增高[12,13]。另一方面，在 11 ~ 13 周发现 EIF，则非整倍体的风险增加 5.81 倍[14]。EIF 的发生率存在种族差异，亚裔孕妇的胎儿发生率显著增高[15]。当发现 EIF 孕妇进行遗传咨询时，应考虑到这种差异。虽然 EIF 常见，仍应仔细与其他心脏回声光点相鉴别。

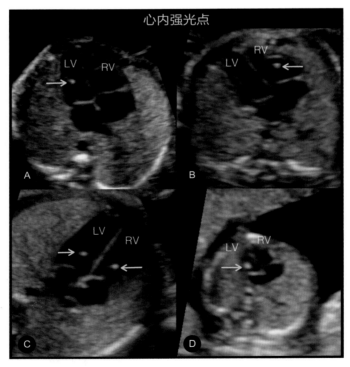

图 7–10　心尖四腔心切面可见心内强光点（箭头）的 4 个胎儿（A ~ D）

心内强光点通常位于左心室内乳头肌（LV）（A）。偶尔也可见于右心室（RV）（B）或左右心室同时出现（C）。心内强光点也可以在妊娠 11 ~ 13 周出现（D）

心包积液

超声检查中在胎儿四腔心切面常可见少量心包积液[16]（图 7-11）。当心包积液少于 2mm 时常被认为是正常变异。若心包积液超过 2mm，应认真评估心脏结构和功能，同时应详细评估胎儿心脏解剖。

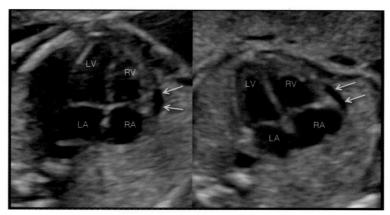

图 7-11　胎儿心尖四腔心切面可见少量心包积液（箭头）
心包积液少于 2mm 且无其他心内或心外解剖畸形，认为是一种正常变异。LA—左心房；LV—左心室；RA—右心房；RV—右心室

妊娠晚期心室不均衡

妊娠中期左、右心室大小和宽度通常相等。偶尔在妊娠晚期，右心室比左心室略大（图 7-12）[17,18]。心室不均衡可能提示主动脉缩窄或其他心脏畸形（见表 23-2 及第 23 章）。同时，妊娠晚期的心室不均衡也可以是一种正常变异[17,18]。目前关于正常变异和心脏畸形引起的心室不均衡的程度没有明确区分。出现心室不均衡必须在三血管 - 气管切面以及主动脉弓长轴切面详细检查大血管情况，以排除心脏畸形（见第 23 章）。此外，也需要认真评估肺静脉连接，肺静脉异位引流也表现为左、右心室不对称（见第 31 章）。经过详细超声检查排除心脏畸形后，心室不均衡方可认为是一种正常变异。

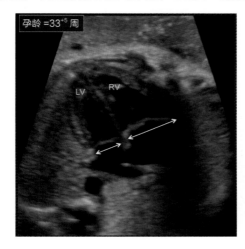

图 7-12　妊娠 33 周胎儿心尖四腔心切面，显示左、右心室不均衡，右心室（RV）比左心室（LV）大
当发现心室不均衡时，应详细检查大血管以排除主动脉缩窄或其他心脏畸形后才能考虑为正常变异。本例是正常变异

房室瓣差异性插入或线样插入

正常四腔心切面，三尖瓣在室间隔附着点较二尖瓣更靠近心尖部（图7-8）。三尖瓣位置略靠下可以帮助鉴别正常房室瓣与房室间隔缺损，后者仅见一组房室瓣呈线样插入[19]（见第18章）。当不存在房室间隔缺损时，房室瓣的线样插入也见于正常胎儿，视为正常变异（图7-13）。房室瓣线性排列，不伴有间隔缺损，也可见于21-三体综合征胎儿[20]。最近一项研究中[21]，分别使用组织切片（17例正常胎儿及4例房室间隔缺损患儿）和时间-空间关联成像心脏容积（10例正常胎儿及8例房室间隔缺损患儿）分析房室瓣在间隔插入的程度和位置。在这两组中，房室瓣差异性插入均可见于正常胎儿和房室间隔缺损胎儿，取决于切面是紧邻主动脉下方还是更向下靠近膈肌[21]。作者总结差异性插入或线样插入均可以见于正常胎儿和房室间隔缺损胎儿，取决于采集四腔心切面的位置。检查者需了解这与不同超声平面有关。

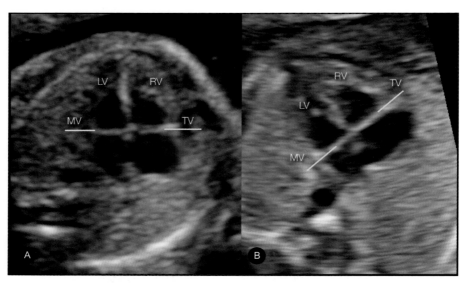

图7-13　2例正常胎儿收缩期四腔心切面（A和B）显示房室瓣呈线性插入
若不伴发间隔缺损时，房室瓣呈线性插入可能是一种正常变异，常见于切面略低于标准四腔心切面靠近膈肌时。详见正文。LV—左心室；MV—二尖瓣；RV—右心室；TV—三尖瓣

四腔心切面的心脏后区

心脏后方的解剖区域越来越重要（图7-14），应作为四腔心切面评估的一部分[22]。降主动脉位于脊柱的前侧方，呈环形搏动性结构。紧邻主动脉前方可见食管，呈高回声环形结构（图7-15，7-16）。当胎儿吞咽时，食管扩张，类似于主动脉前方的第二根血管，但当吞咽结束后会明显减小（图7-16B）。在主动脉右侧脊柱前方，可见一支约为主动脉内径1/3的细小血管，为奇静脉（图7-14）。在三血管-气管切面水平横切面，可见奇静脉引流入上腔静脉。病理情况下如左房异构时，奇静脉扩张，内径和主动脉接近，位于主

动脉右侧和左心房后方（图 7-17A）（详见第 30 章）。肺静脉异位引流的胎儿（见第 31 章）可见共同静脉位于降主动脉和心房后壁之间（图 7-17B）。心房后方胸降主动脉的位置，反映了主动脉弓的位置。当降主动脉位于脊柱左侧时，为正常的左位主动脉弓。如果是右位主动脉弓或双主动脉弓，则胸降主动脉位于脊柱正前方或右侧（图 7-18）。

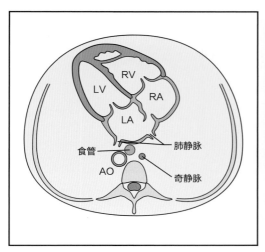

图 7-14　四腔心切面示意图显示心脏与脊柱之间的正常解剖结构，即心脏后区
主动脉（AO）位于脊柱左侧，细小的奇静脉位于脊柱右侧。主动脉和左心房之间可见高回声的食管。在此切面可见 2 支下肺静脉进入左心房。LA—左心房；LV—左心室；RA—右心房；RV—右心室

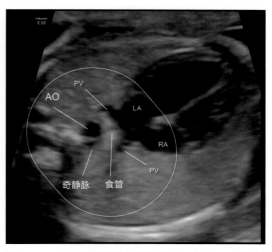

图 7-15　四腔心切面超声图像显示心脏后区正常解剖结构，参照图 7-14
显示食管、肺静脉（PV）、奇静脉和降主动脉（AO）的解剖位置

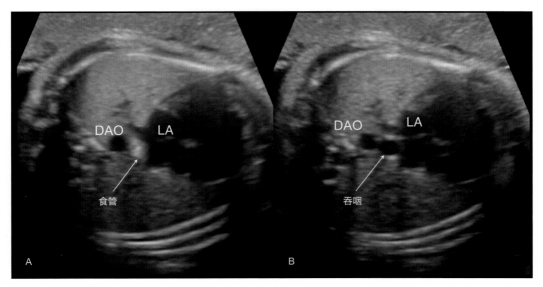

图 7-16　胸部横切面示意图
A. 食管为高回声环状结构，位于降主动脉（DAO）和左心房（LA）之间；B. 胎儿吞咽时可见食管扩张。需注意勿将胎儿吞咽时扩张的食管误认为扩张的奇静脉或共同静脉

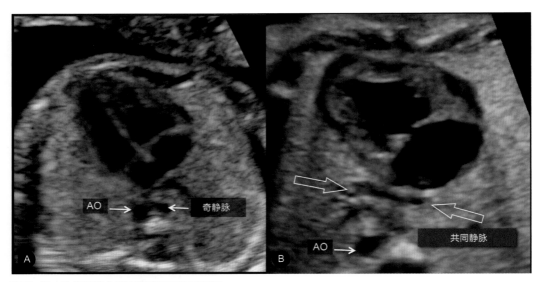

图 7-17 胎儿四腔心切面胸腔横切面示意图
A.奇静脉扩张伴左房异构和下腔静脉离断；B.异构、单心室合并肺静脉异位引流。心脏后区,图 A 可见奇静脉扩张,
图 B 可见共同静脉（空心箭头）。心房后方的共同静脉提示肺静脉异位引流。AO—主动脉

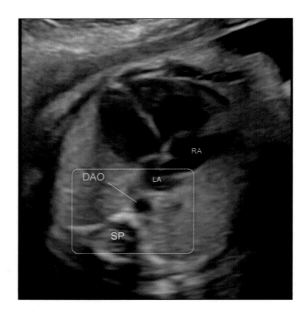

图 7-18 四腔心切面胎儿胸腔横切面显示右位主动脉弓
胸降主动脉（DAO）位于中线略偏脊柱右侧,正常位于左侧。LA—左心房；RA—右心房；SP—脊柱

心脏短轴切面

有时,需要在短轴切面评估心室及相应的乳头肌（图 7-19）,这并不是常规心脏筛查
的内容。

扫查技巧

胎儿心脏短轴切面，也称为胸骨旁短轴切面，可以通过以下方法获取。

（1）确定胎位（见第 6 章）。

（2）获取心脏四腔心切面（如前所述）。

（3）在四腔心切面基础上旋转探头 90°，获得心脏短轴切面（图 7-19）。注意心脏短轴切面常在胸腔斜切面获得。

为了避免胎儿上肢声影的影响，可对探头进行细微调整。通过从前向后（心尖至心底）轻微侧动探头，就可获得由左心室心尖部至肺动脉分叉的一系列心脏短轴切面。

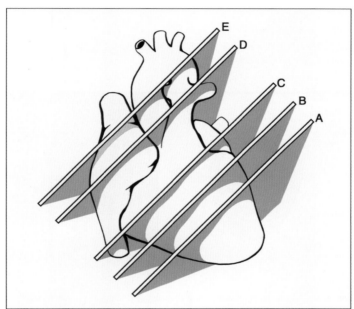

图 7-19　心脏短轴（胸骨旁）切面

通过从前向后轻微侧动探头就可获得一系列短轴切面（A～E）

短轴切面的评估

心脏短轴切面可以详细评估心腔的空间关系。对于评估心室大小、心室壁、间隔厚度很有帮助。心脏短轴切面也可以评估大血管起源及关系（见第 8 章）。

大多数心尖短轴切面显示左心室呈圆形，位于右心室后方。左心室壁光滑，而右心室心尖部肌小梁丰富。左心室乳头肌位于更靠后（心底）的切面（图 7-19B）。左心室后侧和前侧乳头肌分别位于同一短轴切面的 8 点方位和 5 点方位（图 7-20）。在此切面，室间隔肌部将心室分为两个心腔。二尖瓣和三尖瓣位于更靠后（心底）的切面（图 7-19C）。二尖瓣包括前叶和后叶，呈新月形、鱼口样（图 7-21）。三尖瓣较二尖瓣更靠心尖部，因此在显示二尖瓣的同一短轴切面可以显示部分三尖瓣。

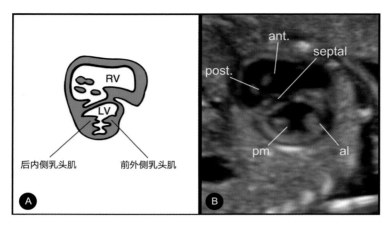

图 7-20 左心室乳头肌水平短轴切面

后侧（pm）和前侧（al）乳头肌（PM）分别位于 8 点和 5 点方位。可显示三尖瓣的 3 个瓣叶：前叶（ant）、后叶（post）
和隔叶（septal）。RV—右心室；LV—左心室

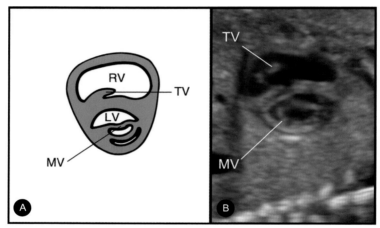

图 7-21 房室瓣水平短轴切面

二尖瓣（MV）包括前叶和后叶，呈新月形、鱼口样。由于三尖瓣（TV）更靠近心尖部，此切面仅可见一小部分。
RV—右心室；LV—左心室

要点 心腔：四腔心切面及短轴切面

- 右心房接受上腔静脉、下腔静脉及冠状静脉窦的血流。
- Eustachian 瓣位于下腔静脉开口处，引导静脉导管的血液流向卵圆孔。
- 三尖瓣有 3 个瓣叶和 3 组乳头肌。
- 三尖瓣的部分腱索直接附着于右心室壁。
- 三尖瓣在室间隔的附着点较二尖瓣更靠近心尖。
- 右心室是最靠近前胸壁的心腔。

- 右心室流入道和心尖部肌小梁丰富，调节束位于心尖部。
- 肺动脉瓣下圆锥分隔三尖瓣和肺动脉瓣。
- 左心房是最靠后的心腔。
- 左心房接受 4 支肺静脉回流；2 支下肺静脉在四腔心切面可见。
- 卵圆孔瓣位于左心房，由右向左摆动。
- 二尖瓣有 2 组瓣叶和乳头肌，附着于左心室游离壁。
- 二尖瓣前叶和主动脉瓣呈纤维连续。
- 二尖瓣腱索不直接附着于左室壁。
- 理想的心脏四腔心切面在两侧胸壁各见一根肋骨。
- 四腔心切面代表心脏流入道。
- 妊娠中期心内强光点的发生率约为 4%，是一种常见的超声表现，多数孕妇为正常变异。
- 文献曾报道心内强光点与 21- 三体综合征有相关性。
- 非整倍体的低危孕妇单独出现心内强光点且详细超声检查正常，认为是正常变异并且无须其他干预。
- 非整倍体高危孕妇发现心内强光点需要进一步遗传咨询。
- 心包积液少于 2mm 认为是正常变异。
- 心室不均衡可见于妊娠晚期，在排除心脏畸形后可认为是正常变异。
- 房室瓣线样插入提示房室间隔缺损的可能。
- 当不存在房室间隔缺损时，特别是所取的四腔心切面位置更靠近膈肌时，房室瓣线样插入也见于正常胎儿并视为正常变异。
- 短轴切面，二尖瓣呈新月形、鱼口样。

（张一休　译）

参考文献

1. Fermont L, De Geeter B, Aubry J, et al. A close collaboration between obstetricians and pediatric cardiologists allows antenatal detection of severe cardiac malformations by 2D echocardiography. In: Doyle EF, Engle MA, Gersony WM, et al, eds. *Pediatric Cardiology: Proceedings of the Second World Congress*. New York, NY: Springer-Verlag; 1986:34–37.
2. Copel JA, Pilu G, Green J, et al. Fetal echocardiographic screening for congenital heart disease: the importance of the four-chamber view. *Am J Obstet Gynecol*. 1987;157:648–655.
3. International Society of Ultrasound in Obstetrics and Gynecology, Carvalho JS, Allan LD, et al. ISUOG practice guidelines (updated): sonographic screening examination of the fetal heart. *Ultrasound Obstet Gynecol*. 2013;41:348–359.
4. Lee W, Allan L, Carvalho JS, et al. ISUOG consensus statement: what constitutes a fetal echocardiogram? *Ultrasound Obstet Gynecol*. 2008;32:239–242.
5. Abuhamad AZ, Sedule-Murphy SJ, Kolm P, et al. Prenatal ultrasonographic fetal rib length measurement: correlation with gestational age. *Ultrasound Obstet Gynecol*. 1996;7:193–196.
6. Paladini D, Chita SK, Allan LD. Prenatal measurement of cardiothoracic ratio in evaluation of heart disease. *Arch Dis Child*. 1990;65:20–23.
7. Tongsong T, Tatiyapornkul T. Cardiothoracic ratio in the first half of pregnancy. *J Clin Ultrasound*. 2004;32: 186–189.

8. Chaoui R, Bollmann R, Goldner B, et al. Fetal cardiomegaly: echocardiographic findings and outcome in 19 cases. *Fetal Diagn Ther*. 1994;9:92–104.

9. Benacerraf BR. The role of the second trimester genetic sonogram in screening for fetal Down syndrome. *Semin Perinatol*. 2005;29:386–394.

10. Filly RA, Benacerraf BR, Nyberg DA, et al. Choroid plexus cyst and echogenic intracardiac focus in women at low risk for chromosomal anomalies. *J Ultrasound Med*. 2004;23:447–449.

11. Coco C, Jeanty P, Jeanty C. An isolated echogenic heart focus is not an indication for amniocentesis in 12,672 unselected patients. *J Ultrasound Med*. 2004;23:489–496.

12. Smith-Bindman R, Hosmer W, Feldstein VA, et al. Second-trimester ultrasound to detect fetuses with Down syndrome: a meta-analysis. *JAMA*. 2001;285:1044–1055.

13. Agathokleous M, Chaveeva P, Poon LC, et al. Meta-analysis of second-trimester markers for trisomy 21. *Ultrasound Obstet Gynecol*. 2013;41:247–261.

14. Dagklis T, Plasencia W, Maiz N, et al. Choroid plexus cyst, intracardiac echogenic focus, hyperechogenic bowel and hydronephrosis in screening for trisomy 21 at 11 + 0 to 13 + 6 weeks. *Ultrasound Obstet Gynecol*. 2008;31:132–135.

15. Borgida AF, Maffeo C, Gianferarri EA, et al. Frequency of echogenic intracardiac focus by race/ethnicity in euploid fetuses. *J Matern Fetal Neonatal Med*. 2005;18:65–66.

16. Brown DL, Emerson DS. Peripheral hypoechoic rim of the fetal heart. *J Ultrasound Med*. 1991;10:520.

17. Brown DL. Borderline findings in fetal cardiac sonography. *Semin Ultrasound CT MR*. 1998;19:329–335.

18. Brown DL, Durfee SM, Hornberger LK. Ventricular discrepancy as a sonographic sign of coarctation of the fetal aorta: how reliable is it? *J Ultrasound Med*. 1997;16:95–99.

19. Machlitt A, Heling KS, Chaoui R. Increased cardiac atrial-to-ventricular length ratio in the fetal four-chamber view: a new marker for atrioventricular septal defects. *Ultrasound Obstet Gynecol*. 2004;24:618–622.

20. Fredouille C, Piercecchi-Marti MD, Liprandi A, et al. Linear insertion of atrioventricular valves without septal defect: a new anatomical landmark for Down's syndrome? *Fetal Diagn Ther*. 2002;17:188–192.

21. Adriaanse BM, Bartelings MM, van Vugt JM, et al. The differential and linear insertion of the atrioventricular valves: a useful tool? *Ultrasound Obstet Gynecol*. 2014;44:568–574. doi:10.1002/uog.13326.

22. Berg C, Georgiadis M, Geipel A, et al. The area behind the heart in the four-chamber view and the quest for congenital heart defects. *Ultrasound Obstet Gynecol*. 2007;30:721–727.

第 8 章
大血管：横切面、斜切面及
矢状切面

概述

　　近年来，对大血管的检查已成为基础产科超声检查中的一部分内容，因此，对大血管解剖关系及相关超声切面的充分了解对成功完成产科检查十分必要[1,2]。许多严重 CHD，特别是圆锥动脉干畸形，若产前心脏超声检查仅对四腔心切面扫查可能会漏诊。对大血管的全面超声检查包括：主动脉与肺动脉分别起源于左心室与右心室，两条大动脉的大小、解剖关系及排列走行。因此，产前需要多切面对大血管进行综合评价。大血管的解剖详见第 5 章。本章中，我们提供了多个产前用于大血管综合评价的超声切面。在过去的几年中，上纵隔横切面获得的三血管 – 气管切面特别受到关注[1,3]，我们将在第 9 章中详细介绍。另外，对胎儿静脉系统的综合评价将在第 10 章中详细介绍。

　　胎儿心脏的方位和扫查切入点与出生后不同。本章中，我们将根据不同诊断切面的解剖学方法进行阐述，这种方法与胎儿的解剖长轴（脊柱）有关，而非胎儿心脏自身的长轴。因此，横切面是从超声探头到胎儿脊柱的横断面或接近横断面时获得。而矢状切面是从超声探头到胎儿脊柱矢状位或旁矢状位时获得。当心脏切面既不是横切面亦不接近矢状切面时，则称为斜切面。作者认为这种方法是最适合胎儿心脏成像的方法[4,5]。

流出道横切面扫查技术

　　（1）确定胎位（见第 6 章）。

　　（2）获得胎儿心脏四腔心切面（见第 7 章）。

　　（3）四腔心切面基础上，将探头稍微向胎儿头侧倾斜或旋转即可获得左室流出道切面（主动脉），即五腔心切面（图 8-1）。

（4）四腔心切面基础上，将探头向胎儿头侧滑动并保持胸部横切面方位，可获得三血管切面。三血管切面可观察到肺动脉主干起自右心室（图 8-1）。

（5）三血管切面基础上，将探头向头侧稍微倾斜，可获得动脉导管的横切面（图 8-1）。

（6）动脉导管的横切面基础上，将探头向头侧稍微滑动，可获得主动脉弓横切面（图 8-1）。

（7）主动脉弓横切面基础上，通过向尾侧及左侧稍微调整探头角度，可获得三血管 - 气管切面（图 8-1）。三血管 - 气管切面将在第 9 章详细讨论。

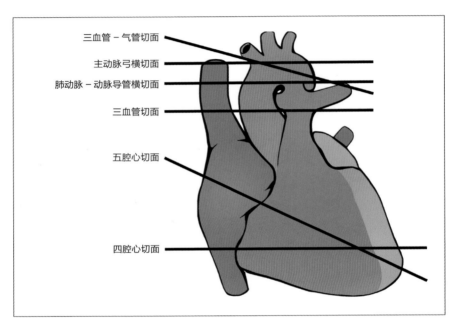

图 8-1　胎儿心脏诊断的横切面解剖关系示意图

五腔心切面

五腔心切面可在四腔心切面基础上向胎儿头侧轻微调整探头角度获得（图 8-1），该切面能够充分显示升主动脉（图 8-2）。主动脉流出道为五腔心切面的第五个组成部分。五腔心切面可显示心室 - 大动脉连接以及膜周部和肌部室间隔（见解剖标本图 5-11，5-16）。升主动脉起自心脏的中心，位于两组房室瓣之间，方向为从左到右指向胎儿的右肩（图 8-2，8-3）。室间隔与升主动脉前壁之间呈宽大角度（图 8-2），圆锥动脉干畸形时，这一重要的解剖关系通常消失（二者呈平行关系）。升主动脉在移行为主动脉弓横部之前走行于两个心房之间。升主动脉后壁与二尖瓣前叶相连续（纤维 - 纤维连续）及升主动脉前壁与室间隔相连续（纤维 - 肌性连续）是五腔心切面的重要解剖组成部分（图 8-2）。主动脉骑跨时连续中断（见第 25 章）。五腔心切面显示左心室流入道、肌小梁部、流出道以及部分右心室小梁部。三尖瓣和右室流入道通常在五腔心切面不显示。两条上肺静脉在五腔心切面水平汇入左心房后壁（图 8-2）。

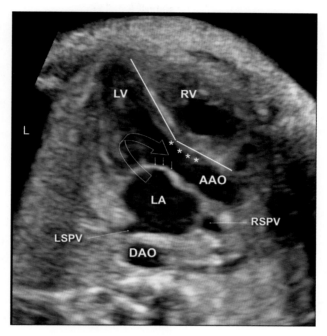

图 8-2　胎儿心脏五腔心切面显示升主动脉（AAO）后壁与二尖瓣前叶之间相连续（小箭头）及升主动脉前壁与室间隔之间相连续（星号）

该切面可以同时显示左室流入及流出道（空心箭头）。右上肺静脉（RSPV）及左上肺静脉（LSPV）在此切面汇入左心房后壁。LV—左心室；RV—右心室；LA—左心房；DAO—降主动脉；L—左

三血管切面

　　三血管切面，也称为肺动脉主干横切面，可以在胎儿上胸腔的横切面获得（图 8-1，8-4）。三血管切面显示肺动脉主干的斜断面起自右室并分为左、右肺动脉（图 8-4）（见解剖标本图 5-13）。横切面可见升主动脉和上腔静脉紧邻肺动脉主干（图 8-4）。这 3 条血管呈斜行排列，肺动脉位于最前方，上腔静脉位于最后，主动脉居中（图 8-4）。肺动脉最大，上腔静脉最小。由于此切面为肺动脉的斜断面，不建议在此平面测量肺动脉。肺动脉起源于胸腔的前部，向后方脊柱的左侧走行（图 8-4）。左肺动脉与肺动脉主干相延续，而右肺动脉起始部向右侧成角，走行于升主动脉和上腔静脉后方（图 8-4）。三血管切面后方，降主动脉位于脊柱左侧，正常情况下奇静脉内径较小，位于脊柱右侧，在高分辨率成像时，可见左、右主支气管位于食管偏前方（图 8-4）。气管在三血管切面中不显示，因为其位于纵隔略高平面的三血管 - 气管切面。三血管切面有助于评价圆锥动脉干畸形。异常表现包括血管大小、排列、走行、数目及降主动脉的位置[3]。彩色多普勒可用于评价大血管血流模式。三血管切面诊断不同心脏畸形的作用将在各章节详述。

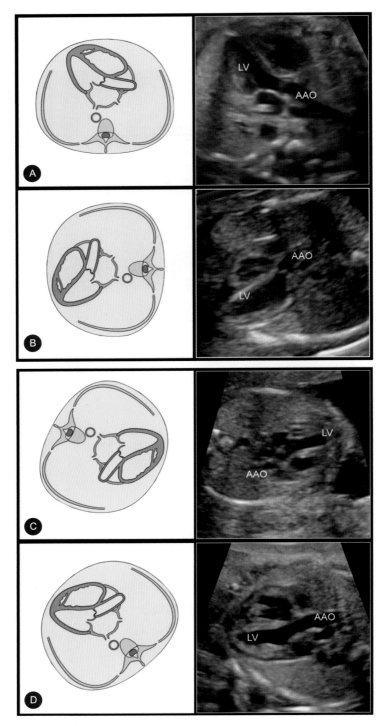

图 8-3　宫内不同胎位获取的五腔心切面示意图及相对应超声图像

A. 超声声束从胎儿心尖部入射，获得心尖位五腔切面；B. 超声声束从胎儿心底部入射；C 和 D. 超声声束几乎与室间隔垂直。非心尖位获取的五腔心切面由于肋骨声影会影响成像质量（图 B、C 和 D）。AAO—升主动脉

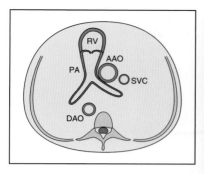

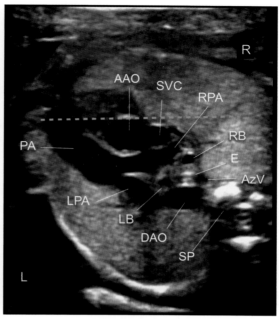

图 8-4　胎儿心脏三血管切面示意图及相对应超
声图像

肺动脉（PA）、升主动脉（AAO）及上腔静脉（SVC）
在胸腔上部呈斜行排列（见虚线），PA 位于最前方，
SVC 位于最后方，AAO 位置居中。PA 分为左肺
动脉（LPA）和右肺动脉（RPA）；RPA 呈直角从
主肺动脉发出，走行于 AAO 和 SVC 后方。E—食
管；RB—右主支气管；LB—左主支气管；AzV—奇
静脉；DAO—降主动脉；SP—脊柱；L—左；R—右

动脉导管横切面

　　三血管切面基础上，将探头向头侧稍微倾斜即可获得动脉导管横切面（图 8-1）。此
切面显示了动脉导管连接主肺动脉与脊柱左侧的降主动脉（图 8-5）（见解剖标本图 5-14）。
升主动脉和上腔静脉的横切面位于图像的右侧（图 8-5）。该切面显示的大血管斜行排列
关系及血管大小与三血管切面所显示的相似（图 8-4）。气管与食管位于中线后方（图 8-5）。
偶尔可见奇静脉由后方汇入上腔静脉（图 8-5，10-11）。采用最新型超声仪应用彩色多普
勒技术，大多数胎儿可观察到奇静脉（图 9-4）[6]。图 8-5 显示了动脉导管、升主动脉及
上腔静脉的位置关系。

主动脉弓横切面

　　动脉导管横切面基础上，将探头向头侧稍微滑动即可获得主动脉弓横切面（图 8-1）。
此切面显示主动脉弓横部，是胸腔中位置最上方的血管。在这个切面可见两条血管：主动
脉弓横部和上腔静脉（图 8-6）。主动脉弓横部起自胸腔中部，位于胸骨与脊柱之间（与
三血管切面的主肺动脉形成对照），从右前方跨越中线到左后方呈斜向走行（图 8-6）。上
腔静脉位于主动脉弓右侧（图 8-6）。胸腔后部可见气管和食管位于脊柱前方（图 8-6）。
由于该平面仅显示两条血管，不应将其误认为解剖结构异常。在此切面基础上，将探头向
左尾侧倾斜可获得三血管 - 气管切面（见第 9 章，图 9-1，9-2）。胸腺在此切面显示最
清楚，位于纵隔的前上部（图 8-6）。与周围肺组织相比，胸腺呈低回声，当胎儿脊柱更
靠近子宫后壁时，胸腺的边界可清晰显示。第 9 章中将详细讨论胸腺。

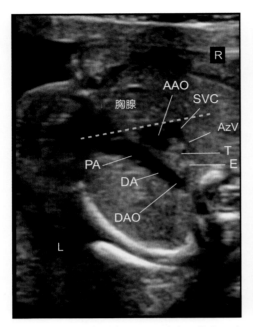

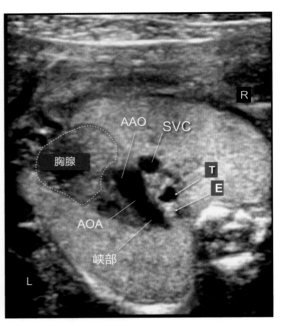

图 8-5 动脉导管横切面显示动脉导管（DA）连接肺动脉（PA）与脊柱左侧的降主动脉（DAO）可见升主动脉（AAO）和上腔静脉（SVC）位于横切面的右侧；胸腺位于 3 条血管的前方。E—食管；AzV—奇静脉；T—气管；L—左；R—右

图 8-6 主动脉弓横切面显示主动脉呈斜行，从胸部右前方跨过中线至左后方达到峡部（主动脉峡部）上腔静脉（SVC）位于主动脉弓（AOA）右侧。胸腺位于前方。气管（T）和食管（E）位于脊柱前方的中线。AAO—升主动脉；L—左；R—右

斜切面扫查技术

- 右室流出道切面（短轴）。
- 左室长轴切面。
- 左室短轴切面（见第 7 章）。

（1）确定胎位（见第 6 章）。

（2）获得胎儿胸部正中矢状切面。

（3）胸部正中矢状切面基础上，调整探头获得从胎儿右髂骨向左肩的斜切面，即可显示右室流出道切面（图 8-7）。

（4）胸部正中矢状切面基础上，调整探头获得从胎儿左髂骨向右肩的斜切面，即可显示左室长轴切面（图 8-7）。

右室流出道切面（短轴）

在右室流出道切面，右室流入及流出道可在同一平面显示并且二者几乎垂直（图 8-8）。右室的漏斗部几乎占据了大部分心脏前部，该切面可显示三尖瓣前叶及隔叶（图 8-8）。并可见主肺动脉及肺动脉瓣，肺动脉跨过主动脉分为右肺动脉和动脉导管（图 8-8）。右

肺动脉走行在主动脉下方并向右走行（图 8-8）。该切面可见主动脉瓣的横切面。左房位于主动脉后方，在图像清晰时，可显示卵圆孔瓣。

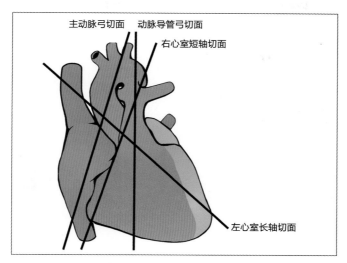

图 8-7　诊断胎儿心脏的矢状切面、旁矢状切面和斜切面的解剖位置关系示意图

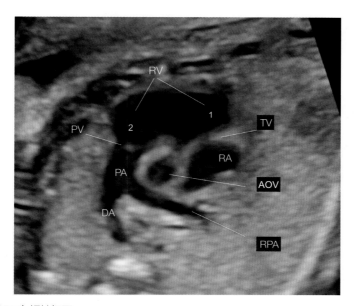

图 8-8　右心室（RV）短轴切面

同一切面可显示右心室流入道（1）和流出道（2），二者几乎相互垂直。可见肺动脉瓣（PV），主肺动脉（PA）跨过主动脉瓣（AOV）并分为右肺动脉（RPA）和动脉导管（DA）。RA—右心房；TV—三尖瓣

左室长轴切面

左室长轴切面可显示左室流入及流出道（图 8-9）。可见主动脉前壁与室间隔连续以及主动脉后壁的近端与二尖瓣前叶连续（图 8-9）。室间隔膜周部及肌部可显示。左室流入与流出道之间的角度小于右室流入与流出道之间角度（图 8-9）。图像的前方可见流出

道水平的部分右心室（图 8-9）。在图像清晰的条件下，心脏后方可显示降主动脉、右肺动脉、右支气管和食管的横切面或斜切面。部分胸腺位于主动脉前壁与胸腔前壁之间（图 8-9）。左头臂静脉(左无名静脉)偶尔可见于胸腺下缘。胸腺及胎儿静脉系统将在第9、10章中详细讨论。

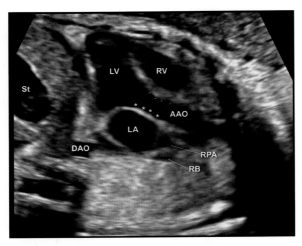

图 8-9　左心室长轴切面显示升主动脉（AAO）前壁与室间隔之间相连续（小箭头）及升主动脉后壁近端与二尖瓣前叶之间相连续（星号）
图像的前方可见右室流出道水平的一部分右心室（RV）。心脏后方可见降主动脉（DAO）、右肺动脉（RPA）、右支气管（RB）。LA—左心房；St—胃泡

矢状切面扫查技术

- 上、下腔静脉切面（见第 10 章）。
- 动脉导管弓切面。

（1）确定胎儿的方位（见第 6 章）。

（2）获得胎儿脊柱的矢状切面。

（3）从胸腔右侧旁矢状位向左侧旁矢状位方向滑动探头，可依次获得 3 个超声切面：上、下腔静脉切面、主动脉弓切面（图 8-7）和动脉导管弓切面（图 8-7）。上、下腔静脉切面不在本章介绍，将在第 10 章详细介绍。

（4）当胎儿脊柱位于宫腔前方或侧方的时候，难以显示上述切面。为了获得主动脉弓和动脉导管弓的全貌，常常需根据血管走行稍微调整探头角度。可通过矢状位和旁矢状位两种方法获得动脉导管弓切面。

主动脉弓长轴切面

将探头滑动至左侧旁矢状位，可获得主动脉弓长轴切面。这个切面主动脉起源于胸腔中部，主动脉弓呈锐角环形弯曲，类似糖果状或拐杖状（图 8-10，8-11）。3 个动

脉分支从主动脉弓上方发出：头臂动脉（无名动脉）、左侧颈总动脉和左侧锁骨下动脉（图 8-10，8-11）。头臂动脉分支分为右侧颈总动脉和右侧锁骨下动脉（见解剖标本图 5-15，5-17）。粗大的头臂静脉（无名静脉）（见第 10 章）偶见于头臂动脉的前上方。上纵隔的前部可见部分胸腺。升主动脉与降主动脉之间可见位于右心房后方的一小部分左心房（图 8-10）。房间隔可见卵圆孔，卵圆孔瓣向左心房侧开放。右肺动脉和右主支气管的横切面位于主动脉弓后方（图 8-10）。此切面可显示主动脉峡部，位于左侧颈总动脉和动脉导管汇合处。大多数主动脉缩窄累及主动脉峡部。彩色多普勒有助于更好地显示和评价主动脉弓（详见第 12 章）。

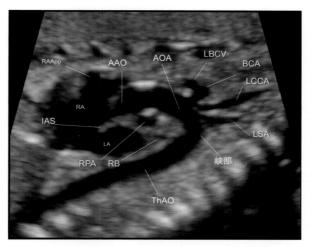

图 8-10　主动脉弓长轴切面显示主动脉起自胸腔中部，主动脉弓呈锐角环形弯曲
左心房（LA）、右肺动脉（RPA）和右支气管（RB）位于后方。RA—右心房；RA App—右心耳；IAS—房间隔；LSA—左锁骨下动脉；LCCA—左颈总动脉；BCA—头臂动脉；LBCV—左头臂静脉；AAO—升主动脉；ThAO—胸主动脉

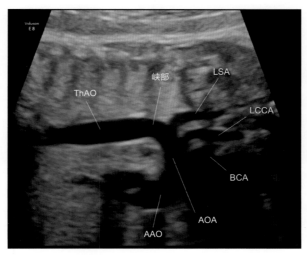

图 8-11　胎儿背前位主动脉弓（AOA）长轴切面
AAO—升主动脉；LSA—左锁骨下动脉；LCCA—左颈总动脉；BCA—头臂动脉；ThAO—胸主动脉

动脉导管弓长轴切面

　　主动脉弓切面基础上，向左侧滑动探头可获得动脉导管弓长轴切面（图8-7）。动脉导管弓可从矢状位或旁矢状位获得（图8-12，8-13），两种成像方法显示的心内解剖结构是不同的。两种成像方法均可见动脉导管起自于心脏前部，呈较宽大的角度弯曲，几乎垂直于降主动脉（图8-12），其解剖形态类似曲棍球棒。动脉导管弓与降主动脉相连接，无任何血管分支。左肺动脉位于下方。

　　动脉导管弓矢状切面（图8-12），脊柱位于正中矢状图像的后部，升主动脉的斜切面位于中央，左心房以二尖瓣前叶为界位于主动脉下方，降主动脉的全程可显示。右心室、肺动脉瓣及主肺动脉位于前部（图8-12）。右心房和三尖瓣在此切面不显示。

　　动脉导管弓旁矢状切面，可显示左心房、右心房、右心室、三尖瓣以及主动脉瓣短轴水平包绕主动脉的主肺动脉（图8-13）。主动脉的横切面位于右心室后方，左心房顶部的前方（图8-13）。肺动脉瓣位于主动脉瓣的前上方（图8-13）。

　　胎儿期，一些解剖学特点有助于区别主动脉弓和动脉导管弓。主动脉弓形态更近似于圆弧形，起自胸腔中部并靠上，在移行为降主动脉前发出3个血管分支。与主动脉弓相比，动脉导管弓弯曲角度更大，发出位置更靠近胸腔前部，无血管分支。胎儿心血管系统中，动脉导管的收缩期峰值流速最高。彩色多普勒有助于显示和区别两支动脉弓（见第12章）。

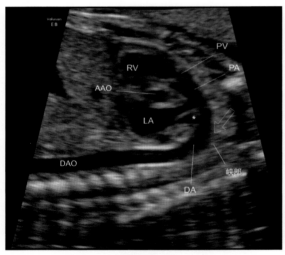

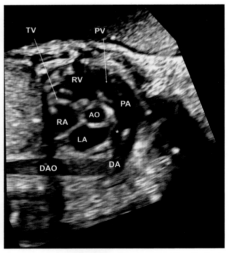

图8-12　动脉导管弓矢状切面
脊柱位于图像后方，升主动脉（AAO）斜切面位于中央，左心房（LA）位于下方，降主动脉（DAO）全程显示。动脉导管（DA）和主动脉峡部呈Y形融合（箭头）汇入降主动脉。星号表示左肺动脉起始部。PA—肺动脉；PV—肺动脉瓣

图8-13　动脉导管弓旁矢状切面显示左心房（LA）、右心房（RA）、右心室（RV）、三尖瓣（TV）和肺动脉（PA）环绕主动脉（AO）的横切面星号表示左肺动脉。PV—肺动脉瓣；DAO—降主动脉；DA—动脉导管

要点　大血管：横切面、斜切面及矢状切面

- 目前，对胎儿大血管解剖的评价已成为基础产科超声检查的其中一部分内容。
- 升主动脉起自左心室，在心脏的中心部位，位于肺动脉右侧。
- 升主动脉从心脏发出后与前方成角，向胎儿右肩方向走行，与左室长轴的方向平行。
- 主动脉弓的血管分支是区别主动脉弓与动脉导管弓的重要解剖学特征。
- 升主动脉后壁与二尖瓣前叶连续和升主动脉前壁与室间隔连续是五腔心切面的重要解剖结构。
- 室间隔与升主动脉前壁之间呈宽大角度，在圆锥动脉干畸形中，这一重要的解剖关系通常消失。
- 肺动脉（主干）起自右心室，在心脏的前部，向胎儿左肩方向走行，交叉跨过主动脉。
- 肺动脉分支为左、右肺动脉是区别肺动脉与升主动脉的重要解剖学特征。
- 三血管－气管切面三支血管呈斜行排列，肺动脉位于最前方，上腔静脉位于最后方，主动脉居中。
- 主动脉弓横部由胸腔中部发出，由右前方跨越中线并向左后方斜向走行。
- 与主动脉弓相比，动脉导管弓的角度更大，起始部位更靠前，且无血管分支。

（韩　舒　译）

参考文献

1. International Society of Ultrasound in Obstetrics and Gynecology, Carvalho JS, Allan LD, et al. ISUOG practice guidelines (updated): sonographic screening examination of the fetal heart. *Ultrasound Obstet Gynecol*. 2013; 41:348–359.

2. American Institute of Ultrasound in Medicine. AIUM practice guideline for the performance of obstetric ultrasound examinations. *J Ultrasound Med*. 2013;32:1083–1101.

3. Gardiner H, Chaoui R. The fetal three-vessel and tracheal view revisited. *Semin Fetal Neonatal Med*. 2013;18: 261–268.

4. Abuhamad A. *A Practical Guide to Fetal Echocardiography*. Philadelphia, PA: Lippincott-Raven; 1997.

5. Chaoui R, Bollmann R, Hoffmann H, et al. Sonoanatomy of the fetal heart. Proposal of simple cross-sectional planes for the non-cardiologists. *Ultraschall Klin Prax*. 1991;6:59–67.

6. Sinkovskaya E, Klassen A, Abuhamad A. A novel systematic approach to the evaluation of the fetal venous system. *Semin Fetal Neonatal Med*. 2013;18:269–278.

9

第 9 章
三血管 – 气管切面和
上纵隔

概述

胎儿胸腔上部血管横切面的超声评估在 20 世纪 80 年代中期[1] 及 90 年代早期[2] 首次报道，从而横切面在胎儿心血管系统的综合评估价值得以众所周知，并在 20 世纪 90 年代后期[3] 进行推广。胸腔上部的轴平面和切平面得到了不同解剖水平相对应的不同名称。这些平面用于评估升主动脉、主动脉弓、肺动脉、导管弓和上腔静脉等周围血管和结构。从下到上，自五腔心切面头侧起，包括其他多个切面如：三血管切面、导管弓切面、三血管 – 气管切面、主动脉弓横切面及头臂静脉切面[3-9]。三血管切面描述了升主动脉、主肺动脉及上腔静脉汇入右心房的横切面（见图 8-4 和第 8 章）。三血管 – 气管切面是在上纵隔略为倾斜的横切面，显示主肺动脉、动脉导管弓、主动脉弓横部及其峡部以及上腔静脉和气管的横断面（图 9-1）。该平面为胎儿超声心动图检查的一部分，并且在心脏筛查指南中

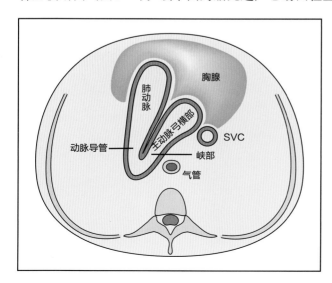

图 9-1 三血管 – 气管切面上纵隔横切面示意图
显示主动脉弓横部及其峡部连同肺动脉和动脉导管呈 "V" 形汇入降主动脉。两条血管均指向位于脊柱前部的气管左侧。上腔静脉（SVC）位于气管前方主动脉弓横部的右侧。大血管及前胸壁之间的部分被胸腺占据

提及 [10-12]。作者认为三血管 – 气管切面除了观察上纵隔周围解剖结构，同时也是评估大血管和上腔静脉系统非常重要的切面。因此，我们决定用一个章节来讨论这个题目。为了更好地理解该切面的临床价值，我们在这一章对其正常的解剖结构进行介绍，并对与异常三血管 – 气管切面相关的几种心脏畸形进行阐述。

三血管 – 气管切面和上纵隔扫查技术

三血管 – 气管切面是胸腔上部的横向或斜向平面。获取三血管 – 气管切面的扫查操作流程如下。

（1）确定胎位（见第 6 章）。

（2）获取胎儿四腔心切面（见第 7 章）。

（3）向头侧滑动探头以获取三血管切面，同时保持探头在胸腔内的朝向。

（4）以三血管切面为基础，将探头略向尾侧倾斜，朝向胎儿的左侧（图 8-1），直至主动脉和导管弓融合（图 9-1 ～ 9-4），从而获取三血管 – 气管切面。本章节展示了在此切面可以观察到的这几个大血管的异常。

（5）三血管 – 气管切面前方及前胸壁后方，胸腺为低回声结构，与回声略高的邻近肺组织相比，通常具有清晰的边界。探头频率增加和（或）高分辨率设置可以更好地描绘胸腺组织，可以对其进行测量，从而发现异常。

（6）将探头继续朝头侧移动，并向左侧略倾斜，在三血管 – 气管切面上进行观察，可以观察到上腔静脉与头臂静脉相接。头臂静脉与上腔静脉连接时，从胸腔左后贯穿至右前。在胸腔上部平面中，大血管由于解剖位置较低，因此不能显示。

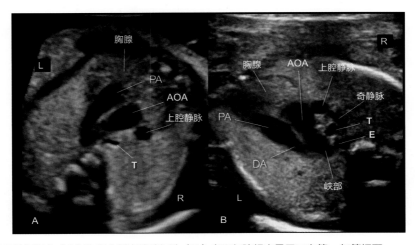

图 9-2　使用普通探头（A）和高分辨率线阵探头（B）应用灰阶超声显示三血管 – 气管切面
图 A 和 B 显示主动脉弓（AOA）及动脉导管（DA）弓互相融合，走行至脊柱及气管（T）左侧；上腔静脉（SVC）位于 AOA 右侧（与图 9-1 对比）。图 B 显示奇静脉引流入上腔静脉及食管（E）位于 T 后方。胸腺位于前部。PA—肺动脉；L—左；R—右；参照图 9-5A

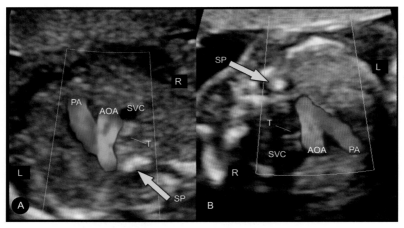

图9-3　彩色多普勒从腹侧（A）或背侧（B）显示三血管－气管切面

图A中大血管血流呈蓝色，图B中呈红色，两者均指向降主动脉（脊柱）。AOA—主动脉弓；PA—肺动脉；SP—脊柱；SVC—上腔静脉；T—气管；L—左；R—右

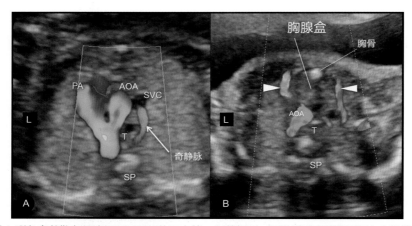

图9-4　图A彩色多普勒在低速标尺下显示的三血管－气管切面，可以看到奇静脉弓汇入上腔静脉（SVC）（对比图9-2和10-15）；图B表示位于稍高平面的低速彩色多普勒显示双侧乳内动脉与胸腺毗邻，形成"胸腺盒"现象

AOA—主动脉弓；PA—肺动脉；SP—脊柱；T—气管；L—左

灰阶和彩色多普勒对三血管－气管切面的评价

三血管－气管切面的正常所见

　　三血管－气管切面可见主动脉弓和动脉导管弓呈锐角汇入降主动脉（图9-1～9-3）。上述两个结构位于脊柱和气管的左侧，是一个重要的解剖标志，在正常心血管解剖中，气管右侧是看不到血管的。脊柱正前方，气管显示为强回声壁和黑色管腔的环形结构（图9-2）。

　　上腔静脉在横切面上显示位于主动脉弓右侧（图9-2）。三血管与导管弓呈斜行排列，导管弓是三者中最大的，应更靠前；比导管弓略小的主动脉弓，位于中间；上腔静脉是三者中最小的，更靠后（图9-2）。第5章图5-17解剖标本中显示了去除上腔静脉后，主动脉弓和导管弓的关系。

　　彩色多普勒显示了导管弓及主动脉弓二者的前后血流情况[7]（图 9-3）。通过调低彩色多普勒速度标尺，上腔静脉血流及奇静脉弓汇入上腔静脉的血流均可显示（图 9-4A）。进一步降低彩色多普勒速度标尺和将探头略微朝向头侧，可以看到乳内动脉走行于胸腺外侧缘（图 9-4B），即"胸腺盒"[13]。偏向头侧的平面可以看到左头臂静脉（left brachiocephalic vein，LBCV）从左至右的血流，这与朝向尾侧看到的主动脉血流方向相反（见第 10 章）。

三血管 – 气管切面的典型异常表现

　　正如本书中多个章节所述，涉及大血管的心脏畸形通常与三血管 – 气管切面的异常表现有关。然而，在少数情况下，三血管 – 气管切面异常可以确定或高度提示具有特异性的心血管畸形[9]。因此，三血管 – 气管切面异常可以为某些畸形提供线索，这些畸形需要对胎儿心脏进行全面检查才能确诊[9]。在本章中，我们介绍一些常见的三血管 – 气管切面异常，并对其与各种特定心血管异常的相关性加以探讨。对于更全面的三血管 – 气管切面异常与 CHD 之间的关系，读者可参考本书心脏畸形的各个章节和综述性文献[5-9,15]。

主动脉弓狭窄或缺如

　　灰阶三血管 – 气管切面所见主动脉弓狭窄提示由于主动脉缩窄或主动脉弓横部发育不良所致的左室流出道梗阻（图 9-5）。彩色多普勒在辨识这种情况时有很大帮助，狭窄主动脉弓出现的反向血流（图 9-6B）是主动脉闭锁或重度主动脉狭窄作为左心发育不良综合征或重度主动脉狭窄其中一部分病变的典型表现。彩色多普勒显示在狭窄主动脉弓内的前向血流是主动脉缩窄的典型声像图特征（图 9-6A）。2D 超声显示的主动脉弓连续性消失提示主动脉弓离断（图 9-5B），彩色多普勒显示主动脉弓近端为前向血流而远端血流消失能够确定是主动脉弓离断。

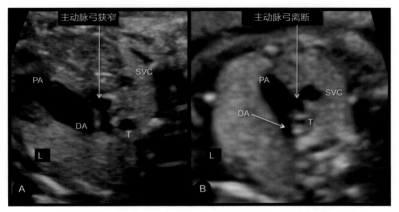

图 9-5　三血管 – 气管切面显示 1 例胎儿主动脉缩窄时主动脉弓狭窄（A）及 1 例胎儿主动脉弓离断（B）
图 B 显示主动脉弓连续性中断。DA—动脉导管；PA—肺动脉；SVC—上腔静脉；T—气管；L—左

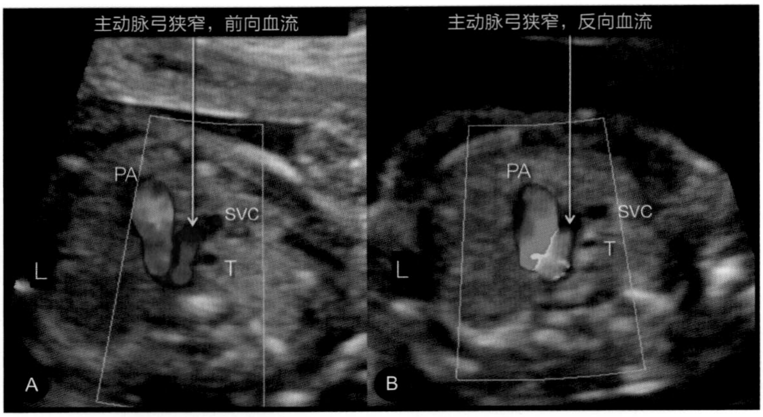

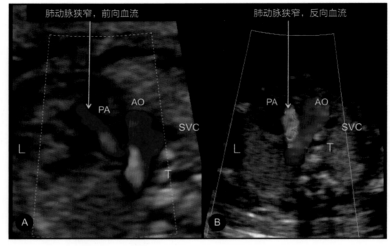

图 9-6 2例胎儿主动脉弓狭窄的三血管－气管切面彩色多普勒图

图 A 胎儿主动脉弓内为前向血流，提示主动脉缩窄；图 B 胎儿主动脉弓内为反向血流，是左心发育不良综合征时主动脉闭锁的典型表现。PA—肺动脉；SVC—上腔静脉；T—气管；L—左

肺动脉狭窄或缺如

三血管－气管切面显示肺动脉狭窄或缺如通常与右室流出道梗阻的心脏畸形有关，例如肺动脉狭窄或闭锁，彩色多普勒显示肺动脉前向血流减少或逆向灌注。通常与三血管－气管切面异常相关的心脏畸形包括法洛四联症、Ebstein 畸形、肺动脉闭锁、部分右心室双出口，以及大多数三尖瓣闭锁合并室间隔缺损。肺动脉狭窄的彩色多普勒显示与主动脉相比，狭窄的肺动脉内可见前向血流（图 9-7A）。肺动脉闭锁（合并或不合并室间隔缺损）的灰阶超声显示肺动脉狭窄或者肺动脉不显示，当动脉导管及肺动脉内出现反向血流时，彩色多普勒可证实为肺动脉闭锁（图 9-7B）。室间隔完整型肺动脉闭锁，动脉导管相对较直（见第 24 章），而室间隔缺损型肺动脉闭锁，动脉导管则相对迂曲（见第 25 章）或者完全缺如。

图 9-7 2例肺动脉（PA）狭窄胎儿的三血管－气管切面彩色多普勒图像

图 A 胎儿肺动脉内为前向血流，提示法洛四联症时肺动脉狭窄的低速血流模式；图 B 胎儿肺动脉内为反向血流，是肺动脉闭锁的典型表现。AO—主动脉；SVC—上腔静脉；T—气管；L—左

扩张的主动脉弓横部

三血管 - 气管切面主动脉弓横部扩张可见于单纯性主动脉瓣狭窄后远端扩张的病例。彩色多普勒显示典型的前向高速湍流可明确诊断。

肺动脉扩张

三血管 - 气管切面肺动脉扩张可见于单纯性肺动脉瓣狭窄后远端扩张的病例。彩色多普勒显示典型的肺动脉内前向高速湍流（图 9-8B）。三血管 - 气管切面过度扩张的肺动脉通常见于法洛四联症合并肺动脉瓣缺如综合征（图 9-8A），彩色多普勒显示跨肺动脉瓣的双向血流提示其严重狭窄和关闭不全。肺动脉瓣缺如综合征通常合并动脉导管缺如。

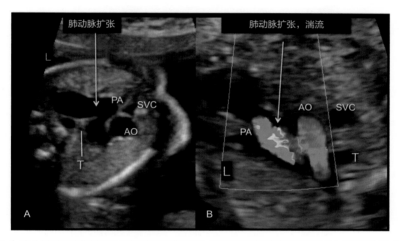

图 9-8　图 A 为胎儿肺动脉瓣缺如综合征的三血管切面，可见明显扩张的肺动脉（ PA ）及其分支，图 B 三血管 -气管切面彩色多普勒显示扩张的肺动脉内为前向高速湍流信号，提示肺动脉狭窄
AO—主动脉；SVC—上腔静脉；T—气管；L—左

仅有一条正常的大血管

三血管 - 气管切面显示正常的上腔静脉和一条正常大血管，提示其他大血管虽然存在但不显示。通常见到的一条大血管是主动脉，不显示的肺动脉位于后方。与一条正常大血管相关的心脏畸形包括大动脉转位或右心室双出口。在这种情况下，主动脉显示为典型的向右突起形态[16]。旋转探头可以获得长轴切面，并能在 2D 或彩色多普勒时显示大血管的平行走向。

仅有一条扩张的大血管

三血管 - 气管切面仅探及一条扩张的大血管提示为代偿性扩张，原因在于其他探及不到的大血管血流灌注减少导致继发性血流灌注增加。这条扩张的大血管可以是肺动脉瓣闭锁时的主动脉弓，此时仅根据彩色多普勒就可以识别到一条非常细、常迂曲走行甚至缺如的肺动脉。另一方面，一条扩张的大血管也可能是左心发育不良综合征伴有左侧流出道梗阻时的肺动脉，彩色多普勒显示主动脉弓内反向血流。主动脉弓中断时，肺动脉的扩张程度没有左侧流出道梗阻时显著。共同动脉干时，三血管 – 气管切面可以看到一条扩张的大血管（图 9-9B）。

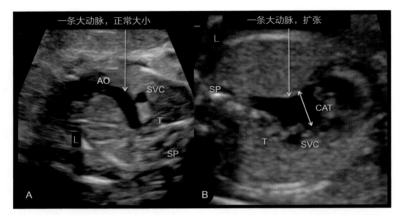

图 9-9　图 A 为大动脉转位胎儿的三血管 – 气管切面，图中可见一条正常的大动脉，上腔静脉位于大动脉的右侧，这条大动脉是主动脉（AO），它位于图中未显示的肺动脉的前方。显示主动脉朝向右侧走行。图 B 为大动脉共同干（CAT）胎儿的三血管 – 气管切面，图中可见一条扩张的大动脉

T—气管；L—左；SP—脊柱

主动脉弓走行于气管右侧

当主动脉弓走行于气管右侧，称为右位主动脉弓（图 9-10）。可见于单纯性右位主动脉弓，也可见于合并其他心脏畸形。右位主动脉弓可以与左侧动脉导管结合，与位于中间的气管共同形成 "U" 形结构（图 9-10）。这种 U 形征也是双主动脉弓的标志（详见第 29章）。极少数情况下，肺动脉和导管弓可以位于气管右侧，三血管 – 气管切面呈右位 V 形征。对于所有的右位主动脉弓，彩色多普勒对显示血管的走行及其分支都至关重要。

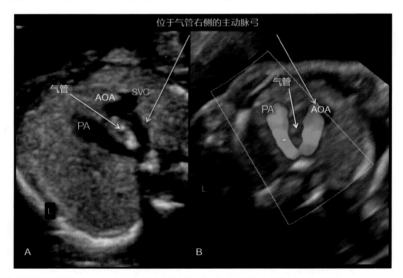

图 9-10　右位主动脉弓胎儿的三血管 – 气管切面灰阶（A）和彩色多普勒（B）图像

显示主动脉（AO）走行于气管右侧而肺动脉（PA）走行于气管左侧。彩色多普勒（B）能更好地显示这一表现，主动脉和肺动脉在气管后方呈 U 形连接，故称为 U 形征。AOA—主动脉弓；SVC—上腔静脉；L—左

大动脉迂曲

三血管 – 气管切面显示大动脉走行迂曲通常见于动脉导管水平血管呈 S 形，直至妊娠结束。这种情况也可以在妊娠中期观察到（图 9-11）。迂曲的导管弓是一种没有临床表现的正常变异。主动脉弓的异常迂曲走行可见于主动脉进入上纵隔，解剖学上形成远离肺动脉走行的颈位主动脉弓。

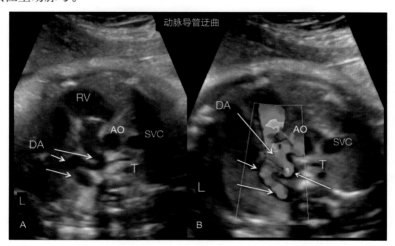

图 9-11　胎儿动脉导管（DA）迂曲走行的三血管 – 气管切面灰阶（A）和彩色多普勒（B）图像

灰阶（A）及彩色多普勒（B）显示动脉导管的走行（箭头所指）。这一表现对胎儿及新生儿没有临床影响。AO—主动脉；SVC—上腔静脉；RV—右心室；T—气管；L—左

两条大血管相连

三血管 – 气管切面显示两条大动脉之间相连，应考虑存在主 – 肺动脉窗。主 – 肺动脉窗比较罕见，也可与法洛四联症或其他动脉干异常合并存在，亦可单独存在。

四条血管

三血管 – 气管切面的第四条血管出现常与永存左上腔静脉相关，解剖学的左上腔静脉与右上腔静脉位于同一纵隔水平，走行在肺动脉左侧（图 9-12）。三血管 – 气管切面在双主动脉弓时也可以看到四条血管，但常因右主动脉弓的存在而被探及。

无上腔静脉的三血管

三血管 – 气管切面未见上腔静脉的三血管见于右侧上腔静脉缺如，而存在左上腔静脉。由于三血管 – 气管切面仍可见到 3 条血管，若检查者不仔细观察血管排列，这种情况常容易漏诊。

上腔静脉扩张

三血管 – 气管切面显示上腔静脉扩张提示该血管呈高灌注状态。见于左房异构，离断的下腔静脉经扩张的奇静脉汇入上腔静脉。完全型肺静脉异位引流（心上型）的肺静脉血流汇入头臂静脉（无名静脉）后再汇入上腔静脉导致其扩张。另外，脑动静脉畸形或 Galen 静脉瘤可以导致汇入上腔静脉的血流增多。

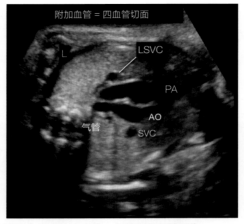

图 9-12　永存左上腔静脉（LSVC）胎儿的三血管 - 气管切面灰阶图像

显示 4 条血管，提示存在 LSVC，解剖位置在肺动脉左侧。AO—主动脉；SVC—上腔静脉；L—左

胸腺和左侧头臂静脉的评估

　　20 世纪 90 年代早期引入的三血管切面及 20 世纪 90 年代后期引入的三血管 - 气管切面使检查者能够应用高分辨率彩色多普勒超声关注上纵隔解剖。

　　虽然本章节主要是对主动脉、肺动脉和上腔静脉进行评价，其他纵隔结构同样可以在三血管 - 气管切面及其头侧和尾侧切面中得到很好的呈现。这些结构包括位于气管后方的食管、气管支气管分叉、在右侧支气管上方汇入上腔静脉的奇静脉，称为"奇静脉弓"，以及占据前纵隔的胸腺[17]（图 9-13 ～ 9-16）。近来，左头臂静脉（左无名静脉）

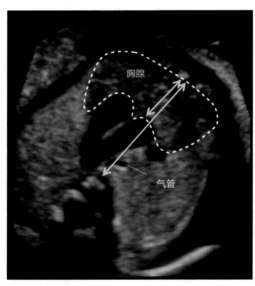

图 9-13　正常胎儿的三血管 - 气管切面显示胸腺位置（边界以虚线描记）

胸腺位于胸骨后方和血管前方。胸腺面积或周长可进行测量；胸腺前后径（短箭头）和纵隔（长箭头）的比值也可进行测量。该比值称为胸腺 - 胸腔比。详见正文

的纵切面可以在三血管 - 气管切面的头侧和胸腺后方得到满意的观察[14,18]（图 9-16B）。
纵隔内这些解剖结构的观察在整体解剖学评价，尤其是与心脏畸形相关的解剖学评价方
面得以实现。

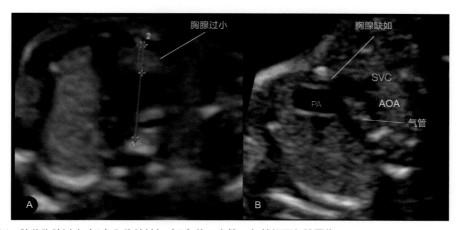

图 9-14　胎儿胸腺过小（A）和胸腺缺如（B）的三血管 - 气管切面灰阶图像
图 A 显示胸腺 - 胸腔比值小以及合并永存左上腔静脉。图 A 胎儿确诊为 21- 三体综合征。图 B 胎儿为右位主动
脉弓（AOA）。可见肺动脉（PA）与前胸壁和胸骨（回声较高的骨组织）之间的距离过近，常与胸腺发育不全有
关。图 B 胎儿确诊为 22q11 染色体微缺失。SVC—上腔静脉

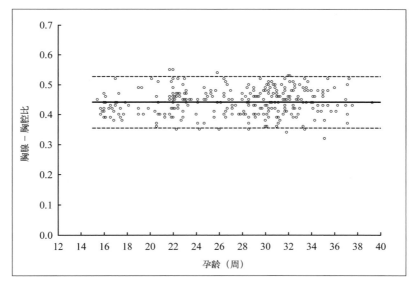

图 9-15　不同孕龄正常胎儿胸腺 - 胸腔比（TT）的散点图
整个妊娠期该比值恒定在 0.44。实线代表均数 ±2SD；大多数胸腺 - 胸腔比小于 0.3 的胸腺发育不全胎儿与
22q11 染色体微缺失有关
引自 Chaoui R, Heling KS, Lopez AS, et al. The thymic-thoracic ratio in fetal heart defects: a simple way to identify fetuses at
high risk for mi-crodeletion 22q11. *Ultrasound Obstet Gynecol*, 2011;37:397–403.

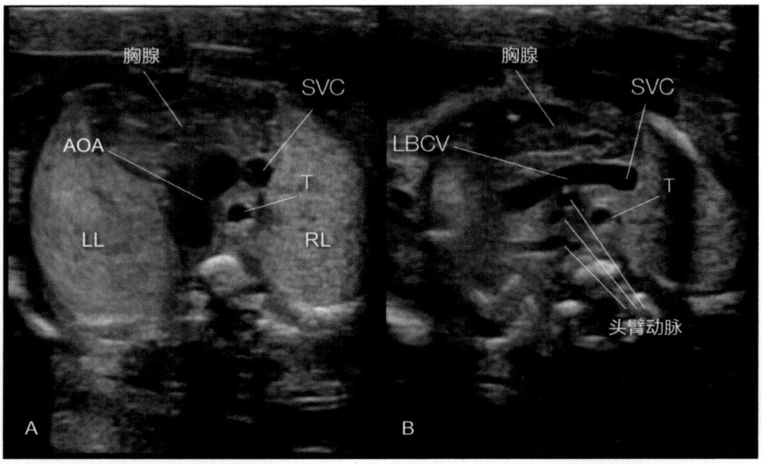

图9-16　应用高分辨率探头显示高于三血管－气管切面（A）的上纵隔横切面，显示主动脉弓（AOA）横部走行于气管（T）左侧

该平面（A）在大血管前方和胸骨后方能够很好地显示胸腺。显示胸腺的回声较周围右肺（RL）和左肺（LL）回声增强。图B为图A略向头侧倾斜的平面，显示左头臂静脉（LBCV）及其与上腔静脉（SVC）的汇合。在该平面中，由于主动脉弓低于LBCV，因此未能显示。请注意，在LBCV后方的横截面中可以看到主动脉弓发出的3条头臂动脉

胸腺

　　胸腺位于上纵隔的前方，双肺和大血管前方之间（图9-13～9-16A）（也可参见图5-1～5-5解剖标本）。胸腺回声略低于周围肺组织，可以应用高分辨率超声得以呈现。心脏畸形的胎儿，尤其是动脉干异常、胸腺发育不全或缺如会增加22q11染色体缺失的可能性[19]。为了方便评估胸腺大小，建议测量胸腺－胸腔比，即在三血管－气管切面测量胸腺前后径与胸内纵隔直径，计算其比值[20]（图9-15）。正常情况下，该比值为0.44且在整个妊娠期保持恒定，但在大部分22q11染色体缺失的胎儿中，该比值小于0.3[20, 21]（图9-14B）。令人感兴趣的是，21-三体综合征（图9-14A）、18-三体综合征和其他一些综合征的胎儿也报道胸腺偏小[22,23]。胸腺偏小也可见于胎儿生长发育受限、绒毛膜羊膜炎、胎膜早破以及其他疾病。

左头臂静脉

　　左头臂静脉（左无名静脉）由左侧颈静脉和左锁骨下静脉汇合形成，跨过大血管上方的纵隔，最终汇入上腔静脉（也可参见第10章）。左头臂静脉在三血管－气管切面略微偏头侧的斜切面显示最佳。左头臂静脉走行于主动脉弓前方和胸腺后方（图9-16B）[14,18]。最新的关于胎儿左头臂静脉直径参考值的研究中发现，左头臂静脉的扩张反映了血流增加，与完全型肺静脉异位引流（心上型）和Galen静脉瘤有关[14]。因此，左头臂静脉的解剖学横切面在诊断完全型肺静脉异位引流最常见类型时具有潜在价值，而这在产前较难探查到。另一方面，在所有63例双上腔静脉（桥静脉缺如）胎儿均为左头臂静脉缺如（图9-17）[14]。

右位主动脉弓或其他动脉干异常的一个不正常情况就是左头臂静脉走行在主动脉弓下方，这会对外科手术造成一定的影响[24]。

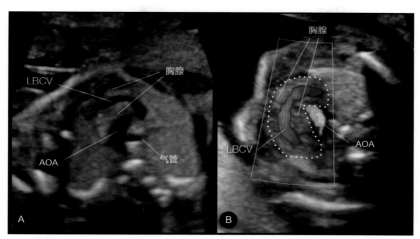

图 9-17　上纵隔横断面左头臂静脉（LBCV）水平的灰阶（A）和彩色多普勒（B）图像
显示 LBCV 穿过胸腺非正常走行（虚线所示），这是一种正常的解剖变异。AOA—主动脉弓

总结

　　三血管 - 气管切面在妊娠早、中、晚期是一个超声相对容易获取的平面。2D 超声所示的三血管 - 气管切面在探查主要的动脉干异常能够提供足够的信息，结合彩色多普勒则可以提高诊断的可靠性。大多数威胁生命的动脉导管依赖型心脏畸形与异常的三血管 - 气管切面相关。三血管 - 气管切面略偏头侧的切面能够显示左头臂静脉，当发现其扩张时，为完全型肺静脉异位引流（心上型）的诊断提供线索。

> ### 要点　三血管 - 气管切面和上纵隔
>
> - 胸腔上部横切面用于评估升主动脉和主动脉弓、主肺动脉和导管弓、上腔静脉及其他相邻的血管和组织。
> - 从下至上，自五腔心切面的头侧分别获得三血管切面、导管弓切面、三血管 - 气管切面、主动脉弓横部切面以及头臂静脉切面。
> - 胸腔上部横切面，三条血管同导管弓均为斜行，三者中最大者，应较为靠前，稍小于导管弓的主动脉弓，位于中间，三者中最小者上腔静脉，较为靠后。
> - 三血管 - 气管切面、彩色多普勒显示导管和主动脉弓血流均为方向一致的前向血流。
> - 三血管 - 气管切面显示狭窄的主动脉弓提示左室流出道梗阻，例如主动脉缩

窄或主动脉弓发育不良。

- 三血管－气管切面显示狭窄主动脉弓出现反向血流是主动脉闭锁或重度主动脉狭窄作为左心发育不良综合征或重度主动脉狭窄其中一部分病变的典型表现。三血管－气管切面狭窄主动脉弓内探及前向血流提示主动脉缩窄。

- 三血管－气管切面显示肺动脉狭窄或缺如多见于与右室流出道梗阻相关的心脏畸形，如肺动脉瓣狭窄或闭锁。

- 三血管气管－切面显示主动脉或肺动脉扩张可分别见于单纯性主动脉瓣狭窄或肺动脉瓣狭窄后扩张。

- 三血管－气管切面显示正常上腔静脉合并正常的一条大血管，提示其他大血管是存在的，由于位置靠后而不能探及。常见于大动脉转位。

- 动脉干异常时，三血管－气管切面显示正常的一条大动脉，主动脉通常向右侧走行。

- 三血管－气管切面显示一条扩张的大血管伴随正常上腔静脉，提示由于血流灌注增加引起的代偿性扩张，与其他探查不到的大血管血流灌注减少有关。可能与探查不到的血管狭窄或闭锁有关。

- 当主动脉弓走行于气管右侧，即形成右位主动脉弓。

- 三血管－气管切面显示的第四条血管常与位于肺动脉左侧的永存左上腔静脉相关。

- 三血管－气管切面显示上腔静脉扩张提示该血管血流高灌注，见于下腔静脉离断、完全型肺静脉异位引流（心上型）和某些脑损伤。

- 胎儿心脏畸形，尤其是动脉干异常的胎儿，胸腺发育不全或缺如提示 22q11 染色体缺失。

- 左侧头臂静脉是由左侧颈静脉和左锁骨下静脉交汇形成，其跨越大血管上方的纵隔，汇入上腔静脉。

- 扩张的左头臂静脉反映了其血流增加，与完全型肺静脉异位引流（心上型）及胎儿颅内 Galen 静脉瘤的形成有关。

（李　馨　译）

参考文献

1. Allan LD. *Manual of Fetal Echocardiography*. Lancaster, England: MTP Press; 1986.
2. Chaoui R, Bollmann R, Hoffmann H, et al. Sonoanatomy of the fetal heart. Proposal of simple cross-sectional planes for the non-cardiologists. *Ultraschall Klin Prax*. 1991;6:59–67.
3. Yoo SJ, Lee YH, Kim ES, et al. Three-vessel view of the fetal upper mediastinum: an easy means of detecting abnormalities of the ventricular outflow tracts and great arteries during obstetric screening. *Ultrasound Obstet Gynecol*. 1997;9:173–182.
4. Yagel S, Cohen SM, Achiron R. Examination of the fetal heart by five short-axis views: a proposed screening method for comprehensive cardiac evaluation. *Ultrasound Obstet Gynecol*. 2001;17:367–369.
5. Vinals F, Heredia F, Giuliano A. The role of the three vessels and trachea view (3VT) in the diagnosis of congenital heart defects. *Ultrasound Obstet Gynecol*. 2003;22:358–367.

6.　Yagel S, Arbel R, Anteby EY, et al. The three vessels and trachea view (3VT) in fetal cardiac scanning. *Ultrasound Obstet Gynecol*. 2002;20:340–345.

7.　Chaoui R, McEwing R. Three cross-sectional planes for fetal color Doppler echocardiography. *Ultrasound Obstet Gynecol*. 2003;21:81–93.

8.　Jeanty P, Chaoui R, Tihonenko I, et al. A review of findings in fetal cardiac section drawings, part 3: the 3-vessel-trachea view and variants. *J Ultrasound Med*. 2008;27:109–117.

9.　Gardiner H, Chaoui R. The fetal three-vessel and tracheal view revisited. *Semin Fetal Neonatal Med*. 2013;18:261–268.

10.　Chaoui R, Heling K, Mielke G, et al. Quality standards of the DEGUM for performance of fetal echocardiography [in German]. *Ultraschall Med*. 2008;29:197–200.

11.　International Society of Ultrasound in Obstetrics and Gynecology, Carvalho JS, Allan LD, et al. ISUOG practice guidelines (updated): sonographic screening examination of the fetal heart. *Ultrasound Obstet Gynecol*. 2013;41:348–359.

12.　Lee W, Allan L, Carvalho JS, et al. ISUOG consensus statement: what constitutes a fetal echocardiogram? *Ultrasound Obstet Gynecol*. 2008;32:239–242.

13.　Paladini D. How to identify the thymus in the fetus: the thy-box. *Ultrasound Obstet Gynecol*. 2011;37:488–492.

14.　Sinkovskaya E, Abuhamad A, Horton S, et al. Fetal left brachiocephalic vein in normal and abnormal conditions. *Ultrasound Obstet Gynecol*. 2012;40:542–548.

15.　Quarello E, Bault JP, Chaoui R. Prenatal three-vessel and tracheal view: abnormal features [in French]. *Gynecol Obstet Fertil*. 2014;42:273–289.

16.　Menahem S, Rotstein A, Meagher S. Rightward convexity of the great vessel arising from the anterior ventricle: a novel fetal marker for transposition of the great arteries. *Ultrasound Obstet Gynecol*. 2013;41:168–171.

17.　Chaoui R. Fetal echocardiography: state of the art of the state of the heart. *Ultrasound Obstet Gynecol*. 2001;17:277–284.

18.　Sinkovskaya E, Klassen A, Abuhamad A. A novel systematic approach to the evaluation of the fetal venous system. *Semin Fetal Neonatal Med*. 2013;18:269–278.

19.　Chaoui R, Kalache KD, Heling KS, et al. Absent or hypoplastic thymus on ultrasound: a marker for deletion 22q11.2 in fetal cardiac defects. *Ultrasound Obstet Gynecol*. 2002;20:546–552.

20.　Chaoui R, Heling KS, Lopez AS, et al. The thymic-thoracic ratio in fetal heart defects: a simple way to identify fetuses at high risk for microdeletion 22q11. *Ultrasound Obstet Gynecol*. 2011;37:397–403.

21.　Bataeva R, Bellsham-Revell H, Zidere V, et al. Reliability of fetal thymus measurement in prediction of 22q11.2 deletion: a retrospective study using four-dimensional spatiotemporal image correlation volumes. *Ultrasound Obstet Gynecol*. 2013;41:172–176.

22.　Karl K, Heling KS, Sarut Lopez A, et al. Thymic-thoracic ratio in fetuses with trisomy 21, 18 or 13. *Ultrasound Obstet Gynecol*. 2012;40:412–417.

23.　De Leon-Luis J, Santolaya J, Gamez F, et al. Sonographic thymic measurements in Down syndrome fetuses. *Prenat Diagn*. 2011;31:841–845.

24.　Nagashima M, Shikata F, Okamura T, et al. Anomalous subaortic left brachiocephalic vein in surgical cases and literature review. *Clin Anat*. 2010;23:950–955.

10

第 10 章
系统性评价胎儿静脉系统

概述

在过去 20 年，自 Kiserud 等 [1] 对静脉导管（ductus venosus，DV）进行了开创性的研究以来，超声评估胎儿静脉系统已取得显著进步。高分辨率超声探头的发展、彩色多普勒的常规应用及能量多普勒的出现（见第 12 章）为胎儿静脉系统的综合研究提供便利。应用 2D 和 3D 超声对胎儿静脉系统正常和异常解剖进行了描述和报告 [2-9]。因此，我们对胎儿静脉系统做了综合性描述，并总结了评估胎儿心内及其周围静脉走行以及连接关系的简单、系统的方法 [7]。第 13 章将阐述胎儿静脉系统的脉冲多普勒应用。

静脉系统的解剖

根据胚胎学观点，中央体静脉系统是从双侧对称的卵黄静脉、脐静脉、主静脉进化成不对称的以右侧为主的静脉系统，而左侧静脉系统经交通支汇入与心脏相连的较大的右侧静脉 [5]（见第 3 章）。上半身，即膈肌以上，左颈静脉经头臂静脉（无名静脉）注入右上腔静脉（superior vena cava，SVC）[5]（图 5-19）；下半身，即膈肌以下，门静脉系统、肝静脉和静脉导管注入下腔静脉（inferior vena cava，IVC）[5]。上腔静脉和下腔静脉回流入右心房。本章中，我们将对胎儿体静脉系统和肺静脉系统进行详细回顾，包括脐静脉（umbilical vein，UV）、静脉导管、门静脉、肝静脉、上腔静脉、下腔静脉、奇静脉、肺静脉、冠状静脉窦（coronary sinus，CS）和左头臂静脉（图 10-1）。

胎儿静脉系统超声评价推荐切面

胎儿、婴儿、成人超声心动图中用于评价心脏及大血管解剖结构的标准化超声切面有胎儿腹部横切面、四腔心切面、大血管切面（见第 5 ~ 8 章）。最近我们推荐了综合评估胎儿静脉的系统化方法 [7]。该方法包括 6 个切面：胎儿腹部和胸部的横切面、斜切面、旁矢状切面，上述切面能够逐步显示胎儿中央静脉系统。彩色多普勒能增强可视性，必要时使用 3D 超声可以更好地显示静脉的空间解剖结构 [3,4]。本章以下部分将详细介绍这 6 个标准化切面。

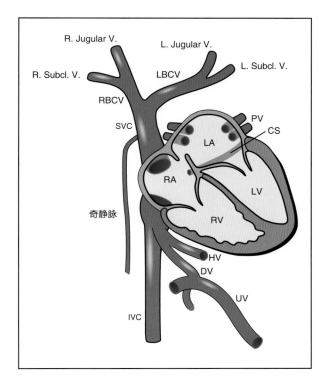

图 10-1 心脏水平胎儿中央静脉系统示意图
如图所示上腔静脉（SVC）、下腔静脉（IVC）、肺静脉（PV）和冠状静脉窦（CS）直接回流至心脏。上腔静脉是由右头臂静脉（RBCV）、左头臂静脉（LBCV）和奇静脉汇合而成。右头臂静脉和左头臂静脉分别由相对应的右颈静脉（R. Jugular V.）、左颈静脉（L. Jugular V.）、右锁骨下静脉（R. Subcl V.）和左锁骨下静脉（L. Subcl V.）形成。肝静脉和门静脉系统回流至下腔静脉。详见正文。RA—右心房；LA—左心房；DV—静脉导管；HV—肝静脉；UV—脐静脉；RV—右心室；LV—左心室

平面 1：腹部横切面

6 个切面中的第一个切面是在腹围水平获得的横切面。在此切面基础上，轻微倾斜或旋转，可对下腔静脉、肝静脉、静脉导管和脐静脉 - 门静脉系统在内的腹部静脉血管系统进行评价。在第 6 章我们已对腹围水平的上腹部超声切面进行了介绍。在这一章，我们将对这 6 个标准化切面相关的静脉系统解剖进行详细阐述。

下腔静脉

解剖。左、右髂总静脉在盆腔汇合成下腔静脉，它贯穿腹部，走行在脊柱和主动脉右前方。在肾脏水平，下腔静脉接受左、右肾静脉的血液回流。在下腔静脉接近肝脏水平时，下腔静脉位置更靠近腹侧，沿肝脏后被膜走行，下腔静脉经右心房后壁进入右心房。

超声图像。下腔静脉的走行和位置可以通过盆腹腔的一系列相互平行的横切面进行评估。盆腔内，下腔静脉和主动脉是并列走行（图 10-2）；上腹部，下腔静脉位于主动脉右前方（图 10-3）。略低于膈肌水平的胎儿横切面，可以显示位于心脏下缘的下腔静脉。此处，静脉导管和 3 支肝静脉汇入下腔静脉形成的血管融合区域，称为膈下前

庭[10]（图10-4）。膈肌水平，可见膈下前庭汇入右心房。这种横切面是评估下腔静脉血管直径及其与相邻血管关系的最佳方法。旁矢状切面的彩色及脉冲多普勒可以更好地评估下腔静脉（图10-5）。

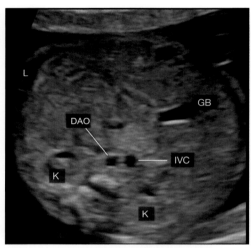

图10-2 胎儿下腹部横切面显示下腔静脉（IVC）的解剖位置及其与降主动脉（DAO）的关系
该切面下腔静脉位于腹腔靠后，与主动脉呈并列走行，与主动脉相比，下腔静脉略靠前。K—肾；GB—胆囊；L—左

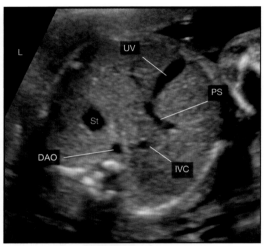

图10-3 胎儿上腹部横切面显示下腔静脉（IVC）的解剖位置及其与降主动脉（DAO）的关系
该切面下腔静脉位于主动脉的右前方。脐静脉（UV）汇入门静脉窦（PS）。St—胃泡；L—左

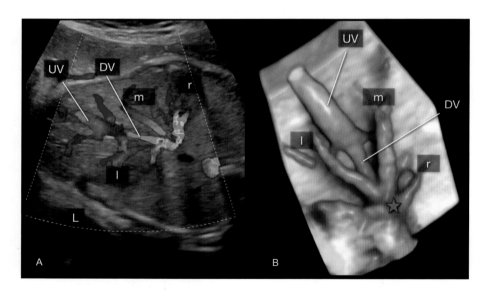

图10-4 胎儿腹部斜切面的彩色多普勒图像（A）和3D高清彩色图像（B）显示脐静脉（UV）走行于肝脏内，并与静脉导管（DV）相连
静脉导管、肝左静脉（l）、肝中静脉（m）、肝右静脉（r）汇合成下腔静脉（IVC）进入膈下前庭（星号），最后进入右心房（与图10-1对比）。L—左

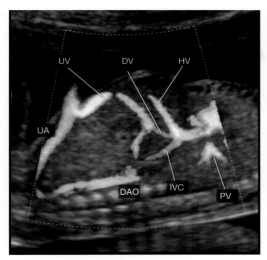

图 10-5　胸腹腔旁矢状切面图像，显示下腔静脉的长轴观
该切面有助于下腔静脉彩色多普勒和脉冲多普勒的评估。DV—静脉导管；HV—肝静脉；PV—肺静脉；UV—脐静
脉；UA—脐动脉；DAO—降主动脉

肝静脉

解剖。肝静脉是肝脏固有静脉，它将肝实质内的血液引流入心脏。胎儿左、右肝叶
内静脉汇成左、中、右 3 支肝静脉[11]，最终汇入膈下前庭（图 10-4），静脉导管也汇入
膈下前庭。

超声图像。在肝脏水平声束指向左肩方向的腹部斜切面是显示 3 支肝静脉的最佳切面。
3 支肝静脉呈尖端指向下腔静脉的三叉戟形状（图 10-4）。此切面中，静脉导管通常走
行于左、中肝静脉之间汇入膈下前庭。应用彩色多普勒时，选择低于下腔静脉或静脉导管
血流显像时的低速度标尺更有助于显示肝静脉。

静脉导管

解剖。静脉导管是连接脐静脉和心脏的一根薄壁的漏斗形血管[1]。它起自门静脉窦，
是脐静脉的延续。静脉导管走行于肝左叶与肝尾状叶之间的沟内，最终经膈下前庭注入下
腔静脉。与以前的假设不同，静脉导管并不与下腔静脉的血液混合。静脉导管的大小和解
剖方向使其内的富氧血液流速加快，并直接通过卵圆孔进入左心房[12]。因此，来自胎盘
和脐静脉的高氧合血液进入左心房、左心室和升主动脉，将高氧合血液输送至冠状动脉和
脑循环。

超声图像。上腹部横切面可显示静脉导管（图 10-4A，10-6A）。经腹围水平的上
腹部横切面，声束略向上胸部倾斜，可显示静脉导管是延续自脐静脉的一支狭窄血管
（图 10-6A）。腹部正中矢状切面（图 10-5，10-6B）也可显示静脉导管，与脐静脉相连，
内径窄（图 10-6B），该切面适用于妊娠早期检查。由于其管腔细而短，静脉导管的彩色
多普勒超声显像为彩色混叠。这是识别静脉导管的重要特征（图 10-6）。

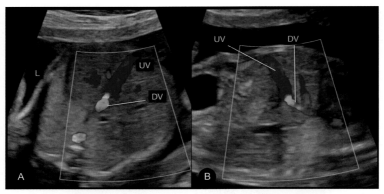

图 10-6 　胎儿腹部横切面 / 斜切面（A）和旁矢状（B）切面彩色多普勒图像显示脐静脉（UV）和静脉导管（DV）图 A 和 B 中，静脉导管显示为内径窄，同时可见彩色混叠现象。这是识别静脉导管的重要标志；图 B 的旁矢状切面可显示静脉导管的长轴，适用于妊娠早期检查。详见正文。L—左

脐静脉 - 门静脉系统

解剖。 胎儿脐静脉和门静脉系统的血管解剖结构比较难理解，特别是由于大量微小血管的存在、正常解剖结构的变异以及与周围血管紧密的空间关系。脐静脉自腹中线穿入胎儿腹腔，经一较短的肝外行程后，轻微偏向右侧进入肝脏。脐静脉经肝门入肝后，注入门静脉窦。门静脉窦是一个由多条血管汇合形成的血管腔，包括脐静脉、静脉导管、肝外门静脉和左、右肝内门静脉。肝外门静脉（又称门静脉主干）是由肠系膜上静脉和脾静脉汇合而成，在静脉导管起点右下方进入门静脉窦。肝内门静脉分为左干和右干。门静脉左干分为上、中、下支，门静脉右干则分为前、后支[7,11]。

超声图像。胎儿上腹部横切面可显示脐静脉 - 门静脉系统（图 10-7）。此切面中，脐静脉自腹腔进入肝内，并以 90° 汇入位于其右侧的门静脉窦，与之呈"L"形结构（图 10-3，10-7）。门静脉窦引流肝门静脉左、右干的血流。彩色多普勒可评估脐静脉 - 门静脉系统（图 10-7）。在此切面基础上，将探头轻微向下成角，可显示门静脉主干自左侧注入门静脉窦（图 10-7）。当声束自胎儿的右前侧扫查，门静脉主干及肝门静脉右干内血流信号朝向探头，肝门静脉左干内血流信号背离探头（图 10-8）。此切面还可观察到门静脉主干与门静脉窦的连接关系。

平面 2：冠状静脉窦切面

冠状静脉窦

解剖。 胎儿冠状静脉窦是一支直径 1 ~ 3mm 的薄壁血管[13]，接受冠状动脉循环中所有静脉回流（见图 5-18）。冠状静脉窦沿左房室沟走行，垂直于房室间隔进入右心房，开口于右心房下方，靠近房间隔并略低于卵圆孔的位置（图 10-9）。临床上评估冠状静脉窦的内径是十分重要的。当左上腔静脉、肺静脉或腹壁静脉与冠状静脉窦有异常连接时，往往导致其扩张[14]（见第 31 章）。

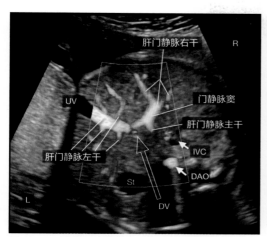

图 10-7　胎儿肝脏横切面彩色多普勒图像，自胎儿右侧扫查，可显示脐静脉 - 门静脉系统
UV—脐静脉；DV—静脉导管；IVC—下腔静脉；DAO—降主动脉；St—胃泡；L—左；R—右

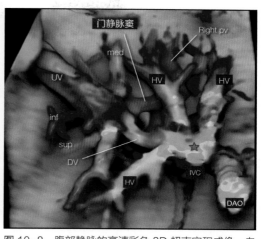

图 10-8　腹部静脉的高清彩色 3D 超声容积成像，自胎儿右侧扫查，显示脐静脉 - 门静脉系统
可见静脉导管（DV）连接脐静脉（UV）和下腔静脉（IVC），并与肝左静脉、肝中静脉、肝右静脉（HV）共同汇入。对比图 10-4 和图 10-7 可以发现，门静脉窦收集脐静脉、静脉导管、肝外门静脉、肝内门静脉左干、右干血流。肝门静脉右干（Right pv）、肝门静脉左干的上（sup）、中（med）、下（inf）分支可探测到朝向探头的血流信号。详见正文。DAO—降主动脉

超声图像。冠状静脉窦平行于二尖瓣，垂直于房室间隔。在略低于心尖四腔心切面的位置，可以很容易观察到冠状静脉窦（图 10-9）。自心尖四腔心切面向上腹部方向滑动探头，直至房室瓣消失而心室仍然可见时显示冠状静脉窦。该切面冠状静脉窦管壁呈两条平行的强回声线，开口于右心房（图 10-10）。

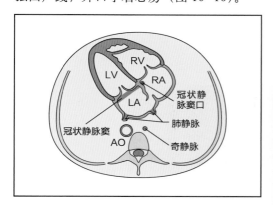

图 10-9　心尖四腔心切面（A）显示冠状静脉窦（Cs）的示意图
显示冠状静脉窦沿房室沟走行，经左心房（LA）下部，由冠状静脉窦口进入右心房（RA）。可见左、右下肺静脉进入左房。奇静脉位于脊柱右前方。AO—主动脉；RV—右心室；LV—左心室

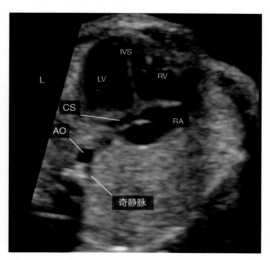

图 10-10　略低于心尖四腔心切面位置的胎儿胸部横切面（与图 10-9 所示相同切面）：冠状静脉窦（CS）走行垂直于室间隔（IVS）
冠状静脉窦口开口于右心房（RA）。AO—主动脉；RV—右心室；LV—左心室；L—左

平面 3: 肺静脉切面

肺静脉

解剖。4 支肺静脉将两肺的静脉血注入左心房。左、右侧肺脏各有上、下一对肺静脉。双侧肺静脉穿出肺脏,并以裂隙样的开口连接于左心房后壁。

超声图像。观察肺静脉的理想切面是四腔心切面。该切面可见左、右下肺静脉于左房后壁呈小裂隙状开口(图 10-9,10-11A)。由于肺静脉非常细小,使其在妊娠中期对胎儿的 2D 超声心动图检查中并不能显示清晰[7],应用彩色多普勒检查可以大大提高肺静脉的可视性(图 10-11B)。右肺静脉平行于房间隔方向走行,左肺静脉垂直于房间隔方向走行(图 10-11B)。探头自四腔心切面略向头侧移动和成角,可显示左心房上部,并观察 2 条上肺静脉(图 10-12)。上肺静脉较下肺静脉更难显示。而且,很少有情况需要显示 4 支肺静脉。常规胎儿超声心动图检查中,在大多数情况下,只显示 2 支下肺静脉的存在已足够。

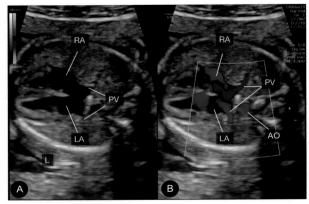

图 10-11 胎儿心脏四腔心切面灰阶图像(A)和彩色多普勒图像(B)显示双侧下肺静脉(PV)经左房后壁进入左房(LA)

彩色多普勒(B)可提高肺静脉的可视性。应用彩色多普勒时,需使声束的透射角度尽量与肺静脉走行相互平行(B)。详见正文。AO—主动脉;RA—右心房;L—左

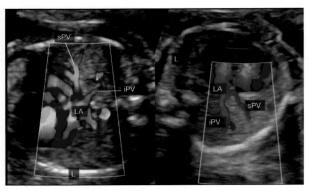

图 10-12 胎儿心脏四腔心切面的心尖部(A)和心底部(B)彩色多普勒图像,显示在同一平面的右上肺静脉(sPV)和右下肺静脉(iPV)

若需要同时显示同侧的上下肺静脉,则应在四腔心切面基础上,将探头朝相应位置的头侧进行轻微成角。为使上、下肺静脉显示在同一图像中,可以使用彩色多普勒显像。详见正文。L—左;LA—左心房

平面 4：上腔静脉、奇静脉切面

上腔静脉

解剖。上腔静脉收集头部、颈部及上肢的静脉血，注入心脏。头部的静脉血液经颈静脉回流，双上肢的静脉血液经锁骨下静脉回流，两者分别经左、右头臂静脉，最终汇入上腔静脉。

超声图像。上腔静脉的横切面可在上胸部的三血管切面、导管弓切面（图 10-13）及三血管 – 气管切面观察到（图 10-14）（见第 8 章）。三血管 – 气管切面，上腔静脉位于气管前方和主动脉弓右侧（图 10-14）。在上纵隔中，与主动脉和肺动脉比较，上腔静脉内径最小，位置最靠后（图 10-14，同图 9-1）。主动脉和动脉导管均位于脊柱和气管的左侧，只有上腔静脉位于右侧纵隔（图 10-14）（参见第 9 章）。三血管 – 气管切面，将探头略向足侧移动，可见上腔静脉注入右心房；将探头略向头侧移动，则可见奇静脉及头臂静脉与上腔静脉相连(在下一节讨论)。上腔静脉还可在纵切旁矢状位的双腔切面中观察到，本章的最后一节将对此进行介绍。

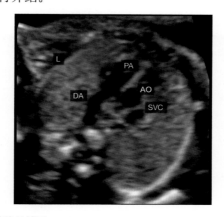

图 10-13　上纵隔横切面显示动脉导管弓
上腔静脉（SVC）是横断面，位于主动脉（AO）的右侧。肺动脉（PA）在主动脉和上腔静脉的左前方。DA—导管弓；L—左

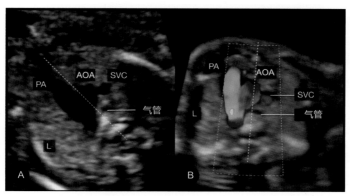

图 10-14　上纵隔斜切面／横切面显示三血管 – 气管切面的灰阶图像（A）及彩色多普勒图像（B）
上腔静脉（SVC）的解剖位置在主动脉弓（AOA）和肺动脉干（PA）的右侧。L—左

奇静脉

解剖。奇静脉是人体内唯一一支由中腹部延伸至上纵隔的静脉。奇静脉起始于肾静脉水平,收集浅表静脉血,并沿脊柱右侧走行(图 10-9,10-10),直至进入上纵隔。在上腹部,半奇静脉位于脊柱左侧,于第十一肋水平越过腹中线汇入奇静脉。肋间静脉自第四肋向下走行汇入半奇静脉和奇静脉。奇静脉从心脏后方穿过膈肌上行,形成奇静脉弓,注入上腔静脉(图 10-15B)。三血管 – 气管切面可显示奇静脉汇入上腔静脉(图 10-15A)。

超声图像。从上腹部至上纵隔,奇静脉可在一系列的横切面中显示[7]。妊娠中期和妊娠晚期时,2D 超声显示奇静脉是一支细小的血管,位于脊柱右侧(图 10-10)。从妊娠早期至妊娠晚期,奇静脉内径由 0.5mm 增加至 3mm[7]。奇静脉上升至后纵隔,紧邻胸降主动脉,位于其右后方。临床中,奇静脉的重要性主要取决于其直径,通常在静脉异常时扩张,包括静脉回流中断,如下腔静脉离断。三血管 – 气管切面,彩色多普勒显像可显示奇静脉位于脊柱和气管的右侧,并汇入上腔静脉(图 10-15A)。注意不要将奇静脉误认为迷走的右锁骨下动脉。奇静脉与上腔静脉的连接关系以及脉冲多普勒检查可以帮助鉴别奇静脉和迷走的右锁骨下动脉。图 10-15B 是胎儿胸腹部旁矢状切面,显示奇静脉汇入上腔静脉的纵切图像。

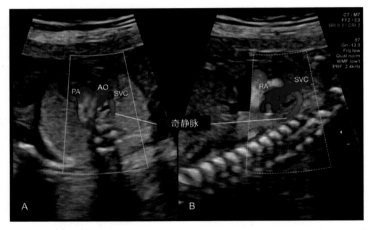

图 10-15 三血管 – 气管切面(A)和旁矢状切面(B),显示在奇静脉弓水平奇静脉汇入上腔静脉(SVC)
PA—肺动脉;AO—主动脉;RA—右心房

平面 5:头臂静脉切面

左头臂静脉

解剖。在解剖学上,左、右头臂静脉分别由相应一侧的颈内静脉和锁骨下静脉融合而成。右侧头臂静脉自头臂动脉前方垂直下行,左侧头臂静脉在上纵隔水平走行,位于主动脉弓 3 个分支的前方及胸腺后方(图 10-1,5-19)。

超声图像。左头臂静脉可在上纵隔的横切面或稍微倾斜的切面上观察到。该倾斜切面是在三血管 – 气管切面基础上,向头侧滑动探头,并轻微倾斜,使声束指向胎儿左肩(图 10-16)[6]。该切面中,我们可以在胸腺后方观察到左头臂静脉的全长(图 10-16)。

左头臂静脉直径的范围自 11 周的 0.7mm 增长至足月时的 4.9mm[6]。关于头臂静脉的异常情况及变异，我们已在第 9 章中讨论。

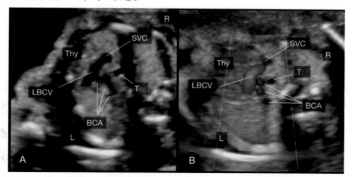

图 10-16　上纵隔斜切面 / 横切面的 2D 图像（A）和彩色多普勒图像（B），较三血管 – 气管切面更接近头侧的位置，显示左头臂静脉（LBCV）

左头臂静脉内的血流从左（L）向右（R）走行，汇入上腔静脉（SVC）。左头臂静脉位于胸腺（Thy）后方和 3 支头臂动脉（BCA）前方之间。T—气管

平面 6：双腔静脉矢状切面

解剖。上、下腔静脉分别接收来自头颈部和身体下部的静脉血液，并回流至右心房。本章前面部分已讨论腔静脉在横切面中的解剖位置、走行及声像图表现。本节中，我们将介绍旁矢状切面，即双腔静脉切面，可显示腔静脉的纵切图像。

超声图像。旁矢状切面，即双腔静脉切面，显示上、下腔静脉自右心房后部进入右心房（图 10-17）。上腔静脉进入右心房，其后壁与房间隔上部具有连续性。下腔静脉进入右心房，需经过欧氏瓣，这是下腔静脉的解剖标志。欧氏瓣在引导静脉血回流至右心房中起重要作用（图 10-17A）。由于脐静脉和肝静脉汇合，使得下腔静脉与右心房交界处内径增宽（图 10-17）。彩色多普勒有助于显示静脉血流汇入右心房，同时可得到精确的脉冲多普勒频谱。稍向右移动探头，并降低速度标尺，可显示奇静脉弓汇入上腔静脉（图 10-15B，10-17B）。

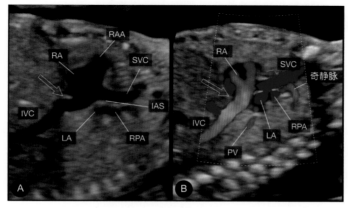

图 10-17　右侧旁矢状切面灰阶图像（A）和彩色多普勒图像（B）显示上腔静脉（SVC）和下腔静脉（IVC）进入右心房（RA）

左心房（LA）、房间隔（IAS），右肺动脉（RPA）位于右房（RA）后方。可显示右心耳（RAA）。下腔静脉与右心房交界处内径增宽，可见欧氏瓣（空心箭头）。奇静脉汇入上腔静脉。此切面又称双腔静脉切面

要点　系统评价静脉系统

- 胚胎学上，中央静脉系统是由双侧对称的卵黄静脉、脐静脉、主静脉进化为不对称的以右侧为主的静脉系统。其中，左侧静脉系统经交通汇入与心脏相连接的右侧静脉系统。

- 在腹围平面基础上，轻微倾斜角度，可以对包括下腔静脉、肝静脉、静脉导管和脐静脉在内的腹部静脉系统进行评价。

- 在盆腔内，下腔静脉位置靠后，与主动脉的解剖位置是并列关系。在上腹部，下腔静脉更靠前，位于主动脉右侧。

- 下腔静脉在心脏下缘位置，该处由静脉导管和3支肝静脉汇入下腔静脉形成的血管融合区域称为膈下前庭。

- 静脉导管是胎儿体内一根薄壁的漏斗形血管，连接脐静脉和心脏。

- 与以前的假设不同，静脉导管并不与下腔静脉的血液混合。静脉导管的大小和解剖方向使其内的富氧血液加速并直接通过卵圆孔进入左心房。

- 上腹部横切面或正中矢状纵切面可显示静脉导管，这是妊娠早期检查静脉导管的首选。由于彩色混叠现象存在，彩色多普勒超声显像更易识别静脉导管。

- 门静脉窦是由下列血管汇合形成的血管腔：脐静脉、静脉导管、肝外门静脉和左、右肝内门静脉。

- 胎儿冠状静脉窦是一支直径1～3mm的薄壁血管，接受冠状动脉循环中所有静脉回流。它沿左侧房室沟走行，垂直于房室间隔方向进入右心房。

- 心尖四腔心切面基础上，向上腹部方向滑动探头，直至房室瓣消失而心室仍然可见时能够显示冠状静脉窦。该切面可显示冠状静脉窦管壁呈两条平行的强回声线，并开口于右心房。

- 四腔心切面可见左、右下肺静脉呈小裂隙状开口于左房后壁。

- 左、右上肺静脉在左心房更靠近头侧可见，尤其是在五腔心切面显示。

- 上腔静脉将头部、颈部及上肢的静脉血液引流至心脏。

- 在三血管切面和三血管－气管切面中，上腔静脉位于气管前方和主动脉弓右侧。与同在后纵隔的主动脉和肺动脉相比，上腔静脉的内径更小，位置更靠后。

- 奇静脉是人体内唯一一支由中腹部延伸至上纵隔的静脉。

- 上腹部，半奇静脉位于脊柱左侧，自第十一肋水平越过腹中线汇入奇静脉。

- 右侧头臂静脉自头臂动脉前方垂直下行，左侧头臂静脉在上纵隔水平走行，位于胸腺后方和主动脉弓3个分支前方。

- 左头臂静脉可在上纵隔的倾斜横切面上观察到。该切面是在三血管－气管切面基础上，向头侧滑动探头，并使声束指向胎儿左肩。

- 矢状切面或双腔静脉切面显示上、下腔静脉长轴自右房后部进入右心房。

（张小杉　译）

参考文献

1. Kiserud T, Eik-Nes SH, Blaas HG, et al. Ultrasonographic velocimetry of the fetal ductus venosus. *Lancet.* 1991;338:1412–1414.

2. Achiron R, Hegesh J, Yagel S, et al. Abnormalities of the fetal central veins and umbilico-portal system: prenatal ultrasonographic diagnosis and proposed classification. *Ultrasound Obstet Gynecol.* 2000;16:539–548.

3. Yagel S, Kivilevitch Z, Cohen SM, et al. The fetal venous system. II. Ultrasound evaluation of the fetus with congenital venous system malformation or developing circulatory compromise. *Ultrasound Obstet Gynecol.* 2010;36:93–111.

4. Kivilevitch Z, Gindes L, Deutsch H, et al. In-utero evaluation of the fetal umbilical-portal venous system: two- and three-dimensional ultrasonic study. *Ultrasound Obstet Gynecol.* 2009;34:634–642.

5. Yagel S, Kivilevitch Z, Cohen SM, et al. The fetal venous system. I. Normal embryology, anatomy, hemodynamics, ultrasound evaluation and Doppler investigation. *Ultrasound Obstet Gynecol.* 2010;35:741–750.

6. Sinkovskaya E, Abuhamad A, Horton S, et al. Fetal left brachiocephalic vein in normal and abnormal conditions. *Ultrasound Obstet Gynecol.* 2012;40:542–548.

7. Sinkovskaya E, Klassen A, Abuhamad A. A novel systematic approach to the evaluation of the fetal venous system. *Semin Fetal Neonatal Med.* 2013;18:269–278.

8. Chaoui R, Heling KS, Karl K. Ultrasound of the fetal veins, part 1: the intrahepatic venous system. *Ultraschall Med.* 2014;35:208–228.

9. Chaoui R, Heling KS, Karl K. Ultrasound of the fetal veins, part 2: veins at the cardiac level. *Ultraschall Med.* 2014;35:302–318; quiz 319–321.

10. Huisman TW, Gittenberger-de Groot AC, Wladimiroff JW. Recognition of a fetal subdiaphragmatic venous vestibulum essential for fetal venous Doppler assessment. *Pediatr Res.* 1992;32:338–341.

11. Mavrides E, Moscoso G, Carvalho JS, et al. The anatomy of the umbilical, portal and hepatic venous systems in the human fetus at 14–19 weeks of gestation. *Ultrasound Obstet Gynecol.* 2001;18:598–604.

12. Kiserud T, Eik-Nes SH, Blaas HG, et al. Foramen ovale: an ultrasonographic study of its relation to the inferior vena cava, ductus venosus and hepatic veins. *Ultrasound Obstet Gynecol.* 1992;2:389–396.

13. Chaoui R, Heling KS, Kalache KD. Caliber of the coronary sinus in fetuses with cardiac defects with and without left persistent superior vena cava and in growth-restricted fetuses with heart-sparing effect. *Prenat Diagn.* 2003;23:552–557.

14. Karl K, Kainer F, Knabl J, et al. Prenatal diagnosis of total anomalous pulmonary venous connection into the coronary sinus. *Ultrasound Obstet Gynecol.* 2011;38:729–731.

11

第 11 章
胎儿心脏检查二维灰阶成像的优化

概述

过去的几年中，尽管出现了一些先进的超声仪器，但是胎儿心脏基本检查的最佳方法仍然是 2D 灰阶（B 型）超声。2D 超声可以准确显示胎儿位置、心腔、大血管起源和走行以及周围器官，2D 超声图像的质量取决于多种因素，包括探头的选择和预设、超声波的透射角度、感兴趣区的获取和目标区域的放大。由于 2D 灰阶超声关系到胎儿心脏的成像，因此，在这一章中我们将阐述 2D 超声图像优化实际应用方面的内容。

探头的选择

超声仪器厂商提供多种探头，与选择专业摄影镜头一样，许多检查者一直使用一个或两个最佳探头，它们能为大多数患者提供良好图像。大多数产科探头是 2 ~ 8MHz 的凸阵探头[1]。通常有两组探头用于经腹产科检查：低频（2 ~ 5MHz）探头具有较好的穿透力和可接受的分辨率（图 11-1A）；高频（5 ~ 8MHz）探头的分辨率提高了，但是限制了超声波的穿透力（图 11-1B）。

目前，应用于软组织成像的线阵探头已用于产科成像[2,3]。因为它们有较高的分辨率，在妊娠早期或是我们了解详细的解剖信息时需要用到线阵探头（图 11-2A）。与凸阵探头不同，线阵探头是将声束集中起来穿透组织，到达深部也不会散射[2,3]。在妊娠早期和妊娠中期的早期，经腹扫查胎儿心脏图像不佳时，可以使用经阴道探头（图 11-2B）。经阴道超声检查的主要优点是缩短探头与感兴趣区（胎儿心脏）之间的距离，使声束穿透较少的母体组织，应用更高频率探头以提高分辨率。

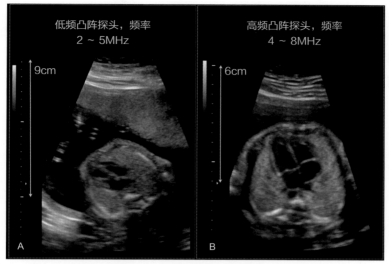

图 11-1　两种不同超声探头显示 A 和 B 两个胎儿心脏四腔心切面图像
胎儿 A 探头频率为 2 ～ 5MHz，由于前方为母体组织及胎盘，胎儿位于盆腔深部，因此使用低频探头是为了增加穿透力，但降低了分辨率；胎儿 B，探头频率为 4 ～ 8MHz，由于胎儿 B 比胎儿 A 心脏的位置更表浅，因此使用高频探头可以提高分辨率

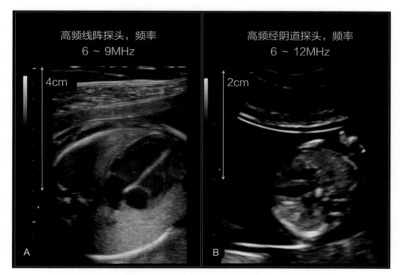

图 11-2　两种不同超声探头显示 A 和 B 两个胎儿心脏四腔心切面图像
胎儿 A 使用高频率线阵探头（6 ～ 9MHz），可以获得较高的分辨率（较图 11-1B 分辨率提高），高频探头可以在相对较短的深度范围内提供优质图像；胎儿 B，使用 6 ～ 12MHz 的经阴道探头，在妊娠早期可以对心脏扫查提供较好的分辨率

图像预设

谐波成像

在过去的十年，超声仪器制造商为了提高图像分辨率生产了高频探头。高频探头的局

限性包括：组织穿透力下降和盆腔深部结构分辨率降低。谐波成像也可提高图像显示清晰度并能减少伪像 [4,5]。谐波成像时，探头通过两种不同的超声频率发送和接收信号 [4,5]。这样可以改善图像质量，同时减少伪像。因为反射谐波振幅低并且频率比基波高（谐波频率是基波的两倍）。谐波成像对组织－血流的分界很有帮助，例如对心脏的成像（图 11-3）。

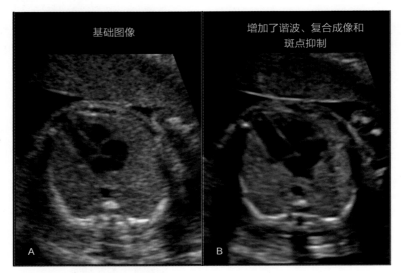

图 11-3 同一个胎儿心脏四腔心切面的两幅图像
A 图是基础超声预设条件成像；B 图是增加了谐波、复合成像和斑点抑制，提高了心脏结构成像的清晰度

复合成像

复合成像技术是多角度偏转声束扫描将几个（3 个或更多）图像结合成一个图像 [6]。传统的传感器发送超声波信号在一条线上并垂直于探头的方向，复合成像通过转换器可以在多个角度发射信号消除伪影，提高分辨率 [6]（图 11-3）。

斑点抑制成像

斑点抑制成像是一种用来区分超声波信号强弱的技术，通过这种方法，反射的弱回声即散斑被消除，而强回声被增强、变亮 [6]，从而使图像变得更平滑并减少了伪像。图 11-3 对比了未应用和应用复合成像、斑点抑制成像技术。

聚焦区

超声成像时，聚焦区是声束最集中的地方，得到的图像最佳。现代相控阵探头和许多线阵探头允许操作者通过在换能器单元之间进行特定时间的延迟，使声束在指定距离聚集来选取焦距范围内的感兴趣区。扫描过程中应用多个聚焦区域，传感器阵列可以在不同时间段重复获取数据 [6]。由于时间延迟这种重复获得图像帧频较低，聚焦区应始终放置在超声图像上感兴趣的深度，以确保最佳侧向分辨率。当心脏成像时，建议在感兴趣区选择一个聚焦点。虽然选择多个聚焦区可以最大限度地提高侧向分辨率，但是会降低帧频，导致心脏图像质量降低[6]。图 11-4 和 11-5 显示胎儿心脏成像时聚焦区域的最佳位置。

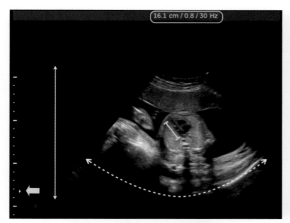
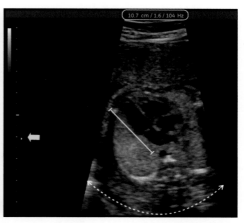

图 11-4　没有进行图像优化的胎儿四腔心切面

深度很大（双直线箭头），扇面角度也很大（虚线箭头），聚焦区（黄色箭头）并不在感兴趣区内（四腔心切面观）。心脏大小在整个图像中显示的特别小，不能做可靠的详细分析。黄色框中提供的信息显示深度 16.1cm，放大倍数 0.8，帧频 30 Hz。对比图 11-5 为同一胎儿心脏的优化图像

图 11-5　与图 11-4 同一胎儿的四腔心切面优化图像

通过降低深度、放大图像和减小扇面角度（虚线箭头表示）优化图像，同时将聚焦区调至合适的水平（黄色箭头）。以上这些步骤获得了高频率的放大图像。在黄色框内信息：深度 10.7cm，放大系数 1.6 倍，帧频 104Hz。心脏的大小足以（黄线）做出详细解剖分析。对比图 11-4（为同一胎儿心脏的没有优化的图像）

动态范围

　　动态范围或对比度是指监视器上的灰阶信息处理和显示方式。较宽的动态范围使图像有更多的灰阶，而动态范围窄导致更多的黑 – 白图像。对于一般产科或腹部扫描成像，宽的动态范围灰阶多、图像更好。对于胎儿心脏成像，动态范围窄能够消除低噪音或伪像，以提供优质图像。图 11-6 显示动态范围对胎儿心脏成像的影响。

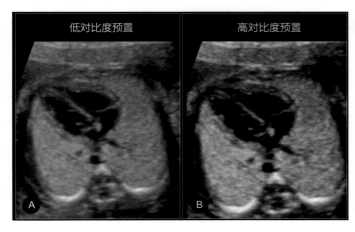

图 11-6　与图 11-5 同一胎儿的心脏四腔心切面

A 为低对比度图像；B 为高对比度图像。在一些系统中，可以在后处理时通过调整不同的灰度曲线和动态范围进行对比成像

伪彩或彩色图

过去的几年中，超声仪器厂商提供了带有伪彩的彩色图（图 11-7）。尽管人类的视网膜能够更好地分辨彩色图细节，但与灰阶图像相比，彩色图是否能够提供更优质的图像以及真正改善分辨率并没有达成共识。彩色图是否能提高超声图像细节显示，应由操作者自己确定，因此对于这一问题没有统一的建议。

高帧频

胎儿心率大约 140 次 / 分，扫查胎儿心脏时建议使用高帧频，通常大于 25 帧 / 秒。若帧频低于这个范围，成像速度变慢并降低心脏成像质量。缩小扫描区域（扇扫宽度）和降低深度可以提高帧频。许多超声设备，使用缩放框也能获得相同的效果。显示器中可以显示频率并能回放。图 11-4 和 11-5 显示缩小扇扫宽度和降低深度对帧频的影响。

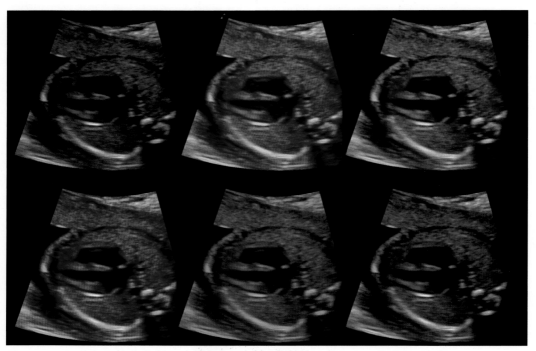

图 11-7　同一胎儿以不同颜色（伪彩）显示的四腔心切面图像
一些检查者更喜欢用彩色图像（伪彩）进行超声检查，而不是标准灰阶图像。添加彩色是否可以提高超声图像分辨率存在争议

优化胎儿心脏成像的技术

获得一个合适的胎儿心脏图像是通过调整超声设备预设条件、胎儿在宫腔的位置和孕妇体型之间的平衡得到的[1]。心脏成像的最佳体位是胎盘位于后壁，胎儿背向后。然而，不是每一次超声检查时都是这个体位。因此，在图像不满意时应用扫描技术可以改善图像

质量。可以通过最佳入射角度和图像调节获得满意图像[6]。表 11-1 总结了图像优化的主
要步骤。

表 11-1　2D 灰阶超声心脏检查图像优化方法
● 尽可能选择高频探头
● 尽可能结合谐波成像、复合成像和斑点抑制
● 缩小图像扇扫宽度
● 降低图像深度
● 放大心脏图像使其填满图像的 1/4 ~ 1/3
● 焦点放置在心脏水平
● 选择更宽动态范围以提高图像对比度
● 调节图像分辨率以获得更高帧频
● 透射角度尽可能从胎儿胸部顶端或右侧入射
● 透射角度若不能从胸部顶端入射，可从肋骨间或前胸部入射
● 通过回放功能分析心脏和瓣膜运动

声波从胎儿肋骨间的心尖进入能够获得最佳的心脏结构图像（图 11-8）（见第 7 章）。
如果胎儿处在宫内偏左或偏右的横位时，移动探头到子宫相反的位置以实现经心尖扫查而
不是横向扫查。若声波只能从侧方或后方入射，应尝试经肋间或肋骨前方扫描（图 11-8，
11-9）以减小声影的干扰。如果胎儿背部在前，应调整探头至孕妇腹部的左侧或右侧经胎
儿肋间扫查，以便获得更好的图像[6]。

一旦达到最好的声波作用，检查者应当降低深度，缩小扇面宽度，并调节聚焦区域接
着放大胎儿心脏(对比图 11-4，11-5)。胎儿的心脏应占图像 1/4 ~ 1/3 以便更好地显示细节。
垂直声波可作用于心脏内的特殊结构以增强其可视化，如室间隔和升主动脉之间的连续性、
室间隔缺损或室间隔厚度。

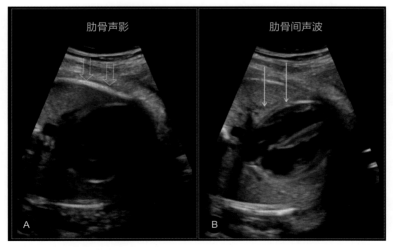

图 11-8　同一胎儿四腔心切面图像

图 A 为声波通过肋骨（空心箭头）成像，图 B 有轻微成角可使声波通过肋间（长箭头）成像。图 A 中图像衰减
是因肋骨声影所致。妊娠中期和妊娠晚期应避免肋骨声影对胎儿心脏成像的影响

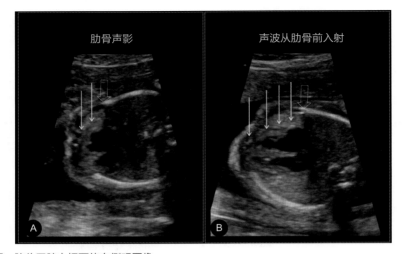

图 11-9　同一胎儿四腔心切面的右侧观图像
A. 由于肋骨声影（空心箭头）导致心脏基底部成像不佳；B. 探头所处位置使声波可由胸腔前方入射（长箭头），避免了肋骨声影（空心箭头）的影响，提高了成像质量

　　"回放"（滚动）功能可以回看之前的图像，在大多数的超声设备上都具备该功能。这一功能对胎儿心脏超声成像非常重要，有助于捕捉瓣膜运动时的每一帧图像，从而对瓣膜的活动给出充分的评价。此外，回放功能可以捕捉心动周期不同时相的情况，这是心脏功能评价的一个重要方面。

　　最后，对于体重指数高的女性，推开腹部脂肪和从腹部下方扫查有助于改善胎儿胸部的显示[1]。其他方法包括脐上方扫查或产妇 Sims 体位。

要点　胎儿心脏检查二维灰阶图像的优化

- 妊娠早期和妊娠中期初，对于胎儿心脏腹部扫描不理想时可以应用经阴道探头。
- 高频探头的局限性包括组织穿透力下降以及深部盆腔结构分辨率降低。
- 谐波成像时，探头通过两个不同的频率发送和接收信号上，从而使图像质量提高和对比度伪影减少。
- 复合成像时，探头可以从多个角度发送信号，消除伪像并提高分辨率。
- 胎儿心脏成像时，建议在感兴趣区中选择一个焦点区。
- 对于胎儿心脏成像，小的动态范围可提供更好的图像显示，消除低噪声或伪像。
- 当扫描胎儿心脏时，建议使用高帧频，一般不低于 25 帧 / 秒。
- 高帧率可以通过缩小扫描区域（扇面宽度）和减少图像深度实现。
- 当胎儿心脏成像时，放大心脏超声图像使其占图像的 1/4 ～ 1/3。

（张小杉　译）

参考文献

1. Abuhamad A. *Ultrasound in Obstetrics and Gynecology: A practical approach.* Norfolk, VA: Alfred Publishing; 2014.
2. Persico N, Moratalla J, Lombardi CM, et al. Fetal echocardiography at 11–13 weeks by transabdominal high-frequency ultrasound. *Ultrasound Obstet Gynecol.* 2011;37:296–301.
3. Lombardi CM, Bellotti M, Fesslova V, et al. Fetal echocardiography at the time of the nuchal translucency scan. *Ultrasound Obstet Gynecol.* 2007;29:249–257.
4. Young R, O'Leary PW. Principle of cardiovascular ultrasound. In: Eidem BW, Cetta F, O'Leary PW, eds. *Echocardiography in Pediatric and Adult Congenital Heart Disease.* Philadelphia, PA: Wolters Kluwer/Lippincott Williams & Wilkins Health; 2010:1–9.
5. Paladini D, Vassallo M, Tartaglione A, et al. The role of tissue harmonic imaging in fetal echocardiography. *Ultrasound Obstet Gynecol.* 2004;23:159–164.
6. Jeanty P, Chaoui R, Pilu G, et al. *Part 1: The Normal Fetal Cardiac Anatomy* [DVD]. http://www.sonoworld.com, http://www.thefetus.net: Thefetus.net; 2013.

12

第 12 章
彩色多普勒胎儿超声心动图

概述

彩色多普勒和脉冲多普勒超声大约在 20 年前就被引入临床，并迅速应用于胎儿超声心动图检查[1-8]。目前，用于产科超声检查的大多数中高档超声仪器具备彩色多普勒和脉冲多普勒功能。在胎儿心脏超声成像时，一些检查者建议仅在高风险情况时采用彩色多普勒超声，例如怀疑存在解剖性或功能性心脏异常时。另一些检查者认为彩色多普勒超声可作为每个胎儿心脏评估的组成部分，常规使用彩色多普勒超声可提高检查的准确性和速度[9,10]。但是，大家普遍认为，对胎儿心脏进行详细的超声心动图检查时，常规应用彩色多普勒是十分必要的。最近国际妇产科超声协会（ISUOG）达成一项共识：彩色多普勒超声是胎儿超声心动图检查的重要组成部分，并推荐强制使用，可选择性应用能量多普勒[11]。ISUOG 在心脏筛查指南[12] 中也提出：常规心脏检查时，如果使用彩色多普勒可增加检查者信心，则应该使用彩色多普勒超声。

我们建议胎儿心脏检查时可自由使用彩色多普勒，并且彩色多普勒是胎儿超声心动图检查的一部分。作者认为常规使用彩色多普勒可增加检查者的信心，当怀疑有畸形而检查条件困难时可提高诊断准确性和可靠性。

在本书心脏畸形的章节中介绍了使用彩色多普勒诊断心脏畸形的相关内容。表 12-1 总结了彩色多普勒对正常和异常心脏能够提供的临床信息。本章将重点介绍彩色多普勒超声在胎儿心脏成像中的优化方法，以及彩色多普勒超声对目标心脏解剖切面的评价。

彩色多普勒、能量多普勒及高分辨率彩色多普勒的成像原理

彩色多普勒超声具有实时检测血流速度模式，并叠加于血流出现部位解剖结构的 2D

表 12-1 彩色多普勒提供的临床信息

彩色多普勒提供的信息	临床意义
显示血流信息（是 / 否）	在感兴趣区域显示血流信号（如通过一个闭锁或者发育不良瓣膜的血流） 更好地显示细微结构（如狭窄的肺动脉或有分流的室间隔缺损） 妊娠早期显示心脏结构
显示血流方向（前向 / 反向）	显示主动脉弓、肺动脉、动脉导管、卵圆孔、左上腔静脉或共汇血管内的前向或反向血流等
检测到异常血流信号（层流或湍流，等）	检测到通过室间隔小缺损的分流、三尖瓣反流、主动脉瓣或肺动脉瓣狭窄引起的血管内湍流、肺动脉闭锁时冠状动脉心室瘘
显示小血管	肺静脉、肺动脉分支、异常弯曲的动脉导管、异常的血管（如 MAPCAs、LSVC）、扩张的奇静脉等
优化取样容积放置的位置以获取满意的频谱多普勒	瓣膜狭窄或关闭不全，小血管多普勒，胎儿静脉多普勒（静脉导管、肺静脉、下腔静脉、奇静脉、肺静脉异位引流）

注：MAPCAs—大型主 - 肺动脉侧支血管；LSVC—左上腔静脉。

灰阶图像上（图 12-1A，B）。彩色多普勒超声利用血管内红细胞的流动产生的频移生成图像。血流成像模式为彩色编码，可以提供血流速度方面的血流动力学信息。彩色多普勒是在时间事件时基于对平均流速的评估，而不能提供峰值流速的信息。因此，彩色多普勒只能进行定性或半定量的评价，对感兴趣区域血流平均速度及峰值速度的准确测量只能通过频谱多普勒获得（见第 13 章）。彩色多普勒频移依赖于超声波束和血管内血流方向的角度，尤其是血管结构与血流方向的角度增大时则产生了较大的限制[13]。

另一种彩色编码显像为能量多普勒，能够对多普勒信号的强度或振幅评估，而不能评估血流速度。血管内红细胞的信号强度产生的多普勒信号振幅可以生成不依赖角度的彩色图像（图 12-1C）。因此，能量多普勒与常规彩色多普勒相比具有以下优点。①敏感性提高：由于分析的是多普勒信号幅度而不是频移，所以在观察小血管和低速血流时，能量多普勒较常规彩色多普勒敏感性高 3 ~ 5 倍。②改进噪声识别：能量多普勒的噪声信号由相同的颜色进行编码（图 12-1C）。因此，调高增益至噪声充填整个图像，血管信号仍可辨别。③增强边界清晰度：能量多普勒显示血流时能更好地明确边界。当彩色信号部分外溢，则缺少移动的红细胞，所以出现信号振幅降低，不再显示。④不依赖超声角度的血流检测（图 12-1C，白色箭头）：能量多普勒可检测与声束垂直的血流。血流正性和负性成分的幅度相加后产生更强的信号。能量多普勒的缺点是，与常规彩色多普勒相比，能量多普勒不能提供血流方向及有无湍流信息。

结合多普勒频移与信号幅度，多普勒信号数字带宽评估可用来提供一种非常敏感的工具，称为高级动态血流成像技术[14]或者高分辨率（high-definition，HD）血流成像技术（图 12-1D）。此项技术优于常规彩色多普勒，具有高分辨率、较好的侧向分辨率和高敏感性[14]。彩色多普勒超声与高分辨率血流成像技术或能量多普勒相结合能有效地评估正常和异常条件下血流动力学的变化。图 12-1 显示了灰阶超声、彩色多普勒、能量多普勒、高分辨率血流成像的主动脉弓。检查者可选择高分辨率血流成像的双向彩色血流图或单一彩色的血流图。

各种彩色多普勒显像模式还具有其他优点：结合静态 3D 技术、时间－空间关联成像（spatiotemporal image correlation，STIC）技术或实时 3D 技术进行 3D 容积重建[13,15]，尤其是在选用矩阵探头时（更多 3D 内容见第 15 章）。

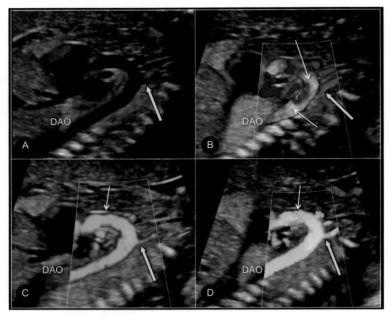

图 12-1　主动脉弓和头臂血管（黄色箭头）旁矢状切面的 2D（A）、（常规）彩色多普勒（B）、能量多普勒（C）和双向高分辨率血流成像（D）
B. 彩色多普勒通过降低脉冲重复频率获得主动脉弓和头臂血管信息，但导致主动脉弓的混叠伪像（白色箭头）；C. 能量多普勒血流信息显示是一致、层流并可明确主动脉弓（箭头）和头臂血管的填充；D. 高分辨率血流成像显示主动脉（箭头）和大血管，边界清晰且填充一致，图像显示最佳。DAO—降主动脉

胎儿心脏检查的彩色多普勒优化

超声仪器设置适当时，胎儿心脏彩色多普勒检查的准确性会提高。检查者在应用彩色多普勒之前，应先熟悉超声仪器的特性。心脏超声检查时，若彩色多普勒应用不当，会导致诊断的假阳性或假阴性。在此，我们将讨论胎儿心脏超声检查时彩色多普勒成像的优化步骤。

彩色取样框大小

最佳的彩色多普勒成像是质量和帧频的平衡。打开彩色取样框时，会降低超声成像的帧频。由于胎儿心脏较小、解剖结构复杂，并且在子宫内跳动速度快，因此，使用彩色多普勒检查胎儿心脏时，快速帧频获得的高质量图像至关重要。我们建议选择最小的彩色取样框，以保持尽可能高的帧频（图 12-2，12-3）。当帧频大于 20 ~ 25 帧 / 秒时，肉眼可观察到"实时"图像。图像质量通过优化速度标尺、壁滤波器、余辉、增益和彩色线密度等得以提高。

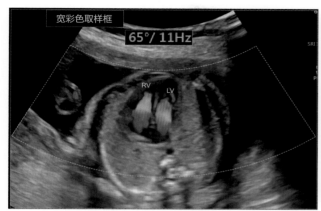

图 12-2　胎儿彩色多普勒心尖四腔心切面

与图 12-3 比较，选取大的彩色取样框（65°）时，导致帧频速度降低至 11Hz（11 帧 / 秒）；帧频过低影响胎儿心脏彩色多普勒成像。LV—左心室；RV—右心室

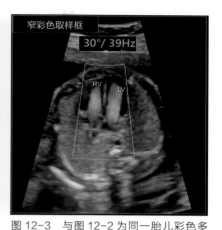

图 12-3　与图 12-2 为同一胎儿彩色多普勒心尖四腔心切面

与图 12-2 比较，选择合适的彩色取样框大小（30°）覆盖胎儿心脏，帧频提高至 39Hz（39 帧 / 秒）。LV—左心室；RV—右心室

速度标尺

速度标尺或脉冲重复频率用来确定感兴趣区域或者彩色取样框内的平均速度范围。使用彩色多普勒检查房室瓣、半月瓣和大血管时，应选择高速度范围（>±30cm/s）。图 12-4A 显示了不恰当使用低速度标尺的设置，导致色彩混叠，就像是心腔内的"湍流"。如图 12-4B 所示，逐渐提高彩色速度标尺至适当水平，可提高图像质量。低 – 中速度标尺（10 ~ 20cm/s）适用于检测流速缓慢的肺静脉和下腔静脉。

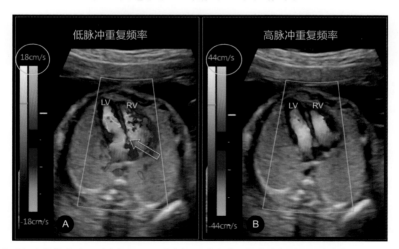

图 12-4　胎儿彩色多普勒心尖四腔心切面——速度标尺（脉冲重复频率）对彩色多普勒显示的影响

A. 评估房室瓣血流时，选取彩色多普勒速度标尺过低（18cm/s），导致色彩混叠，误诊为湍流（空心箭头）；B. 选择合适的速度标尺（44cm/s），舒张期房室瓣的血流信号显示最佳。LV—左心室；RV—右心室

彩色滤波器

彩色滤波器可消除室壁运动和其他低速度的信号。因此，评估房室瓣和大血管血流时应选择高通滤波器，而评估肺循环和体循环的静脉时应选择低通滤波器。

彩色余辉

彩色余辉能够使当前图像覆盖之前的图像信息，叠加不同心脏周期的彩色信号，减少脉冲印痕。胎儿心脏评估时，通常选择低彩色余辉。

彩色增益

彩色增益是指屏幕显示的彩色量，与灰阶增益功能相似。如果胎儿心脏成像中彩色增益设置过高则会产生伪像（图 12-5）。中等增益设置也会导致彩色叠加到感兴趣区域的边缘，尤其在检查房室瓣时，会误以为是间隔缺损。因此，心脏成像时彩色增益初始应设为低值，然后逐渐调高直至获取最佳的彩色信息。

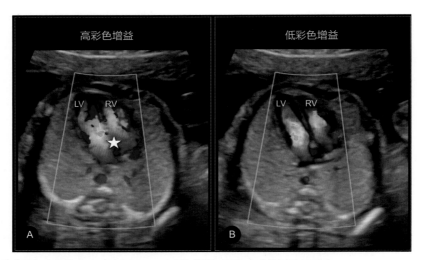

图 12-5　胎儿彩色多普勒心尖四腔心切面——彩色增益对彩色多普勒显示的影响
A. 舒张期尖四腔心切面彩色增益过高，导致彩色重叠在间隔上，误认为房室间隔缺损（星号）；B. 选择合适的彩色增益，可准确显示舒张期房室瓣的血流。LV—左心室；RV—右心室

彩色多普勒图像分辨率和彩色线密度

彩色多普勒图像分辨率与横向和斜向分辨率有关，因为它与彩色多普勒线的数量和彩色取样框内的取样容积有关。彩色分辨率的提高会导致帧频下降。因此，必须在彩色图像质量和帧频两者之间找到平衡。当检查外周肺血管或在妊娠早期做胎儿超声心动图检查时，感兴趣区域（彩色取样框）通常很小，我们建议选择高彩色分辨率。这情况下选择最小的彩色取样框是为了获得尽可能最高的帧频。

彩色和灰阶的平衡或优先

彩色多普勒图像是彩色元素叠加于灰阶图像上形成的。检查者根据选用的超声仪器，对图像进行预处理（检查过程中）或后处理（屏幕图像冻结后），选择性地调整图像中彩色多普勒信息量与灰阶信息进行比较（图 12-6），称为彩色和灰阶的平衡或优先（图 12-6）。一般情况下，可显示为带有灰阶标尺的绿色虚线，在此灰阶图像基础上显示产生的彩色信号。降低彩色和灰阶的平衡将显示彩窗内的灰阶元素（图 12-6，12-7）。我们建议使用中 - 高水平的灰阶和彩色之间的平衡来检查心腔，提高对细小结构检查的准确性。在彩色多普勒模式实时检查过程中，降低灰阶标尺可使屏幕显示更多彩色信息。在能量多普勒和高分辨率多普勒模式中，降低彩色和灰阶之间的平衡，调高增益，可使心脏和血管的血流轮廓更加清晰（图 12-8）[16]，因此，非常适用于心脏血流成像。

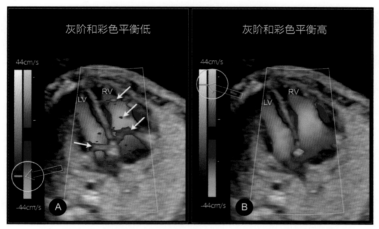

图 12-6 胎儿彩色多普勒心尖四腔心切面——灰阶和彩色的平衡对彩色多普勒显示的影响（绿线）
A. 灰阶和彩色之间的平衡设置过低（空心箭头），导致彩色像素被灰阶图像干扰（小实心箭头）；B. 选择合适的灰阶和彩色之间的平衡（空心箭头），血流信号显示最佳，并无充盈缺损。LV—左心室；RV—右心室

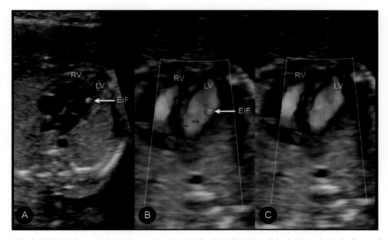

图 12-7 胎儿彩色多普勒心尖四腔心切面——灰阶和彩色之间的平衡对心内强回声光点（EIF）显示的影响
A. 灰阶图像中显示强回声光点（箭头）；B. 灰阶和彩色之间的平衡设置过低（箭头），强回声光点仍可见（箭头）；C. 灰阶和彩色之间的平衡设置增加，则强回声光点消失。LV—左心室；RV—右心室

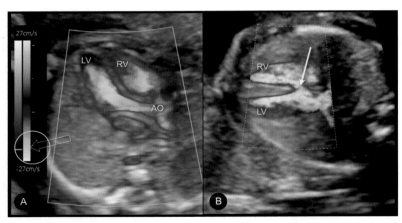

图 12-8　高分辨率彩色多普勒五腔心切面（A）和四腔心切面（B），降低灰阶和彩色之间的平衡设置，可清晰显示感兴趣区域心室和大动脉的彩色填充，且不产生彩色伪像

B 图显示室间隔缺损（箭头）。LV—左心室；RV—右心室；AO—主动脉

心脏检查条件的设置和检查步骤

　　上述提及的优化彩色多普勒胎儿心脏检查的条件都可以存储在超声仪器上，预设为"低速度和高速度"，并可快速启用此设置进行相应检查。以下是使用彩色多普勒进行胎儿心脏逐步检查的建议（图 12-9 ～ 12-12）。

　　（1）调整感兴趣区域的 2D 图像，如四腔心切面（图 12-9，12-10）。

　　（2）在与血流方向平行的角度进行心脏超声检查（图 12-10）。

　　（3）优化灰阶图像（使深度和扇面宽度最小化）来获取高帧频图像。降低灰阶增益使图像稍微变暗（图 12-10）。

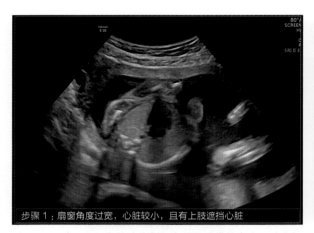

步骤 1：扇窗角度过宽，心脏较小，且有上肢遮挡心脏

图 12-9　步骤 1：优化胎儿彩色多普勒成像的心尖四腔心切面灰阶图像

选取扇窗过宽、心脏较小，且有上肢遮挡心脏导致心脏解剖成像差。步骤 2 见图 12-10

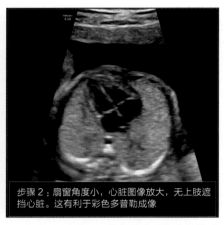

步骤 2：扇窗角度小，心脏图像放大，无上肢遮挡心脏。这有利于彩色多普勒成像

图 12-10　步骤 2：优化胎儿彩色多普勒成像的心尖四腔心切面灰阶图像

缩小扇窗宽度，选择无上肢遮挡心脏的角度，放大心脏图像，从而优化灰阶图像。步骤 3 见图 12-11

（4）激活彩色多普勒（图 12-11），选择包含感兴趣区域的最小彩色取样框（图 12-12）。

（5）应用彩色多普勒评估房室瓣和半月瓣，调节以下参数。

1）提高彩色壁滤波器和脉冲重复频率（速度标尺）（图 12-4）。

2）降低彩色余辉，选择低 – 中分辨率。

3）调节彩色增益直至彩色多普勒信号在感兴趣区域显示良好（图 12-5）。

4）调节彩色多普勒的平衡，使彩色充填心腔并且无间隔的彩色"溢出"。

5）不同的心脏切面检查时，保持检查方向与血流方向平行。

6）评估肺静脉和小血管时，降低壁滤波器和脉冲重复频率，提高彩色增益和余辉。

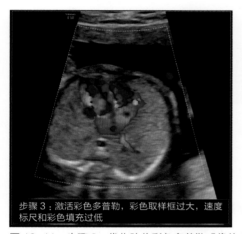

步骤 3：激活彩色多普勒，彩色取样框过大，速度标尺和彩色填充过低

图 12-11 步骤 3：优化胎儿彩色多普勒成像的心尖四腔心切面彩色多普勒图像

激活彩色多普勒时，图像并未得到优化。此图彩色取样框过大，速度标尺（脉冲重复频率）过低，且彩色填充过低。步骤 4 见图 12-12

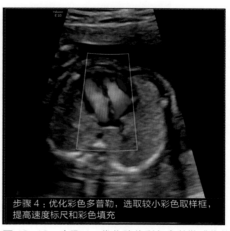

步骤 4：优化彩色多普勒，选取较小彩色取样框，提高速度标尺和彩色填充

图 12-12 步骤 4：优化胎儿彩色多普勒成像的心尖四腔心切面彩色多普勒图像

选择较小的彩色取样框，提高速度标尺（脉冲重复频率）和彩色填充，从而优化彩色多普勒图像

彩色多普勒胎儿超声心动图

心脏成像时应用彩色多普勒既有助于明确正常解剖结构，也能对复杂心脏畸形的解剖结构进行完整描述。一篇关于彩色多普勒应用的综述中提到 3 个心脏切面就足以描述大多数心脏畸形，即四腔心切面、五腔心切面和三血管 – 气管切面[9]。下面的章节将介绍综合评价胎儿心脏的彩色多普勒诊断切面。第 2 章详细介绍了彩色多普勒超声在胎儿心脏筛查和胎儿超声心动图中的使用指南。

上腹部

上腹部彩色多普勒超声检查可采用横切面（轴向）或旁矢状切面。横切面基础上略向上倾斜，彩色多普勒可很好地显示肝静脉、脐静脉、静脉导管汇入下腔静脉的区域（图 12-13A）。

在旁矢状切面，彩色多普勒可以显示脐静脉、静脉导管和下腔静脉及其汇入右心房（图 12-13B）。该切面有助于描述静脉异常（见第 10 章和第 31 章），并可排除静脉导管发育不良。该切面是脉冲多普勒检查静脉导管的理想切面，尤其是在妊娠早期（见第 13 章）。

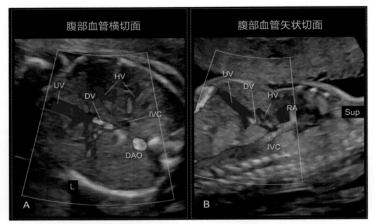

图 12-13　彩色多普勒显示腹部静脉系统的横切面（A）和矢状切面（B）
A 图显示肝静脉（HV）和静脉导管（DV）的汇合；B 图显示脐静脉（UV）汇入静脉导管和下腔静脉（IVC）汇入右心房（RA）。DAO—降主动脉；L—左；Sup—上

四腔心切面

　　应用彩色多普勒观察四腔心切面，最佳方法是从心尖（图 12-14A）或心底扫查（图 12-14B）。这些横切面能同时显示左右心房和心室、房间隔、室间隔及降主动脉横断面。心室舒张期充盈时，可观察到血液经过二尖瓣和三尖瓣，从心房流入到心室，典型表现为室间隔两侧大小相等的两条红色（经心尖扫查）或蓝色（经心底扫查）血流束。心室收缩期，房室瓣的房侧看不到彩色多普勒信号，除非存在二尖瓣或三尖瓣反流。表 12-2 列出了在四腔心切面彩色多普勒可识别的典型心脏畸形。

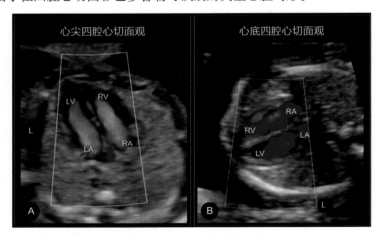

图 12-14　舒张期彩色多普勒四腔心切面，从心尖（A）扫查或从心底（B）扫查
心室填充为红色（A）或蓝色（B）。四腔心切面的心尖方向和基底方向的声束与血流方向几乎平行，可获取最佳心室彩色填充图像。RV—右心室；LV—左心室；RA—右心房；LA—左心房；L—左

表 12-2　舒张期彩色多普勒四腔心切面：异常征象和可能存在的心脏畸形	
彩色血流征象	可能存在的心脏畸形
两组房室瓣，可见细小过隔血流信号	室间隔缺损
两组房室瓣，心室比例失常，且左心室小	主动脉缩窄
两组房室瓣开口于同一心室	心室双入口（单心室）
一组共同房室瓣将双心房血流引入双心室	房室间隔缺损
仅有右侧流入道，左侧流入道缺失或极少量血流通过	左心室发育不良综合征，二尖瓣闭锁
仅有左侧流入道，右侧流入道缺失或极少量血流通过	三尖瓣闭锁并室间隔缺损，室间隔完整型肺动脉闭锁

五腔心切面

　　五腔心切面是彩色多普勒一个非常重要的检查切面，可同时显示左心室流入道及流出道。可显示起源于左心室的主动脉根部以及主动脉根部内血流为层流。五腔心切面可以从心尖视角显示升主动脉，其内血流为蓝色（图 12-15A）或从心底视角（胎儿右侧）显示升主动脉，其内血流为红色（图 12-15B）。正常胎儿彩色多普勒超声在五腔心切面可显示室间隔与主动脉的连续性和收缩期主动脉瓣没有湍流，也可显示舒张期主动脉瓣的反流信号。表 12-3 列出了彩色多普勒在五腔心切面可识别的常见心脏畸形。

短轴或三血管切面

　　短轴或三血管切面彩色多普勒可显示从右心室起源的肺动脉。心尖视角超声扫查可以显示肺动脉血流为蓝色，提示无湍流通过肺动脉瓣及左、右肺动脉分支（图 12-16）。当平面略微倾斜时，可显示肺动脉与动脉导管的连接。

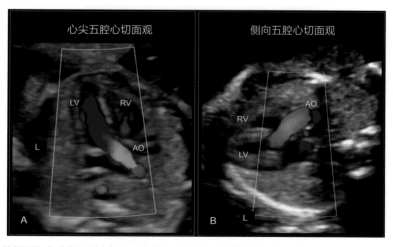

图 12-15　收缩期彩色多普勒五腔心切面，从心尖（A）扫查或横向（B）扫查
五腔心切面的心尖方向和横向的声束与升主动脉血流方向几乎平行，可获取最佳彩色填充图像。LV—左心室；
AO—主动脉；RV—右心室；L—左

表 12-3　舒张期和收缩期彩色多普勒五腔心切面：异常征象和可能存在的心脏畸形

彩色血流征象	可能存在的心脏畸形
湍流，室间隔完整	主动脉瓣狭窄
主动脉瓣无血流通过	主动脉闭锁和左心发育不良综合征
室间隔缺损合并主动脉起自左心室	膜周部室间隔缺损 主动脉缩窄 主动脉弓离断
室间隔缺损合并主动脉骑跨	法洛四联症 室间隔缺损型肺动脉闭锁 肺动脉瓣缺如综合征 大动脉共干（右心室双出口）
较大的血管起自左心室（合并或不合并室间隔缺损）	大动脉转位
舒张期主动脉瓣反流（非常罕见）	大动脉共干 瓣膜发育不良（如 18- 三体综合征） 原发性左心室心内膜弹力纤维增生症 心肌病 主动脉 - 左室通道 Marfan 综合征

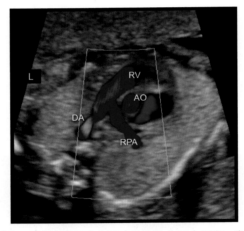

图 12-16　彩色多普勒三血管切面（短轴切面）显示主肺动脉（PA）及左、右肺动脉（RPA）（此图未显示左肺动脉）
图像中央可见主动脉短轴，肺动脉与动脉导管之间的连接位于主动脉的左侧。RV—右心室；L—左

三血管 – 气管切面

　　三血管 – 气管切面彩色多普勒是评估胎儿心脏非常重要的切面之一 [9,17,18]（见第 9 章）。该切面可显示主肺动脉、动脉导管、主动脉弓横部、主动脉峡部及上腔静脉，且主动脉弓和导管弓形成 "V 字形" 征象，并指向后方脊柱的左侧（图 12–17）。气管位于大血管右侧和上腔静脉后方，气管壁回声明亮。该切面还可以提供收缩期和舒张期左、右室流出道血流信息。彩色多普勒有助于快速评估大血管的大小。肺动脉比主动脉弓横部稍大，位置

更靠前。彩色多普勒对湍流、反向血流、血管大小比例失调，甚至一条血管的缺失或离断都很容易评估[9,18]。妊娠早期彩色多普勒超声三血管 - 气管切面非常重要，因为它较容易确定大血管的大小、位置和血流模式。表 12-4 列出了三血管 - 气管切面彩色多普勒可识别的常见心脏畸形。

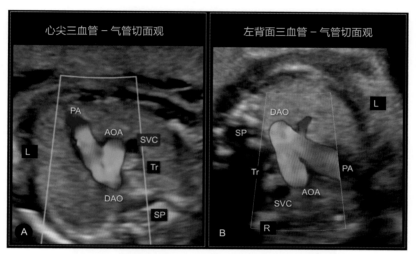

图 12-17　彩色多普勒三血管 - 气管切面获取方法：当胎儿为仰卧位，从心尖扫查（A）；当胎儿为俯卧位时，从左背面扫查（B）
主动脉弓（AOA）横部和肺动脉（PA）血流进入降主动脉（DAO）。由于速度标尺设置较高，上腔静脉（SVC）内无彩色填充。Tr—气管；L—左；R—右

表 12-4　舒张期和收缩期彩色多普勒五腔心切面：异常征象和可能存在的心脏畸形

彩色血流征象	可能存在的心脏畸形
主动脉弓和肺动脉内均为前向血流，但扩张的肺动脉内为湍流	肺动脉瓣狭窄
主动脉弓和肺动脉均为前向血流，但扩张的主动脉弓内为湍流	主动脉瓣狭窄
主动脉弓和肺动脉内均为前向血流，但肺动脉狭窄	法洛四联症中的肺动脉瓣狭窄，Ebstein 畸形，右心室双出口，三尖瓣闭锁并室间隔缺损，其他
主动脉弓和肺动脉内均为前向血流，但主动脉弓狭窄	主动脉缩窄
肺动脉内为前向血流，但主动脉弓不连续	主动脉弓离断或重度缩窄
肺动脉内为前向血流，但主动脉弓内细小或为反向血流	左心发育不良综合征
主动脉弓内为前向血流，但肺动脉内细小或为反向血流	室间隔完整型肺动脉闭锁或室间隔缺损型肺动脉闭锁
只有一条大血管内为前向血流，另一条血管未显示	D-TGA，cc-TGA，右心室双出口合并大血管异位，有些胎儿合并肺动脉闭锁和室间隔缺损（另一条血管可能位于大血管后方）

注：D-TGA—D 型 - 大动脉转位；cc-TGA—矫正型大动脉转位。

主动脉弓和导管弓长轴切面

主动脉弓和导管弓可在彩色多普勒超声长轴旁矢状切面显示（图 12-18）。主动脉弓在彩色多普勒上显示 3 个分支。由于血流速度范围不同，常规彩色多普勒通常很难同时显示主动脉弓及其分支。能量多普勒或双向高分辨率彩色多普勒由于具有较高的敏感性和彩色显示一致性，通常用来显示主动脉弓及其分支。导管弓显示主肺动脉、动脉导管，在某些切面也可显示左肺动脉。通过腹部视角更容易获得胎儿的导管弓切面，也可在收缩期确认动脉导管的层流血流。

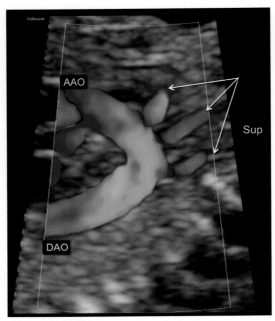

图 12-18　胎儿仰卧位，上胸部矢状切面彩色多普勒显示主动脉弓
显示升主动脉（AAO）、主动脉弓横部及 3 支头臂血管（箭头）和降主动脉（DAO）。Sup—上

肺静脉

胎儿有 4 条肺静脉，两条上肺静脉和两条下肺静脉，在左心房后方从左、右两侧汇入左心房。通常很难在胎儿彩色多普勒上显示所有 4 条肺静脉 [8]。应用彩色多普勒，可从心尖视角显示左下肺静脉和右下肺静脉，为红色血流束，它们从后方汇入左心房（图 12-19A）。右下肺静脉近似沿房间隔的方向走行，因此易于观察。左下肺静脉的走行直接指向卵圆孔（图 12-19A）。新的彩色多普勒技术的应用，如能量多普勒或高分辨率血流成像技术对于观察肺静脉非常有帮助，特别是在超声角度为垂直方向时（图 12-19B）。

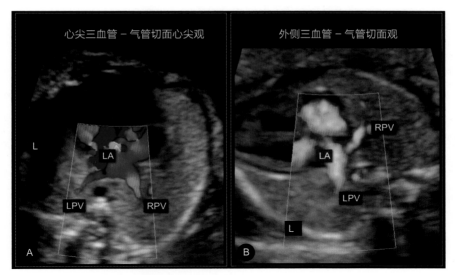

图 12-19　胎儿四腔心切面彩色多普勒和高分辨率血流成像
从心尖（A）扫查或从右外侧（B）方向扫查，显示右下肺静脉（RPV）和左下肺静脉（LPV）汇入左心房（LA）。
L—左

要点　彩色多普勒胎儿超声心动图

- 彩色多普勒利用血管内的红细胞流动产生频移进行成像。
- 能量多普勒利用血管内的红细胞的信号强度产生多普勒信号振幅，生成不依赖角度的彩色图像。
- 对于小血管，能量多普勒和双向数字多普勒（高分辨率彩色成像）技术可以提高显示血管走行的敏感性，且不会出现彩色混叠。
- 胎儿超声心动图应使用彩色多普勒。
- 彩色优化对于显示最佳图像至关重要。
- 彩色取样框越小，帧频越高。
- 房室瓣和半月瓣的彩色预设包括高速标尺、高滤波器、低增益和低彩色余辉。
- 肺静脉和其他小血管的彩色预设包括低速标尺、低滤波器、高增益和高彩色余辉。
- 使用彩色多普勒时，超声波束与血流方向平行有助于优化图像质量。
- 三血管－气管切面彩色多普勒是评价胎儿心脏获得信息最丰富的切面之一。

（黄丹青　译）

参考文献

1. DeVore GR, Horenstein J, Siassi B, et al. Fetal echocardiography. VII. Doppler color flow mapping: a new technique for the diagnosis of congenital heart disease. *Am J Obstet Gynecol*. 1987;156:1054–1064.

2. Sharland GK, Chita SK, Allan LD. The use of color Doppler in fetal echocardiography. *Int J Cardiol*. 1990;28:229–236.

3. Gembruch U, Chatterjee MS, Bald R, et al. Color Doppler flow mapping of fetal heart. *J Perinat Med*. 1991;19:27–32.

4. Copel JA, Morotti R, Hobbins JC, et al. The antenatal diagnosis of congenital heart disease using fetal echocardiography: is color flow mapping necessary? *Obstet Gynecol*. 1991;78:1–8.

5. DeVore GR. Color Doppler examination of the outflow tracts of the fetal heart: a technique for identification of cardiovascular malformations. *Ultrasound Obstet Gynecol*. 1994;4:463–471.

6. Chaoui R, Bollmann R. Fetal color Doppler echocardiography, part 1: general principles and normal findings [in German]. *Ultraschall Med*. 1994;15:100–104.

7. Chaoui R, Bollmann R. Fetal color Doppler echocardiography, part 2: abnormalities of the heart and great vessels [in German]. *Ultraschall Med*. 1994;15:105–111.

8. Chaoui R, Lenz F, Heling KS. Doppler examination of the fetal pulmonary venous circulation. In: Maulick D, ed. *Doppler Ultrasound in Obstetrics and Gynecology*. Heidelberg, NY: Springer Verlag; 2003:451–463.

9. Chaoui R, McEwing R. Three cross-sectional planes for fetal color Doppler echocardiography. *Ultrasound Obstet Gynecol*. 2003;21:81–93.

10. Abuhamad A. Color and pulsed Doppler in fetal echocardiography. *Ultrasound Obstet Gynecol*. 2004;24:1–9.

11. Lee W, Allan L, Carvalho JS, et al. ISUOG consensus statement: what constitutes a fetal echocardiogram? *Ultrasound Obstet Gynecol*. 2008;32:239–242.

12. International Society of Ultrasound in Obstetrics and Gynecology, Carvalho JS, Allan LD, et al. ISUOG practice guidelines (updated): sonographic screening examination of the fetal heart. *Ultrasound Obstet Gynecol*. 2013;41:348–359.

13. Chaoui R, Kalache KD, Hartung J. Application of three-dimensional power Doppler ultrasound in prenatal diagnosis. *Ultrasound Obstet Gynecol*. 2001;17:22–29.

14. Heling KS, Chaoui R, Bollmann R. Advanced dynamic flow—a new method of vascular imaging in prenatal medicine. A pilot study of its applicability. *Ultraschall Med*. 2004;25:280–284.

15. Chaoui R, Hoffmann J, Heling KS. Three-dimensional (3D) and 4D color Doppler fetal echocardiography using spatio-temporal image correlation (STIC). *Ultrasound Obstet Gynecol*. 2004;23:535–545.

16. Chaoui R, Rake A, Heling KS. Aortic arch with four vessels: aberrant right subclavian artery. *Ultrasound Obstet Gynecol*. 2008;31:115–117.

17. Jeanty P, Chaoui R, Tihonenko I, et al. A review of findings in fetal cardiac section drawings, part 3: the 3-vessel-trachea view and variants. *J Ultrasound Med*. 2008;27:109–117.

18. Gardiner H, Chaoui R. The fetal three-vessel and tracheal view revisited. *Semin Fetal Neonatal Med*. 2013;18:261–268.

第 13 章
脉冲多普勒胎儿超声
心动图

概述

20 世纪 80 年代，脉冲多普勒和彩色多普勒技术的出现为胎儿心血管系统提供了无创性检测，这项重要成像方式的不断进步有助于我们更好地理解正常或异常胎儿血流动力学的变化，包括心脏结构异常和胎儿疾病，如宫内发育迟缓、贫血、胎儿水肿等。胎儿心血管系统的脉冲多普勒研究为血流模式提供了量化信息，这种量化信息可以诊断心脏解剖异常和胎儿在疾病状态下的血流异常。本章主要介绍脉冲多普勒在胎儿心脏瓣膜及相邻动、静脉血流变化中的应用。不同技术对胎儿心脏功能的评估将在第 14 章讨论。

多普勒原理

彩色多普勒和脉冲多普勒超声的概念源于多普勒效应，其基础是光波和声波相对于观察者由远及近频率的变化[1]。当一定频率的超声波检测一根血管时，所反射的频率或者频移与血管内流动的红细胞速度（血流的速度）成正比（图 13-1），与超声束和血管夹角的 cos 值成正比（受角度影响），而且与发射超声束的频率成正比（图 13-1）。因此，频移可以反映血流速度，但测量的并不是实际的流速。

频谱多普勒超声，即多普勒频移以频谱图的形式显示（图 13-2，13-3）。这种模式的纵轴表示频移（或速度标尺），横轴代表在心动周期中对应频移的时间（图 13-2，13-3）。因此，在心动周期的任意一点可以很容易测量频移，并通过相应的多普勒波形测量心功能参数（图 13-3，13-4）。

　　临床实践中，多普勒速度的测量可以用于评价下游血流的阻力[2]。理论基础是平均血流量与平均压成正比，与下游的平均阻力成反比，即 $Qm=Pm/Rm$。然而，这个概念只适用于稳定的非搏动性流体条件。在医学范围内血流是搏动的，用血管阻抗而不是血管阻力来描述受到的阻力[3]。下游血流的阻力仅仅是血管阻抗的一部分，血管阻抗依赖于脉冲频率、血流惯性、血管壁的膨胀性以及波的反射[3-6]。在实验室设计中，血管阻抗的测量是可行的。多普勒血流指数与搏动血流的阻抗、压力的波动性以及血管阻力有很好的相关性[7]。因此，多普勒频移为研究下游血管床阻抗提供了重要信息。多普勒也可以用于测量血流速度，这在胎儿贫血中有着重要价值。而且，结合血管直径的测量，多普勒可用于计算大血管的心输出量。

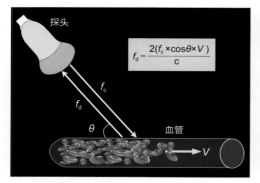

图 13-1　超声多普勒效应
当超声波检测血管时，反射的超声波频移（f_d）分别与超声波发射频率（f_c）、血管内的血流速度（V）、超声束和血管的夹角（θ）的 cos 值成正比，与声速（C）成反比，声速反映了超声束在介质中的传播速度

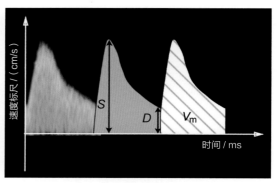

图 13-2　胎儿动脉多普勒频谱图
纵轴代表频移（速度标尺）（cm/s），横轴代表时间（ms）。在频谱图中可以反映心动周期中瞬时超声频移的变化。胎心血管系统常用的多普勒参数见表 13-1。收缩期峰值流速（S）、舒张末期流速（D）和平均流速（V_m）是频谱量化分析的常用指数

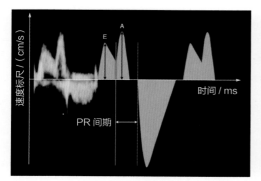

图 13-3　E/A 比值：用于跨房室瓣血流的多普勒定量分析
E 峰代表心室早期充盈峰值速度，A 峰代表心房收缩期峰值速度。PR 间期对应心电图 P 波至 R 波的距离，可以从多普勒波形中测量。详见正文和表 13-2

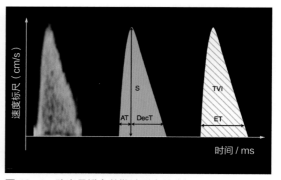

图 13-4　跨半月瓣多普勒波形定量分析
AT 代表加速度时间或达峰时间，DecT 代表减速度时间。S 是峰值流速，ET 是收缩射血时间。TVI 代表时间－速度积分（曲线下面积）。详见正文和表 13-2

多普勒频谱的定量分析

多普勒频谱的定量分析高度依赖检查部位。通常，心血管系统的 3 个检查部位是不同的：动脉系统、心脏瓣膜和静脉系统。每一个区域，我们可以得到一个非常类似但又不同的速度波形，但它们的定量分析是相似的。在胎儿超声检查时，为了得到较准确的多普勒信号指数，取样容积需置于瓣膜开放时瓣尖水平，超声束与血流束之间角度在 15° ~ 20°，在胎儿呼吸暂停瞬间取频谱图并进行多项测量。彩色多普勒常被用来引导取样容积放置的位置，通常将其放在血流束色彩最明亮的部位，以确保测量的准确性。分别在不同心动周期进行数据的测量，也保证了结果的可重复性。表 13-1 列出了胎儿脉冲多普勒超声检查的步骤。

表 13-1　脉冲多普勒超声优化步骤

- 将取样容积放在目标瓣膜的瓣尖水平或动脉（静脉）血管内
- 使血流方向与声速夹角小于 30°
- 取样容积放置在彩色血流束最明亮的部位
- 在胎儿呼吸暂停瞬间获取多普勒频谱
- 重复测量

脉冲多普勒评估胎儿动脉

胎儿动脉系统血流速度波形表现为收缩期峰值流速高和舒张期峰值流速低的特点（图 13-2，13-5），冠状动脉血流除外[8]，在此不讨论。表 13-2 列出了外周动脉常用的多普勒参数，即搏动指数，阻力指数和 S/D 比值，这些参数都存在声波角度依赖性。典型血管有脐动脉、降主动脉、大脑中动脉、动脉导管、主动脉峡部和肺动脉分支。多普勒频谱定量分析和多普勒参数见表 13-2。

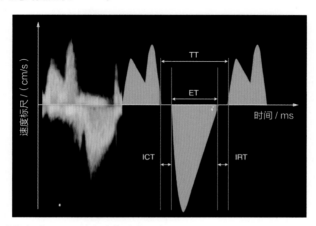

图 13-5　跨二尖瓣多普勒频谱用于评估心功能的常用参数
ET 代表心脏收缩射血期，ICT 代表等容收缩期，IRT 代表等容舒张期，TT 代表时间总和，TT=ET+ICT+IRT

表 13-2　大血管多普勒测量参数

参数	定义
收缩期峰值流速（S）(cm/s)	心脏收缩时频谱中最大流速
舒张末期流速（D）(cm/s)	舒张末期血流速度
时间速度积分（TVI）(cm)	多普勒频谱中一个心动周期包络的面积
平均速度（V_m）(cm/s)	速度时间积分／心动周期时间
搏动指数（PI）	（收缩期流速－舒张期流速）／平均流速
阻力指数（RI）	（收缩期流速－舒张期流速）／收缩期流速
S/D 比值	收缩期流速／舒张期流速
左室每搏输出量（SV）(ml)	速度时间积分 × 主动脉瓣横截面积
右室每搏输出量（SV）(ml)	速度时间积分 × 肺动脉瓣横截面积
左室心输出量（CO）(ml/min)	左室每搏输出量 × 心率
右室心输出量（CO）(ml/min)	右室每搏输出量 × 心率

脉冲多普勒评估心脏瓣膜

尽管多普勒指数在胎儿外周循环的评估中被广泛应用，在心脏水平的多普勒频谱定量分析更依赖于绝对值的测量，这和多普勒指数不同，具有角度依赖性。跨房室瓣和半月瓣的多普勒分析在下一节段讲述。跨瓣膜血流可分别显示收缩和舒张血流情况，由于跨瓣膜声速方向可以通过最佳角度获得，除了速度比值或时间参数之外，还可以测量绝对值。可以计算半月瓣峰值流速，也可以计算心脏舒张早期和心房收缩期峰值流速比值（E/A 比值）（图 13-3）。通常，可以测量平均流速，结合测量所得的血管面积，就能对心脏血流量进行量化（图 13-3）。表 13-3 总结了心脏瓣膜的多普勒测量参数。

表 13-3　心脏瓣膜多普勒测量参数

参数	定义
E 峰	心脏舒张早期通过二尖瓣或三尖瓣的峰值流速
A 峰	心房收缩期通过二尖瓣或三尖瓣的峰值流速
E/A 比值	舒张早期峰值流速／心房收缩期峰值流速
加速时间＝达峰时间	从起始点达到最大流速时的时间（ms）
减速时间	从峰值点沿下降支到达基线的时间（ms）
射血（收缩）时间	心动周期内心脏收缩的时间（ms）
充盈（舒张）时间	心动周期内心脏舒张的时间（ms）
总时间	一个心动周期持续的时间
等容收缩时间（ICT）(ms)	心肌收缩伴随心室内压力升高但心室容积不变所有瓣膜关闭
等容舒张时间（IRT）(ms)	心肌舒张伴随心室内压力下降但心室容积不变所有瓣膜关闭
PR 间期	心脏舒张早期结束至心脏收缩期开始之间的时间，相当于心电图 P 波起点至 QRS 波起点之间的时间

脉冲多普勒评估胎儿静脉

胎儿静脉系统血流速度波形在外周静脉中显示为典型的持续性血流，而与心脏相连的静脉其脉动性增强。除了肝内脐静脉显示为持续性血流以外，回流至心脏的胎儿静脉多普勒频谱具有 3 个峰：S 波、D 波和 A 波[9]。S 波对应心室收缩期的峰值流速，D 波对应心脏舒张期的峰值流速，A 波对应心脏舒张晚期心房收缩期的正向或反向血流（图 13-6，13-7）。一些静脉如静脉导管和肺静脉，整个心动周期显示前向血流，而另外一些静脉如上腔静脉、下腔静脉和肝静脉，心房收缩期显示反向血流。搏动指数和峰值流速指数是静脉血流多普勒频谱定量分析指标。由于有 A 波的反向血流，因此可以计算反向血流百分比或者前负荷指数。表 13-4 总结了胎儿静脉多普勒测量参数。

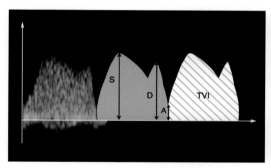

图 13-6 静脉导管（DV）多普勒频谱定量分析
S 代表收缩期最大流速，D 代表舒张期最大流速，A 代表心房收缩时最低流速。TVI 代表时间 - 速度积分（曲线下面积）。详见正文和图 13-3、13-4。肺静脉多普勒频谱和静脉导管频谱相似，并且量化分析指标相似

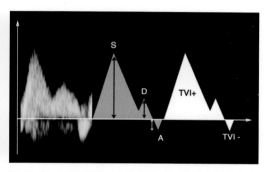

图 13-7 下腔静脉、上腔静脉或肝静脉多普勒频谱量化分析（3 支静脉的多普勒频谱形状和特点相似）
S 代表收缩期最大流速，D 代表舒张期最大流速，A 代表心房收缩时反向血流。TVI 代表时间 - 速度积分（曲线下面积）。TVI+ 代表频谱正向血流面积，TVI- 代表频谱负向血流面积。详见正文

表 13-4 胎儿静脉多普勒参数

参数	定义
收缩期流速（S）(cm/s)	心室收缩时的峰值流速
舒张期流速（D）(cm/s)	心脏舒张早期的峰值流速
心房流速（A）(cm/s)	心房收缩期的峰值流速（可以是负数）
时间 - 速度积分（TVI）(cm)	多普勒频谱中一个心动周期包络的面积
平均速度（V_m）(cm/s)	时间速度积分 / 心动周期时间
静脉搏动指数（PIV）	（收缩期流速－舒张期流速）/ 平均流速
静脉峰值速度指数（PVIV）	（收缩期流速－舒张期心房流速）/ 舒张期流速
下腔静脉前负荷指数	舒张期心房流速 / 收缩期流速
反向血流百分数	反向血流部分 TVI×100/ 整个前向血流部分 TVI

瓣膜和血管

房室瓣

多普勒技术

首先获得心尖或心底四腔心切面，确定声束与跨房室瓣血流束方向之间的角度小于20°。利用彩色多普勒血流成像识别通过房室瓣口的血流束，将取样容积放在心室侧，即二尖瓣或三尖瓣开放时瓣尖水平，也就是通过房室瓣口血流信号色彩最明亮的部位。

多普勒波形

图 13-8 显示通过房室瓣口血流的典型多普勒波形。该波形与心室舒张期相对应，为双时相。第一个峰为 E 峰，对应心室舒张早期；第二个峰为 A 峰，对应心室舒张晚期（心房收缩期或射血期）。因为二尖瓣与主动脉瓣之间存在纤维连续，通过二尖瓣的血流多普勒波形收缩期部分反映的是主动脉血流（图 13-8B）。而在流经三尖瓣口的多普勒波形中没有反映肺动脉血流。因为肺动脉瓣下圆锥肌把肺动脉瓣环和三尖瓣环分开。E/A 比值用于跨房室瓣口血流多普勒定量分析（图 13-3）。

通过房室瓣的多普勒波形依赖于心室肌的顺应性、前负荷和后负荷[10,11]。E/A 比值反映心室舒张功能。与出生后不同，胎儿期 A 峰的峰值流速大于 E 峰，可能与胎儿期心肌的硬度高有关[12]，因此，胎儿期心房收缩功能对心室充盈具有更加重要的意义。随着孕龄的增加，心室肌的硬度逐渐下降，E/A 比值由孕早期的（0.53±0.05）增加到孕晚期的（0.70±0.02）[13,14]，到分娩前 E/A 比值可到（0.82±0.04）左右[15]。随着孕龄增加，E/A 比值增加的趋势表明血流从舒张晚期转变到舒张早期。这种血流变化是因为心室肌顺应性增加、心室松弛率增加或者胎盘血管的阻力下降使得心脏后负荷降低。所以上述这些变化均随着孕龄增加而发生[16]。比较二尖瓣与三尖瓣的多普勒波形，无论在舒张早期还是舒张晚期，通过三尖瓣的血流峰值流速均大于二尖瓣的流速[14-16]。这与以往研究证实的结论一致，胎儿期通过三尖瓣的血流量比二尖瓣多[17-19]。这一证据也支持在胎儿期右心系统占主导地位的观点。宫内在妊娠末期转为左心系统占优势[20]。E/A 比值是衡量心室前负荷与顺应性的指标。

临床应用和异常表现

左心发育不良综合征和重度主动脉狭窄时出现二尖瓣口舒张期呈小波形。三尖瓣口的异常波形见于室间隔完整型肺动脉闭锁合并右心室发育不良。扩张型心肌病和肥厚型心肌病常合并双侧房室瓣多普勒波形异常。收缩期房室瓣常见的异常为二尖瓣或三尖瓣反流。二尖瓣反流多见于心内膜弹力纤维增生症合并重度主动脉狭窄，左心发育不良综合征或容量负荷过重合并二尖瓣反流。三尖瓣反流很常见，详见第 20 章。

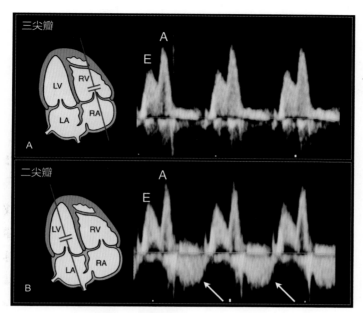

图 13-8　跨三尖瓣（A）和二尖瓣（B）多普勒波形图
取样容积置于瓣尖水平，声束与血流束之间的夹角小于 20°。多普勒波形图为双相，如图 13-3。跨二尖瓣多普
勒波形（B）收缩期部分显示主动脉血流（B 中箭头所指），因为二尖瓣与主动脉瓣之间存在纤维连接。跨三尖
瓣多普勒波形不显示肺动脉血流（A）。E 峰对应心脏舒张早期峰值流速，A 峰对应心房收缩期峰值流速。RV—
右心室；LV—左心室；RA—右心房；LA—左心房。详见正文和表 13-3

半月瓣

多普勒技术

主动脉。首先获得心尖或心底四腔心切面，旋转探头略朝头部方向，能够看到主动脉
从左心室发出的切面（五腔心切面）。调整探头方向使声束方向与胎儿主动脉血流方向的
夹角小于 20°。应用彩色多普勒技术确认跨主动脉瓣口的血流。将取样容积置于主动脉内、
瓣环远端、血流最明亮的部分（图 13-9A）。

肺动脉。首先获得胎儿五腔心切面，然后旋转或者倾斜探头直至能够看到肺动脉从右
心室发出。调整探头方向，使探头方向与胎儿肺动脉血流方向的夹角小于 20°。应用彩色
多普勒确认血流通过肺动脉瓣。将取样容积置于肺动脉内、瓣环远端、血流最明亮的部分
（图 13-9B）。

多普勒波形

图 13-9A 和 13-9B 分别显示跨主动脉瓣和肺动脉瓣的典型多普勒波形。收缩期峰值
流速及达峰时间是常用的定量指标。这些多普勒指标反映心室收缩性、动脉压力及后负荷。
收缩期峰值流速反映心肌收缩力、瓣环大小、前负荷和后负荷功能[21,22]，达峰时间反映
平均动脉压[23]。随着孕龄的增加，主动脉及肺动脉内的收缩峰值流速及达峰时间逐渐增
加[24-27]。主动脉收缩期峰值流速大于肺动脉[28,29]，原因是肺动脉瓣环略大，或是经过脑循

环后主动脉后负荷下降[28,30]。而肺动脉内的达峰时间比主动脉短，提示胎儿肺动脉平均动脉压高于主动脉压[25]。

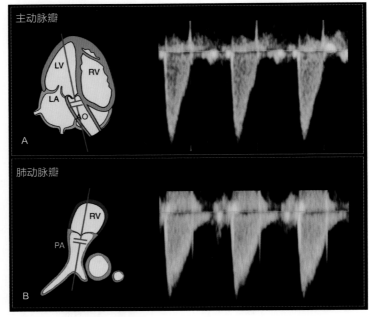

图 13-9　跨主动脉瓣（A）和肺动脉瓣（B）多普勒波形
RV—右心室；LV—左心室；LA—左心房；PA—肺动脉；AO—主动脉。详见正文和表 13-3

临床应用和异常表现

重度主动脉狭窄或主动脉缩窄时跨主动脉瓣的多普勒波形异常。肺动脉狭窄或肺动脉反流时跨肺动脉瓣的多普勒波形异常。

肺动脉分支

多普勒技术

通过右肺动脉短轴切面、倾斜的三血管 - 气管切面和左肺动脉矢状切面很容易观察到左、右肺动脉[31]（图 13-10）。适当右移探头，当血流束和声束平行时，可以显示右肺动脉。多普勒取样容积最好放置在肺动脉主干分叉处，在肺门处可略向外周偏移以避开相邻血管的干扰。

多普勒波形

肺动脉分支血流速度波形反映了肺内阻抗，具有特征图[32]。妊娠中期和妊娠晚期，大部分收缩期前向血流呈"细针样"收缩峰，原因是肺动脉内血流非常快速地加速，随后早期减速。有时表现为反向血流，重搏切迹表明收缩期血流灌注结束，随后为舒张期低速前向血流[32]（图 13-10）。

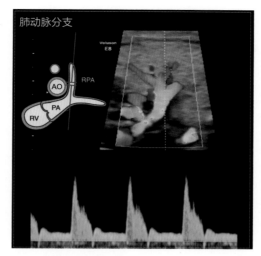

图 13-10　短轴切面右肺动脉（RPA）多普勒波形
显示取样容积放置的位置，声束与血流束几乎平行。RV—右心室；PA—肺动脉；AO—主动脉。详见正文和表
13-3

临床应用和异常表现

外周肺动脉循环的多普勒超声在 20 世纪 90 年代晚期已有研究[32,33]，只在特定条件下偶尔应用于临床[34]。肺动脉高压和肺动脉发育不良的高风险胎儿，多普勒波形显示舒张末期血流消失，搏动指数增高。由于肾发育不全、胎膜早破以及其他原因导致羊水过少，以及先天性膈疝和生长发育受限的胎儿也有报道。由于胎儿肺循环在最后 3 个月对氧变化很敏感，孕妇吸氧前后对氧的反应性已有报道[34]。最近的研究表明，对先天性膈疝胎儿行宫内胎儿镜下气管球囊封堵术后，肺动脉多普勒检测证实胎儿肺功能有所改善。

主动脉峡部

多普勒技术

胎儿主动脉峡部可以通过两个切面观察（见第 8、9 章）：显示主动脉弓长轴切面的旁矢状切面或者三血管 - 气管切面[35]（图 13-11）。取样容积放置最佳位置是左锁骨下动脉远端和动脉导管与降主动脉连接处近心端。

多普勒波形

主动脉峡部的速度波形与降主动脉相似，表现为峰值流速迅速升高和收缩末期流速减慢，随后为舒张期前向流速减慢（图 13-11）[35]。

临床应用和异常表现

主动脉峡部多普勒检测在胎儿严重生长受限中已有报道。脑保护效应、血液集中信号，只能通过导管弓和降主动脉之间分流来维持[36,37]。由于分流导致舒张期主动脉峡部血流反向，其持续时间和发生率与神经发育延迟有关[36,37]。另外，主动脉峡部反向血流也是严重心脏畸形伴有流出道梗阻的典型表现，如左心发育不良综合征和重度主动脉狭窄（详见第22章）。

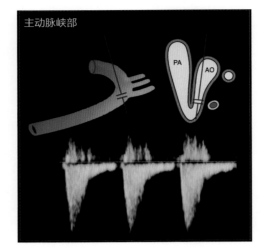

图 13-11　主动脉峡部多普勒波形
主动脉峡部可以通过主动脉弓矢状切面或三血管－气管切面获得。PA—肺动脉；AO—主动脉。详见正文、表 13-2 和 13-3

动脉导管

多普勒技术

胎儿动脉导管可以通过两个切面观察（见第8，9章）：显示导管弓长轴切面的旁矢状切面和三血管－气管切面（图 13-12）[38]。彩色多普勒可以帮助定位导管弓理想位置并放置多普勒取样容积，位于肺动脉和动脉导管的连接处。由于此处略变窄，因此易识别，彩色多普勒显示为五彩镶嵌高速血流。

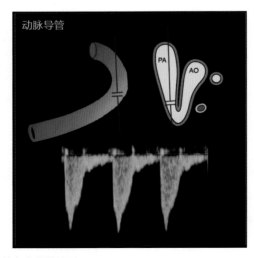

图 13-12　导管弓（动脉导管）多普勒波形
动脉导管可以通过导管弓矢状切面或三血管－气管切面获得。多普勒速度波形显示明显的舒张期切迹。PA—肺动脉；AO—主动脉。详见正文、表 13-2 和 13-3

多普勒波形

动脉导管的血流速度波形具有特征性[39]。其达峰时间较长，上升速度缓慢，紧接着是一个较高的收缩期峰值流速，是胎儿的最高流速，在妊娠中晚期达 80 ~ 200cm/s（图 13-12）。与主动脉多普勒波形相比，缓慢减速度时间导致波形变宽。重搏切迹标志收缩期结束，紧接着是舒张期血流上升伴有舒张期峰值流速。

临床应用和异常表现

动脉导管多普勒测量已在多普勒超声心动图早期应用，主要用于宫内导管提前闭合或收缩的评估，不管这种现象是自发性的，还是吲哚美辛（消炎痛）或其他非甾体类抗炎药治疗引起的并发症。当动脉导管收缩时，曲线形状会发生改变，表现为峰值流速升高，大于 200cm/s，并伴有搏动指数减低，小于 1.8。另外，动脉导管脉冲多普勒可用于胎儿心脏异常时，出生后动脉导管依赖性肺循环。更多详情在相应章节中讨论。

下腔静脉

多普勒技术

获得胎儿胸腹部矢状切面，进行彩色多普勒观察。滑动探头得到右旁矢状切面，可见下腔静脉入右房。下腔静脉可以在两个位置观察：下腔静脉入右房处以及肾静脉和静脉导管入下腔静脉处。这两处测量值之间有较好的相关性，测量时注意选择声束方向与血流方向之间最小的夹角[40]。

多普勒波形

图 13-7 显示下腔静脉的多普勒频谱。该波形呈三相波，第一时相代表心房舒张及心室收缩，第二时相代表心室舒张早期，第三时相代表舒张晚期及心房收缩[40,41]。典型的图像显示舒张晚期下腔静脉的血流反向[40-42]。反向血流百分比为心房收缩期的时间流速积分乘以 100 再除以整个前向血流的时间流速积分，用于下腔静脉多普勒血流定量分析[41]（表 13-4）。它是反映舒张末期右心房与右心室之间压力阶差的指标。该指标取决于心室顺应性和右心室舒张末压[40,43-45]。下腔静脉反向血流百分比随孕龄增加呈线性负相关，由孕 20 周平均（14.7±2.55%）下降至出生前平均（4.7±2.55%）[40]。这种下降趋势可能与心室的顺应性增加以及外周阻力随孕龄增加而下降有关。虽然下腔静脉的前向血流与上腔静脉无明显差别，但是下腔静脉心房收缩期的反向血流比上腔静脉多[41]。

临床应用和异常表现

下腔静脉多普勒波形的异常见于严重的宫内发育迟缓，表现为舒张晚期的反向血流增加。

静脉导管

多普勒技术

在膈肌水平获取胎儿腹部冠状切面，调整探头直至观察到下腔静脉入右房处。将彩色多普勒叠加到灰阶图像上，可以确认静脉导管是一条起自脐静脉接近下腔静脉入右房前的血管（图 13-13）。静脉导管内常显示为湍流，并可见到与静脉导管相邻的左肝静脉。胎儿腹部旁矢状切面也可以观察到静脉导管。获得静脉导管比较简便的方法是在胎儿腹围水平行横切面或斜切面扫查（见第 10 章）。首先在胎儿腹围水平取得横切面。将彩色多普勒叠加到灰阶图像上，沿着脐静脉走行调整探头略朝向头部，则观察到静脉导管。

多普勒波形

图 13-13 是在静脉导管水平获得的多普勒频谱，呈三相波，第一个峰值出现在收缩期，为 S 峰；第二峰在舒张早期，为 D 峰；第三个峰是最低点在心房收缩期，为 A 峰[46]。与下腔静脉不同，正常胎儿静脉导管在整个心动周期内均为前向血流[42]。静脉导管是一支小静脉，长约 2cm，宽约 2mm[47]。由于其管腔小，使得血流快速经静脉导管朝向卵圆孔[48]。静脉导管从孕 18 周峰值流速约为 65cm/s 增加到出生前 75 cm/s[48]。由于血流峰值流速的测量受角度的影响，因此需要其他指标来定量评价静脉导管内的血流。根据收缩期峰值流速和心房收缩时的血流速度得到 S/A、S-A/S 这两个指数[49]。通常，这两个指数随孕龄增加而改变，能够较好地反映右室的前负荷变化。

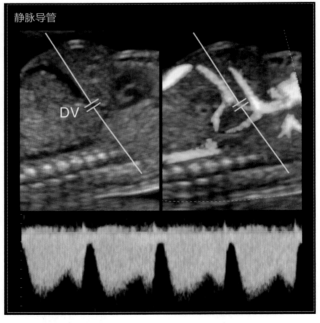

图 13-13　静脉导管（DV）多普勒波形
显示多普勒取样容积较小并放置在静脉导管内，与声束夹角小于 20°～30°。多普勒波形呈三相波。见图 13-6 波形定量分析。详见正文和表 13-4

临床应用和异常表现

静脉导管多普勒波形异常见于严重宫内发育迟缓，主要表现为心房收缩期血流速度减低、缺失或反向（A）。静脉导管波形异常也可见于有心脏梗阻性病变。

肺静脉

多普勒技术

肺静脉在其汇入左房处可以观察到。心底四腔心切面可以观察到右下肺静脉，横位四腔心切面观察到左下肺静脉（图 13-14）。彩色多普勒可见左下肺静脉和右下肺静脉与声束平行的血流（图 13-14）。多普勒的取样容积应放在肺实质与肺静脉进入左房前。

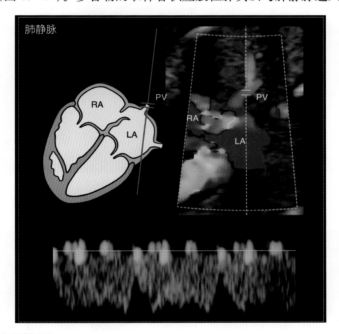

图 13-14　肺静脉多普勒波形
显示取样容积很小并放置在肺实质的肺静脉内，与声束的夹角小于 20°～30°。多普勒波形为三相波。见图 13-6 波形定量分析。LA—左心房；PV—肺静脉。详见正文和表 13-4

多普勒波形

肺静脉的流速反映整个心动周期内左心房压力变化情况。其波形是与静脉导管波形相似，呈三相波，反映收缩期 S 峰，及随后的舒张期 D 峰，心房收缩时产生的 A 峰是最低点（图 13-14）。

临床应用和异常表现

肺静脉波形异常见于左心发育不良综合征时心房间交通狭窄，表现为舒张晚期反向血流。在胎儿期出现静脉连接异常时，典型的肺静脉三相波形消失。

总结

脉冲多普勒是胎儿超声心动图的重要组成部分，可以通过血流和多普勒波形定量分析从而评估心脏畸形和心功能。图 13-15 和 13-16 显示了胎儿心脏与其对应的瓣膜、动脉和静脉的多普勒波形示意图。

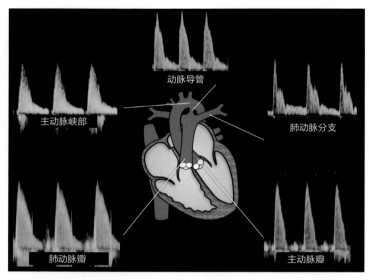

图 13-15　四腔心切面和心脏大血管示意图以及对应的主动脉瓣、肺动脉瓣、主动脉峡部、动脉导管和肺动脉分支的多普勒波形

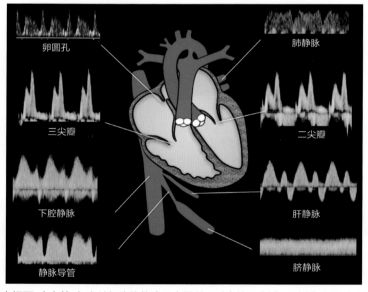

图 13-16　四腔心切面、大血管、与心脏相连的静脉示意图以及对应的二尖瓣、三尖瓣、卵圆孔、肺静脉、下腔静脉、静脉导管、肝静脉和脐静脉的多普勒波形

详见正文和表 13-2 和 13-3

要点 脉冲多普勒超声心动图

- 多普勒频移直接与目标血管的血流速度、超声束与血管夹角的 cos 值及发射超声束频率成正比。
- 多普勒频移可以提供下游血管床血流阻抗的信息。
- 大多数心脏多普勒波形定量分析依赖于频率绝对值，具有角度依赖性。
- 胎儿的血液循环是并行的，不是按顺序排列的，右心室输出量大于左心室。
- 静脉导管内的血液优先经卵圆孔进入左心房。
- 随着孕龄的增加，心室顺应性增加，总外周阻力降低，前负荷增加，心输出量增加。
- 胎儿期，肺血管阻力高。
- 房室瓣口多普勒波形呈双相。
- 胎儿期房室瓣口 A 峰大于 E 峰。
- 半月瓣口的收缩期峰值流速及达峰时间是用于定量评估的指标。
- 下腔静脉多普勒波形呈三相。
- 正常胎儿舒张晚期下腔静脉的血流反向。
- 静脉导管多普勒波形呈三相波。
- 正常胎儿静脉导管内血流在整个心动周期内均为前向血流。
- 肺静脉的血流速度频谱反映左心房在整个心动周期的压力变化。
- 肺静脉多普勒波形是与静脉导管相似，呈三相波。

（李亚南　译）

参考文献

1. Doppler C. Über das farbige Licht der Doppelsterne und einiger anderer Gestirne des Himmels [On the colored light of the double stars and certain other stars of heaven]. *Abh Königl Böhm Ges Wiss*. 1843;2:465–482.
2. Schulman H, Winter D, Farmakides G, et al. Doppler examinations of the umbilical and uterine arteries during pregnancy. *Clin Obstet Gynecol*. 1989;32:738–745.
3. Nichols W, O'Rourke M. *McDonald's Blood Flow in Arteries*. London, England: Edward Arnold; 1990.
4. Stuart B, Drumm J, FitzGerald DE, et al. Fetal blood velocity waveforms in normal pregnancy. *Br J Obstet Gynaecol*. 1980;87:780–785.
5. Gosling R, King DH. Ultrasound angiology. In: Harcus AW, Adamson L, eds. *Arteries and Veins*. Edinburgh, Scotland: Churchill-Livingstone; 1975.
6. Pourcelot L. Applications clinique de l'examen Doppler transcutane [Clinical applications of transcutaneous Doppler examination]. In: Peronneau P, ed. *Velocimetrie Ultrasonore Doppler* [*Doppler Ultrasound Velocimetry*]. Paris, France: INSERM; 1974:213–220.
7. Adamson SL, Langille BL. Factors determining aortic and umbilical blood flow pulsatility in fetal sheep. *Ultrasound Med Biol*. 1992;18:255–266.
8. Chaoui R. Coronary arteries in fetal life: physiology, malformations and the "heart-sparing effect". *Acta Paediatr Suppl*. 2004;93:6–12.
9. Sinkovskaya E, Klassen A, Abuhamad A. A novel systematic approach to the evaluation of the fetal venous system. *Semin Fetal Neonatal Med*. 2013;18:269–278.
10. Stoddard MF, Pearson AC, Kern MJ, et al. Influence of alteration in preload on the pattern of left ventricular

diastolic filling as assessed by Doppler echocardiography in humans. *Circulation*. 1989;79:1226–1236.

11. Labovitz AJ, Pearson AC. Evaluation of left ventricular diastolic function: clinical relevance and recent Doppler echocardiographic insights. *Am Heart J*. 1987;114:836–851.

12. Romero T, Covell J, Friedman WF. A comparison of pressure-volume relations of the fetal, newborn, and adult heart. *Am J Physiol*. 1972;222:1285–1290.

13. Wladimiroff JW, Huisman TW, Stewart PA. Fetal cardiac flow velocities in the late 1st trimester of pregnancy: a transvaginal Doppler study. *J Am Coll Cardiol*. 1991;17:1357–1359.

14. van der Mooren K, Barendregt LG, Wladimiroff JW. Fetal atrioventricular and outflow tract flow velocity waveforms during normal second half of pregnancy. *Am J Obstet Gynecol*. 1991;165:668–674.

15. Reed KL, Sahn DJ, Scagnelli S, et al. Doppler echocardiographic studies of diastolic function in the human fetal heart: changes during gestation. *J Am Coll Cardiol*. 1986;8:391–395.

16. Wladimiroff JW, Stewart PA, Burghouwt MT, et al. Normal fetal cardiac flow velocity waveforms between 11 and 16 weeks of gestation. *Am J Obstet Gynecol*. 1992;167:736–739.

17. De Smedt MC, Visser GH, Meijboom EJ. Fetal cardiac output estimated by Doppler echocardiography during mid- and late gestation. *Am J Cardiol*. 1987;60:338–342.

18. Kenny JF, Plappert T, Doubilet P, et al. Changes in intracardiac blood flow velocities and right and left ventricular stroke volumes with gestational age in the normal human fetus: a prospective Doppler echocardiographic study. *Circulation*. 1986;74:1208–1216.

19. Reed KL, Meijboom EJ, Sahn DJ, et al. Cardiac Doppler flow velocities in human fetuses. *Circulation*. 1986;73:41–46.

20. Chang CH, Chang FM, Yu CH, et al. Systemic assessment of fetal hemodynamics by Doppler ultrasound. *Ultrasound Med Biol*. 2000;26:777–785.

21. Bedotto JB, Eichhorn EJ, Grayburn PA. Effects of left ventricular preload and afterload on ascending aortic blood velocity and acceleration in coronary artery disease. *Am J Cardiol*. 1989;64:856–859.

22. Gardin JM. Doppler measurements of aortic blood flow velocity and acceleration: load-independent indexes of left ventricular performance? *Am J Cardiol*. 1989;64:935–936.

23. Kitabatake A, Inoue M, Asao M, et al. Noninvasive evaluation of pulmonary hypertension by a pulsed Doppler technique. *Circulation*. 1983;68:302–309.

24. Groenenberg IA, Stijnen T, Wladimiroff JW. Blood flow velocity waveforms in the fetal cardiac outflow tract as a measure of fetal well-being in intrauterine growth retardation. *Pediatr Res*. 1990;27:379–382.

25. Machado MV, Chita SC, Allan LD. Acceleration time in the aorta and pulmonary artery measured by Doppler echocardiography in the midtrimester normal human fetus. *Br Heart J*. 1987;58:15–18.

26. Rizzo G, Arduini D, Romanini C. Doppler echocardiographic assessment of fetal cardiac function. *Ultrasound Obstet Gynecol*. 1992;2:434–445.

27. Severi FM, Rizzo G, Bocchi C, et al. Intrauterine growth retardation and fetal cardiac function. *Fetal Diagn Ther*. 2000;15:8–19.

28. Allan LD, Chita SK, Al-Ghazali W, et al. Doppler echocardiographic evaluation of the normal human fetal heart. *Br Heart J*. 1987;57:528–533.

29. Reed KL, Anderson CF, Shenker L. Fetal pulmonary artery and aorta: two-dimensional Doppler echocardiography. *Obstet Gynecol*. 1987;69:175–178.

30. Comstock CH, Riggs T, Lee W, et al. Pulmonary-to-aorta diameter ratio in the normal and abnormal fetal heart. *Am J Obstet Gynecol*. 1991;165:1038–1044.

31. Taddei F, Chaoui R, Lenz F, et al. Doppler examination of the fetal left and right pulmonary artery. Relation to fetal position and gestational age: a methodological study [in German]. *Ultraschall Med*. 1997;18:14–18.

32. Chaoui R, Taddei F, Rizzo G, et al. Doppler echocardiography of the main stems of the pulmonary arteries in the normal human fetus. *Ultrasound Obstet Gynecol*. 1998;11:173–179.

33. Rizzo G, Capponi A, Angelini E, et al. Blood flow velocity waveforms from fetal peripheral pulmonary arteries in pregnancies with preterm premature rupture of the membranes: relationship with pulmonary hypoplasia. *Ultrasound Obstet Gynecol*. 2000;15:98–103.

34. Cruz-Martinez R, Castanon M, Moreno-Alvarez O, et al. Usefulness of lung-to-head ratio and intrapulmonary arterial Doppler in predicting neonatal morbidity in fetuses with congenital diaphragmatic hernia treated with fetoscopic tracheal occlusion. *Ultrasound Obstet Gynecol*. 2013;41:59–65.

35. Fouron JC, Zarelli M, Drblik P, et al. Flow velocity profile of the fetal aortic isthmus through normal gestation. *Am J Cardiol*. 1994;74:483–486.

36. Fouron JC. The unrecognized physiological and clinical significance of the fetal aortic isthmus. *Ultrasound Obstet Gynecol*. 2003;22:441–447.

37. Fouron JC, Gosselin J, Raboisson MJ, et al. The relationship between an aortic isthmus blood flow velocity index and the postnatal neurodevelopmental status of fetuses with placental circulatory insufficiency. *Am J Obstet Gynecol*. 2005;192:497–503.

38. Brezinka C, Gittenberger-de Groot AC, Wladimiroff JW. The fetal ductus arteriosus, a review. *Zentralbl Gynakol*. 1993;115:423–432.

39. Brezinka C, Huisman TW, Stijnen T, et al. Normal Doppler flow velocity waveforms in the fetal ductus arteriosus in the first half of pregnancy. *Ultrasound Obstet Gynecol*. 1992;2:397–401.

40. Rizzo G, Arduini D, Romanini C. Inferior vena cava flow velocity waveforms in appropriate- and small-for-gestational-age fetuses. *Am J Obstet Gynecol*. 1992;166:1271–1280.

41. Reed KL, Appleton CP, Anderson CF, et al. Doppler studies of vena cava flows in human fetuses. Insights into normal and abnormal cardiac physiology. *Circulation*. 1990;81:498–505.

42. Huisman TW, Stewart PA, Wladimiroff JW. Flow velocity waveforms in the fetal inferior vena cava during the second half of normal pregnancy. *Ultrasound Med Biol*. 1991;17:679–682.

43. Brawley RK, Oldham HN, Vasko JS, et al. Influence of right atrial pressure pulse on instantaneous vena caval blood flow. *Am J Physiol*. 1966;211:347–353.

44. Reuss ML, Rudolph AM, Dae MW. Phasic blood flow patterns in the superior and inferior venae cavae and umbilical vein of fetal sheep. *Am J Obstet Gynecol*. 1983;145:70–78.

45. Wexler L, Bergel DH, Gabe IT, et al. Velocity of blood flow in normal human venae cavae. *Circ Res*. 1968;23:349–359.

46. Soregaroli M, Rizzo G, Danti L, et al. Effects of maternal hyperoxygenation on ductus venosus flow velocity waveforms in normal third-trimester fetuses. *Ultrasound Obstet Gynecol*. 1993;3:115–119.

47. Chacko AW, Reynolds SR. Embryonic development in the human of the sphincter of the ductus venosus. *Anat Rec*. 1953;115:151–173.

48. Kiserud T, Eik-Nes SH, Blaas HG, et al. Ultrasonographic velocimetry of the fetal ductus venosus. *Lancet*. 1991;338:1412–1414.

49. DeVore GR, Horenstein J. Ductus venosus index: a method for evaluating right ventricular preload in the second-trimester fetus. *Ultrasound Obstet Gynecol*. 1993;3:338–342.

第 14 章
胎儿心脏功能

概述

胎儿超声心动图在临床实践中主要用于识别结构性心脏畸形的胎儿。为此，过去的 30 年中已积累了丰富的专业知识，并且目前的超声技术在识别严重和轻微心脏畸形方面取得了广泛认可。大量文献表明，随着超声技术的发展，如今对胎儿心脏功能进行评价是可行的。对胎儿心脏功能的评价在一些高危妊娠病例中已经显示出一定的临床应用价值，如宫内发育迟缓（intrauterine growth retardation，IUGR）、双胎输血综合征、妊娠糖尿病和胎儿水肿。最近的证据表明，胎儿适应不良的妊娠结局在成人健康的长期预后中具有重要作用 [1]。胎儿功能性超声心动图应用范围将大大发展。本章将讲述胎儿心脏循环的概述和回顾目前在临床中用于评估胎儿心脏功能的技术。

胎儿心脏循环

胎儿血液循环在许多方面不同于成人。胎儿血液循环是并行而不是序贯的，且右心室输出量大于左心室 [2,3]。胎儿期卵圆孔和动脉导管开放，右侧血液循环绕过肺组织进入左侧血液循环。由右心室射出的大部分血液直接通过动脉导管进入胸主动脉，而小部分血液经左、右肺动脉进入肺内 [3]。大约 50% 的血液流经胸主动脉通过脐动脉回流至胎盘 [4]。在胎盘中进行氧合，随后高氧合血经脐静脉回流至胎儿。大约一半的脐静脉血进入静脉导管，其余的进入门脉系统和肝静脉 [4]。静脉导管和肝左静脉的血液在膈下间隙进入心脏，先通过卵圆孔流入左心房 [5,6]。左房内的血液进入左室，在收缩期射入主动脉。卵圆孔和动脉导管水平的右向左分流对心脏血流方式具有显著影响，并影响血液和氧气在各器官的分布。这种分流机制确保高氧含量的血液输送至冠状动脉和脑循环。

胎儿期右心室容量大于左心室，两者之比约为 1.3 ∶ 1 [3,7]。足月儿双心室输出量大约是 1735 ml/min，而血流用于估测胎儿体重是恒定的，平均值（553±153）ml/(min·kg) [8]。

每搏输出量随孕龄的增加快速增长[9]。右室和左室均由 20 周时的 0.7ml 增加到在足月时的 7.6ml 和 5.2ml[9]。人体多普勒研究证实，Frank-Starling 定律也适用于胎儿心脏，前负荷的增加会导致心室每搏输出量增加[10]。

妊娠期器官的发育会影响血液分布和血管阻抗[2]。随着孕龄的增加，心室顺应性增加，总外周阻力下降，前负荷增加以及心输出量增加[2]。胎儿左心比右心顺应性增加的更快[2]。胎儿期肺血管阻力高，肺动脉压力几乎等于主动脉压力[11]。流入肺血管床的血流保持一种低流速状态，在妊娠晚期流速才显著增加[3,11]。胎儿的心输出量主要受前负荷和心室顺应性的影响[2]。

出生后，随着血管活性和被动过程的发生，包括脐带胎盘循环闭塞、肺血管阻力和左-右压力阶差的变化，以及 3 个循环分流关闭，使得胎儿循环转为成人循环，整个左心室输出量进入体循环系统，整个右心室输出量进入肺循环系统。

心动周期

正常情况下，心动周期分为 5 个不同的时期。

（1）舒张早期。舒张早期开始于房室瓣开放，心室充盈。由于心室进行性松弛，因此，心室压力在舒张早期是恒定的。此期心室充盈是被动状态（图 14-1）。

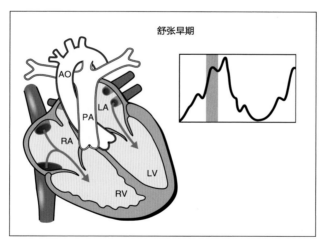

图 14-1　胎儿心动周期的舒张早期示意图和相应的多普勒测速波形
显示房室瓣开放，而半月瓣关闭。由于心室进行性舒张，心室压力在舒张早期保持恒定。此期血液以被动方式充盈心室。RA—右心房；RV—右心室；LA—左心房；LV—左心室；PA—肺动脉；AO—主动脉

（2）心房收缩期。心房收缩发生在心室舒张末期，使心室完全充盈。在心房收缩期，心室压力轻度增加（图 14-2）。

（3）等容收缩期。此期始于心肌收缩，是心室收缩的开始，心动周期的等容收缩期，心室压陡升而心室容积不变，房室瓣和半月瓣关闭（图 14-3）。等容收缩期平均持续时间

（isovolumetric contraction time，IVCT）是 28 毫秒，范围是 22 ～ 33 毫秒[12,13]。

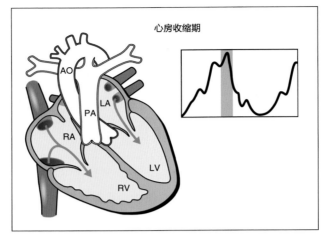

图 14-2 胎儿心动周期的心房收缩期示意图和相应多普勒测速波形
心房收缩期，心室完全充盈。显示房室瓣开放，半月瓣关闭。此期，心室压力轻度增加。RA—右心房；RV—右心室；LA—左心房；LV—左心室；PA—肺动脉；AO—主动脉

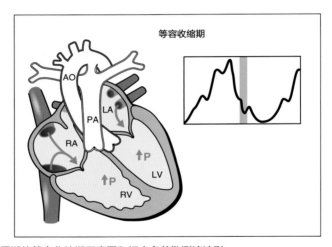

图 14-3 胎儿心动周期的等容收缩期示意图和相应多普勒测速波形
此期代表心室收缩开始。显示房室瓣和半月瓣均关闭。心室压力急剧上升，心室容积无变化。RA—右心房；RV—右心室；LA—左心房；LV—左心室；PA—肺动脉；AO—主动脉；P—压力

（4）射血期。随着心室压力持续升高，心室压力超过大动脉压力，半月瓣开放，血液快速射出。随着心室射血，心肌形变随之发生。射血期心室容积和压力下降（图 14-4）。射血期的平均持续时间，称为射血时间（ejection time，ET），为 175 毫秒，范围是 159 ～ 195 毫秒[12,13]。

（5）等容舒张期。当心室压力下降至大动脉压力以下时，半月瓣关闭。等容舒张期，心室压力下降，房室瓣关闭而心室容积不变（图 14-5）。等容舒张期平均持续时间（isovolumetric relaxation time，IVRT）是 34 毫秒，范围是 26 ～ 41 毫秒[12,13]。当心室压力下降，低于心房压时，房室瓣开放，下一心动周期开始。

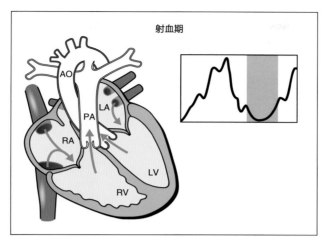

图 14-4　胎儿心动周期的射血期示意图和相应多普勒测速波形
显示房室瓣关闭，半月瓣开放。此期，心肌变形随之发生，心室容积和压力下降。RA—右心房；RV—右心室；
LA—左心房；LV—左心室；PA—肺动脉；AO—主动脉

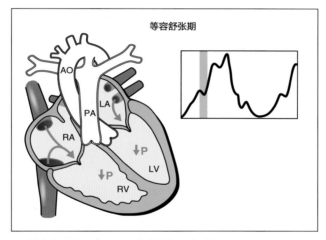

图 14-5　胎儿心动周期的等容舒张期示意图和相应多普勒测速波形
显示房室瓣和半月瓣均关闭。此期，心室压力下降，心室容积不变。RA—右心房；RV—右心室；LA—左心房；
LV—左心室；PA—肺动脉；AO—主动脉；P—压力

心脏功能评估参数

　　胎儿心脏功能的评估参数大部分改自小儿和成人胎儿超声心动图。这些参数包括心脏
瓣膜的多普勒波形、血流容积的估算、室壁的运动和速度、室壁的形变和心室容积的量
化。其中一些参数最适用于心脏收缩功能的评估，而另一些参数适用于评估舒张功能或整
体心脏功能。表 14-1 列出了用于收缩、舒张、整体心脏功能评估的参数以及相关的超声
心动图技术。重要的是，心脏功能的一些参数更适合于胎儿心脏功能的评估。这与限制胎
儿心脏功能评估技术广泛应用的局限性有关。这些局限性包括胎儿心脏的声波角度、心率

快、缺乏心电图（electrocardiogram，ECG）门控、相对低的帧频以及妊娠晚期分辨力降低。各种技术的局限性会在相应的章节列出。

表 14-1　胎儿心脏功能参数和超声心动图技术

心脏功能	心脏功能参数	超声心动图技术
收缩功能	血流评估：射血分数	M 型，斑点追踪
	血流评估：心输出量	常规多普勒，STIC
	心肌运动：环形位移	M 型，斑点追踪
	心肌运动：环形峰值速度	频谱 TDI，彩色 TDI
	心肌形变：应变	彩色 TDI，斑点追踪
	心肌形变：应变率	彩色 TDI，斑点追踪
舒张功能	多普勒量化：E/A 比值	常规多普勒，频谱 TDI
	多普勒量化：E/E'比值	常规多普勒，频谱 TDI
	多普勒量化：IRT	常规多普勒，频谱 TDI
	心肌运动：环形峰值速度	频谱 TDI，彩色 TDI
整体心脏功能	多普勒量化：MPI	常规多普勒，频谱 TDI

注：STIC—时间 - 空间关联成像；TDI—组织多普勒成像；IRT—等容舒张期时间；MPI—心肌做功指数。
修改自 Crispi F, Gratacos E. Fetal cardiac function: technical considerations and potential research and clinical applications. *Fetal Diagn Ther*, 2012;32:47. 已获得授权。

评估心脏功能的技术

　　许多超声技术已经应用于胎儿心脏功能的评估，包括 2D 和彩色多普勒、常规频谱多普勒、M 型、组织多普勒（tissue Doppler imaging，TDI）、斑点追踪和四维（four-dimensional，4D）时间 - 空间关联成像（spatiotemporal image correlation，STIC）。本章中，我们简要描述上述技术、图像采集和评估胎儿心脏功能每种模式的优点和局限性。本章不是对这些技术的综合回顾，而是对这些技术的修订。推荐读者参考引用文献获得每种模式更为详细的信息。

常规频谱多普勒

　　常规频谱多普勒参数可以在胎儿超声心动图中获取，且常用于胎儿心脏功能的评估。常规频谱多普勒主要包括房室瓣和半月瓣波形的量化。第 13 章详细回顾了心脏频谱多普勒的获取、显示和量化。本章我们着重讲述常规频谱多普勒在胎儿心脏功能中的应用。

　　常规频谱多普勒评估胎儿心脏功能主要有 3 个多普勒参数：房室瓣多普勒波形、半月瓣多普勒波形和心肌做功指数（myocardial performance index，MPI）。MPI 是反映整体心脏功能的一个衍生指数。

胎儿房室瓣

E/A 比值用于房室瓣多普勒波形的量化分析（图 14-6）。E/A 比值反映胎儿心脏舒张功能。频谱多普勒 E 波代表心肌舒张过程中心室的被动充盈（图 14-1）。A 波代表心房收缩时心室的主动充盈（图 14-2）。胎儿期 E/A 比值小于 1，表明在心动周期中，心房收缩在舒张期贡献大部分的血液。这与胎儿心室顺应性减低有关。随着孕龄的增加，心室顺应性降低，舒张期被动充盈相对增加，E 峰的速度和 E/A 比值增加（图 14-7）。胎儿右室的 E/A 波形峰值速度更高，其比值略低于左室 [14]。出生后，E/A 比值大于 1。将取样容积置于心室内会导致多普勒双相波形缺失。宽的取样框会产生流出道和壁运动的伪像。获取胎儿 E/A 比值的技术已在第 13 章讲述。

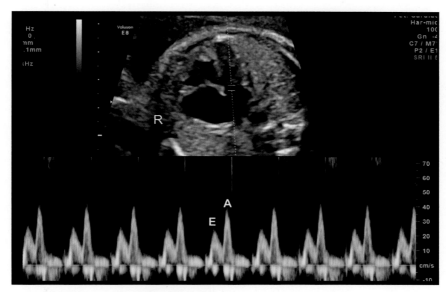

图 14-6 跨房室瓣（图为二尖瓣）的频谱多普勒波形
多普勒波形用 E/A 比值进行量化，反映的是胎儿心脏的舒张功能。E 波代表心室的被动充盈，A 波代表心房收缩时心室的主动充盈。R—右

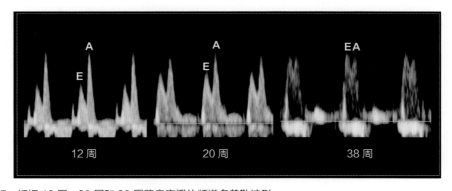

图 14-7 妊娠 12 周、20 周和 38 周跨房室瓣的频谱多普勒波形
心脏周期中的心房收缩在舒张期贡献大部分的血液，波形显示为 A 峰流速高。随着孕龄增加，心室顺应性降低，舒张期被动充盈相对增加，E 峰的速度和 E/A 比值增加。如妊娠 38 周所示，E/A 比值接近于 1

各种异常胎儿的 E/A 波形会发生变化。胎儿心动过速会导致 E 波和 A 波的融合[15]（图 14-8）。生长受限的胎儿，早期表现是右室的 E 波和 A 波降低（图 14-9）[16]。这种表现在控制不佳的妊娠糖尿病中也有报道[17]。当生长严重受限时，E/A 比值显示单相模式。

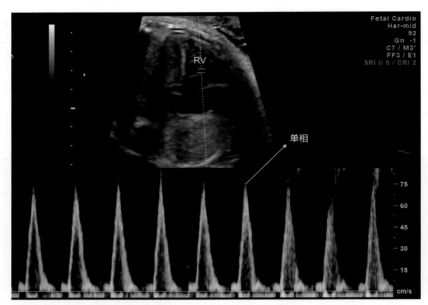

图 14-8　具有快速心室率的妊娠 32 周胎儿的跨三尖瓣的频谱多普勒波形
E 波和 A 波融合，呈单相波形。RV—右心室

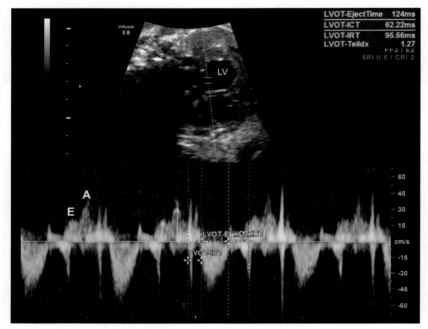

图 14-9　严重生长受限的妊娠 36 周胎儿跨二尖瓣的频谱多普勒波形
E 峰和 A 峰速度减低（标记的和黄色箭头）反映心脏的前负荷降低。胎儿 Tei 指数（心肌做功指数）延长（1.27），表明整体心脏功能下降。LV—左心室；ICT—等容收缩时间；IRT—等容舒张时间

胎儿半月瓣

　　主动脉和肺动脉流出道血流速度反映血流灌注血管床的外周血管阻力状态。跨主动脉瓣的常规频谱多普勒反映的是胎儿上半身的血管阻力，包括大脑；跨肺动脉瓣的频谱多普勒反映的是胎儿下半身和胎盘的血管阻力。主动脉和肺动脉的血流速度波形是单相波（图 14-10）。一些半月瓣波形参数可以测量，包括收缩期峰值速度、加速度时间、速度 - 时间积分，ET 和搏动指数（图 14-10）。通过测量血流速度和流出道面积，可以计算右室（图 14-11）、左室和全心的心输出量。获取主动脉瓣和肺动脉瓣的频谱多普勒波形技术分别在第 13 章讲述。

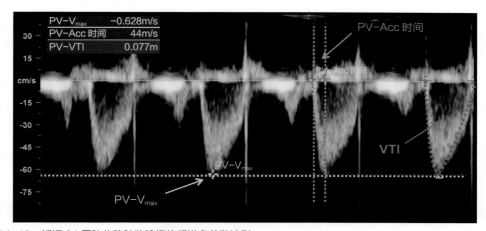

图 14-10　妊娠 24 周胎儿跨肺动脉瓣的频谱多普勒波形
多普勒波形为单相波。在多普勒频谱上显示收缩期峰值速度（PV-V$_{max}$）、加速时间（PV-Acc 时间）和速度 - 时间积分（VTI）的测值。PV—肺动脉瓣

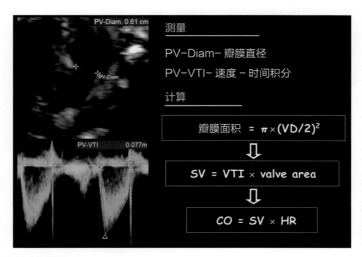

图 14-11　右室心输出量测量
测量肺动脉瓣（PV）直径（Diam.）。瓣膜面积使用公式：π ×（PV-Diam/2）² 计算。每搏输出量（SV）= 速度 - 时间积分（PV-VTI）× 瓣膜面积，心输出量（CO）= SV × 心率（HR）

左、右心室的每搏输出量分别由主动脉、肺动脉的速度－时间积分乘以对应的血管面积得出（图 14-11）。血管面积＝π×（血管直径/2）²。为了测量误差最小化，测量 3 次血管直径，取平均值计算血管面积[18]。左心输出量（left cardiac output，LCO）和右心输出量（right cardiac output，RCO）由对应的每搏输出量乘以心率得出（图 14-11）。RCO 大于 LCO，占全心输出量（combined cardiac output，CCO）的 55% ～ 60%[19]。

对于多妊娠心输出量的估算有一些争议[20]。羊胎儿急性低氧血症合并有 RCO、LCO 和 CCO 的减少[21]。但这些结果与人类不同。研究结果显示与对照组相比，心输出量没有变化[22,23]。此外，心输出量的异常通常是胎儿适应低氧血症的晚期表现。

心肌做功指数

Tei 等[24] 在 1995 年首次介绍 MPI。MPI 是反映整个心室功能的一个非几何指数，包括收缩和舒张的时间间隔。在胎儿心脏中，收缩功能障碍导致 IVCT 的延长，舒张功能障碍导致 IVRT 的延长。MPI 定义为 IVCT ＋ IVRT/ET（图 14-12），心室功能障碍时，MPI 延长。MPI 不能辨别心脏的舒张和收缩功能障碍，在胎儿中很少用到，因为复杂的妊娠中主要影响的参数是 IVRT[20]。心室负荷、心脏收缩和舒张功能的异常影响 MPI。心律失常导致 MPI 异常。MPI 值在妊娠期略有变化，平均值为 0.36（范围是 0.28 ～ 0.44）[25]。

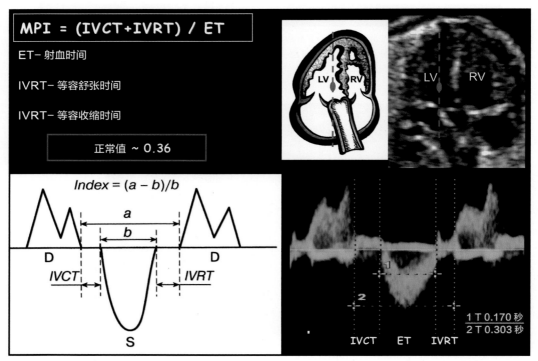

图 14-12　频谱多普勒测量心肌做功指数（MPI）

MPI 定义为［等容收缩时间（IVCT）＋等容舒张时间（IVRT）］/ 射血时间（ET）。MPI 也可以如示意图所示通过使用（a-b）/b 来计算。D—舒张；S—收缩；RV—右心室；LV—左心室

由于主动脉瓣和二尖瓣解剖位置相近，可用同一个多普勒取样框测量主动脉瓣和二尖瓣计算左室 MPI（图 14-12）。同一个波形中获得 MPI 的测量数据提高了可靠性，因为是同一个心动周期。对右室 MPI 的测量，在一个取样框内同时获得肺动脉瓣和三尖瓣的波形在妊娠 20 周前是可能的。在妊娠 20 周以后，肺动脉瓣和三尖瓣之间的距离增加，因此无法在同一多普勒取样框内同时显示肺动脉瓣和三尖瓣。妊娠 20 周以后，对于右室 MPI 的常规频谱多普勒测量，建议操作者显示三尖瓣和肺动脉瓣时的超声设置恒定，两次测量时的胎儿心率相差小于 10 次 / 分。至少计算 3 次提高结果的重复性 [25]。

瓣膜开放和关闭的多普勒声音可用于辨别心动周期的时间段，提供更准确的 IVCT 和 IVRT 评估 [26,27]。表 14-2 列出了优化左室 MPI 测量的技术。

MPI 被认为是整体心脏功能的标志，并显示早期心脏对疾病的适应状态。胎儿生长受限时，MPI 在低氧血症的早期即受到影响，并在胎儿受累的各个时期都存在异常 [28]。宫内发育迟缓胎儿，脐动脉为前向血流时 MPI 延长，因此，认为 MPI 是胎儿受累的早期标志 [29]。此外，MPI 已被证明在糖尿病妊娠和双胎输血综合征胎儿适应过程中具有一定作用 [30,31]，并且认为是在各种疾病状态下评估胎儿心血管功能非常有价值的工具。作者建议在心脏功能评估中使用 MPI，具有重复性，适用于胎儿不同的状态，并且与胎儿适应疾病的早期状态有较好的相关性。

表 14-2 优化左室 MPI 测量的技术

- 获得胎儿心脏五腔心切面
- 调整升主动脉的声波发射角度小于 20°
- 清晰显示二尖瓣和主动脉瓣
- 多普勒取样框为 3 ~ 4mm
- 多普勒取样框要跨过二尖瓣和主动脉瓣的瓣叶
- 降低多普勒增益以减少噪音和伪像
- 应用高通滤波器
- 辨别多普勒波形中的瓣膜声音
- 重复测量 3 次以提高重复性

组织多普勒成像

TDI 也称为多普勒心肌成像或心肌速度成像，可以直接分析区域的心肌性能，如心动周期中任何区域胎儿心脏的心肌运动（心肌速度）和形变。因为区域室壁运动速度的变化与收缩功能密切相关，因此，TDI 应用于识别早期胎儿受累的心脏功能障碍，并且已被证实能够预测新生儿的发病率和死亡率 [32-34]。TDI 通过分析心肌组织反射的超声波形的频移来计算心肌速度。因此，TDI 不依赖于血流，而是依赖于低速度和高振幅为特征的室壁运动。TDI 可在频谱（脉冲）或彩色多普勒模式中使用。

频谱组织多普勒成像

频谱组织多普勒（spectral TDI，S-TDI）的脉冲多普勒取样容积放置在心肌内，且室壁尽可能与超声波束平行。所得到的速度波形代表在整个心动周期中该区域的峰值瞬时速度。胎儿超声心动图中，S-TDI 通常用于心尖或基底四腔心切面，测量长轴的室壁运动。心肌速度作为时间的函数显示在频谱上（图 14-13）。表 14-3 描述了在胎儿中获取 S-TDI 的技术。

使用 S-TDI 时，取样容积放置在瓣环水平，频谱中可显示组织的峰值环速度（peak annular velocities，PAVs）（图 14-13）。频谱中 E' 或 Ea（' 是与常规多普勒相鉴别，a 指瓣环）代表舒张早期瓣环的松弛速度，A' 或 Aa 代表心房收缩期的瓣环速度，S' 或 Sa 代表心室收缩期的瓣环速度。与常规频谱多普勒类似，S-TDI 也用于心动周期中时间事件的测量，如 IVCT'、IVRT' 和 ET'。用于测量整体心脏功能 MPI' 可用公式计算：MPI'= IVCT'+ IVRT'/ET'。

一些研究已经对 S-TDI 在妊娠中期的早期胎儿的可行性和重复性进行了评估。研究证实，S-TDI 在胎儿中的可行性和重复性，且从右侧房室瓣环获取 S-TDI 要比从左侧房室瓣环有更好的可行性和重复性[35-38]。S-TDI 的缺点包括缺乏同时评估心脏内多个解剖区域的性能，还要求超声波束与室间隔接近平行，这也限制了宫内胎儿某些位置的应用范围。

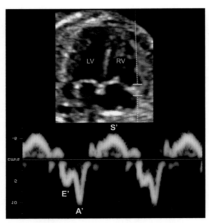

图 14-13　心尖四腔心切面三尖瓣环水平的频谱组织多普勒成像（S-TDI）
整个心动周期的峰值瞬时心肌速度作为时间函数显示在频谱上。在该显示中，E' 表示舒张早期瓣环的舒张速度，A' 表示心房收缩期的瓣环速度，S' 表示心室收缩期的瓣环速度。RV—右心室；LV—左心室

表 14-3　胎儿中获取 S-TDI 的技术

- 获取心尖或基底四腔心切面
- 放大四腔心切面，使其占图像的 75%
- 点击频谱多普勒并打开取样容积，调节至 2 ～ 4mm
- 保持超声波束与室间隔角度小于 30°
- 不要矫正频谱多普勒角度
- 将取样容积放置在房室瓣环的位置

彩色组织多普勒成像

　　彩色组织多普勒（color TDI，C-TDI）是一种叠加在 2D 图像上，能够提供心脏结构和运动的彩色编码图的技术（图 14-14）。C-TDI 朝向探头的心肌速度被编码为红色，背离探头的心肌速度被编码为蓝色。需要注意的是 C-TDI 测量的是区域的平均速度，而 S-TDI 测量的是峰值速度。这就是两者之间的区别，C-TDI 的心肌速度与 S-TDI 心肌速度相比平均降低 15%～20%。C-TDI 优于 S-TDI 之处是可以同时记录各心肌节段的心肌速度，从而可以直接比较各节段的心肌速度（图 14-15）。此外，与 S-TDI 不同，C-TDI 的回放可以数字化储存，且可以应用脱机软件分析。

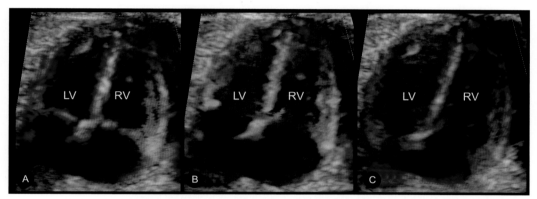

图 14-14　收缩期（A）、舒张早期（B）和舒张晚期（C）的心尖四腔心切面胎儿心脏的彩色组织多普勒成像（C-TDI）

颜色编码的心肌图叠加在 2D 图像上。朝向探头的心肌速度编码为红色，背离探头的心肌速度编码为蓝色。常规超声设备上获取 C-TDI 的步骤在表 14-4 中描述。RV—右心室；LV—左心室

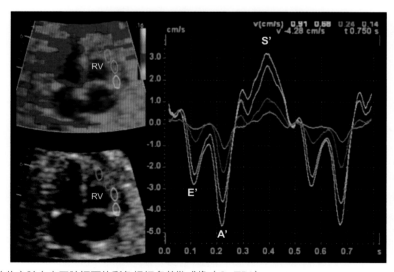

图 14-15　胎儿心脏心尖四腔切面的彩色组织多普勒成像（C-TDI）

C-TDI 右心室四个区域在整个心脏周期中的平均心肌速度的比较显示为时间函数。E' 代表舒张早期的松弛速度，A' 代表心房收缩期的速度，S' 代表心室收缩期的速度。该结果通过离线软件获得。RV—右心室

组织多普勒设备可使用范围较窄，限制了 C-TDI 在临床的使用。通过调整彩色多普勒超声的增益和速度，可以在标准的超声仪器上获得 C-TDI。该技术可以在标准超声仪器上显示 C-TDI，但是平均速度的测量仍然需要脱机软件或心脏超声仪器。表 14-4 列出了在常规超声仪器上获取 C-TDI 的推荐步骤。

C-TDI 可用于测量心肌速度、应变和应变率（应变和应变率将在本章的后面讨论）。目前有一些因素限制了 C-TDI 在临床实践中的广泛应用。临床实践中并不能确保在胎儿中总是能够获取高帧频的最佳超声图像，且脱机软件分析限制了 C-TDI 的广泛应用。此外，不能同时显示 ECG 来准确记录心肌事件也是一个重要因素。最近已有文献表明，使用虚拟胎儿 ECG 具有较好的重复性[39]。尽管存在这些局限性，作者依然认为 C-TDI 在心脏功能的评估中发挥作用，并且一些研究已经证实其在宫内发育迟缓、母体糖尿病和胎儿心律失常中的价值。已有研究报道，宫内发育迟缓胎儿常规多普勒正常，但 C-TDI 的收缩和舒张功能障碍[37,40,41]。这说明 C-TDI 正用于宫内发育迟缓胎儿的亚临床心脏功能障碍的检查[42]。

表 14-4　常规超声仪器上获取 C-TDI 的推荐步骤
● 获取胎儿心脏心尖或基底四腔心切面
● 确保超声波声束平行于感兴趣的区域（通常是室间隔，角度小于 30°）
● 放大胎儿心脏，占据 75% 的超声图像
● 点击彩色并确保彩色取样框只覆盖目标感兴趣区域（心脏）
● 确保使用尽可能高的帧频（如果可行，超过 200 帧 / 秒）
● 降低彩色增益设置，直至血流中看不到彩色信号
● 调整脉搏重复频率以检测低速血流
● 将壁滤波器降低到低速状态
● 使用相似的设置和胎儿位置获取至少 5 个心动周期
● 在胎儿静止时获取心动周期

M 型

M 型或运动模式是一种可以在所有常规超声仪器中应用的技术，于 1971 年首次报道用于评价成人心脏功能[43]。M 型声束是由具有快速激发的单晶体产生，其时间分辨率高，适用于心律失常的评价。M 型也用于心脏大小的评估，如室壁厚度、心室大小（图 14-16）。几十年前已公布了胎儿心腔大小的正常值[44]。

当 M 型的声束垂直于室间隔，可以精确测量心室的舒张末期和收缩末期内径，从而得到缩短分数，定义为：缩短分数 (SF) = （心室舒张末期内径 - 心室收缩末期内径）/ 心室舒张末期内径（图 14-17）。尽管缩短分数和射血分数是成人心脏功能的重要参数，但它们似乎与胎儿心脏恶化的晚期相关，因为它们主要反映径向心肌功能[45]。

M 型也可以评估胎儿的总纵向功能，在长轴上评估三尖瓣和或二尖瓣环的长轴位移（long-axis displacement，LAD）[45,46]。这种方法记录的是房室瓣相对于 M 型径线的下移（图 14-18）。最大纵向环形位移，也称为三尖瓣环形平面收缩位移（tricuspid annular plane systolic excursion，TAPSE）或二尖瓣环形平面收缩位移（mitral annular plane systolic excursion，MAPSE），已证明与心室收缩功能具有良好相关性[48-51]（表 14-1）。产前研究已显示了此技术的可行性，且房室瓣 LAD 随着胎龄的增加而增加[52,53]，这可能反映了随着妊娠的增加而心脏增大。右心室瓣环 LAD 最大，其次是左心室和室间隔[54]。由于右心室心肌纤维纵向排列，而左心室心肌纤维轴向排列[53,55]，因此，LAD 似乎更适合于右心室的测量。

对胎儿心脏进行纵向校准测量 LAD 时，胎儿位置受到技术的限制。最近增加的 M 型作为存储 STIC 容积后处理的工具克服了这一局限性[56]。然而，M 型结合 STIC 容积用于心脏功能评估在临床广泛应用之前需要大规模验证研究。

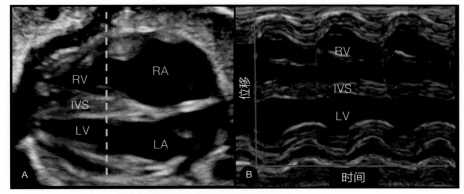

图 14-16　胎儿心脏的轴向四腔心切面应用 M 型取样线经过心室
A. M 型取样线通过右心室（RV）、室间隔（IVS）和左心室（LV）；B. 显示对应的 M 型图像，表示为时间函数的心肌位移。RA—右心房；LV—左心房

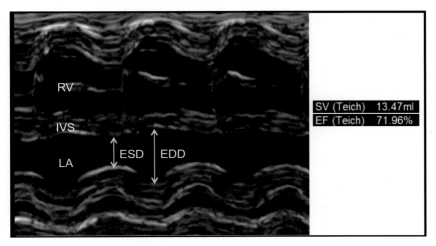

图 14-17　胎儿心脏的轴向四腔心切面的 M 型图像（同图 14-16）
M 型可以精确测量舒张末期（EDD）和心室收缩末期（ESD）心室内径，从而得到缩短分数（SF）和射血分数（EF）。
RV—右心室；LV—左心室；IVS—室间隔；SV—每搏输出量

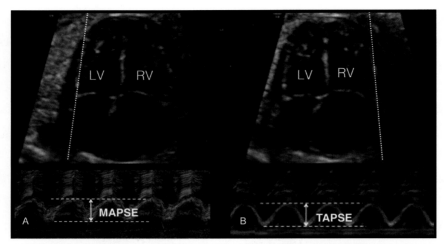

图 14-18　心尖四腔心切面应用于二尖瓣（A）和三尖瓣（B）瓣环处心肌的 M 型取样线，分别评估二尖瓣和三尖瓣环的纵向位移

测量最大纵向瓣环位移，也称为二尖瓣（A）环平面收缩期位移（MAPSE）或三尖瓣（B）环平面收缩期位移（TAPSE）。RV—右心室；LV—左心室

斑点追踪技术

应变和应变率

心肌节段随着舒张期心室充盈变长，随着收缩期心室收缩变短。这种形式的心肌变形是心脏功能的重要组成部分[57]。应变是变形量的度量，应变率是变形速度的度量。当一个区域心肌节段变长时，通过节段的最终长度（L）减去节段的初始长度（Lo）除以节段的初始长度（Lo）计算应变 [应变（ε）=（L − Lo）/Lo]。应变率是通过应变除以帧之间的时间间隔来计算。正应变率表示组织的延长，而负应变率表示组织的缩短。

斑点追踪是非多普勒、非角度依赖用于测量心肌应变、应变率、扭转或扭曲的一种技术。该技术由超声波束的反射产生并在 2D 存储剪辑上识别的明亮心肌斑点图案的逐帧追踪进行成像（图 14-19）。这些斑点图案在剪辑序列的后续帧中被识别，并可返回参考它们在前一帧中的原始位置，以提供速度和位移数据。使用专门软件追踪运算，偶尔结合模式识别进行脱机数据分析。

一旦胎儿心脏运动节段被斑点追踪识别，则可以通过操作者从胎儿心脏的四腔心切面或短轴切面沿着心室的内膜面描绘追踪线来启动该过程。软件自动跟踪后续帧中的心室边界，从而计算心肌变形。 因此，可以计算整体或节段的心脏变形，斑点追踪的典型参数包括应变、应变率和位移（图 14-20）。基于软件的使用，附加参数可以包括心肌速度向量的图形或径向应变的估测（图 14-21）。

由于存在一些限制因素，使用斑点追踪评估胎儿心脏功能具有一定的挑战性。胎儿心脏小、心率快和其在子宫内的位置多变都是主要的挑战，这可能导致文献中的一些结果不一致[58]。胎儿心脏的斑点追踪及其他心脏功能技术证实，心肌速度随着孕龄的增加而增快[58]。关于心肌应变随着妊娠进展的变化，目前存在明显争议：一些报道认为没有变化[59-61]，而另一些报道认为仅右心室减少[62] 或增加[63]。斑点追踪需要对之前采集的心脏运动节段脱机应用，因此图像质量在数据分析中起着关键作用。表 14-5 列出了斑点追踪在采集和分析胎儿心脏运动时的建议步骤。

斑点追踪已经证实是用于成人心脏学的一种实用、有吸引力的工具，例如，在 2D 超声心动图运动节段的脱机应用，心肌变形的各种参数的自动图形显示。尽管最初的研究显示是有前景的，但这种技术在胎儿中的应用需要很好地了解其各种局限性。一般来说，应用 C-TDI 和斑点追踪评估应变率具有良好的相关性[64]。然而，作者认为，在胎儿心脏功能评估中临床广泛应用斑点追踪之前需要更大规模的验证研究。

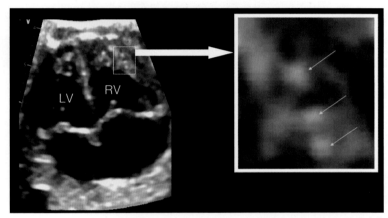

图 14-19　胎儿心脏的心尖四腔心切面显示由超声波声束反射产生的明亮的心肌斑点模式（黄色箭头）
斑点追踪在测量心肌应变、应变率、扭转或扭曲中追踪这些明亮的回声斑点图案。详见正文。RV—右心室；LV—左心室

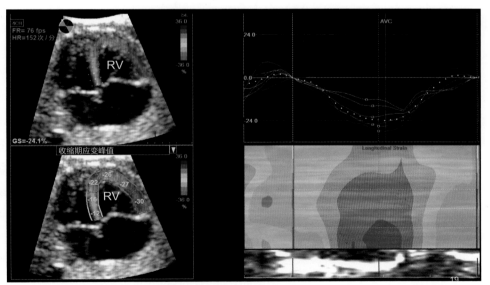

图 14-20　心尖四腔心切面应用于右心室（RV）的斑点追踪
图中显示心动周期中测量右心室的纵向应变

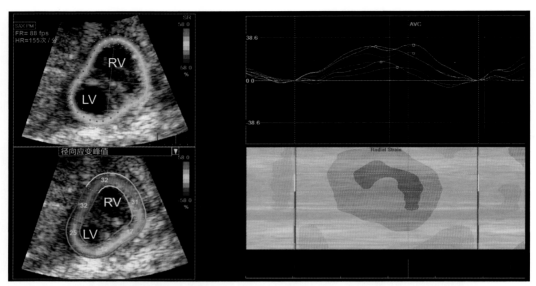

图 14-21　斑点追踪应用于心室的短轴切面
图中显示心动周期中测量右心室（RV）和左心室（LV）的径向应变

表 14-5　胎儿斑点追踪分析的优化步骤
• 从胎儿胸部的横切面获取略微成角度的四腔心切面，并在获取图像期间保持该位置，不倾斜
• 避免在母亲或胎儿活动期间采集图像
• 使用高对比度的谐波成像，并避免胎儿骨骼或其他结构的声影
• 确保四腔心切面的内部和外部边界清晰可见，没有回声失落
• 通过降低深度、缩小扇形区域宽度并保持聚焦区在所需的水平，以保证尽可能最高的帧频
• 通过正确放置和（或）修改追踪线来优化脱机分析

时间 – 空间关联成像

　　STIC 的概念将在第 15 章详细讨论。STIC 将通过扫描将容积数据存储重建心动周期，在空间和时间上进行后处理。可以在 STIC 容积上沿着 Z 轴旋转胎儿心脏，操作者可以因此定位心脏，将 M 型取样线准确放置在测量 LAD 的方向上。现在许多超声波仪器可以在 STIC 容积基础上增加 M 型功能，从而提高了获取 TAPSE 测值的能力。在撰写本文时，尚未对大量妊娠期胎儿进行 STIC 容积 LAD 测量的验证[56]。

　　STIC 还可以通过识别容积数据库里面的瓣膜运动来测量收缩末期和舒张末期的心室容积，从而计算胎儿的每搏输出量、射血分数和心输出量[56,65]。此外，STIC 对心室容积的计算可以通过虚拟器官计算机化分析，结合反转模式或通过手动分割进行[56,65]。预期未来随着技术的进步可自动计算胎儿心室容积。

　　STIC 技术评估心脏功能的缺点是其依赖于单个心动周期的存储容积，并且需要最佳成像以获得良好分辨率 STIC 容积的正交平面。此方法有技术难度和操作者依赖性，会产生容积计算中的误差。 此外，每搏输出量、射血分数和心输出量的变化似乎是胎儿受累的晚期适应征象[23,24]。

心血管评分

心血管评分结合心血管功能评估的直接和间接标志分为 5 项，每项 2 分：胎儿水肿、静脉多普勒、心脏大小、心脏功能和动脉多普勒（图 14-22）。心血管评分最早由 Huhta[66]报道，且在一些研究中被证实为严重的胎儿或新生儿发病率和死亡率的预测因子[67,68]。正常的心血管评分为 10，评分 ≤ 5 预测围生期死亡[68,69]。

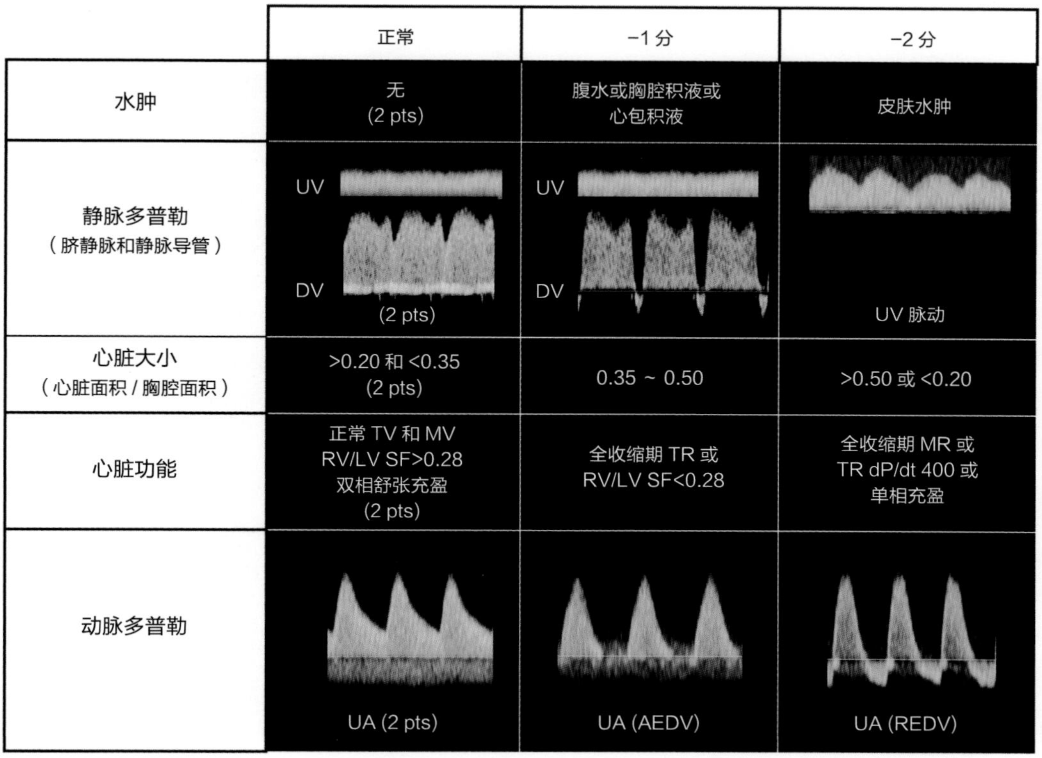

	正常	−1 分	−2 分
水肿	无 (2 pts)	腹水或胸腔积液或 心包积液	皮肤水肿
静脉多普勒 （脐静脉和静脉导管）	UV DV (2 pts)	UV DV	UV 脉动
心脏大小 （心脏面积 / 胸腔面积）	>0.20 和 <0.35 (2 pts)	0.35 ~ 0.50	>0.50 或 <0.20
心脏功能	正常 TV 和 MV RV/LV SF>0.28 双相舒张充盈 (2 pts)	全收缩期 TR 或 RV/LV SF<0.28	全收缩期 MR 或 TR dP/dt 400 或 单相充盈
动脉多普勒	UA (2 pts)	UA (AEDV)	UA (REDV)

图 14-22 心血管评分的组成
得分有 5 项，每项 2 分：胎儿水肿、静脉多普勒、心脏大小、心脏功能和动脉多普勒。详见正文。UV—脐静脉；DV—静脉导管；TV—三尖瓣；MV—二尖瓣；SF—缩短分数；LV—左心室；RV—右心室；TR—三尖瓣反流；MR—二尖瓣反流；UA—脐动脉；AEDV—无舒张末期速度；REDV—舒张末期速度反向

要点　胎儿心脏功能

■ 胎儿的右室容量大于左室，其比值是 1.3：1。
■ 胎儿的心输出量主要受前负荷和心室顺应性的影响。
■ 正常情况下，心动周期分为 5 个不同的时期：舒张早期、心房收缩期、等容收缩期、射血期和等容舒张期。

- 房室瓣多普勒波形用 E/A 的比值进行量化分析，反映的是胎儿心脏的舒张功能。E 波代表心室的被动充盈，A 波代表心房收缩时心室的主动充盈。

- 随着孕龄的增加，心室顺应性降低，舒张期被动充盈相对增加，E 峰的峰值速度和 E/A 比值增加。

- 跨半月瓣的常规频谱多普勒波形是单相波，跨主动脉瓣的常规频谱多普勒反映的是胎儿上半身的血管阻力，跨肺动脉瓣的频谱多普勒反映的是胎儿下半身和胎盘的血管阻力。

- 左、右室的每搏输出量分别由主动脉、肺动脉的 TVI 乘以对应的血管面积。

- MPI 是反映整个心室功能的一个非几何指数，包括收缩期和舒张期的时间间隔，定义为 MPI=IVCT + IVRT/ET。

- 心室功能障碍时，MPI 延长。

- 当胎儿生长受限时，MPI 在低氧血症的早期即受到影响，并在胎儿受累的各个时期都表现为异常。

- TDI 也称为多普勒心肌成像或心肌速度成像，直接分析心动周期中任何区域胎儿心脏的心肌运动（心肌速度）和形变。

- S-TDI 中的心肌壁速度波形代表整个心动周期中该区域的峰值瞬时速度。

- S-TDI 用于测量心动周期中的时间事件，如 IVCT'、IVRT'、ET' 和 MPI'。

- C-TDI 同时记录各心肌节段的平均心肌速度。

- M 型可精确测量心室的舒张末期和收缩末期内径，从而确定缩短分数。

- 缩短分数和射血分数与胎儿恶化的晚期相关。

- 通过 M 型测量的最大纵向环形位移（TAPSE 或 MAPSE）已证明与心室收缩功能具有良好相关性。

- 应变是变形量的度量，应变率是变形速度的度量。

- 斑点追踪是非多普勒的、非角度依赖用于测量心肌应变、应变率、扭转或扭曲的一种技术。

- STIC 可以通过识别容积数据库中瓣膜运动来测量收缩末期和舒张末期的心室容积，从而计算胎儿的每搏输出量、射血分数和心输出量。

（张　娟　译）

参考文献

1. Barker DJ, Osmond C, Golding J, et al. Growth in utero, blood pressure in childhood and adult life, and mortality from cardiovascular disease. *Br Med J*. 1989 Mar 4;298(6673):564–567.

2. Chang CH, Chang FM, Yu CH, et al. Systemic assessment of fetal hemodynamics by Doppler ultrasound. *Ultrasound Med Biol*. 2000;26:777–785.

3. Mielke G, Norbert B. Cardiac output and central distribution of blood flow in the human fetus. *Circulation*. 2001;103:1662–1668.

4. Itskovitz J. Maternal-fetal hemodynamics. In: Maulik D, McNellis D, eds. *Reproductive and Perinatal Medicine*.

VIII. Doppler Ultrasound Measurement of Maternal-Fetal Hemodynamics. Ithaca, NY: Perinatology; 1987:13.

5. Griffin D, Cohen-Overbeek T, Campbell S. Fetal and uteroplacental blood flow. *Clin Obstet Gynecol.* 1983;10(3):565–602.

6. Reed KL, Meijboom EJ, Sahn DJ, et al. Cardiac Doppler flow velocities in human fetuses. *Circulation.* 1986;73:41–46.

7. de Smedt MCH, Visser GHA, Meijboom EJ. Fetal cardiac output estimated by Doppler echocardiography during mid- and late gestation. *Am J Cardiol.* 1987;60:338–348.

8. Kenny JF, Plappert T, Doubilet P, et al. Changes in intracardiac blood flow velocities and right and left ventricular stroke volumes with gestational age in the normal human fetus: a prospective Doppler echocardiographic study. *Circulation.* 1986;74(6):1208–1216.

9. Reed KL, Sahn DJ, Marx GR, et al. Cardiac Doppler flows during fetal arrhythmias: physiologic consequences. *Obstet Gynecol.* 1987;70(1):1–6.

10. Mielke G, Benda N. Blood flow velocity waveforms of the fetal pulmonary artery and the ductus arteriosus: reference ranges from 13 weeks to term. *Ultrasound Obstet Gynecol.* 2000;15:213–218.

11. Hong Y, Choi J. Doppler study on pulmonary venous flow in the human fetus. *Fetal Diagn Ther.* 1999;14:86–91.

12. Hernandez-Andrade E, Figueroa-Diesel H, Kottman C, et al. Gestational-age-adjusted reference values for the modified myocardial performance index for evaluation of fetal left cardiac function. *Ultrasound Obstet Gynecol.* 2007 Mar;29(3):321–325.

13. Van Mieghem T, Gucciardo L, Lewi P, et al. Validation of the fetal myocardial performance index in the second and third trimesters of gestation. *Ultrasound Obstet Gynecol.* 2009 Jan;33(1):58–63.

14. Van der Mooren K, Barendregt LG, Wladimiroff JW. Fetal atrioventricular and outflow tract flow velocity waveforms during normal second half of pregnancy. *Am J Obstet Gynecol.* 1991 Sep;165(3):668–674.

15. Maeno Y, Hirose A, Kanbe T, et al. Fetal arrhythmia: prenatal diagnosis and perinatal management. *J Obstet Gynaecol Res.* 2009 Aug;35(4):623–629.

16. Crispi F, Comas M, Hernández-Andrade E, et al. Does pre-eclampsia influence fetal cardiovascular function in early-onset intrauterine growth restriction? *Ultrasound Obstet Gynecol.* 2009 Dec;34(6):660–665.

17. Wong SF, Chan FY, Cincotta RB, et al. Cardiac function in fetuses of poorly-controlled pre-gestational diabetic pregnancies—a pilot study. *Gynecol Obstet Invest.* 2003;56(2):113–116.

18. Kiserud T, Rasmussen S. How repeat measurements affect the mean diameter of the umbilical vein and the ductus venosus. *Ultrasound Obstet Gynecol.* 1998 Jun;11(6):419–425.

19. Kiserud T, Ebbing C, Kessler J, et al. Fetal cardiac output, distribution to the placenta and impact of placental compromise. *Ultrasound Obstet Gynecol.* 2006 Aug;28(2):126–136.

20. Hernandez-Andrade E, Benavides-Serralde JA, Cruz-Martinez R, et al. Evaluation of conventional Doppler fetal cardiac function parameters: E/A ratios, outflow tracts, and myocardial performance index. *Fetal Diagn Ther.* 2012;32:22–29.

21. Tchirikov M, Strohner M, Scholz A. Cardiac output and blood flow volume redistribution during acute maternal hypoxia in fetal sheep. *J Perinat Med.* 2010 Jul;38(4):387–392.

22. Mäkikallio K, Vuolteenaho O, Jouppila P, et al. Ultrasonographic and biochemical markers of human fetal cardiac dysfunction in placental insufficiency. *Circulation.* 2002 Apr 30;105(17):2058–2063.

23. Bahtiyar MO, Copel JA. Cardiac changes in the intrauterine growth-restricted fetus. *Semin Perinatol.* 2008 Jun;32(3):190–193.

24. Tei C, Dujardin KS, Hodge DO, et al. Doppler echocardiographic index for assessment of global right ventricular function. *J Am Soc Echocardiogr.* 1996 Nov–Dec;9(6):838–847.

25. Hernandez-Andrade E, Figueroa-Diesel H, Kottman C, et al. Gestational-age-adjusted reference values for the modified myocardial performance index for evaluation of fetal left cardiac function. *Ultrasound Obstet Gynecol.* 2007 Mar;29(3):321–325.

26. Hernandez-Andrade E, López-Tenorio J, Figueroa-Diesel H, et al. A modified myocardial performance (Tei) index based on the use of valve clicks improves reproducibility of fetal left cardiac function assessment. *Ultrasound Obstet Gynecol.* 2005 Sep;26(3):227–232.

27. Raboisson MJ, Bourdages M, Fouron JC. Measuring left ventricular myocardial performance index in fetuses. *Am J Cardiol.* 2003 Apr 1;91(7):919–921.

28. Hernandez-Andrade E, Crispi F, Benavides-Serralde JA, et al. Contribution of the myocardial performance index and aortic isthmus blood flow index to predicting mortality in preterm growth-restricted fetuses. *Ultrasound Obstet Gynecol.* 2009 Oct;34(4):430–436.

29. Benavides-Serralde A, Scheier M, Cruz-Martinez R, et al. Changes in central and peripheral circulation in intrauterine growth-restricted fetuses at different stages of umbilical artery flow deterioration: new fetal cardiac and brain parameters. *Gynecol Obstet Invest.* 2011;71(4):274–280.

30. Turan S, Turan OM, Miller J, et al. Decreased fetal cardiac performance in the first trimester correlates with hyperglycemia in pregestational maternal diabetes. *Ultrasound Obstet Gynecol.* 2011 Sep;38(3):325–331.

31. Stirnemann JJ, Mougeot M, Proulx F, et al. Profiling fetal cardiac function in twin-twin transfusion syndrome. *Ultrasound Obstet Gynecol.* 2010 Jan;35(1):19–27.

32. Waggoner AD, Bierig SM. Tissue Doppler imaging: a useful echocardiographic method for the cardiac sonographer to assess systolic and diastolic ventricular function. *J Am Soc Echocardiogr*. 2001 Dec;14(12):1143–1152.

33. Price DJ, Wallbridge DR, Stewart MJ. Tissue Doppler imaging: current and potential clinical applications. *Heart*. 2000 Nov;84(suppl 2):II11–II18.

34. Yu CM, Sanderson JE, Marwick TH, et al. Tissue Doppler imaging a new prognosticator for cardiovascular diseases. *J Am Coll Cardiol*. 2007 May 15;49(19):1903–1914.

35. Chan LY, Fok WY, Wong JT, et al. Reference charts of gestation-specific tissue Doppler imaging indices of systolic and diastolic functions in the normal fetal heart. *Am Heart J*. 2005 Oct;150(4):750–755.

36. Comas M, Crispi F, Gómez O, et al. Gestational age- and estimated fetal weight-adjusted reference ranges for myocardial tissue Doppler indices at 24–41 weeks' gestation. *Ultrasound Obstet Gynecol*. 2011 Jan;37(1):57–64.

37. Comas M, Crispi F, Cruz-Martinez R, et al. Usefulness of myocardial tissue Doppler vs conventional echocardiography in the evaluation of cardiac dysfunction in early-onset intrauterine growth restriction. *Am J Obstet Gynecol*. 2010 Jul;203(1):45.e1–45.e7.

38. Acharya G, Pavlovic M, Ewing L, et al. Comparison between pulsed-wave Doppler- and tissue Doppler-derived Tei indices in fetuses with and without congenital heart disease. *Ultrasound Obstet Gynecol*. 2008 Apr;31(4):406–411.

39. Crispi F, Sepulveda-Swatson E, Cruz-Lemini M, et al. Feasibility and reproducibility of a standard protocol for 2D speckle tracking and tissue Doppler-based strain and strain rate analysis of the fetal heart. *Fetal Diagn Ther*. 2012;32(1–2):96–108.

40. Larsen LU, Sloth E, Petersen OB, et al. Systolic myocardial velocity alterations in the growth-restricted fetus with cerebroplacental redistribution. *Ultrasound Obstet Gynecol*. 2009 Jul;34(1):62–67.

41. Larsen LU, Petersen OB, Sloth E, et al. Color Doppler myocardial imaging demonstrates reduced diastolic tissue velocity in growth retarded fetuses with flow redistribution. *Eur J Obstet Gynecol Reprod Biol*. 2011 Apr;155(2):140–145.

42. Comas M, Crispi F, Cruz-Martinez R, et al. Tissue Doppler echocardiographic markers of cardiac dysfunction in small-for-gestational age fetuses. *Am J Obstet Gynecol*. 2011 Jul;205(1):57.e1–57.e6.

43. Pombo JF, Troy BL, Russell RO Jr. Left ventricular volumes and ejection fraction by echocardiography. *Circulation*. 1971 Apr;43(4):480–490.

44. Allan LD, Joseph MC, Boyd EG, et al. M-mode echocardiography in the developing human fetus. *Br Heart J*. 1982 Jun;47(6):573–583.

45. Crispi F, Gratacos E. Fetal cardiac function: technical considerations and potential research and clinical applications. *Fetal Diagn Ther*. 2012;32:47–64.

46. Gardiner HM, Pasquini L, Wolfenden J, et al. Myocardial tissue Doppler and long axis function in the fetal heart. *Int J Cardiol*. 2006 Oct 26;113(1):39–47.

47. Carvalho JS, O'Sullivan C, Shinebourne EA, et al. Right and left ventricular long-axis function in the fetus using angular M-mode. *Ultrasound Obstet Gynecol*. 2001 Dec;18(6):619–622.

48. Morcos P, Vick GW 3rd, Sahn DJ, et al. Correlation of right ventricular ejection fraction and tricuspid annular plane systolic excursion in tetralogy of Fallot by magnetic resonance imaging. *Int J Cardiovasc Imaging*. 2009 Mar;25(3):263–270.

49. Lamia B, Teboul JL, Monnet X, et al. Relationship between the tricuspid annular plane systolic excursion and right and left ventricular function in critically ill patients. *Intensive Care Med*. 2007 Dec;33(12):2143–2149.

50. López-Candales A, Rajagopalan N, Saxena N, et al. Right ventricular systolic function is not the sole determinant of tricuspid annular motion. *Am J Cardiol*. 2006 Oct 1;98(7):973–977.

51. Bazaz R, Edelman K, Gulyasy B, et al. Evidence of robust coupling of atrioventricular mechanical function of the right side of the heart: insights from M-mode analysis of annular motion. *Echocardiography*. 2008 Jul;25(6):557–561.

52. Carvalho JS, O'Sullivan C, Shinebourne EA, et al. Right and left ventricular long-axis function in the fetus using angular M-mode. *Ultrasound Obstet Gynecol*. 2001 Dec;18(6):619–622.

53. Gardiner HM, Pasquini L, Wolfenden J, et al. Myocardial tissue Doppler and long axis function in the fetal heart. *Int J Cardiol*. 2006 Oct 26;113(1):39–47.

54. Germanakis I, Pepes S, Sifakis S, et al. Fetal longitudinal myocardial function assessment by anatomic M-Mode. *Fetal Diagn Ther*. 2012;32:65–71.

55. Ho SY, Nihoyannopoulos P. Anatomy, echocardiography, and normal right ventricular dimensions. *Heart*. 2006 Apr;92(suppl 1):i2–i13.

56. Godfrey ME, Messing B, Valsky DV, et al. Fetal cardiac function: M-Mode and 4D spatiotemporal image correlation. *Fetal Diagn Ther*. 2012;32:17–21.

57. Mirsky I, Parmley WW. Assessment of passive elastic stiffness for isolated heart muscle and the intact heart. *Circ Res*. 1973 Aug;33(2):233–243.

58. Germanakis I, Gardiner E. Assessment of fetal myocardial deformation using speckle tracking techniques. *Fetal Diagn Ther*. 2012;32:39–46.

59. Perles Z, Nir A, Gavri S, et al. Assessment of fetal myocardial performance using myocardial deformation analysis. *Am J Cardiol*. 2007 Apr 1;99(7):993–996.

60. Younoszai AK, Saudek DE, Emery SP, et al. Evaluation of myocardial mechanics in the fetus by velocity vector imaging. *J Am Soc Echocardiogr*. 2008 May;21(5):470–474.

61. Peng QH, Zhou QC, Zeng S, et al. Evaluation of regional left ventricular longitudinal function in 151 normal fetuses using velocity vector imaging. *Prenat Diagn*. 2009 Dec;29(12):1149–1155.

62. Matsui H, Germanakis I, Kulinskaya E, et al. Temporal and spatial performance of vector velocity imaging in the human fetal heart. *Ultrasound Obstet Gynecol*. 2011 Feb;37(2):150–157.

63. Willruth AM, Geipel AK, Fimmers R, et al. Assessment of right ventricular global and regional longitudinal peak systolic strain, strain rate and velocity in healthy fetuses and impact of gestational age using a novel speckle/feature-tracking based algorithm. *Ultrasound Obstet Gynecol*. 2011 Feb;37(2):143–149.

64. Ta-Shma A, Perles Z, Gavri S, et al. Analysis of segmental and global function of the fetal heart using novel automatic functional imaging. *J Am Soc Echocardiogr*. 2008 Feb;21(2):146–150.

65. Molina FS, Faro C, Sotiriadis A, et al. Heart stroke volume and cardiac output by four-dimensional ultrasound in normal fetuses. *Ultrasound Obstet Gynecol*. 2008;32:181–187.

66. Huhta JC. Right ventricular function in the human fetus. *J Perinat Med*. 2001;29(5):381–389.

67. Falkensammer CB, Paul J, Huhta JC. Fetal congestive heart failure: correlation of Tei-index and Cardiovascular-score. *J Perinat Med*. 2001;29:390–398.

68. Hofstaetter C, Hansmann M, Eik-Nes SH, et al. A cardiovascular profile score in the surveillance of fetal hydrops. *J Matern Fetal Neonatal Med*. 2006;19:407–413.

69. Mäkikallio K, Rasanen J, Mäkikallio T, et al. Human fetal cardiovascular profile score and neonatal outcome in fetal growth restriction. *J Ultrasound Obstet Gynecol*. 2008;31:48–54.

15

第15章
三维及四维胎儿超声心动图

概述

近10年来，3D及四维（four-dimensional，4D）超声已经成为产科成像的重要工具。与传统2D超声不同，3D超声提供了目标解剖区的容积数据，包含了大量的2D图像。3D超声技术的发展有赖于先进的机械及电子探头的发展，它通过探头内部元件扫描获得靶器官的容积数据。因此，快速计算机处理器能够在毫秒内显示所获得的数据。所获得的3D容积数据可以在屏幕上以2D图像的形式进行多平面显示，也能以空间结构的方式显示，并可同时显示其内部和外部解剖结构。尽管3D超声有众多显而易见的优势，但无论图像的采集、显示以及3D容积数据的操作都需要丰富的经验。产科超声检查时，由于胎儿在子宫内位置多变，使得这项技术的应用较困难，并限制了3D超声技术的临床应用，尤其是应用于胎儿心脏这样复杂的解剖结构。本章中，我们将着重探讨3D超声在胎儿心脏检查中的基础和先进的工作原理。3D超声在胎儿心脏畸形评估中潜在的应用价值将在本书后面相应章节进行讨论。

3D 容积数据的采集

容积数据采集的优化方法

获取高质量3D图像或容积数据的前提是要有高质量的2D图像，因此，3D容积数据采集的第一步应着重优化2D超声检查图像。由于3D容积数据采集始于2D超声检查，因此，操作者在扫描胎儿心脏时应该遵循表15-1所示步骤，以确保2D图像质量最佳。采集3D容积数据时，最初的2D切面称之为"参考切面"或"采集切面"。

采用机械式3D探头时，高质量的容积图像是在参考切面和与参考切面平行的切面获得，而由参考切面重建的正交或斜切面图像质量就大大下降。参考切面应该根据心脏感兴趣区（region of interest，ROI）的不同来选定。四腔心切面最适合作为 3D 容积的参考切面来评价胸部横切面，包括心腔、大动脉起源、三血管 – 气管切面。另一方面，主动脉、动脉导管弓、静脉连接最好由胎儿胸部矢状切面的 3D 容积获得。图像采集时最好在仰卧位（脊柱在后）时来获取，以避免肋骨和脊柱声影的遮挡。

在进行 3D 容积数据采集时应着重考虑下列 3 个重要因素：① ROI 区大小（3D 取样框）；② 采集角度；③ 采集图像的分辨率或质量。

表 15-1　胎儿心脏 2D 超声检查的优化步骤

- 在超声仪器中使用胎儿超声心动图预设条件
- 屏幕中使用最小的深度
- 缩小扇宽度
- 调整聚焦区域至胎儿心脏水平
- 使心脏与声束之间产生一定角度，以避开胎儿骨骼声影

（1）ROI 取样框。ROI 决定 3D 容积的 2 个参数：高度和宽度，分别对应于 x 轴和 y 轴（图 15-1）。操作者应该使用最小的 ROI 取样框包络目标容积的所有解剖结构。尽可能使包络胎儿心脏及其血管连接的所有解剖结构的 ROI 取样框控制到最小，以确保最快的采集速度，同时使产生的伪像最小化。

（2）采集角度。采集角度是探头内扫描元件的扫描角度，可以在 3D 容积采集前由操作者进行 3D 预设及调整。采集角度指的是容积深度，对应于 z 轴（图 15-1）。选择 3D 容积角度时，要对目标器官解剖结构和容积获取的方式有基本了解。目前根据设备厂家和特殊探头的不同，容积数据采集可选的扫描角度为 10° ～ 120°，STIC 采集角度通常选择 20° ～ 35°。静态 3D 容积成像采集角度为 35° ～ 45°，这一角度对于胎儿胸部扫查，显示下至胃泡上至主动脉弓（锁骨）的信息已经足够。确保 3D 容积采集的角度最小可以加快采集速度、减少伪像以及优化 3D 容积图像质量。

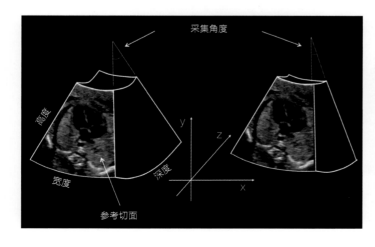

图 15-1　容积采集之前，参考切面通过在 2D 超声感兴趣区设置取样框来选择

取样框的大小决定了容积的宽度（x 轴）和高度（y 轴）。容积采集角度是深度（z 轴）。这幅图显示，两个容积采集的宽度和高度相同，而深度（采集角度）不同。参考切面（四腔心切面）位于取样框的中心。为了更好地显示，将参考切面置于图像的最前端

（3）采集质量。采集质量是指容积数据内采集的平面数量（图 15-2）。3D 静态图像采集时，质量分为低、中、高（图 15-2），而 STIC 采集图像质量由采集的时间长短决定：7.5、10、12.5 秒或 15 秒。ROI 大小、采集角度、质量应根据 3D 容积成像方式和目标解剖区的不同而做适当调整，以获得最佳效果。

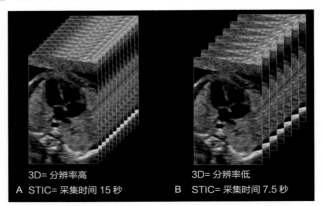

图 15-2　3D 容积的分辨率取决于采集前 2D 图像的分辨率和采集取样框内的层数（平面数）
A. 当 3D 静态采集设为高分辨率时，STIC 采集时间长，容积内会采集到大量的层数；B. 当 3D 静态采集设为低分辨率时，STIC 采集时间短，容积内会采集到较少的层数

　　3D 容积的多平面显示提供了有关 ROI 和容积采集角度的信息（图 15-3）。多平面显示中，A 平面（左上）是参考平面，它是 3D 容积的初始解剖 2D 平面，显示容积数据内 ROI 的大小。B 平面（右上）是由 A 平面重建的正交平面（图 15-3），显示相应的容积采集角度。当观察 3D 容积的多平面显示时，操作者可以很好地评价所研究的目标解剖器官 ROI 的大小及采集角度（图 15-3）。Deng[1] 提出关于 3D 术语的分类命名。在此，我们讨论目前关于 3D 容积采集的一些最新观点。

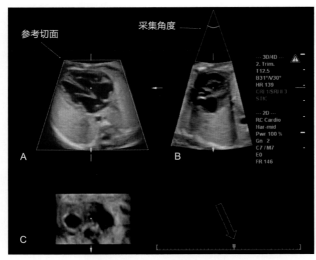

图 15-3　时间 - 空间关联成像（STIC）在四腔心切面获得的正交垂直切面显像
参考切面显示在左上（A），显示了选定容积的高度及宽度。右上（B）平面显示采集角度为 30°，同时显示采集伪像信息（运动伪像）。右下平面（空心箭头）显示 STIC 容积时间轴，箭头指向心动周期中正交显像时的确切时间。通过移动取样线可以显示收缩期和舒张期

静态 3D 成像

原理

静态 3D 容积采集是 3D 容积采集的非门控性静态模式（图 15-4）。所获得的容积包含了大量的 2D 静态图像而无时间或空间运动。目前这种方式是妇科及产科进行容积数据采集的最常用模式，也是胎儿器官 3D 评价的常用模式。研究心腔及大动脉起源时，四腔心切面是静态 3D 容积数据采集的最佳参考切面。研究主动脉弓或者肺动脉时，旁矢状切面为参考切面。

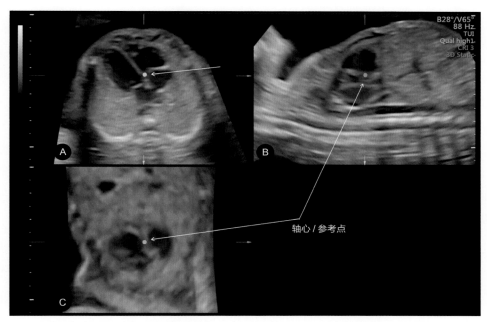

图 15-4　通过采集胎儿四腔心切面水平胸部横切面（参考切面——A 平面）获得静态 3D 容积
B 平面和 C 平面是两个与 A 平面垂直的平面。参考点（轴心）放置在 A 平面流入道间隔处（A 平面的短箭头，B 和 C 平面的长箭头），图像显示的是三个正交平面的同一结构图像

优点

胎儿心脏静态 3D 采集的优点包括采集速度（0.5 ～ 2 秒）和易操作性。另外，静态 3D 采集时，无论是 ROI 还是扫描角度，均能够获取较大的容积，产生最小的伪像。静态 3D 容积采集可以同彩色多普勒、能量多普勒或二维灰阶血流成像（B-Flow）相结合来评估容积内的血流情况。静态 3D 采集时我们推荐使用能量多普勒或 B-Flow，因为它们的显像色彩一致[2-4]。应用能量多普勒进行容积数据采集时，血管搏动造成的运动伪像可明显减小[2-4]。

缺点

静态 3D 容积数据采集的缺点是不能评价心动周期、瓣膜运动及心肌收缩力。

时间 – 空间关联成像

原理

STIC 数据采集是间接运动 – 门控的脱机模式，基于心脏运动时产生的组织位移来提取心动周期不同时相的信息。这一概念最早在 1996 年 [5] 提出，几年后应用于临床超声 [6,7]。STIC 容积数据采集时间为 7.5 ~ 15 秒，采集角度为 15° ~ 40°。将采集的容积进行内部数据处理，根据收缩峰值计算胎心率，然后根据心动周期不同时相重新排列容积图像，从而形成单心动周期的电影回放图像。

STIC 容积采集优化参数包括：清晰的 2D 参考切面，以减小胎儿骨骼声影造成的影响；ROI 尽可能地缩小仅包络心腔即可；妊娠中期采集角度为 20° ~ 25°；胎动较少的情况下尽量将取样时间增加为 7.5 ~ 15 秒。这些参数将会提高采集容积的时间与空间分辨率，并且能够最大限度增加帧频（图 15-2）。

优点

STIC 容积采集的优点包括：可以评价心房和心室壁运动以及瓣膜活动。容积采集的 4D 信息可以在数秒内获得，有利于临床应用。如果参考平面图像质量优良，STIC 容积可以很容易地获得。STIC 容积采集可以在 2D 灰阶图像基础上联合其他成像模式，如彩色多普勒、能量多普勒，高分辨率血流显像及 B-Flow。

缺点

STIC 容积采集的缺点包括：相对长的采集时间，因此，胎动或母亲呼吸运动会造成影响，使得容积数据出现伪像。

实时 4D 成像

原理

一系列 3D 容积的实时采集称为实时 4D，可以使用机械探头获取，但是在目前技术条件下旋转电机是获取大的采集角度或高分辨率的限制因素 [8]。目前以及未来实时 4D 心脏容积采集将使用矩阵探头，从而进行实时动态 4D 评估。矩阵探头初步使用经验将在本章末介绍。

优点

产后研究表明，实时 4D 超声在 CHD 的评估中优于传统的 2D 超声 [9-12]。实时 4D 采集的主要优点是不需要对心率进行门控，并能实时显示搏动心脏的容积而不需要对数据进行转换或后处理。其他优点包括能够在屏幕上即刻显示 2D 和实时 4D 容积图像。彩色多普勒可同时应用于实时 3D 图像采集 [13]。这项技术可以在多种 CHD（如室间隔缺损、瓣膜狭窄和反流）的分析中描述 4D 彩色血流形态、方向以及流动情况 [13]。

缺点

尽管这项技术在未来有很好的应用价值，但是目前由于取样容积大小的限制经常无法对胎儿心脏和大血管进行整体的评价，并且探头的造价较高[14]。

2D 图像的容积显示

在屏幕上对容积数据采集的结果进行演示称为容积显示。容积采集后，获取容积的显示和操作有不同的选择方式。容积显示可用通过以下两种方式呈现：①从容积中提取 2D 图像，称为多平面显示或多平面重建；②获取容积内、外 3D 空间图像，称为容积重建（见下一部分）。

2D 单平面或多平面正交显示

原理

多平面模式对 3D 容积的显示建立在 3 个互相垂直的 2D 图像基础上，通常称之为 A 平面、B 平面和 C 平面（图 15-3，15-4）。A 平面位于左上角，是图像采集的参考平面，B 平面和 C 平面是根据容积内参考点位置形成的 2 个正交平面。操作者可以在超声屏幕上显示所有 3 个切面、2 个切面或单独 1 个切面。多平面显示经常用于 3D 静态和 STIC 容积采集。STIC 显示方式可以慢速循环播放动态图像，或者对心动周期特定时相详细分析时可以在任何时间进行停帧（图 15-3 空心箭头所示）。参考点是多平面显示时 3 个切面相交的交点，可以对容积进行操作。我们推荐一个简单的方法，通过移动 A 平面或 B 平面的参考点到目标心脏解剖结构使其在 3 个正交平面上显示，然后通过 x、y 或 z 轴的微调来进行充分显示。如图 15-4 所示，显示 3 个正交平面心脏十字交叉处的解剖结构，它是通过将参考点移至 A 平面流入部间隔获得的。如上所述，多平面模式对 3D 容积的标准化显示是将 A 平面脊柱旋转至 6 点钟方位并使心尖位于左上胸部[15]（图 15-5，表 15-2）。一旦获取的四腔心切面静态 3D 或 STIC 容积标准化后，即可以获得其他心脏诊断切面[16]。表 15-3 列出了在妊娠中期胎儿心脏四腔心切面的标准化心脏诊断切面的空间关系[16]。

优点

多平面显示方式优点包括：与 2D 切面显示相似，鉴于由 2D 解剖所获得的容积操作相对简单，能够同时从 3 个正交平面显示心脏畸形。通过对获得的 STIC 容积进行旋转，操作者不但可以序列显示许多诊断切面如腹部切面、四腔心切面、五腔心切面和三血管 - 气管切面（图 15-6D ~ G），而且能够回放心动周期中特定时相的各个切面（图 15-6B，C）。应用 3D 静态和 STIC 容积扫描对胎儿心脏流出道的显示方法称为"自旋技术"，即沿 x 轴和 y 轴的旋转[17]。彩色多普勒 STIC 容积扫描评价正常和异常心脏的潜在优势已在前瞻性研究中得到证实[18]。几乎所有的病例数据采集均成功，其中35例正常心脏中31例、27例异常心脏中24例能够显示3个横切面（四腔心切面、五腔心切面和三血管－气管切面）[18]。

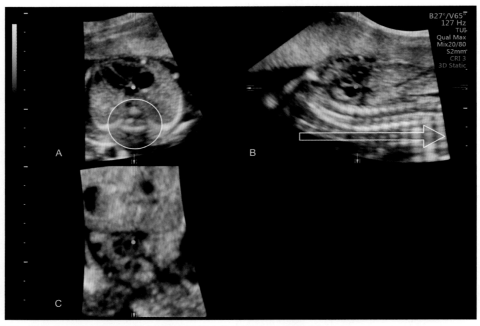

图15-5　静态3D胎儿四腔心切面水平容积采集（参考切面——A平面）
胎儿胸部3D容积标准化采集，通过沿着z轴旋转A平面使脊柱位于图像6点钟方位（圆圈），使胎儿心尖位于左上象限。进一步标准化采集沿着z轴旋转B平面和C平面，使脊柱分别处于水平位（空心箭头）和垂直位，并且使轴心／参考点位于A平面的心脏十字交叉处（黄点）。由于参考点放置在心脏流入道，在C平面脊柱不能显示。详见正文及表15-2

表15-2　胎儿胸部3D容积的标准化（头位 [a]）

容积采集
- 参考切面：四腔心切面水平的胸部横切面。确保每侧肋骨完整显示
- 取样框：调整取样框宽度以确保胎儿胸部包括在内，取样框的边缘放置在紧贴胎儿皮肤外侧
- 采集角度：调整角度足够宽以包括下至胃泡、上至下颈部区域

容积显示
- 沿z轴旋转A平面（四腔心切面）使脊柱位于图像6点方向，使胎儿心尖位于左上胸部
- 将参考点移动至A平面脊柱处（椎体）。这将使B和C平面显示脊柱的长轴
- 沿z轴旋转C平面（冠状切面），直至中胸部脊柱切面处于垂直位
- 沿z轴旋转B平面（矢状切面），直至中胸部脊柱切面（心脏后方）成水平位
- 使A平面轴心位于心脏十字交叉处，位于三尖瓣隔叶与室间隔附着处

注：[a] 臀位时，沿y轴旋转3D容积180°，然后按上述操作进行。
修改自 Abuhamad A. Standardization of 3-dimensional volumes in obstetric sonography: a required step for training and automation. *J Ultrasound Med*, 2005;24:397–401. 已获得授权。

表 15-3　心脏平面 1 ～ 3 与四腔心切面（4CV）的空间关系和断层超声成像（TUI）显像

心脏平面	与四腔心切面的空间关系	TUI 层距 / mmª
1	平行位移：−3.84mm y 旋转：−26.5°	0.56
2	平行位移：−9.00mm	1
3	平行位移：+ 14.0mm	2

注：ª 每一个心脏诊断平面 TUI 输出设置为 7 个平面；心脏平面 1：左室流出道；心脏平面 2：右室流出道；心脏平面 3：腹围。

修改自 Abuhamad A, Falkensammer P, Reichartseder F, et al. Automated retrieval of standard diagnostic fetal cardiac planes in the second trimester of pregnancy: a prospective evaluation of software. *Ultrasound Obstet Gynecol*, 2008;31:30–36. 已获得授权。

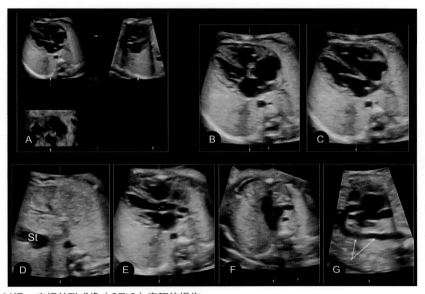

图 15-6　时间 – 空间关联成像（STIC）容积的操作

原始 STIC 数据在一个正交切面显示（A）。四腔心切面（单切面）收缩期（B）房室瓣关闭，舒张期（C）开放。通过旋转容积显示上腹部胃泡（St）（D）、略倾斜的五腔心切面（E）、上胸部三血管 – 气管切面（F）、重建的主动脉弓长轴切面（G）。重建的切面质量较低；可见 G 平面降主动脉的运动伪像（G 平面的箭头）

缺点

与实时检查相比较，2D 图像显示的不足之处主要与重建切面有关。采集过程中伪像导致 2D 重建平面产生错误信息。我们建议获取多个胎儿心脏容积数据以提高脱机分析的准确性。

在胎儿心脏畸形中的应用

2D 图像显示可以应用于所有心脏畸形评价，它可以通过慢速播放容积数据对胎儿心脏进行实时检查（图 15-6）。当仔细观察收缩期与舒张期心脏十字交叉水平时（图 15-7A, B），有助于对房室间隔缺损的检出（图 15-7）。3 个正交平面的交叉参考点可用于确认是否存在室间隔缺损。参考点同样可以显示在大动脉转位病例中的大动脉平行起源关系[17]。理想的主动脉弓切面可以通过胎儿胸部旁矢状切面重建以确定主动脉弓的连续性和大小（图15-6）。

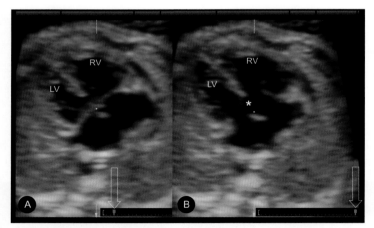

图15-7　胎儿房室间隔缺损的时间－空间关联成像（STIC）

在 A 平面，由于瓣叶关闭，缺损显示不清。通过移动取样线（空心箭头），在 B 平面瓣叶开放时室间隔缺损（星号）清晰可见。LV—左心室；RV—右心室

多平面断层超声成像

原理

断层超声成像（tomographic ultrasound imaging，TUI）或称作多层分析，是一种多平面图像显示模式，多个平行的 2D 图像同时显示容积内某区域的一系列解剖图像（图15-8）。显示平面的数量、层距以及每层解剖区的厚度可以进行调节（图15-8，15-9）。目标解剖区域内每层图像的具体位置在 TUI 显像的左上图显示（图15-8）。

优点

TUI 类似计算机断层扫描和磁共振成像，具有从纵向、横向、冠状面多个平面显示的优势，能够提供心脏解剖的整体图像。大多数胎儿心脏畸形累及心脏的多个部位的检查应该包括对不同平面的分析，而在使用 TUI 模式时可以将其显示在同一幅图像中。TUI 评价心脏异常的优势已在 103 例确诊的 CHD 病例中得到了确认[19]。妊娠 19～23 周平均层距为 2.7mm［标准差（SD），0.3］，妊娠 30～33 周平均层距 4.0mm（SD，0.4），所有病例就能得到一个完整的序列切面[19]。A 平面经初始标准化后显示由 3D 静态或 STIC 容积获得的心脏诊断切面已做描述[20]。这项自动化超声显示技术可以使胎儿超声心动图检查标准化和简单化，减少了传统 2D 超声模式对操作者的技术依赖性。TUI 是自动化超声成像的一个重要组成部分，通过多平面的显示了解胎儿心脏内在的解剖变异（心轴、心脏在胸腔的位置、胸腔的大小）（图15-8，15-9）。一项对胎儿大动脉转位 STIC 容积自动分析软件的评价中显示所有胎儿均可见心室动脉连接异常[21]（见自动多平面成像部分）。

缺点

　　TUI 模式是多个切面的重建，因此，成像缺乏实时性。而且采集取样框的大小会限制解剖信息的显示。TUI 的另一个缺点是平行切面的显示可能不是诊断所需要的切面，尤其是存在心脏畸形时。在这些病例中，需结合对 x 轴或 y 轴的旋转进行 TUI 评价。

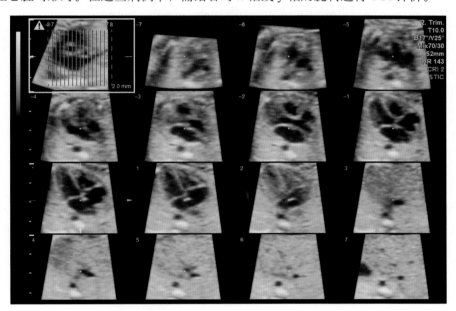

图 15-8　胎儿心脏灰阶 STIC 容积断层超声成像
左上图，定位平面显示互相平行的竖线（以黄色突出显示），代表所显示的平面（–7 到 +7）。检查者选择平面间的距离和平面的总数

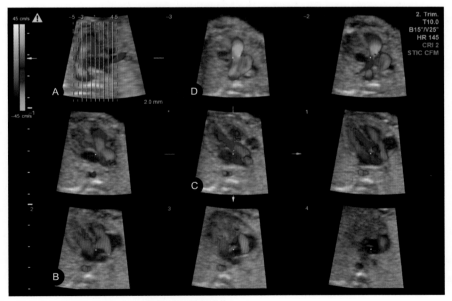

图 15-9　胎儿心脏彩色多普勒 STIC 容积断层超声成像
A 平面中互相平行的竖线代表下至四腔心上至胸部的 8 个平面。B 显示四腔心切面，C 显示五腔心切面，D 显示三血管 – 气管切面

胎儿心脏畸形中的应用

由于大多数心脏畸形累及心脏的多个部位，因此，TUI 可以多个切面显示心脏畸形。不同畸形将在本书的相应章节阐述。

自动多平面成像

尽管 3D 超声在产科成像中有显著好处，但是由于在图像采集、显示和 3D 容积的操作方面存在技术难度，而限制了其临床应用，特别是复杂解剖脏器如胎儿心脏。然而，3D 超声的出现表明超声自动化检查迈出了关键的一步，可以减少操作者的依赖性，使超声检查简单化和标准化。

值得一提的是，与 3D 超声自动化检查有关的两个重要概念：第一，3D 超声采集的特定解剖结构的容积，如胎儿心脏容积数据，包含对该结构进行完整解剖评估的所有 2D 平面。第二，对于每一个人体器官，包括胎儿心脏，这些进行完整解剖评估所需的 2D 平面，被有序地排列成彼此恒定的空间解剖关系。因此，可以获取如胎儿心脏或胸部的 3D 容积，应用自动化程序分析该容积，获取对该器官完整解剖评估的所有 2D 切面。我们最早描述了 3D 胎儿超声自动化检查，最初将这一方法命名为自动多平面成像[22]。后来发展成为 SonoVCAD，用于容积计算机辅助诊断系统检索切面的断层显示[16]。

3D 容积的标准化显示是自动化之前所需的最初步骤[15]。胎儿胸部 3D 容积的标准化显示通过确保容积内脊柱为统一的方向来达到最佳效果。它可以通过在采集平面（A 平面）和左上胸部心尖处将脊柱置于 6 点钟方位来获得（图 15–10）。从这一标准位置，使得检查切面自动化成为可能[15]（图 15–11，15–12）。

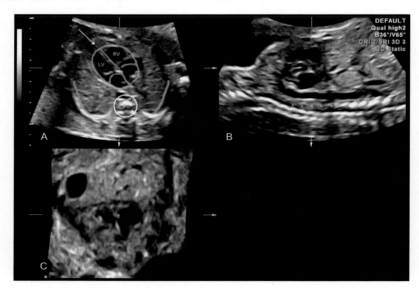

图 15–10　胎儿胸部四腔心切面 3D 容积的标准化

标准化是沿着 z 轴旋转采集平面（A），直到胎儿脊柱在 6 点钟方位（白色圆圈），心尖指向左侧（箭头）。一些超声仪器通过提供叠加图帮助实现标准化（图 A 中绿色叠加区域）

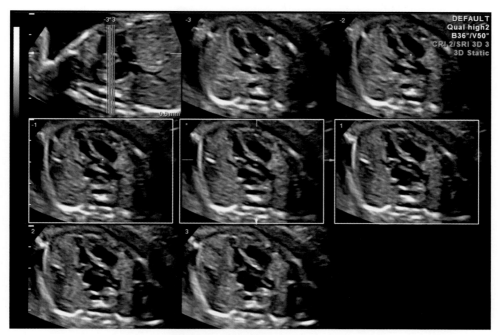

图 15-11　SonoVCAD 应用于图 15-10 中胎儿胸部的 3D 容积采集
自动显像对应于左室流出道（LVOT）。多平面的断层显示是为了解释胎儿的细微变异。LVOT 在平面 -1、星号和平面 1 中清晰显示（白色矩形框）

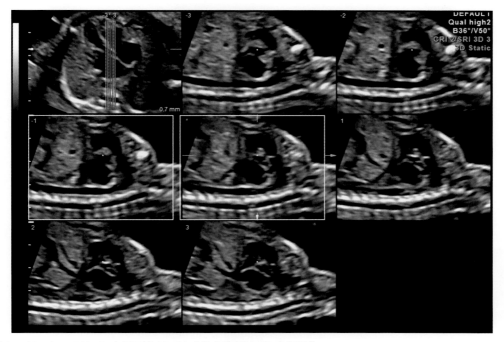

图 15-12　SonoVCAD 应用于图 15-10 中胎儿胸部的 3D 容积采集
自动显像对应导管弓切面。多平面断层显示是为了解释胎儿的细微变异。导管弓在平面 -1、星号和平面 1 中清晰显示（白色矩形框）

一些前瞻性研究报道了胎儿心脏 3D 超声自动化软件在显示正常和异常心脏解剖平面具有良好的一致性[16,21]。随着能够快速采集容积数据和高帧频 3D 容积成像的矩阵探头引入，胎儿心脏自动化检查能力显著提高。我们相信几乎全自动化的心脏检查更近了，同时也向着简化胎儿心脏筛查迈出了一大步。

容积重建

容积重建指对所获得的容积进行外部或内部表面的显示。表面容积重建成像时，在所获得的容积内设置取样框，有一个参考的边界（重建切面方向，常由彩色线条显示），是表面成像的方向（图 15-13，15-14）。操作者可以调节表面成像的方向以及容积内目标解剖区域的取样框厚度。

基于不同阈值的多种表面重建模式产生了与临床相关的不同显示方式（图 15-14）。

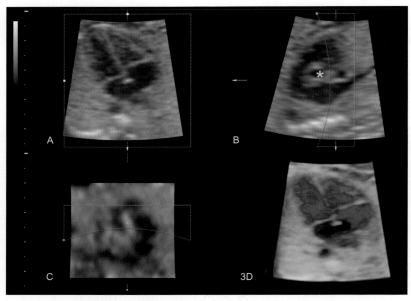

图 15-13　STIC 容积灰阶表面重建模式显示四腔心切面
为了获得 3D 四腔心切面图像（右下图），3D 重建取样框放置在心脏处，如平面 B 所示重建线为从头端至骶端（星号），放置在升主动脉下方。参考切面（A）为四腔心切面

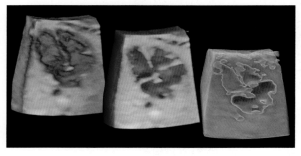

图 15-14　STIC 容积灰阶表面重建模式显示四腔心切面，以不同的成像模式显示：表面动态模式（左）、高清皮肤模式（中）及轮廓模式（右）

表面模式

原理

典型的表面重建模式与 3D 超声一样，能够显示胎儿近乎完美的面部图像。3D 或 STIC 模式，心腔的表面及其与血液的边界易于显示（图 15-13，15-15）。这种显示可以直观显示一些胎儿心脏内的感兴趣区域（图 15-16）。图 15-13 和图 15-16 是表面模式在胎儿心脏临床应用中相关区域内取样框正确的放置方法以及重建方位的设置。有文献报道分析重建切面对显示房室瓣畸形（瓣膜发育不良或房室间隔缺损）和大动脉畸形（大动脉

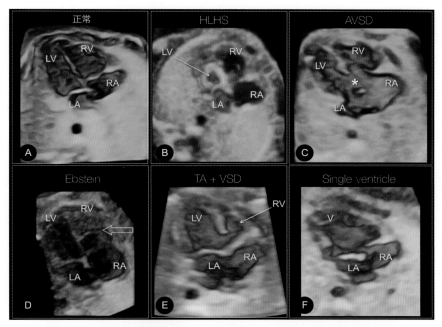

图 15-15　STIC 容积灰阶表面重建模式显示四腔心切面水平正常心脏（A）及多种心脏畸形（B～F）
星号突出显示房室间隔缺损（AVSD）心脏十字交叉处大的缺损（C），空心箭头指向 Ebstein 畸形中较低的三尖瓣附着点（D）。LA—左心房；LV—左心室；RA—右心房；RV—右心室；HLHS—左心发育不良综合征；TA+VSD—三尖瓣闭锁伴室间隔缺损；Single Ventricle—单心室

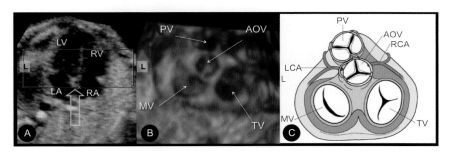

图 15-16　STIC 容积灰阶表面重建模式，由四腔心切面（参考平面）（A）获得并显示房室瓣和半月瓣的心底观（B）
为了获得这个切面，3D 取样框放置在四腔心切面上，重建线（空心箭头）放置在心房（A）。图 C 是心脏瓣膜的解剖示意图。RV—右心室；RA—右心房；LV—左心室；LA—左心房；LCA—左冠状动脉；RCA—右冠状动脉；TV—三尖瓣；MV—二尖瓣；AOV—主动脉瓣；PV—肺动脉瓣；L—左

转位)有重要意义[23]。表面重建模式得到的新平面能够帮助理解心脏结构的空间位置关系，临床上适合的切面尚待进一步研究[23]。

胎儿心脏畸形中的应用

表面模式可以显示典型的胎儿心脏 3D 切面，如图 15-13 所示。可以应用在四腔心切面或包含一个 3D 图像中的心脏畸形显示。图 15-15 总结了一些心脏畸形的 3D 表面模式，其他例子将在相应章节中描述。

最小透明模式

原理

最小透明模式可以应用于静态或 STIC 采集，显示模式类似于 X 线或磁共振投影，通过增强无回声的结构（暗颜色）并对周围有回声结构进行模糊处理[24]（图 15-17）。这种模式的空间细微解剖关系显示受限，但对于无回声的结构如心腔和大血管的解剖结构的显示很有帮助。

胎儿心脏畸形中的应用

最小模式可以用于显示如心腔或大血管解剖结构的薄层切面。图 15-17A 显示正常心脏的大血管交叉关系，图 15-17B 显示大动脉转位胎儿的大血管平行关系。最小模式在右心室双出口中的应用将在第 27 章讲述，在内脏异位中的应用将在第 30 章讲述。目前这种模式的临床应用有限。

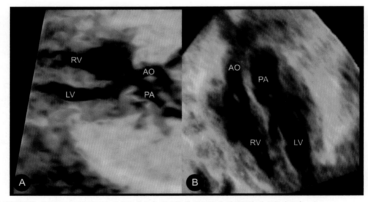

图 15-17 最小透明模式显示正常胎儿心脏（A）和完全型大动脉转位心脏（B）
A. 前面观，通过投影同时显示右心室、左心室以及正常起源的主动脉和肺动脉的交叉关系；B. 同样的切面显示 D 型 - 大动脉转位，平行起源相反心室的大动脉。RV—右心室；LV—左心室；PA—肺动脉；AO—主动脉

反转模式

原理

反转模式可以叠加在渲染模式的静态或 STIC 采集中。顾名思义，反转模式是容积成分的回声反射。换句话说，它是用最小模式显示信息的反转。应用于胎儿心脏时，充满血

流的空间，例如心腔回声明亮，而心室壁、血管壁或肺消失（图 15-18）。屏幕上的回声随着灰 - 黑阈值的增加或降低而变化（图 15-18，15-19）。由于胎儿肋骨和脊柱影响产生的伪像可以通过电子切割去除（图 15-18）。由反转模式得到的 3D 容积重建图像与能量多普勒或 B-Flow 所获得的图像类似。反转模式与能量多普勒相比，优点是具有更高的帧频和分辨率，因此图像质量更高。图 15-18 显示反转模式应用于胎儿心脏时的推荐操作步骤。

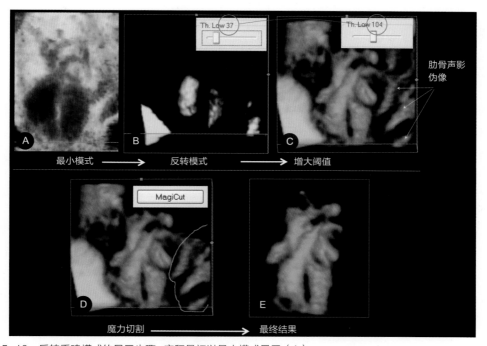

图 15-18　反转重建模式的显示步骤：容积最初以最小模式显示（A）
首先激活反转模式（B），显示低回声信息，而周围的结构消失。最小阈值增加直至目标解剖细节被显示（C）。在 C 平面可见肋骨声影伪像（箭头）。激活电子切割，将伪像去除（D），从而得到最后的 E 平面显示图像

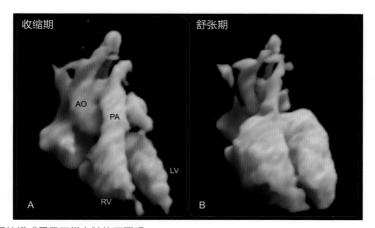

图 15-19　反转模式显示正常心脏的正面观
大动脉交叉关系正常；收缩期（A）左心室（LV）和右心室（RV）变小，主动脉（AO）和肺动脉（PA）增宽；舒张期（B）心室变大和大动脉内径变小

胎儿心脏畸形中的应用

反转模式可以用来创建心腔和大血管的"数字铸型"[25]，已有研究报道反转模式在胎儿心内及心外含液性结构显像中的价值[26,27]。反转模式同样可以显示大血管的空间关系。反转模式已应用于许多心脏畸形，如大动脉转位、右心室双出口、大动脉共干、室间隔完整型肺动脉闭锁及其他畸形。图 15-19 中，正常胎儿心脏正面观显示其收缩和舒张期。

3D 彩色多普勒和玻璃体模式

原理

彩色多普勒、能量多普勒和高分辨率血流显像（类似于双向能量多普勒）都可以与 3D 静态和 STIC 联合应用。这种重建方式可以选择只显示彩色信息或只显示灰阶信息或两者同时显示，称为"玻璃体模式"（图 15-20）。随着近年来软件的发展，使用光源可加强对结构深度的显示效果，并提供了更好的空间感，如图 15-20C 和图 15-21C ～ 15-23 所示。

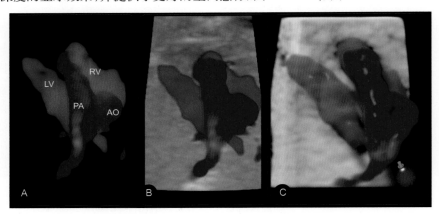

图 15-20　A. 彩色多普勒 STIC 容积采集即"3D 彩色多普勒模式"显示心脏的上面观，显示血管而不显示周围组织。显示左心室（LV）、右心室（RV）及主动脉（AO）与肺动脉（PA）起自相应的心室和相互交叉关系。B. 以玻璃体模式重建 3D 容积，显示 3D 彩色多普勒和 3D 灰阶信息。C. 以玻璃体模式通过调整容积中"光源"使其高清晰彩色显示（低拐角位于右侧），它能更好地显示解剖结构

与图 B 比较，图 C 更好地界定大血管的空间关系（详见下幅图）

胎儿心脏畸形中的应用

玻璃体模式彩色多普勒成像有助于 CHD 大血管关系的显示[2,3,18,28]，尤其是与心动周期相关的血流异常。心脏玻璃体模式彩色多普勒的应用包括四腔心切面显示收缩期与舒张期的异常血流（图 15-22）。同样可以应用于大血管冠状切面显示其空间关系（图 15-20，15-23）和心脏及上腹部大血管的侧面观（图 15-21）。本书的后面章节将介绍 3D 彩色多普勒、能量多普勒和高分辨率血流显像的重建在以下病例中的显示：重度主动脉狭窄、下腔静脉离断并奇静脉连接、法洛四联症、右位和双主动脉弓、左心发育不良综合征中主动脉弓及导管弓血流异常及其他畸形。需要强调的是，本书中许多玻璃体模式显示的图像由于是静态图像，不能够显示收缩期及舒张期的血流情况，因而不能将信息显示完整。

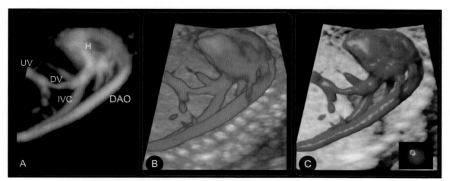

图 15-21　胎儿左侧胸部和腹部能量多普勒 STIC 容积采集
A.3D 能量多普勒图像显示心脏（H）、降主动脉（DAO）、下腔静脉（IVC）、脐静脉（UV）、静脉导管（DV）；B. 玻璃体模式中，沿周围组织可见相同的血管结构；C. 以玻璃体模式通过调整容积中"光源"使其高清彩色显示（低拐角位于右侧），血管结构清晰显示

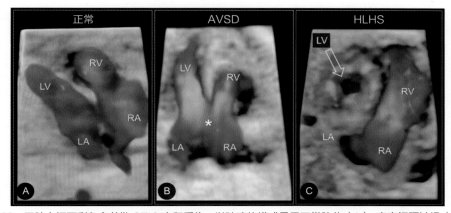

图 15-22　四腔心切面彩色多普勒 STIC 容积采集，以玻璃体模式显示正常胎儿（A）、房室间隔缺损（AVSD）的胎儿（B）、左心发育不良综合征（HLHS）的胎儿（C）图像
星号放置在房室间隔缺损的心脏十字交叉处，图 C 中空心箭头指向无血流灌注的发育不良的左心室（LV）。RA—右心房；RV—右心室；LA—左心房

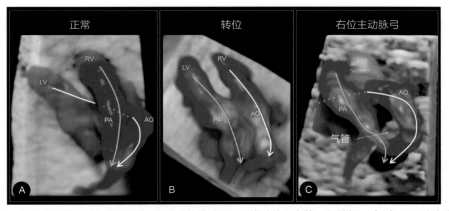

图 15-23　彩色多普勒 STIC 容积采集，以玻璃体模式显示正常胎儿三血管 - 气管切面（A），显示肺动脉（PA）（蓝色箭头）和主动脉（白色箭头）的走行
可见肺动脉位于主动脉的前方。图 B 为 D 型 - 大动脉转位胎儿，显示大血管并列走行。图 C 显示右位主动脉弓胎儿气管位于主动脉（AO）和肺动脉（PA）之间。LV—左心室；RV—右心室

3D B-Flow 模式

原理

B-Flow 是不依赖于多普勒效应的血流成像模式。它可以直接显示血细胞的反射回声，由于无角度依赖性，因此，可以在声束与血管垂直时成像。B-Flow 的另一特点是只显示血流的信息，其他邻近组织的信息不显示。应用 B-Flow 模式获取 3D 容积的血管成像是无角度依赖（图 15-24）[29]。其成像与反转模式相似，但它显示为流动模式而更适合显示血管之间的关系，对小血管也是如此，如显示肺静脉以及异常起源的小血管[29]。

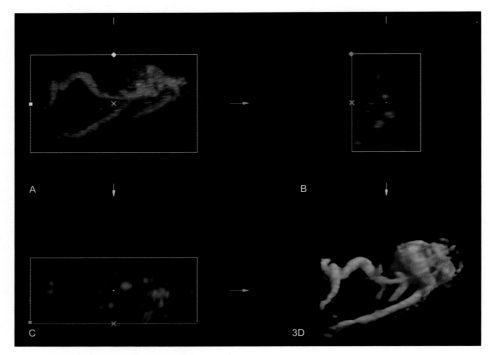

图 15-24 B-Flow 模式显示血管，无角度依赖
本图显示腹部和胸部矢状切面 B-Flow STIC 容积采集。右下平面，B-Flow 3D 重建显示血管及其空间关系

电子矩阵探头

先进的 3D 和 4D 探头

3D 超声的一个新兴领域涉及电子矩阵探头的应用，使采集容积的速度和分辨率提高。这一新技术在胎儿超声心动图检查中有很好的应用前景。本节旨在阐述该领域的应用经验并着重介绍其潜在应用。

原理

传统的 3D 探头是机械探头，由一排用于生成 2D 图像的晶体和用于扫描超声束的机械电机组成，以便将生成的多个 2D 图像叠加在一起产生 3D 容积。传统的 3D 采集速度很慢，但是非常适合运动很少的妇科和产科。胎儿超声心动图检查中，心脏快速运动是传统机械探头 3D 容积采集时的主要限制因素。STIC 技术的发展在胎儿心脏的高帧频和采集时间短之间取得了很好的折中效果。

电子矩阵探头由多排晶体（一些是 64 排）设计而成，探头元件超过 8000 个，因而命名为矩阵探头。随着计算速度的提高，矩阵探头能够以电子方式控制超声束通过 ROI，并且采集容积速度较 3D 机械探头快 2 ～ 4 倍。超声图像的快速获取提高了 3D 容积的分辨率，并实时显示 2 个图像和 ROI 的薄层图像（见本章的后面部分）。应用矩阵探头获取的高分辨率 3D 容积在所有胎儿均可见心室动脉连接异常[21]（见自动多平面成像部分）。应用矩阵探头获取的高分辨率 3D 容积数据可以在重建的 B、C 或其他平面图像质量的改善中得以体现。我们将在下面的部分探讨初步体会以及矩阵探头在胎儿心脏 3D/4D 可视化中的潜在应用价值。

双平面或实时 -X- 平面成像

使用矩阵探头即刻采集多幅图像可实时显示 2 个高帧频和高分辨率的相互垂直的 2D 平面（图 15-25 ～ 15-29），而不需要采集 4D 容积。双平面或实时 -X- 平面[30] 能够同时显示两个相互垂直的平面，一个是实际扫描平面，另一个是与它相垂直的平面。这一新技术可应用于 2D（图 15-25，15-26）或彩色多普勒成像中（图 15-28，15-29）。其他应用包括间隔的可视化[31] 并用两个正交平面显示间隔缺损。

它能够同时在两个正交平面反映正常心脏解剖的大血管关系和显示圆锥动脉干畸形中异常的大血管关系[32]。

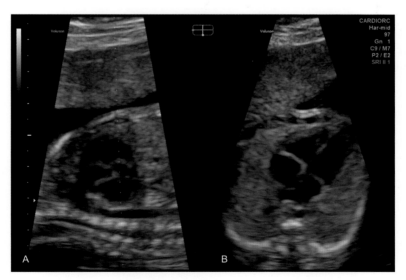

图 15-25　双平面模式成像：电子矩阵探头用于双平面模式
A. 扫描平面为胸部和心脏的矢状切面。检查者沿着图像放置一条线激活双平面模式，实时显示一个与扫描平面垂直的平面。B. 双平面模式显示四腔心切面，对应图 A 中的虚线位置。通过在图 A 中向头部移动该线从而实时显示胎儿心脏的多个横切面图像

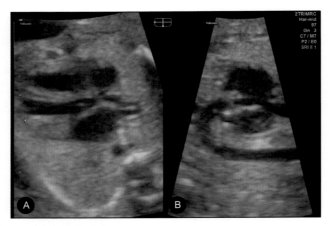

图 15-26　双平面模式显示胎儿心脏轴位切面
图 B 显示主动脉弓对应图 A 中的虚线位置

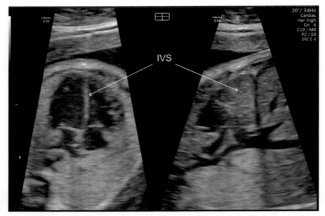

图 15-27　双平面模式显示室间隔（IVS）
虚线在四腔心切面沿着室间隔放置（左侧面板）。右侧面板显示室间隔区域的直视图（参照图 15-28，15-29）

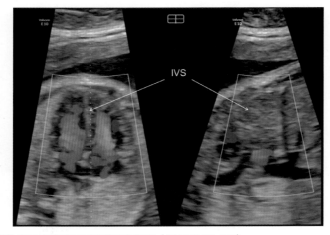

图 15-28　彩色多普勒双平面模式显示完整的室间隔（详见图 15-27）

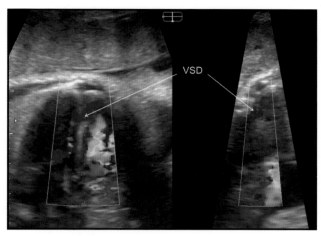

图 15-29 彩色多普勒双平面模式显示胎儿肌部室间隔缺损（VSD）

两个平面均可见通过室间隔的血流

实时 4D 和快速 STIC 成像

矩阵探头最大的好处就是它能够实时 4D 扫描心脏。根据我们的经验，选择一个窄的容积采集取样框能够获得高帧频（20 ～ 40 帧 / 秒）的实时 4D 心脏检查（图 15-30）。可以选择多种成像模式，如正交平面（图 15-30）、断层模式、表面模式（图 15-30，15-31），或应用自由解剖成像技术任意选择横截面。实时 4D 模式中也可以启动彩色多普勒，但是增加彩色多普勒会大大降低帧频（10 ～ 25 帧 / 秒）。矩阵探头的快速图像计算能够促进一个新的快速 STIC 采集技术（eSTIC 或 iSTIC）的发展，它使容积数据的采集在 3 秒内完成。此技术对本章先前讨论的彩色多普勒容积成像及脱机分析是令人满意的。

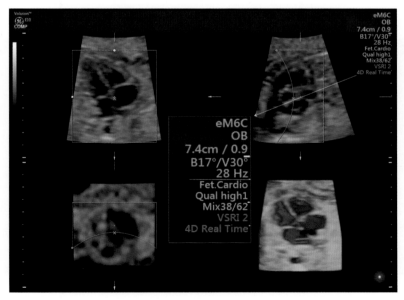

图 15-30 应用矩阵探头实时（实时 4D）扫描胎儿心脏四腔心切面

右下面板为四腔心切面 4D 图像。放大技术面板显示采集角度为 30°，帧频为 28 帧 / 秒（下划线）

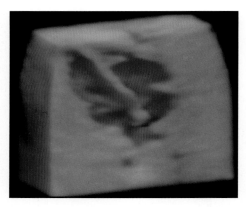

图 15-31　应用矩阵探头实时（实时 4D）扫描胎儿心脏，显示胸部四腔心切面的表面重建模式

容积对比成像——平面 A

矩阵探头在胎儿心脏检查中其中一个良好的应用前景是容积对比成像——平面 A（volume contrast imaging—plane A，VCI-A）技术。检查者采集多个相邻的图像作为一个薄层，而不用采集全容积，它可以通过不同的重建模式显示更高对比度图像。例如，选择 3 ~ 5mm 厚的切片结合组织 - 对比（X 线模式）重建模式可使心腔内膜产生的伪像最小，而提供心肌高对比度的图像（图 15-32）。另一个感兴趣的重建模式是 VCI-A 联合应用最小模式，可用来显示血管的空间关系（图 15-33，15-34）。通过选择一个厚的 VCI-A 切片联合反转模式能够更好地突出显示大血管之间的关系，如图 15-34 所示，显示正常心脏和大动脉转位的心脏。图 15-33 显示了胸部和腹部的纵面观，在不同平面显示下腔静脉和主动脉（图 15-33A），并且在一层薄片中用最小（图 15-33B）和反转模式（图 15-33C）一起显示。

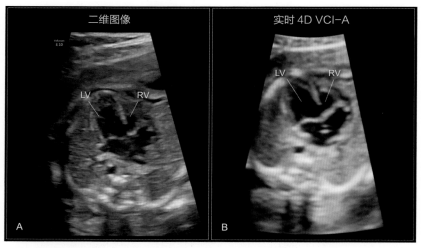

图 15-32　矩阵探头用于实时扫描采集平面容积对比成像模式（VCI-A）
VCI-A 容积显示可依据检查者的需要选择。A. 传统 2D 心脏图像显示三尖瓣闭锁、室间隔缺损、正常的左心室 (LV) 及小的右心室 (RV)；B. VCI-A 结合对比 X 线模式清晰显示心内结构的边界

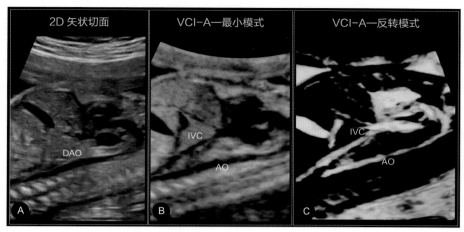

图 15-33　采集平面容积对比成像模式（VCI-A）

图 A 中，胎儿胸部和腹部 2D 矢状切面显示降主动脉（DAO），下腔静脉（IVC）没有显示因为它走行于主动脉的右侧，不在 2D 扫描平面内；图 B 和 C 中，应用 8mm VCI-A 切片，同时显示主动脉和下腔静脉。图 B 结合了最小模式，图 C 结合了反转模式

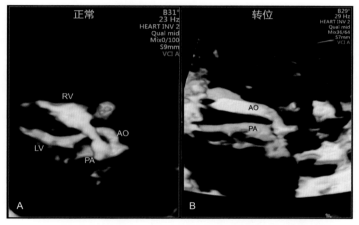

图 15-34　采集平面容积对比成像模式（VCI-A）5mm 切片反转模式显示心脏右轴位切面

图 A 显示正常胎儿肺动脉（PA）与主动脉（AO）交叉，位于主动脉之上，图 B 显示胎儿 D 型 - 大动脉转位。图 B 显示大血管并列走行。LV—左心室；RV—右心室

总结

　　3D 超声已然是胎儿超声心动图有价值的补充，它有多种采集和显示模式，对理解正常及异常心脏解剖结构有很大帮助。本书中，读者将在心脏畸形相关章节看到 3D 超声的应用和典型图片。

　　3D 超声已经延伸到了远程应用，对基层单位来说，复杂的胎儿超声心动图可以发送 3D 容积资料由经验丰富的医师远程会诊[33,34]。新的应用模式可以计算心腔容积和胎儿的每搏输出量和射血分数[35-37]。未来的发展包括更适合产科扫查的矩阵探头，将会开启实时

4D 超声的大门。结合实时 4D 超声的自动软件，未来胎儿心脏检查会更简单化，CHD 的产前检出率将大大提高。

要点　三维和四维胎儿超声心动图

- 3D 超声心动图包含了目标解剖区内大量的 2D 图像。
- 3D 容积采集的第一步是优化 2D 超声检查。
- 参考切面定义为进行 3D 采集的初始 2D 切面。
- ROI 决定 3D 容积的两个参数：高度和宽度，相当于 x 轴和 y 轴。
- 采集角度指的是容积的深度，相当于 z 轴。
- 减小采集角度可以加快采集速度、减少伪像并且优化 3D 容积的质量。
- 在多平面显示中 A 平面（左上）代表参考平面，即 3D 容积采集的 2D 初始切面，代表 ROI 区各切面的大小。
- 在多平面显示中 B 平面（右上）是重建的与 A 平面垂直的平面，代表容积采集的角度。
- STIC 数据采集是间接运动门控的脱机模式，基于心脏运动同时产生的组织位移而抽取心动周期不同时相的信息。
- STIC 容积采集的优点是可以评价心房和心室壁运动，以及瓣膜的活动，并且它可与彩色多普勒联合应用。
- STIC 容积采集的缺点是采集的时间相对较长，因此，胎动或母亲呼吸运动会造成很大的影响，使容积数据出现伪像。
- 实时 4D 心脏容积采集最好使用矩阵探头，可以进行实时动态 3D 容积的评价。
- 多平面显示经常用于 3D 静态和 STIC 采集。
- TUI 或称作多平面分析，是多平面成像的修正模式，可同时显示大量平行的 2D 图像，序列显示一个解剖区容积的切面。
- 容积重建可获得容积内部或外部表面。
- 表面模式可以显示胎儿心脏多个感兴趣区的直视图。
- 最小透明模式成像类似于 X 线投影成像，通过增强无回声的结构（暗颜色），并且对周围有回声结构进行模糊处理。
- 反转模式，顾名思义是将容积内有回声的结构进行反转。
- 彩色多普勒结合 STIC 或实时 4D 成像称作玻璃体模式，可以显示心腔和大血管血流异常的空间图像。
- B-Flow 是非多普勒依赖性的血流显像模式，它直接显示了血细胞的反射，因此无角度依赖。
- 矩阵探头用于胎儿心脏实时 4D 超声成像，可以结合新技术，如双平面、VCI-A 及表面模式来评估胎儿心脏。

（刘园园　译）

参考文献

1. Deng J. Terminology of three-dimensional and four-dimensional ultrasound imaging of the fetal heart and other moving body parts. *Ultrasound Obstet Gynecol*. 2003;22:336–344.

2. Chaoui R, Kalache KD. Three-dimensional power Doppler ultrasound of the fetal great vessels. *Ultrasound Obstet Gynecol*. 2001;17:455–456.

3. Chaoui R, Kalache KD, Hartung J. Application of three-dimensional power Doppler ultrasound in prenatal diagnosis. *Ultrasound Obstet Gynecol*. 2001;17:22–29.

4. Chaoui R, Schneider MB, Kalache KD. Right aortic arch with vascular ring and aberrant left subclavian artery: prenatal diagnosis assisted by three-dimensional power Doppler ultrasound. *Ultrasound Obstet Gynecol*. 2003;22:661–663.

5. Nelson TR, Pretorius DH, Sklansky M, et al. Three-dimensional echocardiographic evaluation of fetal heart anatomy and function: acquisition, analysis, and display. *J Ultrasound Med*. 1996;15:1–9; quiz 11–12.

6. DeVore GR, Falkensammer P, Sklansky MS, et al. Spatio-temporal image correlation (STIC): new technology for evaluation of the fetal heart. *Ultrasound Obstet Gynecol*. 2003;22:380–387.

7. Goncalves LF, Lee W, Chaiworapongsa T, et al. Four-dimensional ultrasonography of the fetal heart with spatiotemporal image correlation. *Am J Obstet Gynecol*. 2003;189:1792–1802.

8. Arzt W, Tulzer G, Aigner M. Real time 3D sonography of the normal fetal heart—clinical evaluation [in German]. *Ultraschall Med*. 2002;23:388–391.

9. Marx GR, Fulton DR, Pandian NG, et al. Delineation of site, relative size and dynamic geometry of atrial septal defects by real-time three-dimensional echocardiography. *J Am Coll Cardiol*. 1995;25:482–490.

10. Acar P, Laskari C, Rhodes J, et al. Three-dimensional echocardiographic analysis of valve anatomy as a determinant of mitral regurgitation after surgery for atrioventricular septal defects. *Am J Cardiol*. 1999;83:745–749.

11. Acar P, Saliba Z, Bonhoeffer P, et al. Influence of atrial septal defect anatomy in patient selection and assessment of closure with the cardioseal device; a three-dimensional transoesophageal echocardiographic reconstruction. *Eur Heart J*. 2000;21:573–581.

12. Acar P, Dulac Y, Roux D, et al. Comparison of transthoracic and transesophageal three-dimensional echocardiography for assessment of atrial septal defect diameter in children. *Am J Cardiol*. 2003;91:500–502.

13. Hata T, Dai SY, Inubashiri E, et al. Real-time three-dimensional color Doppler fetal echocardiographic features of congenital heart disease. *J Obstet Gynaecol Res*. 2008;34:670–673.

14. Acar P, Dulac Y, Taktak A, et al. Real-time three-dimensional fetal echocardiography using matrix probe. *Prenat Diagn*. 2005;25:370–375.

15. Abuhamad AZ. Standardization of 3-dimensional volumes in obstetric sonography: a required step for training and automation. *J Ultrasound Med*. 2005;24:397–401.

16. Abuhamad A, Falkensammer P, Reichartseder F, et al. Automated retrieval of standard diagnostic fetal cardiac ultrasound planes in the second trimester of pregnancy: a prospective evaluation of software. *Ultrasound Obstet Gynecol*. 2008;31:30–36.

17. DeVore GR, Polanco B, Sklansky MS, et al. The 'spin' technique: a new method for examination of the fetal outflow tracts using three-dimensional ultrasound. *Ultrasound Obstet Gynecol*. 2004;24:72–82.

18. Chaoui R, Hoffmann J, Heling KS. Three-dimensional (3D) and 4D color Doppler fetal echocardiography using spatio-temporal image correlation (STIC). *Ultrasound Obstet Gynecol*. 2004;23:535–545.

19. Paladini D, Vassallo M, Sglavo G, et al. The role of spatio-temporal image correlation (STIC) with tomographic ultrasound imaging (TUI) in the sequential analysis of fetal congenital heart disease. *Ultrasound Obstet Gynecol*. 2006;27:555–561.

20. Abuhamad A, Falkensammer P, Zhao Y. Automated sonography: defining the spatial relationship of standard diagnostic fetal cardiac planes in the second trimester of pregnancy. *J Ultrasound Med*. 2007;26:501–507.

21. Rizzo G, Capponi A, Cavicchioni O, et al. Application of automated sonography on 4-dimensional volumes of fetuses with transposition of the great arteries. *J Ultrasound Med*. 2008;27:771–776; quiz 777.

22. Abuhamad A. Automated multiplanar imaging: a novel approach to ultrasonography. *J Ultrasound Med*. 2004;23:573–576.

23. Chaoui R, Hoffmann J, Heling KS. Basal cardiac view on 3D/4D fetal echocardiography for the assessment of AV valves and great vessels arrangement. *Ultrasound Obstet Gynecol*. 2004;22:228.

24. Espinoza J, Goncalves LF, Lee W, et al. The use of the minimum projection mode in 4-dimensional examination of the fetal heart with spatiotemporal image correlation. *J Ultrasound Med*. 2004;23:1337–1348.

25. Goncalves LF, Espinoza J, Lee W, et al. A new approach to fetal echocardiography: digital casts of the fetal cardiac chambers and great vessels for detection of congenital heart disease. *J Ultrasound Med*. 2005;24:415–424.

26. Goncalves LF, Espinoza J, Lee W, et al. Three- and four-dimensional reconstruction of the aortic and ductal arches using inversion mode: a new rendering algorithm for visualization of fluid-filled anatomical structures. *Ultrasound Obstet Gynecol*. 2004;24:696–698.

27. Lee W, Goncalves LF, Espinoza J, et al. Inversion mode: a new volume analysis tool for 3-dimensional ultrasonography. *J Ultrasound Med*. 2005;24:201–207.

28.   Goncalves LF, Espinoza J, Romero R, et al. A systematic approach to prenatal diagnosis of transposition of the great arteries using 4-dimensional ultrasonography with spatiotemporal image correlation. *J Ultrasound Med*. 2004;23:1225–1231.

29.   Volpe P, Campobasso G, Stanziano A, et al. Novel application of 4D sonography with B-flow imaging and spatio-temporal image correlation (STIC) in the assessment of the anatomy of pulmonary arteries in fetuses with pulmonary atresia and ventricular septal defect. *Ultrasound Obstet Gynecol*. 2006;28:40–46.

30.   Xiong Y, Chen M, Chan LW, et al. Scan the fetal heart by real-time three-dimensional echocardiography with live xPlane imaging. *J Matern Fetal Neonatal Med*. 2012;25:324–328.

31.   Xiong Y, Liu T, Wu Y, et al. Comparison of real-time three-dimensional echocardiography and spatiotemporal image correlation in assessment of fetal interventricular septum. *J Matern Fetal Neonatal Med*. 2012;25:2333–2338.

32.   Xiong Y, Liu T, Gan HJ, et al. Detection of the fetal conotruncal anomalies using real-time three-dimensional echocardiography with live xPlane imaging of the fetal ductal arch view. *Prenat Diagn*. 2013;33:462–466. doi:10.1002/pd.4088.

33.   Vinals F, Poblete P, Giuliano A. Spatio-temporal image correlation (STIC): a new tool for the prenatal screening of congenital heart defects. *Ultrasound Obstet Gynecol*. 2003;22:388–394.

34.   Vinals F, Mandujano L, Vargas G, et al. Prenatal diagnosis of congenital heart disease using four-dimensional spatio-temporal image correlation (STIC) telemedicine via an internet link: a pilot study. *Ultrasound Obstet Gynecol*. 2005;25:25–31.

35.   Meyer-Wittkopf M, Cole A, Cooper SG, et al. Three-dimensional quantitative echocardiographic assessment of ventricular volume in healthy human fetuses and in fetuses with congenital heart disease. *J Ultrasound Med*. 2001;20:317–327.

36.   Esh-Broder E, Ushakov FB, Imbar T, et al. Application of free-hand three-dimensional echocardiography in the evaluation of fetal cardiac ejection fraction: a preliminary study. *Ultrasound Obstet Gynecol*. 2004;23:546–551.

37.   Messing B, Cohen SM, Valsky DV, et al. Fetal cardiac ventricle volumetry in the second half of gestation assessed by 4D ultrasound using STIC combined with inversion mode. *Ultrasound Obstet Gynecol*. 2007;30:142–151.

第 16 章
妊娠早期胎儿心脏检查

概述

过去的 10 年中，妊娠早期 NT 增厚的风险评估和其他妊娠早期超声标志的广泛应用对早期胎儿异常的常规检查，尤其是对胎儿超声心动图检查具有重要意义。妊娠早期，NT 筛查用于伴有相关心脏畸形的胎儿染色体异常的检测[1]。此外，NT 增厚是心脏畸形的危险因素之一[1-4]。

20 世纪 90 年代初期，专家报道了妊娠早期末和妊娠中期初检测心脏异常的可行性[5-9]，但这一方法仅限于少数在胎儿成像方面具有丰富经验的医疗专业中心。随着高分辨力经阴道和经腹探头的出现，妊娠早期优质的胎儿心脏声像图能够满足心脏畸形的超声诊断（图 16-1 ～ 16-5）。文献报道的孕龄检查窗口期各不相同，孕龄检查窗口期是指胎儿超声心动图检查的最早时机。一些学者认为定向胎儿心脏检查的最早时期是妊娠 16 周之前[6,10]，而另外一些学者则认为妊娠 11 ～ 13^+6 周 NT 筛查期为最早的胎儿心脏检查期[2,9,11]。然而，大多数医师还是认为在妊娠早期和妊娠中期初（11 ～ 16 周）进行定向胎儿心脏检查是最早时期[12]。

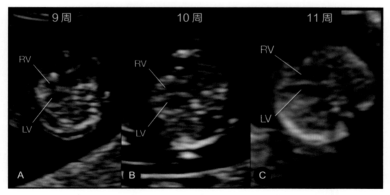

图 16-1 经阴道超声显示孕龄分别为 9^+4 周（A）、10^+3 周（B）和 11^+2 周（C）的 3 例正常胎儿的横向四腔心切面

侧向声束扫查可以清晰显示室间隔将心室分为右心室（RV）和左心室（LV）。妊娠 11 周以后（C），获得清晰的图像质量即可进行胎儿心脏超声诊断

随着大量可靠的妊娠早期胎儿超声心动图资料的增加，目前很多专业中心认为胎儿超声心动图检查是胎儿心脏病学的一部分。本书中，我们在各章节均探讨了妊娠早期胎儿心脏畸形的内容。本章节不仅探讨了早期胎儿超声心动图检查的指征和局限性，还探讨了与早期胎儿心脏检查相关的基础和方法。

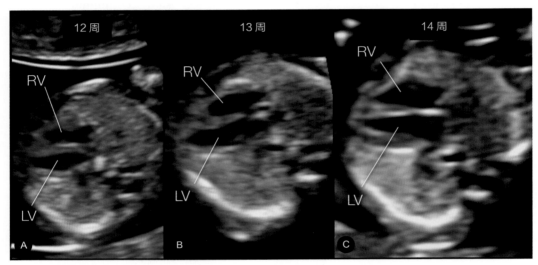

图 16-2　孕龄分别为 12⁺⁴ 周（A）、13 周（B）和 14⁺⁴ 周（C）的 3 例正常胎儿横向四腔心切面

A. 经阴道探查孕龄 12 周的胎儿图像；B 和 C. 经腹探查（探头频率 4~8MHz）孕龄分别为 13 周和 14 周图像，多数孕龄在 12 周和 13 周的胎儿超声心动图检查都可以在经阴道和经腹超声之间进行转换。LV—左心室；RV—右心室

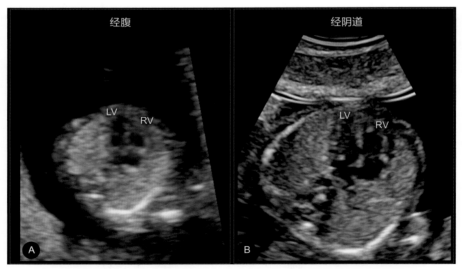

图 16-3　经腹（A）和经阴道（B）超声显示孕龄为 13 周的 2 例正常胎儿心尖四腔心切面

图 B 分辨力较图 A 高。LV—左心室；RV—右心室

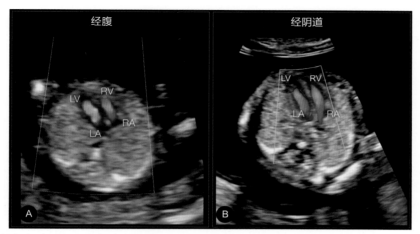

图 16-4　经腹（A）和经阴道（B）超声显示孕龄 12 周的胎儿心尖四腔心切面
彩色多普勒显示舒张期血流从右心房（RA）和左心房（LA）分别进入右心室（RV）和左心室（LV）。图 A 和 B
中彩色多普勒提供的信息非常相似，但是经阴道（B）超声的分辨力还是略高于经腹部超声。当妊娠早期怀疑胎
儿心脏异常时，经阴道超声能够提供额外的信息

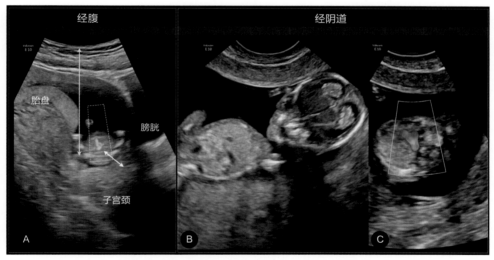

图 16-5　图 A 为经腹彩色多普勒超声显示孕龄 12 周的胎儿三血管 – 气管切面
由于探头和感兴趣区之间距离较远，图像分辨力下降；本例中胎儿胸部朝上（黄色箭头）。图 A 显示胎儿胸部靠
近子宫颈（白色箭头）。图 B 显示胎儿处于骨盆深处横向位置，是经阴道超声检查的理想胎儿体位。图 C 为经阴
道彩色多普勒超声显示三血管 - 气管切面，其分辨力高于图 A 经腹超声

早期胎儿心脏扫查的技术问题

　　妊娠早期胎儿心脏检查需要一种不同于妊娠中期超声检查的方法。一方面，准确地操
纵超声设备并获得最佳高分辨力的灰阶和彩色多普勒图像对于医师而言确实是个挑战。另
一方面，扫描条件常受胎儿位置限制，通常的解决方法是需要在经腹和经阴道之间切换和

（或）轻柔操作子宫以将胎儿移动到适当位置。早期胎儿心脏检查的技术问题表 16-1 ～ 16-3
中进行了总结。

表 16-1　早期心脏灰阶超声检查的优化方法

胎儿位于枕后位（测量 NT 位置）

放大图像

缩小扇形宽度

胎儿胸腔占据超声显示屏的 1/3

使用高对比度图像设置

使用中 - 高分辨力传感器

声束方向从胎儿心尖至心脏右侧

表 16-2　早期心脏彩色多普勒检查优化方法

先进行灰阶优化再启动彩色多普勒

使用窄多普勒取样框

使用中等彩色多普勒速度标尺

使用中等频率滤波器

使用中 - 高余辉

使用低彩色多普勒增益

使用低输出功率

如果条件允许，使用双向多普勒

表 16-3　妊娠早期心脏中异常和疑似异常超声表现

四腔心切面灰阶和彩色多普勒成像	心脏轴异常 / 右位心
	重度三尖瓣关闭不全
	单心室
	大的 AVSD
	心室不对称
	HLHS
	二尖瓣或三尖瓣闭锁
三血管 - 气管切面	管腔大小差异
	狭窄的肺动脉或主动脉血流反向
	主动脉增宽（CAT 或 DORV）
	单一血管（TGA 或 DORV）
	肺动脉或主动脉内往返血流
	血管离断
	主动脉弓位于气管右侧

注：AVSD—房室间隔缺损；HLHS—左心发育不良综合征；PA—肺动脉；CAT—大动脉共干；DORV—右心室双出口；TGA—大动脉转位。

经阴道和经腹检查对比

人们普遍认为妊娠早期的经阴道超声（transvaginal ultrasound，TVUS）检查优于经腹超声检查，原因是前者可以提供较好的图像分辨力和图像质量（图 16-1 ~ 16-5）。但是，TVUS 检查胎儿心脏的缺点包括检查前探头的准备和消毒以及操作者需要具备一些技能 [12]。TVUS 检查时，探头的倾斜角度会受到一定的限制，操作者既要熟练应用探头又要了解子宫形态，必要时经胎儿的胸腔来观察心脏。最佳胎位是低横位，此时经阴道探头距胎儿胸部最近，这就是为什么在妊娠 13 周前（头臀长 <70mm）TVUS 是检查胎儿心脏的最佳方法。此时子宫很小，胎儿常呈横位（图 16-5）。妊娠 13 周后胎儿通常为纵向位，高分辨力经阴道探头的探查深度减低限制了对心脏的观察。根据我们的经验，TVUS 进行胎儿心脏检查是可行的，而且对于大多数妊娠 12 周和 13 周（头臀长 60 ~ 70mm）的胎儿超声心动图检查是可靠的。妊娠 13 周后，胎儿处于仰卧位时，采用先进的超声探头经腹探查能获得高质量图像 [13,14]。我们建议读者在早期胎儿心脏检查中尽可能采用经腹部线阵探头，这样可获得胎儿心脏的高质量图像（图 16-6）（参见第 12 章）。

以上是我们推荐的胎儿超声心动图检查的孕龄、母体的体型和子宫内胎儿的体位（图 16-5）。在一些情况下，尤其是怀疑存在胎儿心脏畸形时需将经阴道和经腹超声相结合进行胎儿超声心动图检查。

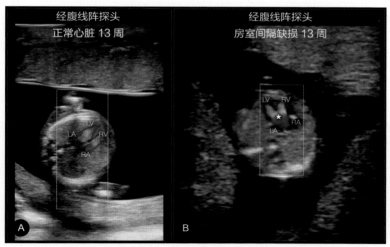

图 16-6 应用高分辨率线阵探头（探头频率 6~9 MHz）经腹彩色多普勒超声探查孕龄均为 13 周的 2 例胎儿（A 和 B）图像
A. 显示正常的心尖四腔心切面；B. 心尖四腔心切面显示心脏十字交叉部房室间隔缺损（星号）。RV—右心室，LV—左心室；RA—右心房；LA—左心房

心脏灰阶超声和彩色多普勒超声

灰阶超声检查

表 16-1 总结了灰阶超声检查的最佳方法。妊娠早期均能获得可靠的胎儿腹部横切面

（图 16-7）和四腔心切面（图 16-3，16-8）的 2D 灰阶声像图。在适当条件下，最早在妊娠 11 ～ 12 周就能在四腔心切面清晰地显示胎儿心脏结构的异常（图 16-9）。许多胎儿超声心动图检查时，由于左、右室流出道的内径太细，所以观察左、右室流出道的解剖方位并不可靠。通过改变声束的角度和调整大血管至横位能较好地显示血管腔（图 16-10）。大多数情况下建议使用彩色或高分辨力多普勒超声来明确显示大血管（见下文）。

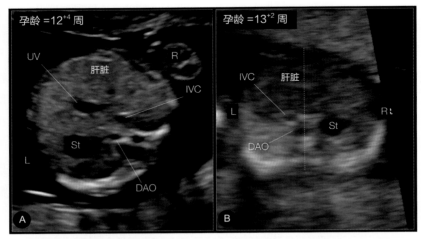

图 16-7 A. 高分辨力经阴道超声显示 1 例孕龄 12^{+4} 周的胎儿腹部横切面。胃泡（St）和降主动脉（DAO）位于左侧，下腔静脉（IVC）和肝脏位于右侧。脐静脉（UV）显示清晰。常规观察上腹部横切面可排除腹腔脏器的位置异常。B. 采用高分辨力经腹部超声探查 1 例孕龄 13^{+2} 周的胎儿上腹部横切面显示右房异构，胃泡位于右侧，降主动脉、下腔静脉和肝脏位于左侧

降主动脉和下腔静脉位于同侧（称为并列），提示为右房异构（参见第 30 章），此胎儿存在复杂心脏畸形。L—左；R—右

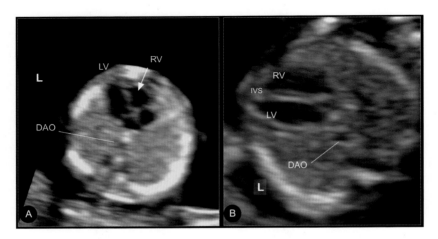

图 16-8 经腹超声显示 2 例孕龄分别为 13 周正常胎儿心尖（A）和横向（B）四腔心切面

图 A 中三尖瓣隔叶（箭头所示）距离心尖更近。心尖或横向四腔心切面都可见降主动脉（DAO），横向时室间隔显示最清楚（B）。LV—左心室；RV—右心室；L—左

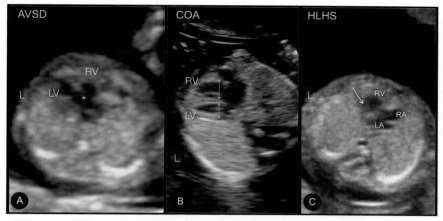

图 16-9 孕龄 12~13 周的 3 例异常胎儿（A、B 和 C）心脏横向四腔心切面灰阶成像

图 A 胎儿心脏中心右心室（RV）与左心室（LV）之间显示一个大的房室间隔缺损（AVSD）（星号）；图 B 胎儿主动脉缩窄（COA）时显示心室比例异常伴左室明显缩小；图 C 仅可见一个右心室，左心室消失（箭头所示）。图 C 胎儿彩色多普勒检查提示左心发育不良（HLHS）。L—左

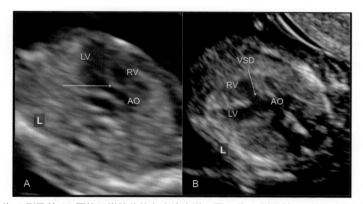

图 16-10 图 A 为 1 例孕龄 13 周的正常胎儿的左室流出道，图 B 为 1 例孕龄 13 周的法洛四联症胎儿

图 A 胎儿显示主动脉（AO）前壁与室间隔相连续（箭头）。当声束垂直于升主动脉管腔走行时显示最佳。图 B 胎儿显示室间隔连续中断，提示室间隔缺损(VSD)。图 B 中的声束几乎垂直于主动脉。LV—左心室；RV—右心室；L—左

彩色多普勒超声检查

彩色多普勒是妊娠早期心脏扫查的主要工具，它的应用范围并不仅限于显示血流情况。由于灰阶分辨力低，所以彩色多普勒可以更好地显示血管和房室腔的形状并用于其结构的评估中。表 16-2 总结了彩色多普勒检查优化方法。妊娠早期彩色或能量多普勒在心脏成像方面具有很大优势，不仅可以显示血流情况，还可以显示血流方向。心尖部或心底部四腔心切面彩色和能量多普勒的血流充盈是对灰阶成像很好的补充。我们认为妊娠早期四腔心切面的彩色多普勒成像对区别正常与异常胎儿心脏是很有必要的（图 16-4，16-6，16-11，16-14）。然而上胸部横切面包括三血管 – 气管切面和导管横切面的彩色和高分辨率能量多普勒要优于仅用 2D 超声所提供的信息（图 16-12，16-13）。主动脉弓和动脉导管弓能够较容易地辨认其解剖位置、大小、开放程度及血流方向（图 16-12，

16-13，16-15）并可以显示左、右肺静脉回流至左心房（图 16-13B）。三血管 – 气管切面可以清晰地显示流出道异常以及右位主动脉弓（图 16-15）。表 16-3 总结了妊娠早期四腔心切面和三血管 – 气管切面异常的灰阶和彩色多普勒超声表现。

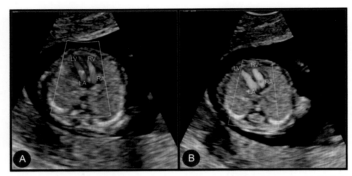

图 16-11　经阴道超声检查 1 例孕龄 13 周的胎儿心尖四腔心切面彩色多普勒（A）和高分辨率彩色多普勒成像（B）
图 A 和 B 中彩色多普勒均显示舒张期血流从右心房（RA）和左心房（LA）分别进入右心室（RV）和左心室（LV）

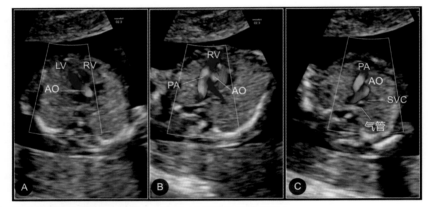

图 16-12　经阴道彩色多普勒超声检查 1 例孕龄 13 周胎儿的流出道
A. 显示五腔心切面；B. 显示右心室（RV）短轴切面；C. 显示三血管 – 气管切面。AO—主动脉；LV—左心室；PA—肺动脉；SVC—上腔静脉

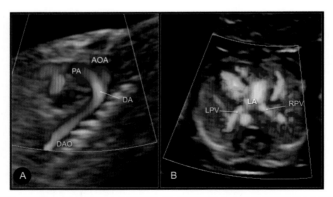

图 16-13　图 A 为彩色多普勒血流成像显示 1 例孕龄 13 周正常胎儿的动脉导管（DA）弓和主动脉弓（AOA）。动脉导管与降主动脉（DAO）连接处显示为高速血流（箭头）。图 B 为高分辨率彩色多普勒成像的胸部横切面显示 1 例孕龄 12 周正常胎儿四腔心切面。左肺静脉（LPV）和右肺静脉（RPV）回流入左心房（LA）
PA—肺动脉

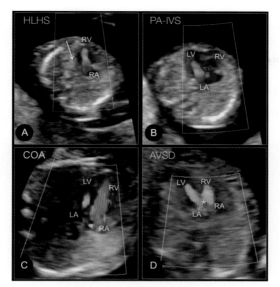

图 16-14　孕龄 12~13 周异常胎儿心尖四腔心切面的彩色多普勒成像

图 A 胎儿为左心发育不良综合征（HLHS）（箭头指向发育不良的左心室），彩色多普勒显示血流穿过单一心室［右心室（RV）］。图 B 胎儿为室间隔完整型肺动脉闭锁（PA-IVS），显示血流穿过单一心室［左心室（LV）］。图 C胎儿为主动脉缩窄（COA），显示心室比例异常伴左室缩小。图 D 胎儿为房室间隔缺损（AVSD），显示缺损位于心脏中心（房室之间只有一束血流信号）（星号）。LA—左心房；RA—右心房

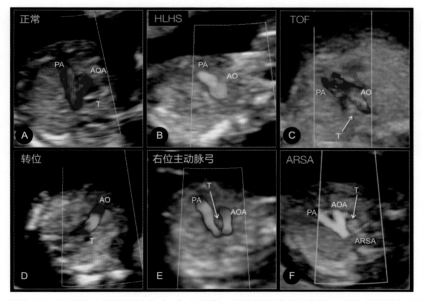

图 16-15　孕龄 12~13 周的 1 例正常胎儿（A）三血管 - 气管切面（3VT）和 5 例心脏异常与正常变异胎儿（B~F）彩色多普勒成像

图 A 为正常三血管 - 气管切面，显示主动脉弓（AOA）和肺动脉（PA）内为前向血流，并在峡部 - 动脉导管连接处汇合，主动脉弓走行于气管（T）左侧。图 B 胎儿为左心发育不良综合征（HLHS），显示粗大肺动脉内的前向血流和狭窄，以及主动脉（AO）内的反向血流。图 C 胎儿为法洛四联症（TOF），显示肺动脉和主动脉内均为前向血流，但是肺动脉比主动脉明显变窄。此外，图 C 胎儿存在右位主动脉弓。图 D 胎儿为大动脉转位，由于肺动脉位于主动脉后方，所以在三血管 - 气管切面仅可见主动脉一条血管。图 E 胎儿主动脉弓走行于气管右侧，而 PA 和动脉导管位于气管左侧。图 F 胎儿可见迷走右锁骨下动脉（ARSA）走行于气管后方

三维超声检查

妊娠早期，有时胎儿体位不佳无法清晰观察所有心脏结构，应用 STIC 获取 3D 容积数据有助于脱机重建重要切面[15-17]（图 16-16）。当 STIC 结合彩色多普勒和高分辨率能量多普勒时，能够更可靠地评估大血管的起源和方向[15-17]。图 16-16 显示了 3D 容积对四腔心切面、五腔心切面和三血管－气管切面重建及玻璃体成像模式重建的示例。

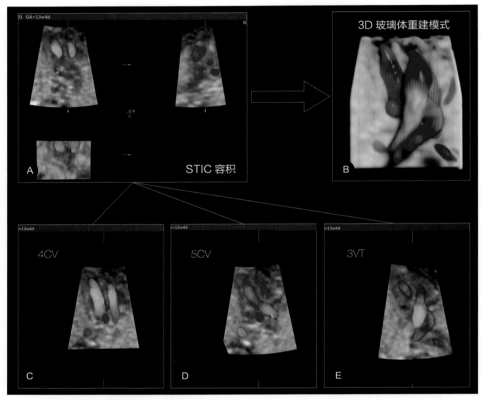

图 16-16 经阴道彩色多普勒时间－空间关联（STIC）容积超声成像
在正交切面中显示原始 STIC 数据集（A）。通过容积数据，可重建出重要切面（见图 16-11，16-12），如四腔心切面（4CV）（C）、五腔心切面（5CV）（D）和三血管－气管切面（3VT）（E）。此外，该容积数据可用于图 B 所示的 3D 玻璃体重建模式

妊娠早期心脏异常的间接征象

超声医师并不是一直能够熟练地进行妊娠早期解剖学扫查或 NT 筛查来评估胎儿心脏。在妊娠早期，与 CHD 风险增加有关的一些超声表现已经描述。当观察到这些超声表现时，应高度怀疑存在 CHD，需对胎儿心脏进行定向超声检查。表 16-4 列出了在妊娠早期，与胎儿 CHD 发生率增加的相关超声表现。本节将讨论其中 4 个常见的典型征象。

表 16-4　早期心脏扫查的指征	
母体指征	非整倍体风险增加（包括母亲或父亲平衡易位）
	母体控制不佳的糖尿病
	母体心脏致畸原暴露
	曾孕育复杂心脏畸形的孩子
胎儿指征	NT 增厚
	心脏轴异常
	静脉导管反向血流
	三尖瓣反流
	胎儿严重心外解剖畸形
	早期胎儿水肿

胎儿颈项透明层增厚

目前在妊娠 11 和 13^{+6} 周之间对胎儿 NT 的测量是胎儿染色体异常个体风险评估的有效方法 [18]。除了染色体异常，一些报道已经显示 NT 增厚（图 16-17）与胎儿重大畸形之间的相关性，包括 CHD [1,18]。Hyett 等 [1] 的初步研究得出，56% 患有严重 CHD 的胎儿存在 NT 增厚，作者还建议将 NT 测量作为 CHD 的筛选方法。后来对低危及高危混合人群筛查的前瞻性研究显示：NT 增厚单独作为筛选方法敏感度不高 [10,19,20]，并且一项 meta 分析显示，当 NT 大于第 99 百分点时，检出 CHD 的敏感度仅 21% [3]。所有关于 NT 与 CHD 相关性的研究已经表明，重大心脏畸形的发生率随着胎儿 NT 增厚而成倍增加，但无明显某种 CHD 的倾向性（图 16-18）。NT 增厚胎儿中另一个有趣的现象是，当发现与心脏功能障碍相关的其他指标如静脉导管血流反向或三尖瓣反流时，检出心脏异常的敏感度增加 [10]。NT 增厚与胎儿心脏异常相关的潜在病理生理机制尚未完全清晰。

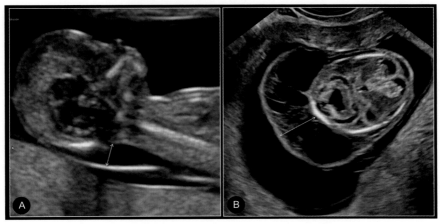

图 16-17　2 例 NT 增厚（黄色双箭头）胎儿的经腹正中切面（A）和经阴道轴向切面（B）
NT 与 CHD 有关，是进行详细胎儿超声心动图检查的一个指征（见下图）

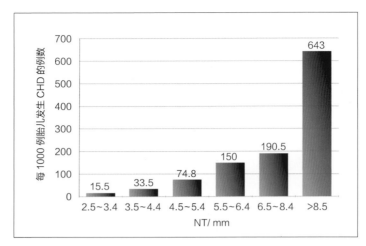

图 16-18　基于 12 项研究的 meta 分析显示 NT 增厚与 CHD 风险之间的关系

修改自 Clur SA, Ottenkamp J, Bilardo CM. The nuchal translucency and the fetal heart: a literature review. *Prenat Diagn*, 2009; 29:739–748. copyright John Wiley & Sons, Ltd. 已获得授权

静脉导管血流 A 波倒置

正常情况下，静脉导管血流在心动周期中呈双相型（见第 13 章），典型的异常波形表现为舒张期心房收缩时 A 波消失或倒置。妊娠 11 ～ 13 周超声发现静脉导管多普勒波形与非整倍体的风险增加相关（图 16-19）[18,21]。Matias 等[22] 首先观察到妊娠 11 ～ 13 周 NT 增厚的胎儿中静脉导管 A 波倒置与 CHD 相关。最近一项 meta 分析表明，静脉导管的

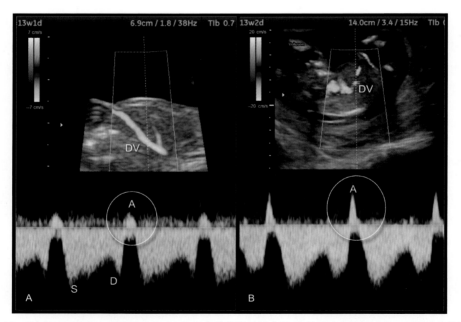

图 16-19　2 例孕龄 13 周心脏异常胎儿（A 和 B）的静脉导管（DV）的脉冲多普勒成像，显示心房收缩期 A 波血流反向

这一血流模式提示发生心脏异常的风险增加。S—收缩期峰值流速；D—舒张期峰值流速

A 波异常和 NT 增厚同时存在时 CHD 的发生率为 83%，而 NT 正常时仅为 19%[23]。静脉导管的 A 波倒置与胎儿 CHD 相关的潜在病理生理机制尚不清楚，但是 CHD 时由于右心房体积、压力或两者均增加导致前负荷增加可能为其潜在机制之一。

三尖瓣反流

三尖瓣反流将在第 20 章单独讨论。三尖瓣反流可能发生在所有孕龄的胎儿中，也可能是一过性的。三尖瓣反流可见于妊娠 11 ~ 13 周非整倍体胎儿[24] 以及 CHD 胎儿[18]（图 16-20）。最近对 85 例心脏异常胎儿的研究显示，NT 超过 95 个百分点、三尖瓣反流或静脉导管 A 波倒置的胎儿发生心脏异常的病例数分别为 30 例（35.3%）、28 例（32.9%）和 24 例（28.2%）[25]。

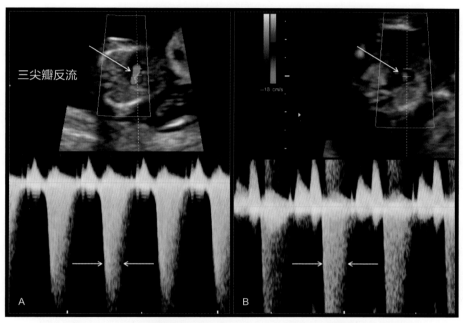

图 16-20　2 例心脏异常胎儿的三尖瓣脉冲多普勒成像：图 A 胎儿为房室间隔缺损，图 B 胎儿为法洛四联症
2 例胎儿彩色多普勒和脉冲多普勒均显示三尖瓣反流（箭头）。三尖瓣反流提示发生心脏异常的风险增加

妊娠早期胎儿心脏轴

妊娠中期和妊娠晚期，对胎儿心脏轴的评价是胎儿超声心动图检查的一部分。正常的心脏轴为胎儿正中线偏左 45°，范围为 45°±20°[26]。妊娠中晚期胎儿的研究表明心脏轴的异常与 CHD 存在一定的相关性[27,28]。然而，目前一些特殊的胚胎发育异常引起的心脏畸形的胎儿心脏轴异常，其原因并不明了。发生机制可能与早期胚胎基因学心球与心室袢的过度旋转有关[27,28]。

妊娠早期胎儿心脏轴的判定对诊断 CHD 很有帮助，但在这一孕龄窗口期胎儿心脏的显像有一定局限性。我们根据 100 例孕龄在 11 ~ 15 周胎儿心脏轴测量的回顾性分析得出，心脏轴在 40° 和 60° 之间[29]（图 16-21）。妊娠早期测心脏轴时，彩色或能量多普勒对辨认室间隔很有帮助，对间隔的辨认能够引导胎儿心室间隔线与身体中轴线的准确测量。

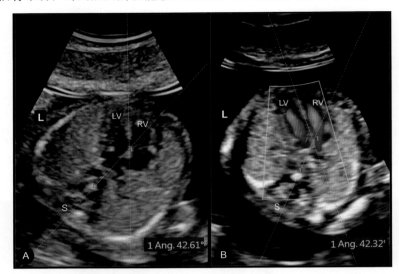

图 16-21　孕龄 13 周胎儿的正常心脏轴灰阶（A）和彩色多普勒成像（B）

四腔心切面通过放置两条线形成的夹角来测量心脏轴；第一条线起自后方脊柱（S）终止于前胸中部，将胸腔分为两个大小相等的腔隙，第二条线通过室间隔。本图中的心脏轴为 42°（正常范围）。RV—右心室；LV—左心室；L—左

最近一个病例对照研究中，我们对孕龄为 11 ～ 14+6 周的 197 例 CHD 胎儿的心脏轴进行了报道，并与对照组进行比较[30]。对照组平均心脏轴为 44.5°±7.4°，且妊娠早期没有显著变化。CHD 组中，胎儿心脏轴测值在正常范围内者约占 25.9%，心脏轴异常者约占 74.1%，其中病例组中 110 例胎儿为左偏（心脏轴，> 97.5 百分点），19 例胎儿为右偏（心脏轴，<2.5 百分点），17 例胎儿心脏轴不定[30]。严重 CHD 的检测中，心脏轴测量显著优于单独或同时存在的 NT 增厚、三尖瓣反流或静脉导管 A 波倒置。图 16-22 和图 16-23 为妊娠早期 2 例胎儿测量的心脏轴左偏。

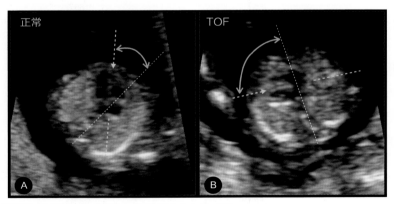

图 16-22　2 例孕龄 13 周胎儿的心脏轴（蓝色箭头）灰阶成像

图 A 为正常胎儿心脏轴；图 B 为法洛四联症(TOF)胎儿心脏轴异常。白线将胸腔分成相等的两部分，箭头指向间隔，黄线相当于轴线。图 B 胎儿心脏轴左偏，且室间隔几乎垂直于白线

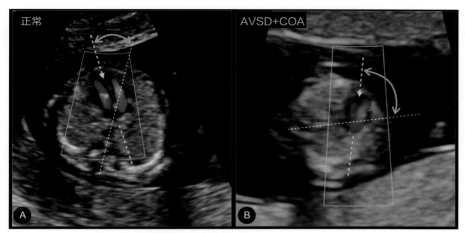

图 16-23　2 例孕龄 13 周胎儿的心脏轴（蓝色箭头）彩色多普勒成像
图 A 胎儿心脏轴正常；图 B 胎儿为房室间隔缺损（AVSD）合并心室比例异常的主动脉缩窄（COA），心脏轴增大，角度偏离

妊娠早期胎儿超声心动图检查指征

　　已知的胎儿超声心动图检查指征都可以用于妊娠早期胎儿心脏检查。但是，根据我们的经验，用于妊娠早期胎儿超声心动图检查的指征是有限的，主要包括 NT 增厚、有严重心脏畸形患儿阳性家族史，以及妊娠早期发现的心外严重解剖畸形。近年来随着妊娠早期超声的临床应用，NT 增厚是最常用的指征（参见第 1 章）。如果发现胎儿 NT 增厚，我们最好同时进行胎儿超声心动图的检查，而不是到妊娠第 15 ～ 16 周时再进行胎儿心脏畸形的筛查。此外，鉴于心脏轴异常与 CHD 高度相关（甚至在 NT 正常时），妊娠早期存在心脏轴异常时，也要进行胎儿心脏的定向检查。在妊娠早期发现静脉导管内血流反向、三尖瓣或二尖瓣反流，都应进行胎儿超声心动图检查[22]。

安全性方面

　　超声心动图检查在检查过程中是安全的。但是，检查过程中传导的超声能量并不是完全无害的，并且可能存在的生物学效应会在将来得以证实[31]。只有当存在明确指征时再进行胎儿超声心动图检查，并且应该在合理可行尽量低（as-low-as-reasonably achievable，ALARA）的诊断原则下，采用最低的超声生物学效应获取最有效的诊断信息[32]。与灰阶或彩色多普勒相比，多普勒超声尤其是脉冲多普勒能量更高。因此，在妊娠早期灰阶或彩色多普勒显示异常时再选择脉冲多普勒，同时限定超声检查时间并遵守安全原则。我们推荐将彩色多普勒检查录像回放，在图像冻结后，可以通过回放获取单帧图像并储存。这种技术可以限制胎儿在彩色多普勒检查中的暴露时间。所以，当怀疑胎儿心脏复杂畸形时应平衡好这种潜在风险与诊断之间的关系。

妊娠早期胎儿超声心动图的利与弊

妊娠早期发现的胎儿心脏畸形不同于妊娠中晚期。妊娠早期诊断的一些胎儿心脏畸形多与胎儿水肿和染色体异常有关，因此，胎儿在妊娠中期之前就已经死亡。妊娠早期与妊娠中晚期发现的心脏畸形相比，妊娠早期的胎儿心脏畸形更复杂，与染色体异常更相关。妊娠早期的胎儿超声心动图检查对那些存在高危心脏畸形的患者有一定的帮助。因为如果在妊娠早期发现胎儿心脏有重大畸形，孕妇就可以选择是否终止妊娠，明显低于妊娠中期终止妊娠的风险（表 16-5）。

表 16-5	早期心脏扫查的优点和缺点
优点	复杂心脏畸形患儿病史的父母可以得到早期保障
	严重心脏畸形早期诊断，能够早期决策及额外干预
缺点	需要经验丰富的医师
	耗时，偶尔需要联合经腹和经阴道检查
	需要在妊娠中期再次进行心脏检查
	轻度异常的假阳性诊断

妊娠早期胎儿超声心动图检查的缺点包括即使妊娠早期检查胎儿心脏正常，也需要在妊娠中期复查，以及一些心脏畸形如室间隔缺损、瓣膜狭窄、肺静脉异位引流等其他疾病在妊娠中期比早期显示得更清晰。另外，妊娠早期胎儿超声心动图检查要求操作者具备丰富的经验和技巧。而且，一例完整的胎儿超声心动图检查应将经腹超声与经阴道超声相结合，因此耗时较长。

如果胎儿没有水肿或心外解剖畸形，我们认为应该在序列检查时明确是否存在心脏畸形，从而降低假阳性和假阴性诊断。妊娠早期胎儿超声心动图检查的假阳性诊断包括灰阶超声的回声失落或彩色多普勒伪像导致的室间隔缺损，或是由于三尖瓣反流引起的左、右心室大小不等，这些情况都可以在妊娠中期得以解决。而且，如果经阴道探头的方位判断错误，就有可能对胎儿的腹部方位诊断有误。

假阴性诊断包括伴有肺动脉轻度狭窄的法洛四联症、大动脉转位、房室间隔缺损、室间隔缺损、左心或右心发育不良综合征、主动脉弓异常（包括主动脉缩窄和离断）。大血管内血流模式的异常通常都与心脏畸形有关。

要点　妊娠早期胎儿超声心动图检查

- 大多数医生认为妊娠早期和妊娠中期初（10 ～ 16 周）是早期胎儿超声心动图检查的时间窗。
- 妊娠早期经阴道检查胎儿心脏的最佳胎位是低位横位。
- 根据我们的经验，大多数孕龄 12 周和 13 周（头臀长在 60 ～ 70mm）时经阴道检查胎儿心脏是可行、可靠的。
- 妊娠早期观察胎儿心脏流出道的最佳图像为超声束与流出道走行垂直。
- 彩色和高分辨率能量多普勒对妊娠早期胎儿心脏检查具有很大优势，除了能够显示血流方向以外，还能显示血流的其他信息。
- 彩色和高分辨率能量多普勒的上胸部横切面包括三血管 - 气管切面和导管切面检查时，要优于单独应用 2D 超声心动图检查评价胎儿心脏情况。
- 11 ～ 15 周孕龄的胎儿心轴在 40° ～ 60° 之间。
- 妊娠早期心脏轴异常是提示存在 CHD 的一个敏感指标，包括圆锥动脉干畸形。
- 与妊娠中晚期相比，妊娠早期诊断的心脏畸形更复杂，与染色体异常关系更密切。
- 妊娠早期胎儿超声心动图的缺点是即使胎儿心脏检查正常，中期也需要再复查胎儿心脏。
- 只有存在明确医学指征时，才应进行早期胎儿超声心动图检查，并且超声的曝露时间尽可能缩短。

（秦芸芸　译）

参考文献

1. Hyett J, Perdu M, Sharland G, et al. Using fetal nuchal translucency to screen for major congenital cardiac defects at 10–14 weeks of gestation: population based cohort study. *Br Med J.* 1999;318:81–85.
2. Huggon IC, Ghi T, Cook AC, et al. Fetal cardiac abnormalities identified prior to 14 weeks' gestation. *Ultrasound Obstet Gynecol.* 2002;20:22–29.
3. Makrydimas G, Sotiriadis A, Huggon IC, et al. Nuchal translucency and fetal cardiac defects: a pooled analysis of major fetal echocardiography centers. *Am J Obstet Gynecol.* 2005;192:89–95.
4. Simpson LL, Malone FD, Bianchi DW, et al. Nuchal translucency and the risk of congenital heart disease. *Obstet Gynecol.* 2007;109:376–383.
5. Gembruch U, Knopfle G, Chatterjee M, et al. First-trimester diagnosis of fetal congenital heart disease by transvaginal two-dimensional and Doppler echocardiography. *Obstet Gynecol.* 1990;75:496–498.
6. Bronshtein M, Zimmer EZ, Milo S, et al. Fetal cardiac abnormalities detected by transvaginal sonography at 12–16 weeks' gestation. *Obstet Gynecol.* 1991;78:374–378.
7. Achiron R, Weissman A, Rotstein Z, et al. Transvaginal echocardiographic examination of the fetal heart between 13 and 15 weeks' gestation in a low-risk population. *J Ultrasound Med.* 1994;13:783–789.
8. Simpsom JM, Jones A, Callaghan N, et al. Accuracy and limitations of transabdominal fetal echocardiography at 12–15 weeks of gestation in a population at high risk for congenital heart disease. *Br J Obstet Gynecol.* 2000;107:1492–1497.
9. Becker R, Wegner RD. Detailed screening for fetal anomalies and cardiac defects at the 11-13-week scan. *Ultrasound Obstet Gynecol.* 2006;27:613–618.

10. Clur SA, Bilardo CM. Early detection of fetal cardiac abnormalities: how effective is it and how should we manage these patients? *Prenat Diagn.* 2014;34:1235–1245.

11. Khalil A, Nicolaides KH. Fetal heart defects: potential and pitfalls of first-trimester detection. *Semin Fetal Neonatal Med.* 2013;18:251–260.

12. Yagel S, Cohen SM, Messing B, et al. First and early second trimester fetal heart screening. In: Yagel S, Silverman NH, Gembruch U, eds. *Fetal Cardiology.* New York, NY: Informa-Healthcare; 2009:185–196.

13. Lombardi CM, Bellotti M, Fesslova V, et al. Fetal echocardiography at the time of the nuchal translucency scan. *Ultrasound Obstet Gynecol.* 2007;29:249–257.

14. Persico N, Moratalla J, Lombardi CM, et al. Fetal echocardiography at 11–13 weeks by transabdominal high-frequency ultrasound. *Ultrasound Obstet Gynecol.* 2011;37:296–301.

15. Bennasar M, Martinez JM, Olivella A, et al. Feasibility and accuracy of fetal echocardiography using four-dimensional spatiotemporal image correlation technology before 16 weeks' gestation. *Ultrasound Obstet Gynecol.* 2009;33:645–651.

16. Votino C, Cos T, Abu-Rustum R, et al. Use of spatiotemporal image correlation at 11–14 weeks' gestation. *Ultrasound Obstet Gynecol.* 2013;42:669–678.

17. Turan S, Turan OM, Desai A, et al. First-trimester fetal cardiac examination using spatiotemporal image correlation, tomographic ultrasound and color Doppler imaging for the diagnosis of complex congenital heart disease in high-risk patients. *Ultrasound Obstet Gynecol.* 2014;44:562–567.

18. Nicolaides KH. Nuchal translucency and other first-trimester sonographic markers of chromosomal abnormalities. *Am J Obstet Gynecol.* 2004;191:45–67.

19. Mogra R, Alabbad N, Hyett J. Increased nuchal translucency and congenital heart disease. *Early Hum Dev.* 2012;88:261–267.

20. Clur SA, Ottenkamp J, Bilardo CM. The nuchal translucency and the fetal heart: a literature review. *Prenat Diagn.* 2009;29:739–748.

21. Matias A, Gomes C, Flack N, et al. Screening for chromosomal abnormalities at 10–14 weeks: the role of ductus venosus blood flow. *Ultrasound Obstet Gynecol.* 1998;12:380–384.

22. Matias A, Huggon I, Areias JC, et al. Cardiac defects in chromosomally normal fetuses with abnormal ductus venosus blood flow at 10–14 weeks. *Ultrasound Obstet Gynecol.* 1999;14:307–310.

23. Papatheodorou SI, Evangelou E, Makrydimas G, et al. First-trimester ductus venosus screening for cardiac defects: a meta-analysis. *Br J Obstet Gynecol.* 2011;118:1438–1445.

24. Huggon IC, DeFigueiredo DB, Allan LD. Tricuspid regurgitation in the diagnosis of chromosomal anomalies in the fetus at 11–14 weeks of gestation. *Heart.* 2003;89:1071–1073.

25. Pereira S, Ganapathy R, Syngelaki A, et al. Contribution of fetal tricuspid regurgitation in first-trimester screening for major cardiac defects. *Obstet Gynecol.* 2011;117:1384–1391.

26. Comstock CH. Normal fetal heart axis and position. *Obstet Gynecol.* 1987;70:255–259.

27. Smith RS, Comstock CH, Kirk JS, et al. Ultrasonographic left cardiac axis deviation: a marker for fetal anomalies. *Obstet Gynecol.* 1995;85:187–191.

28. Crane JM, Ash K, Fink N, et al. Abnormal fetal cardiac axis in the detection of intrathoracic anomalies and congenital heart disease. *Ultrasound Obstet Gynecol.* 1997;10:90–93.

29. Sinkovskaya E, Horton S, Berkley EM, et al. Defining the fetal cardiac axis between 11^{+0} and 14^{+6} weeks of gestation: experience with 100 consecutive pregnancies. *Ultrasound Obstet Gynecol.* 2010;36:676–681.

30. Sinkovskaya E, Chaoui R, Karl K, et al. Fetal cardiac axis and congenital heart defects in early gestation: a multicenter study. *Obstet Gynecol.* 2015;125:453–460.

31. Abramowicz JS, Fowlkes JB, Skelly AC, et al. Conclusions regarding epidemiology for obstetric ultrasound. *J Ultrasound Med.* 2008;27:637–644.

32. Duck FA. Is it safe to use diagnostic ultrasound during the first trimester? *Ultrasound Obstet Gynecol.* 1999;13:385–388.

第 17 章
胎儿心脏测量和参考范围

概述

自胎儿超声心动图早期应用以来，已报道了各种心脏大小的测量及参考范围。最初采用 M 型进行心脏测量，需将 M 型曲线垂直于心肌壁、心室、心房或瓣膜 [1,2]。随着高分辨率灰阶成像的出现，结合缩放和电影回放技术，使得心脏结构在收缩期和舒张期得以清晰显示，并且可以直接在 2D 图像上完成心脏测量 [3-8]。近来，STIC（见第 15 章）作为一种 3D 成像工具，也用于常规 2D 和 3D 心脏测量 [9-11]。受早期胎儿超声心动图超声仪器的限制，胎儿心脏主要在妊娠中、晚期才能够成像，因此，参考范围主要适用于这个时期 [2-4,6,7]。随着技术的改进，可以在不同的孕龄进行胎儿心脏的测量，包括妊娠 18 周 [8]、孕 14 周 [5]，以及妊娠 11 周之后 [12,13]。本章中，我们将阐述在胎儿超声心动图检查时心脏测量的相关内容。读者可参考本书附录，详细阐述了各种心脏径线的参考范围。

我们为什么要进行心脏测量？

胎儿超声心动图检查时进行心脏测量的临床应用优点如下。

（1）心脏的测量可用于评估不同孕龄组织结构大小和发育情况（头围、心脏宽度等）。

（2）心脏的测量可以减少主观性而更加客观。随诊检查和测量（如测量心胸比、心室和主动脉直径等）更准确。

（3）为了更好地显示感兴趣区的结构，偶尔会建议进行心脏的测量。

（4）一旦怀疑心脏异常，参考范围常被用来区分测量值与正常值之间的差异（例如，左心室直径、主动脉峡部直径等）。

（5）心脏的测量也是心脏计算公式或评分所需要的一部分内容（缩短分数、心胸比等）。

应在何时进行心脏测量？

胎儿心脏筛查指南和胎儿超声心动检查已在本书第 2 章介绍。总的来说，常规心脏筛查时不推荐进行心腔或大血管的 2D 测量，但是在胎儿超声心动图检查中可选择性测量，并且很有帮助 [14-16]。通常认为，胎儿超声心动图检查无须常规进行心脏测量，然而，与预期值对照时心脏测量偶尔能够帮助解释所见 [16]。对心脏结构的定量评估使得一些心脏病变的严重程度可以客观评价，并且可以作为妊娠期的参照标准 [16]。当怀疑心脏结构异常时，应当在胎儿超声心动图检查时进行心脏测量，并与正常范围进行对照 [17]。使用参考图或计算 Z 值可以更好地解释结果 [8,12,18-21]（见本章节 Z 值介绍部分）。表 17-1 中美国超声医学研究会（AIUM）总结了胎儿超声心动图心脏生物学测定的建议 [14]。

表 17-1　心脏生物学测定（可选，但当可疑结构或功能异常时应予以考虑）
AIUM 指南

　　基于孕龄和胎儿生物学测量的百分位数和 Z 值已发布胎儿心脏测量正常范围。在某些情况下，个体测量数值可由 2D 成像或 M 型成像获得，包括以下参数。

- 收缩期主动脉瓣和肺动脉瓣环
- 舒张期三尖瓣和二尖瓣环
- 左、右心室长径
- 主动脉弓和峡部直径测量
- 肺动脉主干和动脉导管测量
- 舒张末期房室瓣下心室直径
- 心室游离壁厚度及房室瓣下室间隔厚度
- 心胸比
- 必要时其他测量，包括：
  - 心室收缩内径
  - 心房横径
  - 肺动脉分支直径

注：修改自 American Institute of Ultrasound in Medicine. AIUM practice guideline for the performance of fetal echocardiography. *J Ultrasound Med*, 2013;32:1067–1082. 已获得授权。

二维心脏测量参考区间

孕龄不确切或孕龄确切时，2D 心脏测量参考范围与胎儿生物学测量相关。当胎儿生物学测量用于相关的心脏测量时，常用参数为股骨长或双顶径 [12,18-20]。然而，许多作者认为心脏测量与孕龄及胎儿大小均存在相关性。笔者的经验认为，在可行情况下心脏测量与孕龄相关。文献报道的心脏生物学测量与相关参数和参考范围不同。一些作者对表格中某个公式进行报道，而另一些作者则提供包含标准差（SDs）、百分位数或可信区间的统计图。读者常需参考不同文献以获取感兴趣的测值。本书附录中，我们列出了来自不同文献的胎儿超声心动图最常见的测量参数。我们对大多数文中提供的曲线和公式重新计算了参考范围，并且以统一的图表呈现与孕龄相关的第 2.5、第 50 和第 97.5 百分位数，以及对应

的 $\bar{x} \pm 1.96SD$。

什么是 Z 值及其用途是什么？

胎儿超声心动图检查时，胎儿心脏生物学测量用于记录与正常值的差异。异常测值通常指低于第 5 百分位数或高于第 95 百分位数。然而，为便于比较，尤其是进行随诊检查时[14,16]，需要更为精确的心脏生物学描述。尤其当心脏测量绝对值取决于另一变量时更为重要，例如生长发育中胎儿的胎龄。为此，在胎儿医学检查中引入 Z 值消除孕龄的影响。简单说来，Z 值是测量值与孕龄预期平均值的偏差程度。Z 值计算等于测量值与孕龄预期平均值之差，再除以标准差。Z 值为由孕龄平均值所得 SD 的倍数。负 Z 值表示测量值较平均值偏小，正 Z 值表示测量值较平均值偏大。Z 值为 0 对应为平均值，Z 值为 +1 或 +2 分别对应第一和第二 SDs。表 17-2 列出了常用数值汇总。

表 17-2　部分百分位数与对应 Z 值的关系

百分位数	Z 值	计算
第 1	−2.33	平均值 −2.33 × SD
第 2.5	−1.96	平均值 −1.96 × SD
第 5	−1.65	平均值 −1.65 × SD
第 10	−1.28	平均值 −1.28 × SD
第 20	−0.84	平均值 −0.84 × SD
第 25	−0.65	平均值 −0.65 × SD
第 50	0	平均值
第 75	0.65	平均值 +0.65 × SD
第 80	0.84	平均值 +0.84 × SD
第 90	1.28	平均值 +1.28 × SD
第 95	1.65	平均值 +1.65 × SD
第 97.5	1.96	平均值 +1.96 × SD
第 99	2.33	平均值 +2.33 × SD

注：SD—标准差。

临床病例。1 例妊娠 22 周胎儿表现为进行性主动脉缩窄迹象，合并室间隔缺损和主动脉根部狭窄。其预后取决于主动脉瓣在妊娠期中的发育情况。妊娠 22 周时主动脉根部直径测量为 2mm，妊娠 34 周随诊时为 3.8mm（图 17-1）。妊娠 22 周的 Z 值采用 Shapiro 等[5] 的参考范围计算得出。主动脉根部预期测量结果（3.8mm）和实测结果（2mm）的偏差是 −1.8mm。将此偏差 1.8mm 除以妊娠 22 周时的标准差 0.46，得出 Z 值为 −3.91，意味着 2mm 的测量值较平均值低 3.9SD。妊娠 34 周时，主动脉根部测量值为 3.8mm，而非预期的 6.8mm 测量值。偏差 −3.0mm 除以妊娠 34 周时的标准差 0.66mm，得出 Z 值为 −4.5。

结果分析。观察妊娠 22 ～ 34 周主动脉根部测量的绝对值，可以推出主动脉瓣从 2mm 增长至 3.8mm，其大小几乎成倍增长。当使用百分位数曲线，两个值都低于第 1 百分位数值（即 −2.33 SD）（表 17−2），而这不能进行进一步鉴别。把数值绘制成图将得出主动脉瓣呈持续生长的迹象。只有当计算出 Z 值为 −4.6 ～ −3.9 时，表明妊娠 22 ～ 34 周主动脉瓣直径轻微变窄，为患者咨询提供了非常重要的临床信息。

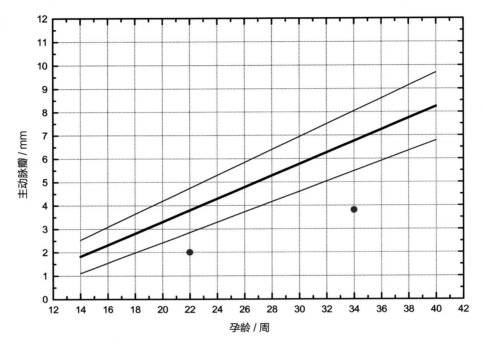

图 17−1　妊娠 22 ～ 34 周主动脉根部细小胎儿的主动脉瓣测量结果

图表中的 3 条实线代表第 2.5、第 50 和第 97.5 百分位数的参考区间。绘制数值为呈现心脏生物学测量的一种方式（见正文中解释及详细介绍）

修改自 Shapiro I, Degani S, Leibovitz Z, et al. Fetal cardiac measurements derived by transvaginal and transabdominal cross−sectional echocardiography from 14 weeks of gestation to term. *Ultrasound Obstet Gynecol*, 1998;12:404–418. 已获得授权

生物学变化与胎儿心脏畸形

胎儿超声心动图检查时，心室和血管大小异常提示存在心脏畸形。一些情况例外，这种异常与心脏位置异常和血管走行异常有关。发现异常数值仅提示可能存在畸形，还需要系统地予以排除。一个典型的例子就是左、右心室比例失调，提示存在 CHD，如表 23−2 所示。表 17−3 总结了腔室和血管生物测量中发现的典型异常以及相关的典型畸形。

总结

仅对心脏结构常规测量并不能做出 CHD 的明确诊断。因此，虽然心脏结构的生物学测量并不是常规推荐使用，但当发现可疑表现时则需要考虑进行测量。通常认为，心脏生物学测量为检查所见的主观印象和描述提供了更为客观的数值。另外，心脏异常者通过超声随诊检查，第二次检查获取详细的数值有助于患者随访。在某些情况下，生物学测量可用于寻找潜在疾病，如表 17-3 中所列。尽管心脏生物学测量值不同，但笔者建议使用 Z值来比较数值，它可以根据孕龄变化做出客观评价。常见胎儿心脏测量图表请参见本书附录 A。

表 17-3　与异常生物学测量潜在相关的心脏生物学测量和 CHD

心脏结构	差异	一些可能潜在的情况
心脏横径 / 心脏大小	大	所有伴发严重瓣膜反流的心脏异常，Ebstein 畸形，三尖瓣发育不良，心肌病，心脏传导阻滞或心动过速，全心受累的横纹肌瘤，重度主动脉狭窄，左心室瘤，心外源性容量负荷增加（TTTS 受血儿、贫血、动静脉瘘以及其他）（也可见表 7-2, 20-2）
	小	气道闭锁，膈疝，肺囊性变或严重胸腔积液导致心脏受压
左心室	大	单纯性或合并严重主动脉狭窄的心内膜弹力纤维增生症，左心室瘤，扩张型心肌病，左心室横纹肌瘤，矫正型大动脉转位解剖学右心室位于左侧
	小	HLHS，主动脉缩窄，二尖瓣闭锁合并 VSD，DORV，TAPVC，LSVC，非平衡型 AVSD，Shone 综合征合并二尖瓣狭窄
右心室	大	Ebstein 畸形（右心房），三尖瓣发育不良，室间隔完整型 PA，肺动脉瓣缺如综合征，动脉导管提前收缩，扩张型心肌病，Uhl 畸形，右心室横纹肌瘤，矫正型大动脉转位解剖学左心室位于右侧，心外源性容量负荷增加（TTTS 受血儿、贫血、动静脉瘘以及其他）（也可见表 20-2）
	小	室间隔完整型 PA、三尖瓣闭锁并 VSD
主动脉	大	伴有主动脉骑跨的异常（如法洛四联症），CAT，PA 合并 VSD（见表 25-3），主动脉狭窄，二叶主动脉瓣畸形，马方综合征，完全型大动脉转位时将肺动脉误认为主动脉
	小	主动脉闭锁所致严重左室流出道梗阻、重度主动脉狭窄、主动脉弓离断、严重主动脉缩窄、Shone 综合征时主动脉瓣环狭窄并二叶畸形
肺动脉	大	肺动脉瓣缺如综合征，单纯肺动脉狭窄，马方综合征，HLHS 肺动脉代偿性扩张
	小	室间隔完整型或 VSD 型 PA，法洛四联症的肺动脉狭窄，Ebstein 畸形，DORV，三尖瓣闭锁并 VSD，以及其他

注：AVSD—房室间隔缺损；CAT—大动脉共干；DORV—右心室双出口；HLHS—左心发育不良综合征；LSVC—永存左上腔静脉；PA—肺动脉闭锁；TAPVC—完全型肺静脉异位引流；TTTS—双胎输血综合征；VSD—室间隔缺损。

> **要点　胎儿心脏测量和参考范围**
>
> - 心脏生物学测量用于评估与孕龄相关的结构大小及生长情况。测量可以达到减少主观性，而具有客观性。
> - 不建议在常规心脏筛查或胎儿超声心动图检查中进行心脏腔室或大血管的测量。
> - 作者认为心脏生物学测量（可行时）与孕龄相关。
> - Z 值是测量值与孕龄预期平均值之差再除以标准差。
> - 尽管心脏生物学测量结果有不同，但作者建议使用 Z 值来比较数值，它可以根据孕龄变化做出客观评价。

（李　馨　译）

参考文献

1. DeVore GR, Siassi B, Platt LD. Fetal echocardiography. IV. M-mode assessment of ventricular size and contractility during the second and third trimesters of pregnancy in the normal fetus. *Am J Obstet Gynecol*. 1984;150:981–988.
2. DeVore GR, Siassi B, Platt LD. Fetal echocardiography. V. M-mode measurements of the aortic root and aortic valve in second- and third-trimester normal human fetuses. *Am J Obstet Gynecol*. 1985;152:543–550.
3. Chaoui R, Heling KS, Bollmann R. Ultrasound measurements of the fetal heart in the 4-chamber image plane [in German]. *Geburtshilfe Frauenheilkd*. 1994;54:92–97.
4. Chaoui R, Heling KS, Bollmann R. Ultrasound measurements of the diameter of the aorta and pulmonary trunk of the fetus [in German]. *Gynakol Geburtshilfliche Rundsch*. 1994;34:145–151.
5. Shapiro I, Degani S, Leibovitz Z, et al. Fetal cardiac measurements derived by transvaginal and transabdominal cross-sectional echocardiography from 14 weeks of gestation to term. *Ultrasound Obstet Gynecol*. 1998;12:404–418.
6. Sharland GK, Allan LD. Normal fetal cardiac measurements derived by cross-sectional echocardiography. *Ultrasound Obstet Gynecol*. 1992;2:175–181.
7. Tan J, Silverman NH, Hoffman JI, et al. Cardiac dimensions determined by cross-sectional echocardiography in the normal human fetus from 18 weeks to term. *Am J Cardiol*. 1992;70:1459–1467.
8. Pasquini L, Mellander M, Seale A, et al. Z-scores of the fetal aortic isthmus and duct: an aid to assessing arch hypoplasia. *Ultrasound Obstet Gynecol*. 2007;29:628–633.
9. Traisrisilp K, Tongprasert F, Srisupundit K, et al. Reference ranges for the fetal cardiac circumference derived by cardio-spatiotemporal image correlation from 14 to 40 weeks' gestation. *J Ultrasound Med*. 2011;30:1191–1196.
10. Traisrisilp K, Tongprasert F, Srisupundit K, et al. Reference ranges of ductus arteriosus derived by cardio-spatiotemporal image correlation from 14 to 40 weeks of gestation. *Gynecol Obstet Invest*. 2013;76:25–31.
11. Hamill N, Yeo L, Romero R, et al. Fetal cardiac ventricular volume, cardiac output, and ejection fraction determined with 4-dimensional ultrasound using spatiotemporal image correlation and virtual organ computer-aided analysis. *Am J Obstet Gynecol*. 2011;205:76.e1–76.e10.
12. Li X, Zhou Q, Huang H, et al. Z-score reference ranges for normal fetal heart sizes throughout pregnancy derived from fetal echocardiography. *Prenat Diagn*. 2014;35:117–124. doi:10.1002/pd.4498.
13. Smrcek JM, Berg C, Geipel A, et al. Early fetal echocardiography: heart biometry and visualization of cardiac structures between 10 and 15 weeks' gestation. *J Ultrasound Med*. 2006;25:173–182; quiz 183–175.
14. American Institute of Ultrasound in Medicine. AIUM practice guideline for the performance of fetal echocardiography. *J Ultrasound Med*. 2013;32:1067–1082.
15. International Society of Ultrasound in Obstetrics and Gynecology, Carvalho JS, Allan LD, et al. ISUOG practice guidelines (updated): sonographic screening examination of the fetal heart. *Ultrasound Obstet Gynecol*. 2013;41:348–359.
16. Lee W, Allan L, Carvalho JS, et al. ISUOG consensus statement: what constitutes a fetal echocardiogram? *Ultrasound Obstet Gynecol*. 2008;32:239–242.

17. Allan L, Dangel J, Fesslova V, et al. Recommendations for the practice of fetal cardiology in Europe. *Cardiol Young*. 2004;14:109–114.

18. DeVore GR. Assessing fetal cardiac ventricular function. Semin Fetal Neonatal Med. 2005;10:515–541.

19. Devore GR. The use of z-scores in the analysis of fetal cardiac dimensions. *Ultrasound Obstet Gynecol*. 2005;26:596–598.

20. Lee W, Riggs T, Amula V, et al. Fetal echocardiography: z-score reference ranges for a large patient population. *Ultrasound Obstet Gynecol*. 2010;35:28–34.

21. Schneider C, McCrindle BW, Carvalho JS, et al. Development of z-scores for fetal cardiac dimensions from echocardiography. *Ultrasound Obstet Gynecol*. 2005;26:599–605.

第 18 章
房间隔缺损、室间隔缺损及房室间隔缺损

房间隔缺损

定义、疾病谱及发病率

房间隔在胎儿心脏功能中具有重要作用，能够使左、右心房之间进行分流。这一分流使高氧合的脐静脉血进入冠状动脉和脑循环。房间隔缺损（atrial septal defect，ASD）是房间隔的病理性开放，导致左房与右房之间交通。根据胚胎起源和发生部位，房间隔缺损分为原发孔型房间隔缺损、继发孔型房间隔缺损、静脉窦型缺损及冠状静脉窦型缺损[1]（图 18-1）。继发孔型房间隔缺损（Ⅱ型 ASD）最常见，原因是卵圆窝部位组织缺乏，占所有房间隔缺损的 80%[2]。原发孔型房间隔缺损（Ⅰ型 ASD）次之，胚胎发育原发隔部位有间隙，紧邻双侧房室瓣（图 18-2），认为是部分型房室间隔缺损（partial atrioventricular septal defect，PAVSD）（在本章后面部分讨论）。静脉窦型缺损位于卵圆孔

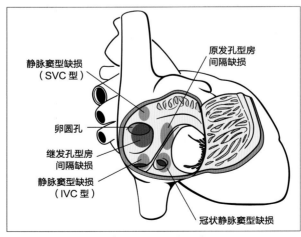

图 18-1　从右心房侧观察房间隔缺损（ASDs）的分型及解剖示意图
房间隔缺损包括原发孔型房间隔缺损、继发孔型房间隔缺损、上腔静脉窦型缺损、下腔静脉窦型缺损和冠状静脉窦型缺损。详见正文

的后上方及右心房内上、下腔静脉连接的下方（图 18-1）。较少见的冠状静脉窦缺损位于右心房内冠状静脉窦口，常伴随冠状静脉窦异常（图 18-1）。胎儿出生后房间隔缺损的发病率高，占所有婴儿 CHD 的 7%，占活产儿的 1/1500，男女发病比例为 1 ∶ 2[3,4]。实际上，继发孔型房间隔缺损及静脉窦型缺损在产前系列研究中未见报道[5]。

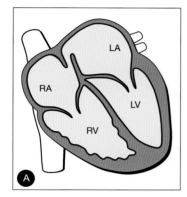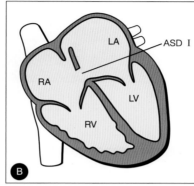

图 18-2　正常四腔心切面（A）和原发孔型房间隔缺损的四腔心切面（B）示意图
原发孔型房间隔缺损也称为 I 型房间隔缺损（ASD）或部分型房室间隔缺损。房间隔缺损位于原发隔部位，房室瓣呈线性插入。LA—左心房；RA—右心房；LV—左心室；RV—右心室

超声表现

大多数房间隔缺损在胎儿期无法明确诊断。继发孔型房间隔缺损位于卵圆窝部位，大的卵圆孔是否能闭合在产前很难预测。试图在"产前诊断"继发孔型房间隔缺损假阳性及假阴性率较高。原发孔型房间隔缺损是位于原发隔部位的间隙，所以在胎儿期可以做出诊断，通常伴随双侧房室瓣呈线状插入（图 18-3，18-4）。彩色多普勒显示通过缺损的右向左分流，可以明确诊断原发孔型房间隔缺损（图 18-5）。上述两种征象很重要，因为大多数常见的假阳性诊断是由于左上腔静脉汇入扩张的冠状静脉窦所致（图 18-6），其图像类似原发孔型房间隔缺损[6]，彩色多普勒显示为左向右进入右心房（图 18-6）。图 18-7 显示了如何通过彩色多普勒鉴别原发孔型房间隔缺损和扩张的冠状静脉窦。

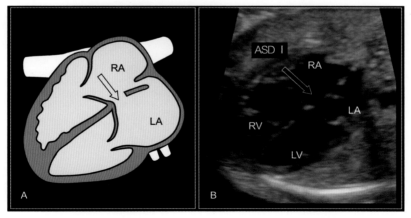

图 18-3　原发孔型房间隔缺损（I 型 ASD）（箭头）胎儿的心底四腔心切面示意图和对应的超声图像
显示心脏十字交叉部的心房部分缺损及房室瓣呈线性插入。其余部分房间隔和卵圆孔部位正常发育。LA—左心房；RA—右心房；LV—左心室；RV—右心室

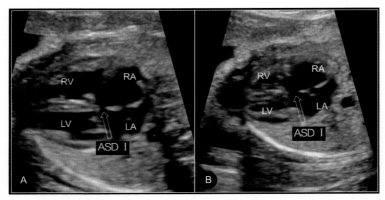

图 18-4 胎儿横向四腔心切面显示收缩期（A）和舒张期（B）原发孔型房间隔缺损（Ⅰ型ASD）
显示收缩期（A）和舒张期（B）原发隔部位的间隙（空心箭头）。收缩期（A）关闭的房室瓣呈线性插入（参照图 18-3）。LA—左心房；RA—右心房；LV—左心室；RV—右心室

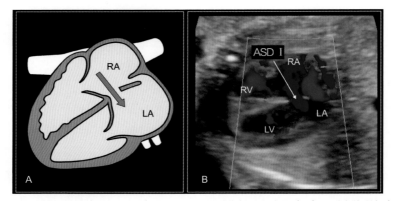

图 18-5 原发孔型房间隔缺损（Ⅰ型ASD）胎儿的横向四腔心切面示意图（A）和对应的彩色多普勒图像（B）
图 B 彩色多普勒显示经缺损从右心房（RA）进入左心房（LA）的分流信号（实线箭头）。与伴有永存左上腔静脉（LSVC）的正常冠状静脉窦的血流相比，后者血流方向为左向右，如图 18-6B 所示。LV—左心室；RV—右心室

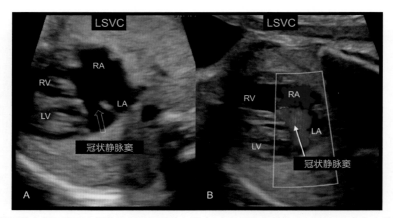

图 18-6 胎儿四腔心切面偏下水平的胸部横切面的灰阶（A）和彩色多普勒（B）显示永存左上腔静脉（LSVC）伴扩张的冠状静脉窦
图 A 显示出现的间隙（空心箭头），易被误认为原发孔型房间隔缺损（Ⅰ型ASD）（参照图 18-3，18-4）。彩色多普勒显示扩张的冠状静脉窦的血流方向为左向右（B），这是与原发孔型房间隔缺损的鉴别要点（对比图 18-4）。LA—左心房；RA—右心房；LV—左心室；RV—右心室

静脉窦型缺损即使是在产后检查也较难显像。典型的表现是在与房间隔相连的上腔静脉或下腔静脉处有开口（图 18-8，18-9）。图像显示为静脉骑跨在房间隔缺损之上（图 18-8 骑跨），而不是静脉与间隔连接（图 18-8A），在旁矢状切面最易辨认。图 18-8A 显示上腔静脉与房间隔的正常连接，图 18-8B 和 18-9 为静脉窦型缺损伴静脉骑跨。

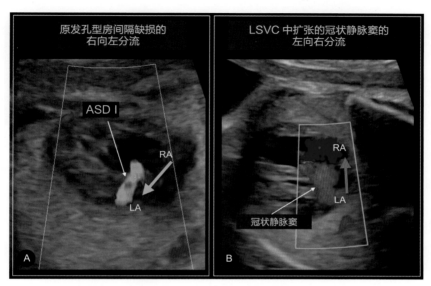

图 18-7　原发孔型房间隔缺损（Ⅰ型 ASD）胎儿（A）和永存左上腔静脉（LSVC）伴扩张的冠状静脉窦（B）胎儿的横向四腔心切面彩色多普勒成像

由于这两张灰阶图像非常相似，彩色多普勒有助于鉴别原发孔型房间隔缺损与扩张的冠状静脉窦。彩色多普勒能证实原发孔型房间隔缺损是从右心房（RA）到左心房（LA）（蓝色箭头）的分流，而永存左上腔静脉（B）是从左心房到右心房的分流（红色箭头）。参照图 18-3B 和 18-6A

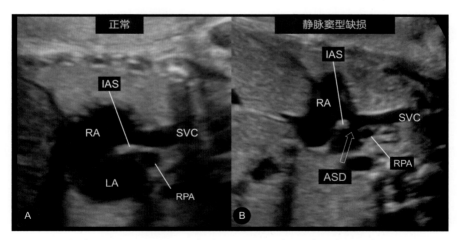

图 18-8　正常胎儿（A）和静脉窦型缺损胎儿（B）的上腔静脉（SVC）与右心房（RA）连接处的长轴切面灰阶超声图像

正常胎儿（A）上腔静脉与房间隔（IAS）相连续，静脉窦型缺损胎儿（图 B 中空心箭头）上腔静脉与房间隔连续中断。LA—左心房；RPA—右肺动脉；ASD—房间隔缺损

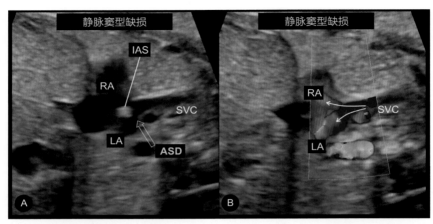

图 18-9 　与图 18-8B 中为同一静脉窦型缺损胎儿的长轴切面灰阶（A）和彩色多普勒（B）图像，显示上腔静脉（SVC）与右心房（RA）连接异常

图 A 中空心箭头显示房间隔缺损（ASD）。图 A 和 B 显示上腔静脉骑跨在房间隔缺损。图 B 彩色多普勒显示血流从上腔静脉进入右心房和左心房（LA）（实心箭头）。IAS—房间隔

心内和心外合并畸形

房间隔缺损通常是孤立性缺损，但是产前发现的病例常伴有心脏畸形，包括房室间隔缺损、异构、肺静脉异位引流、单心室和右室流出道梗阻，如 Ebstein 畸形、三尖瓣闭锁并室间隔缺损、室间隔完整型肺动脉闭锁。静脉系统异常也很常见，10% ～ 15% 的继发孔型房间隔缺损及 80% ～ 90% 静脉窦型缺损（SVC 型）合并部分型静脉连接异常[1,7]。冠状静脉窦型缺损常合并永存左上腔静脉。

原发孔型房间隔缺损为部分型房室间隔缺损，其特征是两组房室瓣合并原发孔型房间隔缺损，与 21- 三体综合征有关，但是比完全型房室间隔缺损与 21- 三体综合征的相关程度要低。产前系列研究显示 12.5% 的病例与 21- 三体综合征有关，调整后总的非整倍体率约为 29%[6]。主动脉缩窄是最常合并的心脏畸形，见于 13% 的部分型房室间隔缺损病例。心外解剖畸形也很常见，产前诊断为部分型房室间隔缺损病例的发生率高达 33%[6]。

很多心外解剖畸形和综合征，如 21- 三体综合征可合并房间隔缺损。由于房间隔缺损作为孤立病变在产前不易诊断，笔者就不一一列举可能合并的综合征，但特别提及 Holt-Oram 综合征，其发生心脏畸形的风险为 85% ～ 95%，以继发孔型房间隔缺损及肌部室间隔缺损最常见（见第 4 章）。

鉴别诊断

一旦怀疑有房间隔缺损，应该排除合并的心脏畸形，主要是排除房室间隔缺损或单心室。因房间隔缺损假阳性诊断而转诊的一个常见原因是冠状静脉窦扩张伴永存左上腔静脉，彩色多普勒血流显示房水平左向右分流（图 18-7）。另外，有些胎儿有异位搏动，卵圆瓣过长，以往通常描述为"卵圆窝膨胀瘤"[8,9]（图 18-10），可能与房间隔缺损混淆。

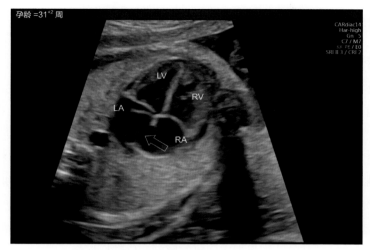

图 18-10 胎儿心尖四腔心切面灰阶超声显示过长的卵圆瓣（空心箭头）
这是一个正常的、孤立性表现，不能误认为房间隔缺损。详见正文。LA—左心房；RA—右心房；LV—左心室；
RV—右心室

预后与转归

出生后，随访发现一些小的房间隔缺损，尤其是继发孔型房间隔缺损，能自然闭合。
中等至大的继发孔型房间隔缺损及其他类型为了避免左向右分流增加右心房及肺的容量负
荷需要干预封堵治疗。封闭疗法包括外科及非外科方法，如经皮导管封堵器。短时间及长
时间对于所有类型的孤立病变疗效的随访都是满意的。合并其他心脏畸形或遗传综合征的
房间隔缺损其预后主要取决于合并畸形的严重程度。

要点　房间隔缺损

- 房间隔缺损根据解剖部位分为原发孔型房间隔缺损、继发孔型房间隔缺损、
  静脉窦型缺损及冠状静脉窦型缺损。
- 继发孔型房间隔缺损最常见，约占所有房间隔缺损的 80%。
- 胎儿期诊断孤立性房间隔缺损非常困难或者不可能。
- 原发孔型房间隔缺损称为部分型房室间隔缺损，通过发现原发隔处间隔缺损
  和房室瓣线性插入而被探查到。
- 原发孔型房间隔缺损通常合并非整倍体病变，如 21- 三体综合征。
- 10% ～ 15% 的继发孔型房间隔缺损和 80% ～ 90% 的静脉窦型缺损（SVC 型）
  合并部分型静脉异常连接。
- 冠状静脉窦型缺损常合并永存左上腔静脉。

室间隔缺损

定义、疾病谱与发病率

室间隔缺损（ventricular septal defect，VSD）是指室间隔有开口导致左、右心室之间血流存在交通。室间隔缺损是常见的 CHD，仅次于二叶主动脉瓣畸形[10]。孤立性室间隔缺损占 CHD 患儿的 30%，其中 30% 的室间隔缺损病例合并其他心脏畸形[10-12]。产后超声心动图报道室间隔缺损在活产儿的发病率高达 5%[13]。室间隔由四部分解剖构成[14]：流入道间隔将两侧房室瓣分开，流出道间隔包括圆锥部和漏斗部间隔，位于主动脉瓣下和室上嵴之上，膜部间隔菲薄且局限于左室流出道较小的区域位于主动脉瓣下和室上嵴下方，厚的小梁部（或肌部）间隔占室间隔的绝大部分，从三尖瓣附着处直至心尖部[14]。对室间隔缺损的分型较多，传统的分型根据室间隔的解剖部位进行划分（图 18-11，18-12）。膜周部室间隔缺损最常见，占所有病例的 80%[10,15]。肌部、流入道和流出道室间隔缺损分别占其余病例的 5%～20%、5%～8%、5%[10,15,16]（表 18-1）。然而，产前系列报道肌部室间隔缺损最常见，占 80%～90%，膜周部室间隔缺损次之[17]（表 18-1）。室间隔缺损常合并不同的心脏畸形，表 18-2 中列出了室间隔缺损在某些病例中必定存在，而在其他病例中经常出现或偶尔出现[12]。室间隔缺损再发生率较高，女性更多见[18]。图 18-13 显示了 2 例室间隔缺损胎儿心脏解剖标本。

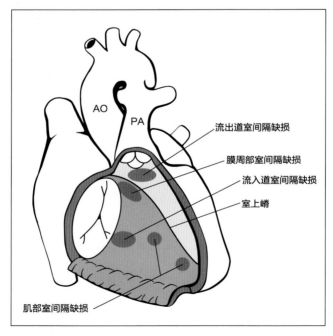

图 18-11　从右心室侧观察室间隔缺损的类型及解剖示意图
PA—肺动脉；AO—主动脉

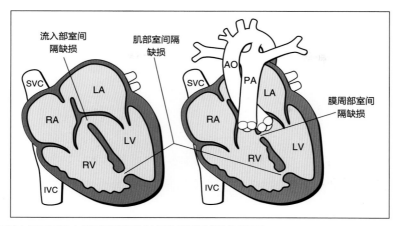

图 18-12　四腔心切面及流出道切面室间隔缺损的类型及解剖示意图

AO—主动脉；RA—右心房；RV—右心室；LA—左心房；LV—左心室；PA—肺动脉；SVC—上腔静脉；IVC—下腔静脉

表 18-1　室间隔缺损分型

类型	别名	位置
膜周部室间隔缺损	嵴下，心室圆锥部	主动脉瓣下方和室上嵴下方的流出道 亚型： 膜周部流入道 膜周部流出道 膜周部肌部
流出道室间隔缺损	嵴上，肺动脉下，主动脉下，双动脉下	肺动脉瓣下室上嵴之上
肌部室间隔缺损	小梁部	可在心尖、中间段，或多发（称为瑞士奶酪样间隔）
流入道室间隔缺损	后方，房室间隔型	三尖瓣隔瓣后方

表 18-2　室间隔缺损合并的心脏畸形

合并类型	心脏畸形
必定伴发	房室间隔缺损 三尖瓣闭锁 + 室间隔缺损 二尖瓣闭锁 + 室间隔缺损 单心室（心室双入口） 法洛四联症 室间隔缺损型肺动脉闭锁 肺动脉瓣缺如综合征 大动脉共干 右心室双出口 主动脉弓离断
偶尔伴发	D 型 – 大动脉转位 矫正型大动脉转位 主动脉缩窄

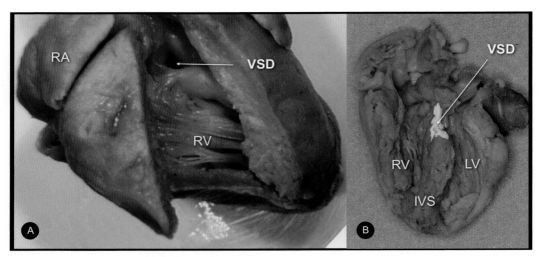

图 18-13　2 例室间隔缺损（VSD）胎儿的心脏解剖标本

A. 心脏切开右心室（RV）可见膜周部室间隔缺损（箭头）；B. 心脏切开四腔心切面可见大的流入道室间隔缺损（为了更好地显示，箭头所示的白色是室间隔缺损）。RA—右心房；LV—左心室；IVS—室间隔

超声表现

灰阶超声

　　室间隔缺损大于 2 ～ 3mm 时灰阶超声能在妊娠中、晚期检出（图 18-14，18-15）。较小的室间隔缺损在产前超声检查时容易漏诊，偶尔行常规彩色多普勒检查时能发现。产前系列报道的大部分室间隔缺损是当有心外或心内解剖畸形并经过仔细检查时，或行常规彩色多普勒超声检查时才被检出。

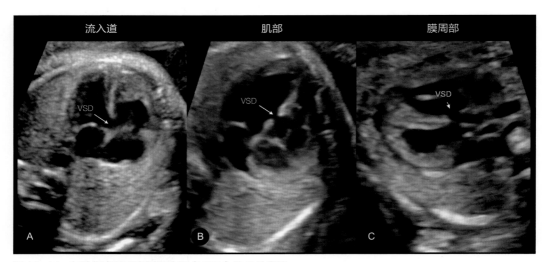

图 18-14　灰阶超声显示室间隔缺损（VSD）的 3 种类型

A. 心尖四腔心切面显示流入道室间隔缺损；B. 心尖四腔心切面显示肌部室间隔缺损；C. 侧向五腔心切面显示膜周部室间隔缺损

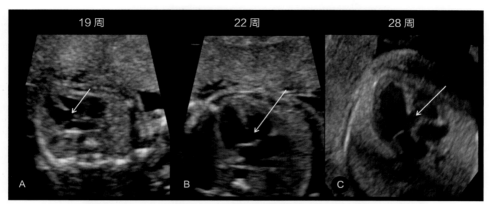

图 18-15 心尖四腔心切面（A ~ C）显示同一流入道室间隔缺损（箭头）
A. 胎儿妊娠 19 周超声图像；B. 胎儿妊娠 22 周超声图像；C. 胎儿妊娠 28 周超声图像

流入道室间隔缺损可在四腔心切面房室瓣区域观察到（图 18-14A，18-16），常难与完全型或部分型房室间隔缺损的轻微类型相鉴别。2D 超声回声失落的伪像和彩色多普勒重叠（血流伪像）可致假阳性诊断。灰阶超声心脏侧切面或横切面可以帮助减少假阳性和假阴性诊断。房室瓣呈线性插入应怀疑有轻度房室间隔缺损的可能。

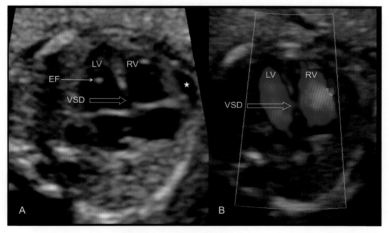

图 18-16 流入道室间隔缺损（VSD）的四腔心切面灰阶超声（A，空心箭头）和彩色多普勒（B，空心箭头）图像
图 A 还可见心内强回声光点(EF)和心包积液(星号)。染色体核型分析发现胎儿是 21- 三体综合征。LV—左心室；RV—右心室

除非肌部室间隔缺损很大（>2 ~ 3mm），否则应用灰阶超声很难做出诊断（图 18-14B，18-17，18-18）。心尖或横向四腔心切面能够诊断肌部室间隔缺损。此类病例的室间隔缺损边缘通常为强回声（图 18-17A，18-18A），对于鉴别真正的肌部室间隔缺损和伪像至关重要。大部分肌部室间隔缺损是在常规彩色多普勒超声检查时发现（图 18-17 ~ 18-19）。彩色多普勒显示的分流通常为双向，肌部室间隔缺损最常见的部位是心尖和中部间隔。在许多医疗中心，肌部室间隔缺损是产前最常检出的室间隔缺损类型[19]。

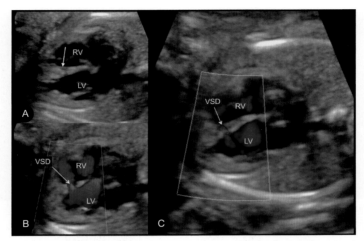

图 18-17　胎儿横向四腔心切面灰阶（A）和彩色多普勒（B 和 C）显示室间隔中段小的肌部室间隔缺损（VSD）

图 A 中，不能清晰显示室间隔缺损，但是通过室间隔回声减低（箭头）怀疑存在室间隔缺损。彩色多普勒可清晰显示经室间隔缺损的双向分流方式：图 B 中从左心室（LV）到右心室（RV），图 C 中从右心室到左心室

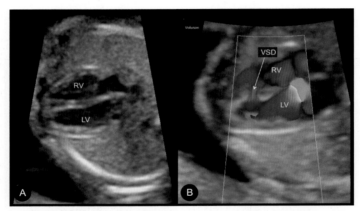

图 18-18　胎儿横向四腔心切面灰阶（A）和彩色多普勒（B）显示肌部室间隔缺损（VSD）

图 A 中，未显示室间隔缺损；图 B 彩色多普勒证实经室间隔缺损分流的血流信号。LV—左心室；RV—右心室

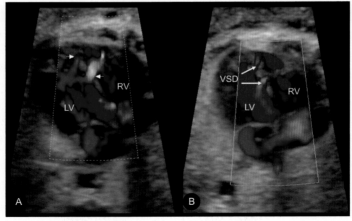

图 18-19　胎儿心尖四腔心切面彩色多普勒收缩期（A）及舒张期（B）显示 2 个小的肌部室间隔缺损（VSD）

图 A 彩色多普勒显示左向右分流（箭头）；图 B 显示为右向左分流（箭头）。RV—右心室；LV—左心室

灰阶超声最常检出的室间隔缺损类型是膜周部缺损，五腔心切面可见。室间隔与升主动脉内侧壁连续中断是提示室间隔缺损的最初线索（图 18-20，18-21）。检出膜周部室间隔缺损时，仔细观察大动脉至关重要，因为膜周部室间隔缺损与圆锥动脉干畸形具有很强的相关性（表 18-2）。

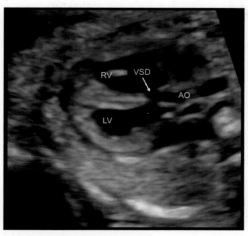

图 18-20 胎儿五腔心切面显示膜周部室间隔缺损（VSD）
可见升主动脉（AO）以及室间隔缺损（VSD）部位室间隔与主动脉连续中断（箭头）。LV—左心室；RV—右心室

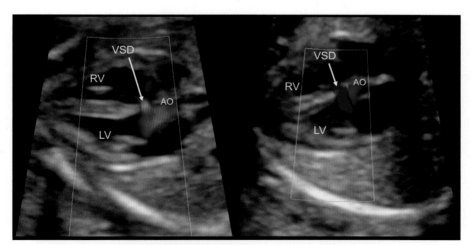

图 18-21 胎儿五腔心切面彩色多普勒显示膜周部室间隔缺损（VSD）
彩色多普勒显示双向分流，收缩期左向右分流（左图）和舒张期右向左分流（右图）。LV—左心室；RV—右心室；AO—主动脉

彩色多普勒

大的室间隔缺损于四腔心切面及五腔心切面灰阶超声成像可以显示。较小的室间隔缺损或图像不理想时，彩色多普勒有助于诊断室间隔缺损（图 18-17 ～ 18-19）。当声束垂直于室间隔，运动及回声失落伪像就会减少，缺损处真实的分流就能显示（图 18-17B，C，以及 18-18B）。尽管胎儿期左、右心室压力几乎相等，但因为收缩期和舒张期的压力变化

仍存在分流（图 18-17，18-19，18-21，18-22）。除非单侧心室流出道梗阻导致心室内压力增高以外（如右心室双出口或主动脉缩窄是左向右分流，而法洛四联症是右向左分流），应用脉冲多普勒测量室水平通常是双向分流（图 18-22）。

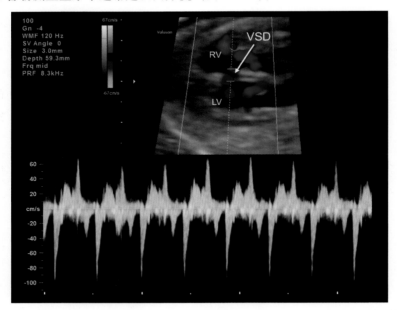

图 18-22　肌部室间隔缺损（VSD）胎儿的彩色脉冲多普勒显示为双向分流，证实存在室间隔缺损。LV—左心室；RV—右心室

妊娠早期

室间隔缺损在妊娠 11 ~ 14 周作为孤立性畸形通常较小而不易被检出。妊娠早期因为回声失落及彩色重叠容易造成假阳性，因此，诊断室间隔缺损应慎重。妊娠早期通过室间隔缺损的分流可以证实室间隔缺损（图 18-23）。另一方面，当合并其他心脏畸形或四腔心切面解剖异常时，诊断室间隔缺损比较可靠（图 18-23）。

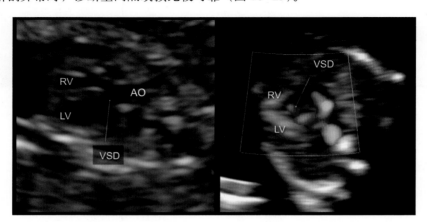

图 18-23　左图为妊娠早期法洛四联症胎儿的五腔心切面，显示室间隔缺损（VSD）。右图为妊娠 12 周时另一胎儿肌部室间隔缺损的横向四腔心切面彩色多普勒成像，彩色多普勒显示经室间隔缺损的分流信号。LV—左心室；RV—右心室；AO—主动脉

三维超声

应用 3D 超声容积成像的断层扫描技术在四腔心切面可获得室间隔不同相邻切面显示室间隔缺损，而不是传统灰阶超声显示的单一切面。3D 的正交平面结合彩色多普勒 STIC 将标示点放在分流的室间隔缺损上可以在 3 个平面上显示室间隔缺损（图 18-24）[20]。3D 容积表面重建成像获取的室间隔直视图能直观地显示大的室间隔缺损大小（图 18-25）[21]，联合彩色多普勒 STIC 可以显示分流（图 18-26）[22]。STIC 联合其他技术，如自由解剖切面成像技术（见第 15 章），可以沿着室间隔选择一部分，用彩色多普勒显示室间隔缺损的分流。最近推出的电子矩阵探头，可以结合彩色多普勒实时显示双平面成像。这种技术通过同时显示两个正交平面证实室间隔缺损（图 18-27）。

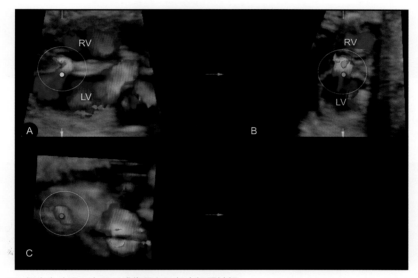

图 18-24　3D 超声心动图正交平面成像显示肌部室间隔缺损
图中的点（圆圈内）代表 3 个平面的交叉点。圆点位于室间隔缺损处，于平面 A（横向四腔心切面）、平面 B（心室短轴切面）和平面 C（室间隔直视图）上均可显示。LV—左心室；RV—右心室

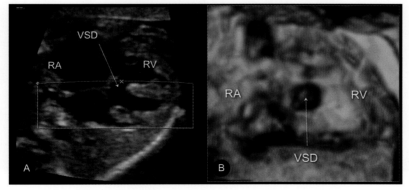

图 18-25　3D 超声表面重建模式显示大的膜周部室间隔缺损（VSD）
A. 将 3D 取样框置于 2D 超声显示的室间隔上；B. 表面重建模式显示右心室（RV）面室间隔缺损直视图。RA—右心房

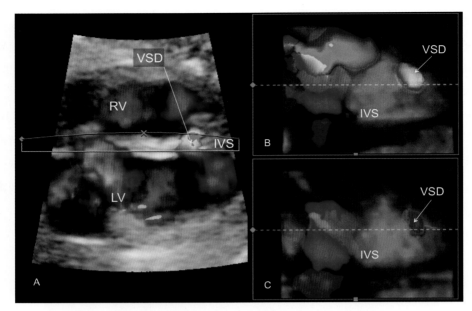

图 18-26　3D 容积 STIC 技术结合彩色多普勒以表面重建模式呈现的肌部室间隔缺损

图 A 中，将 3D 取样框置于室间隔（IVS）上，彩色多普勒显示室间隔缺损。图 B 和 C 中，表面成像显示右心室（RV）面室间隔缺损，图 B 显示左向右分流（红色）和图 C 显示右向左分流（蓝色）。LV—左心室

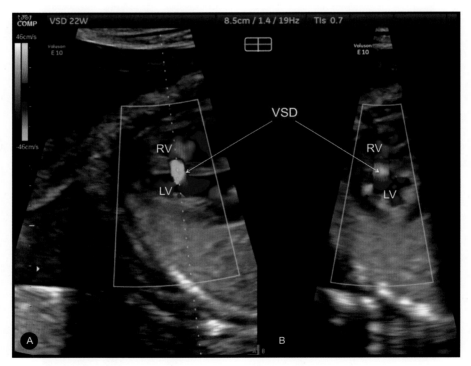

图 18-27　应用电子矩阵探头结合彩色多普勒获取的 4D 超声双平面成像模式

图 A 和 B 同时显示肌部室间隔缺损（VSD）。正交 B 平面图像显示室间隔分流。LV—左心室；RV—右心室

鉴别诊断

室间隔膜周部回声失落伪像是妊娠 20 周前最常见的室间隔缺损假阳性诊断。谐波及混合成像可以改善灰阶成像，但会导致菲薄的膜周部区域的超声反射减少，而造成室间隔缺损的误诊（见第 7 章和第 11 章）。从心尖观察室间隔更容易导致室间隔缺损的假阳性诊断。对室间隔进行横向检查并应用敏感的彩色多普勒成像有助于明确诊断。

心内和心外合并畸形

室间隔缺损合并心脏畸形很常见，而且常早于室间隔缺损的诊断。当妊娠中期检出看似孤立性的大（>2 ～ 3mm）室间隔缺损时，应仔细观察流出道，因为室间隔缺损常与圆锥动脉干畸形高度相关。表 18-2 总结了室间隔缺损最常合并的心脏畸形。室间隔缺损合并的心外畸形缺乏特异性。室间隔缺损合并心外解剖畸形会增加发生综合征和染色体畸变的风险。室间隔缺损也是染色体异常最常见的病变，如 21- 三体综合征、18- 三体综合征及 13- 三体综合征 [10]。据报道超过 20% 的室间隔缺损合并重大心内和心外解剖畸形的胎儿存在染色体异常，如 21- 三体综合征 [5,19]。一项包括 248 例室间隔缺损的大样本研究中，216（87.1%）例是肌部室间隔缺损，32（12.9%）例是膜周部室间隔缺损，发现 1 例膜周部室间隔缺损（3.1%）存在临床相关的染色体异常，而在 216 例肌部缺损中不存在 [17]。因此，孤立性肌部室间隔缺损与正常妊娠者发生染色体异常的风险相似 [17,19]。

预后与转归

室间隔缺损胎儿的远期预后取决于缺损的大小和位置及心内和心外是否合并畸形。彩色多普勒检出的肌部和膜周部小室间隔缺损预后好，高达 80% 的病例在出生前或出生后 2 年内自然闭合 [10,19,23,24]。一项对孤立性室间隔缺损的大样本研究中，5.2% 的胎儿在产前自然闭合，76.3% 的新生儿在出生时仍存在室间隔缺损 [17]。室间隔缺损的大小和位置预测能否闭合 [17]。在妊娠中期诊断肌部室间隔缺损时，笔者建议在妊娠晚期随访以明确室间隔缺损是否仍然存在并排除合并的小室间隔缺损或其他心脏畸形。大多数小室间隔缺损的患者预后很好 [10]。室间隔缺损中等大小或较大时，为了减轻长期的病态，其血流动力学的改变需要外科干预封堵治疗。血流动力学改变包括婴儿期左向右分流，可致心力衰竭。膜周部室间隔缺损的直径小于主动脉瓣直径的 50% 时，认为是小缺损，而大于主动脉瓣直径时认为是大缺损 [10]。轻至中等大小的室间隔缺损治疗的远期预后不错 [23]。与儿童期较晚时修补室间隔缺损相比，婴儿出生后 1 年内早期修补大的室间隔缺损显示患儿左心室功能明显增强并能逆转心室肥厚 [25]。

要点　室间隔缺损

- 室间隔缺损是常见的 CHD，仅次于二叶主动脉瓣畸形。
- 室间隔缺损有四种解剖类型：流入道、流出道、膜周部、肌部。
- 膜周部室间隔缺损在新生儿期最常见，而肌部室间隔缺损在产前最常见。
- 灰阶超声回声失落和彩色多普勒的重叠（血流伪像）可致室间隔缺损假阳性诊断。
- 灰阶超声在心脏侧向或横向切面时，能帮助减少室间隔缺损假阳性和假阴性诊断。
- 室间隔缺损断端回声增强，有助于鉴别伪像与真正的肌部室间隔缺损。
- 检出膜周部室间隔缺损时，仔细观察大动脉至关重要，常合并圆锥动脉干畸形。
- 据报道，20% 的室间隔缺损的胎儿染色体异常，常合并其他心脏畸形。
- 产前诊断的孤立性肌部室间隔缺损并不增加发生染色体异常的风险。
- 室间隔缺损是染色体异常最常见的病变，如 21- 三体综合征、18- 三体综合征及 13- 三体综合征。
- 约 80% 的肌部小室间隔缺损在出生前或出生后 2 年内自然闭合。

房室间隔缺损

定义、疾病谱与发病率

房室间隔缺损（atrioventricular septal defect，AVSD）是房室间隔缺损和房室瓣畸形的一组病变，主要表现为共同房室瓣连接 [26-28]。房室间隔缺损又称为房室通道缺损或心内膜垫缺损。

完全型房室间隔缺损是房间隔原发隔缺损联合流入部室间隔缺损及异常连接左、右心室的共同房室瓣的心脏畸形（图 18-28）。共同房室瓣通常有 5 个瓣叶（图 18-28）。

部分型房室间隔缺损包括原发隔缺损和二尖瓣前叶裂。在部分型房室间隔缺损中，有明确的二尖瓣环和三尖瓣环，但是都附着于室间隔的同一水平（图 18-2）[27]。房室间隔缺损也可分为均衡型和非均衡型。非均衡型房室间隔缺损房室连接主要朝向两个心室中的一个心室，导致心室比例失调。非均衡型房室间隔缺损在内脏异位综合征中常见（见第 30 章）。

房室间隔缺损是常见的心脏畸形，占所有婴幼儿先天性心脏病的 4% ～ 7.4% [11,26]。最近报道房室间隔缺损发病率占活产儿的 0.36‰ [29]。房室间隔缺损在胎儿期也是常见的诊断，大样本研究中占心脏畸形的 18%。房室间隔缺损在女孩中更常见，与染色体异常高度相关，尤其是 21- 三体综合征 [26,28]。图 18-29 显示房室间隔缺损的胎儿心脏解剖标本。

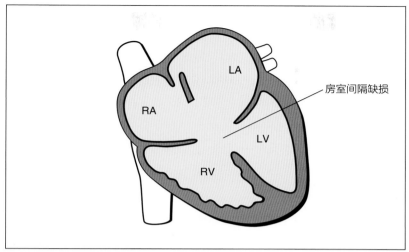

图 18-28 房室间隔缺损的四腔心切面示意图
LA—左心房；RA—右心房；LV—左心室；RV—右心室

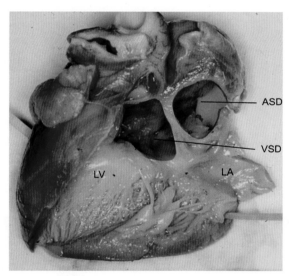

图 18-29 房室间隔缺损的胎儿心脏解剖标本
心脏从左心房（LA）及左心室（LV）切开，可见大的原发孔型房间隔缺损（ASD）及室间隔缺损（VSD）

超声表现

灰阶超声

房室间隔缺损其中一个主要特征是右侧与左侧房室瓣附着于同一解剖水平，新生儿[27]和胎儿在心尖四腔心切面显示最佳。舒张期，共同房室瓣开放，心脏中心（即十字交叉部位）由于缺乏组织而辨认（图 18-30A，18-31A，18-32C）。这个缺损位于心脏的中心部位是因为在房室间隔处有大的房间隔和室间隔缺损（图 18-30）。收缩期，共同房室瓣关闭，正常时近心尖的三尖瓣附着点位置消失，而房室间隔缺损共同房室瓣呈线样交叉（图 18-30B，18-31B，18-32B）。四腔心切面能测量非均衡型房室间隔缺损的心室大小（图 18-33）从而更好地对心肌进行评估（图 18-33B）。部分型房室间隔缺损，可见共同房室瓣呈线样插入及房间隔原发隔缺损但没有大的室间隔缺损（见房间隔缺损部分）（图 18-3，18-4）。病变较轻房室间隔缺损容易被忽略，尤其是在侧向四腔心切面，因为，在此切面房室瓣插入位置不能很好的显示（图 18-32A）。有趣的是，笔者发现房室间隔缺损的胎儿房室长度比（atrioventricular length，AVL）增加（正常值 0.5），这一发现有助于检出房室间隔缺损[30]（图 18-34，18-35）。当 AVL 截断值超过 0.6 时 83% 的胎儿患有房室间隔缺损，假阳性率为 5.7%[30]。房室间隔缺损常合并圆锥动脉干畸形，因此，需要观察心室动脉连接。

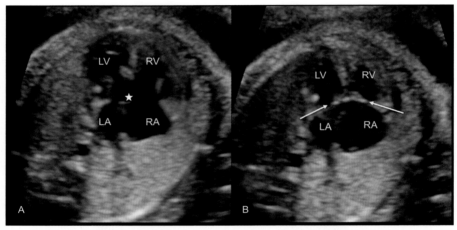

图 18-30 胎儿心尖四腔心切面舒张期（A）及收缩期（B）灰阶超声显示一个大的完全型房室间隔缺损
舒张期（A）大的房室间隔缺损清晰可见（星号）；收缩期（B）瓣膜呈线样插入（箭头）怀疑为共同房室瓣。LA—左心房；RA—右心房；LV—左心室；RV—右心室

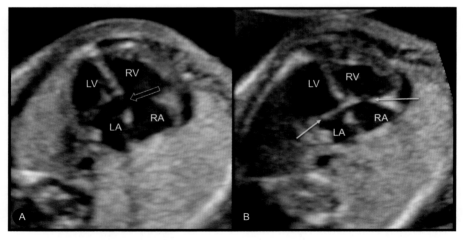

图 18-31 胎儿心尖四腔心切面舒张期（A）及收缩期（B）灰阶超声显示一个小的完全型房室间隔缺损
舒张期（A）房室间隔缺损清晰可见（空心箭头），但是没有图 18-30 那么明显；收缩期（B）瓣膜呈线样插入（箭头）怀疑为共同房室瓣。LA—左心房；RA—右心房；LV—左心室；RV—右心室

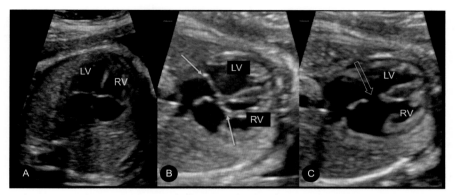

图 18-32 与图 18-31 为同一胎儿的心尖（A）和横向（B 和 C）四腔心切面灰阶超声图像，显示诊断一个小的完全型房室间隔缺损很困难

A. 怀疑为流入道室间隔缺损，但是图像与回声失落相似；B. 心脏收缩期可见房室瓣呈线性排列（箭头），可以诊断为正常心脏，未显示房间隔缺损；C. 心脏舒张期可以识别房室间隔缺损（空心箭头）。RV—右心室；LV—左心室

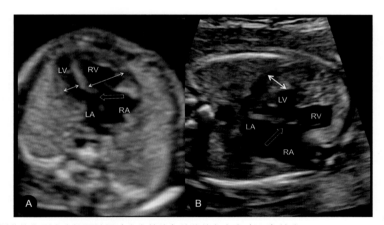

图 18-33 2 例非均衡型房室间隔缺损（空心箭头）胎儿伴左心室（LV）缩小

A. 为 21- 三体综合征胎儿，房室间隔缺损伴左心室缩小（双向箭头）但心肌正常；B. 房室间隔缺损伴发左房异构及心脏传导阻滞并心肌增厚（双向箭头）。LA—左心房；RA—右心房；RV—右心室

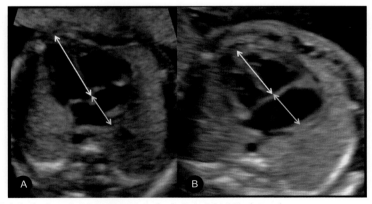

图 18-34 正常胎儿（A）及房室间隔缺损胎儿（B）的房室长度比（AVL）

黄色箭头代表心房长度，白色箭头代表心室长度。与正常胎儿（A）比较，可见房室间隔缺损胎儿（B）心房长度（黄色箭头）增加。详见正文

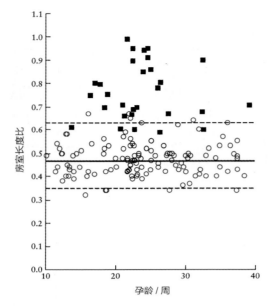

图 18-35　正常胎儿（空心圆形）及房室间隔缺损胎儿（实心方形）不同孕龄房室长度比（AVL）

实线代表正常胎儿平均 AVL；虚线表明 95% 的参考范围。详见正文

修改自 Machlitt A, Heling KS, Chaoui R. Increased cardiac atrial-to-ventricular length ratio in the fetal four-chamber view: a new marker for atrioventricular septal defects. *Ultrasound Obstet Gynecol*, 2004;24(6):618–622. 已获得授权

彩色多普勒

　　彩色多普勒有助于明确诊断房室间隔缺损，房室间隔缺损患者，四腔心切面舒张期彩色多普勒显示单通道的血液流向心室并在室间隔残缘分成两部分（图 18-36，18-37）。彩色多普勒也同样能观察非均衡型房室间隔缺损的心室发育不良程度。收缩期，大部分完全型房室间隔缺损彩色多普勒和频谱多普勒能显示共同房室瓣反流（图 18-37B，18-38）。反流束常起源于瓣膜中心，但反流量不会大到引起心房扩张。因为胎儿期二尖瓣反流很少见，所以反流束如果来自左心室，则应该注意是否有完全型或部分型房室间隔缺损。

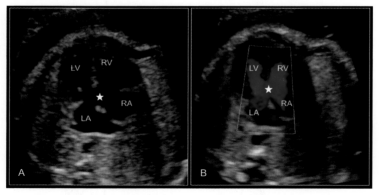

图 18-36　完全型房室间隔缺损胎儿舒张期心尖四腔心切面灰阶（A）和彩色多普勒成像（B）

A. 显示房室交叉处（星号）；B. 彩色多普勒证实单束血流通过共同房室瓣进入心室（星号）。LA—左心房；RA—右心房；LV—左心室；RV—右心室

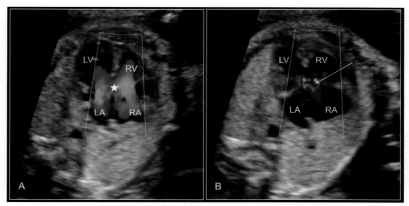

图 18-37　完全型房室间隔缺损胎儿舒张期（A）及收缩期（B）心尖四腔心切面彩色多普勒成像

舒张期（A）显示单束血流通过共同房室瓣进入心室（星号）；收缩期（B），显示瓣膜反流（箭头）。由于房室瓣发育异常，房室间隔缺损通常出现瓣膜反流。参照图 18-38。LA—左心房；RA—右心房；LV—左心室；RV—右心室

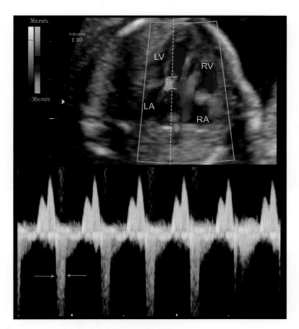

图 18-38　房室间隔缺损胎儿四腔心切面彩色和脉冲多普勒成像

显示收缩期出现房室瓣反流（蓝色）。脉冲多普勒显示反流（箭头）。LA—左心房；RA—右心房；LV—左心室；RV—右心室

妊娠早期

妊娠早期 11 ~ 13 周通过灰阶及彩色多普勒显示舒张期心脏中心的缺损即能检出房室间隔缺损（图 18-39）。有时缺损很大，其图像类似于单心室（图 18-40）。如果可能经阴道超声检查更清晰，针对性的心脏检查常见适应证是 NT 增厚或胎儿早期水肿（图 18-41）。为了避免伪像应当合理使用彩色多普勒设置。彩色多普勒显示共同房室瓣反流有助于进一步明确诊断（图 18-39C）。

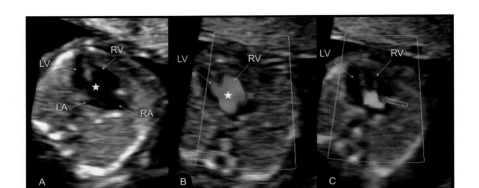

图 18-39　妊娠 16 周完全型房室间隔缺损胎儿心尖四腔心切面灰阶（A）及彩色多普勒成像（B 和 C）

A. 显示房室间隔缺损（星号）；B. 显示舒张期单束血流通过共同房室瓣进入心室（星号）；C. 显示反流（空心箭头）。LA—左心房；RA—右心房；LV—左心室；RV—右心室

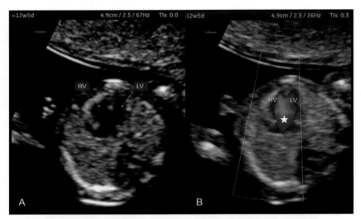

图 18-40　妊娠 12 周完全型房室间隔缺损胎儿舒张期心尖四腔心切面灰阶（A）和彩色多普勒成像（B）

图 A 和 B 中星号显示房室间隔缺损；图 B 彩色多普勒显示单束血流通过共同房室瓣进入心室。LV—左心室；RV—右心室

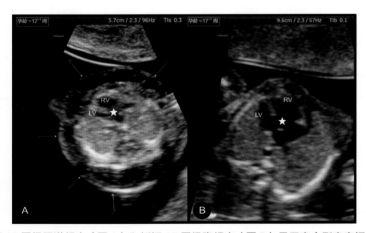

图 18-41　妊娠 12 周经阴道超声（图 A）和妊娠 17 周经腹超声（图 B）显示完全型房室间隔缺损伴 21- 三体综合征胎儿的胸部横切面

图 A 显示出现胎儿水肿（箭头）和明显的房室间隔缺损伴心室发育比例失调和左心室（LV）小。妊娠 17 周超声随访（B）显示水肿消失，可清晰显示房室间隔缺损（星号），与右心室（RV）相比，左心室明显小

三维超声

应用 3D 容积超声断层成像模式在四腔心切面能从多个平面显示房室间隔缺损的解剖特征[31,32]。四腔心切面水平表面成像不仅在灰阶超声而且在多普勒超声均能突出显示十字交叉部位的缺损大小（图 18-42）。应用直视图能从心房或心室面显示主动脉瓣，后者显示瓣膜装置的解剖信息更具优势[33]。完全型房室间隔缺损的典型彩色多普勒模式（见图 15-22B）结合 3D 成像和彩色多普勒即为玻璃体模式，能够更好地显示病变特点。

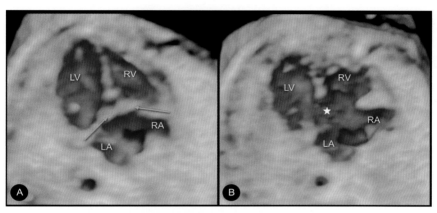

图 18-42　完全型房室间隔缺损胎儿 3D 超声表面重建模式收缩期（A）和舒张期（B）四腔心切面
收缩期（A）可见共同房室瓣呈典型的线状插入（箭头）；舒张期（B）可见心脏十字交叉处间隙（星号）。LA—左心房；RA—右心房；LV—左心室；RV—右心室

心内和心外合并畸形

房室间隔缺损合并心脏畸形包括法洛四联症、心室双出口、右位主动脉弓及其他圆锥动脉干畸形。也可合并肺动脉闭锁、肺静脉及体静脉异常，主要合并左房及右房异构。非平衡型房室间隔缺损可导致心室比例失调伴一侧心室发育不良。房室间隔缺损还可合并主动脉缩窄，导致左心室变小或偶见主动脉弓严重发育不良，其血流动力学改变类似左心发育不良综合征。

房室间隔缺损心外畸形主要包括染色体异常，最常见于 21- 三体综合征，18- 三体综合征和 13- 三体综合征较少见。40%～45% 的 21- 三体综合征患儿存在 CHD，其中 40% 为房室间隔缺损，以完全型常见[26,34]。胎儿期房室间隔缺损为孤立性病变时，58% 的病例伴随 21- 三体综合征[35]。当伴发心内强回声斑点时，则发生非整倍体的风险增加。Turner 综合征胎儿可存在房室间隔缺损伴左心室发育不良。产前约 1/3 的内脏异位综合征病例存在房室间隔缺损[36]。当房室间隔缺损伴发内脏异位时，基本上不增加发生染色体异常的风险，但由于心内和心外解剖畸形导致预后差（见第 30 章）。

除了染色体数目异常和内脏异位，房室间隔缺损可伴发其他综合征，但是没有特异性疾病需要强调。最近一项对 202 例 CHARGE 综合征患者的队列研究显示，房室间隔缺损占所有病例的 13%，其合并畸形的发病率仅次于圆锥动脉干畸形[37]。

鉴别诊断

如果不仔细观察正常的房间隔和三尖瓣附着部位，孤立性流入道室间隔缺损可能会被误诊为房室间隔缺损。永存左上腔静脉时，扩张的冠状静脉窦与房室间隔缺损相似[38]。21-三体综合征常见的伴发改变也有不伴间隔缺损的房室瓣的线样插入[39]。鉴别大的房室间隔缺损或非均衡型房室间隔缺损与单心室较困难。而且，非均衡型房室间隔缺损与左心发育不良综合征或三尖瓣闭锁难以鉴别，因为非均衡型房室间隔缺损也可引起左心室或右心室发育不良。

预后与转归

一个地区胎儿医疗中心的数据显示，除外终止妊娠及失访病例，产前诊断的完全型房室间隔缺损总的存活率是32%[40]。产前诊断的房室间隔缺损预后较差的原因主要是由于高发的心内和心外合并畸形[40]。

一项针对88例房室间隔缺损胎儿的回顾性研究显示，其预后较差与内脏异位、非均衡型房室间隔缺损及需行单心室修复有关[41]。合并染色体异常并不影响死亡率[41]。此外，大量产前系列研究显示，在妊娠早期检出房室间隔缺损胎儿且伴发较少心脏畸形的21-三体综合征患儿行双心室修复的概率较高，存活率也更好[42]。

孤立性房室间隔缺损病例的远期预后较好，20年存活率为95%，手术死亡率较低（<20%）[43,44]，25%的病例需要再次手术，原因是左侧房室瓣渐进性的反流或左室流出道梗阻[45]。手术方法为修补心房及心室间隔、重建房室瓣。非均衡型房室间隔缺损，因一侧心室严重发育不良难以进行双心室修复，需像单心室矫治一样行姑息性手术。

要点　房室间隔缺损

- 房室间隔缺损包括房间隔的原发隔缺损和室间隔缺损及异常的共同房室瓣。
- 房室间隔缺损的共同房室瓣通常为5个瓣叶。
- 部分型房室间隔缺损包括房间隔的原发隔缺损及二尖瓣前叶裂，有明确的二尖瓣及三尖瓣环。
- 非均衡型房室间隔缺损房室连接血流主要流向两个心室中的一个心室，导致心室比例失调。
- 非均衡型房室间隔缺损常见于内脏异位综合征。
- 四腔心切面是诊断房室间隔缺损的最佳切面。
- 收缩期，房室间隔缺损可见共同房室瓣呈线样交叉。
- 部分型房室间隔缺损，可见房室瓣呈线样插入，伴原发隔缺损但无大的室间隔缺损。

- 收缩期，大部分完全型房室间隔缺损彩色多普勒可显示共同房室瓣反流。
- 40% 的 21- 三体综合征胎儿合并的 CHD 是房室间隔缺损。
- 房室间隔缺损伴发内脏异位时，不增加发生染色体异常风险。
- 由于合并心内和心外畸形，产前诊断完全型房室间隔缺损胎儿出生后总的存活率低。
- 孤立性房室间隔缺损长期预后较好。

（刘园园　译）

参考文献

1. Sachdeva R. Atrial septal defects. In: Allen HD, Driscoll DJ, Shaddy RE, et al, eds. *Moss and Adams' Heart Disease in Infants, Children, and Adolescents*. 8th ed. Baltimore, MD: Williams & Wilkins; 2012:672–690.

2. Feldt RH, Avasthey P, Yoshimasu F, et al. Incidence of congenital heart disease in children born to residents of Olmsted County, Minnesota, 1950–1969. *Mayo Clin Proc*. 1971;46:794–799.

3. Hoffman JI, Christianson R. Congenital heart disease in a cohort of 19,502 births with long-term follow-up. *Am J Cardiol*. 1978;42:641–647.

4. Samanek M. Children with congenital heart disease: probability of natural survival. *Pediatr Cardiol*. 1992;13:152–158.

5. Allan LD, Sharland GK, Milburn A, et al. Prospective diagnosis of 1,006 consecutive cases of congenital heart disease in the fetus. *J Am Coll Cardiol*. 1994;23:1452–1458.

6. Paladini D, Volpe P, Sglavo G, et al. Partial atrioventricular septal defect in the fetus: diagnostic features and associations in a multicenter series of 30 cases. *Ultrasound Obstet Gynecol*. 2009;34:268–273.

7. Ettedgui JA, Siewers RD, Anderson RH, et al. Diagnostic echocardiographic features of the sinus venosus defect. *Br Heart J*. 1990;64:329–331.

8. Stewart PA, Wladimiroff JW. Fetal atrial arrhythmias associated with redundancy/aneurysm of the foramen ovale. *J Clin Ultrasound*. 1988;16:643–650.

9. Rice MJ, McDonald RW, Reller MD. Fetal atrial septal aneurysm: a cause of fetal atrial arrhythmias. *J Am Coll Cardiol*. 1988;12:1292–1297.

10. Rubio AE, Lewin MB. Ventricular septal defects. In: Allen HD, Driscoll DJ, Shaddy RE, et al, eds. *Moss and Adams' Heart Disease in Infants, Children, and Adolescents*. 8th ed. Baltimore, MD: Williams & Wilkins; 2012:713–721.

11. Ferencz C, Rubin JD, Loffredo CA, et al. *Epidemiology of Congenital Heart Disease: the Baltimore-Washington Infant Study*, 1981–1989. Perspectives in Pediatric Cardiology. Mount Kisko, NY: Futura Publishing; 1993.

12. Benson L, Yoo SJ, Habshan FA, et al. Ventricular septal defects. In: Anderson RH, Baker EJ, Redington A, et al, eds. *Pediatric Cardiology*. 3rd ed. Philadelphia, PA: Elsevier Health Care-Churchill-Livingstone; 2010:591–624.

13. Roguin N, Du ZD, Barak M, et al. High prevalence of muscular ventricular septal defect in neonates. *J Am Coll Cardiol*. 1995;26:1545–1548.

14. Gelehrter SK, Ensing G. Ventricular septal defects. In: Eidem BW, Cetta F, O'Leary PW, eds. *Echocardiography in Pediatric and Adult Congenital Heart Disease*. Philadelphia, PA: Wolters Kluwer/Lippincott Williams & Wilkins Health; 2010:158–175.

15. Lincoln C, Jamieson S, Joseph M, et al. Transatrial repair of ventricular septal defects with reference to their anatomic classification. *J Thorac Cardiovasc Surg*. 1977;74:183–190.

16. Soto B, Becker AE, Moulaert AJ, et al. Classification of ventricular septal defects. *Br Heart J*. 1980;43:332–343.

17. Gomez O, Martinez JM, Olivella A, et al. Isolated ventricular septal defects in the era of advanced fetal echocardiography: risk of chromosomal anomalies and spontaneous closure rate from diagnosis to age of 1 year. *Ultrasound Obstet Gynecol*. 2014;43:65–71.

18. Hoffman JI, Rudolph AM. The natural history of ventricular septal defects in infancy. *Am J Cardiol*. 1965;16:634–653.

19. Axt-Fliedner R, Schwarze A, Smrcek J, et al. Isolated ventricular septal defects detected by color Doppler imaging: evolution during fetal and first year of postnatal life. *Ultrasound Obstet Gynecol*. 2006;27:266–273.

20. Chaoui R, Hoffmann J, Heling KS. Three-dimensional (3D) and 4D color Doppler fetal echocardiography using spatio-temporal image correlation (STIC). *Ultrasound Obstet Gynecol*. 2004;23:535–545.

21. Paladini D, Russo MG, Vassallo M, et al. The 'in-plane' view of the inter-ventricular septum. A new approach to the characterization of ventricular septal defects in the fetus. *Prenat Diagn*. 2003;23:1052–1055.

22. Yagel S, Valsky DV, Messing B. Detailed assessment of fetal ventricular septal defect with 4D color Doppler ultrasound using spatio-temporal image correlation technology. *Ultrasound Obstet Gynecol*. 2005;25:97–98.

23. Kidd L, Driscoll DJ, Gersony WM, et al. Second natural history study of congenital heart defects. Results of treatment of patients with ventricular septal defects. *Circulation*. 1993;87:138–151.

24. Paladini D, Palmieri S, Lamberti A, et al. Characterization and natural history of ventricular septal defects in the fetus. *Ultrasound Obstet Gynecol*. 2000;16:118–122.

25. Cordell D, Graham TP Jr, Atwood GF, et al. Left heart volume characteristics following ventricular septal defect closure in infancy. *Circulation*. 1976;54:294–298.

26. Cetta F, Minich LL, Maleszewski JJ, et al. Atrioventricular septal defects. In: Allen HD, Driscoll DJ, Shaddy RE, et al, eds. *Moss and Adams' Heart Disease in Infants, Children, and Adolescents*. 8th ed. Baltimore, MD: Williams & Wilkins; 2012:691–712.

27. El Yaman M, Edwards WD, Cetta F. Atrioventricular septal defects. In: Eidem BW, Cetta F, O'Leary PW, eds. *Echocardiography in Pediatric and Adult Congenital Heart Disease*. Philadelphia, PA: Wolters Kluwer/Lippincott Williams & Wilkins Health; 2010:105–115.

28. Ebels T, Elzenga N, Anderson RH. Atrioventricular septal defects. In: Anderson RH, Baker EJ, Redington A, et al, eds. *Pediatric Cardiology*. 3rd ed. Philadelphia, PA: Elsevier Health Care-Churchill-Livingstone; 2010:553–590.

29. Bedard T, Lowry RB, Sibbald B, et al. Congenital heart defect case ascertainment by the Alberta Congenital Anomalies Surveillance System. *Birth Defects Res A Clin Mol Teratol*. 2012;94:449–458.

30. Machlitt A, Heling KS, Chaoui R. Increased cardiac atrial-to-ventricular length ratio in the fetal four-chamber view: a new marker for atrioventricular septal defects. *Ultrasound Obstet Gynecol*. 2004;24:618–622.

31. Chaoui R, Heling KS. New developments in fetal heart scanning: three- and four-dimensional fetal echocardiography. *Semin Fetal Neonatal Med*. 2005;10:567–577.

32. Paladini D, Vassallo M, Sglavo G, et al. The role of spatio-temporal image correlation (STIC) with tomographic ultrasound imaging (TUI) in the sequential analysis of fetal congenital heart disease. *Ultrasound Obstet Gynecol*. 2006;27:555–561.

33. Vinals F, Pacheco V, Giuliano A. Fetal atrioventricular valve junction in normal fetuses and in fetuses with complete atrioventricular septal defect assessed by 4D volume rendering. *Ultrasound Obstet Gynecol*. 2006;28:26–31.

34. De Biase L, Di Ciommo V, Ballerini L, et al. Prevalence of left-sided obstructive lesions in patients with atrioventricular canal without Down's syndrome. *J Thorac Cardiovasc Surg*. 1986;91:467–469.

35. Delisle MF, Sandor GG, Tessier F, et al. Outcome of fetuses diagnosed with atrioventricular septal defect. *Obstet Gynecol*. 1999;94:763–767.

36. Huggon IC, Cook AC, Smeeton NC, et al. Atrioventricular septal defects diagnosed in fetal life: associated cardiac and extra-cardiac abnormalities and outcome. *J Am Coll Cardiol*. 2000;36:593–601.

37. Corsten-Janssen N, Kerstjens-Frederikse WS, du Marchie Sarvaas GJ, et al. The cardiac phenotype in patients with a CHD7 mutation. *Circ Cardiovasc Genet*. 2013;6:248–254.

38. Park JK, Taylor DK, Skeels M, et al. Dilated coronary sinus in the fetus: misinterpretation as an atrioventricular canal defect. *Ultrasound Obstet Gynecol*. 1997;10:126–129.

39. Fredouille C, Piercecchi-Marti MD, Liprandi A, et al. Linear insertion of atrioventricular valves without septal defect: a new anatomical landmark for Down's syndrome? *Fetal Diagn Ther*. 2002;17:188–192.

40. Rasiah SV, Ewer AK, Miller P, et al. Outcome following prenatal diagnosis of complete atrioventricular septal defect. *Prenat Diagn*. 2008;28:95–101.

41. Beaton AZ, Pike JI, Stallings C, et al. Predictors of repair and outcome in prenatally diagnosed atrioventricular septal defects. *J Am Soc Echocardiogr*. 2013;26:208–216.

42. Berg C, Kaiser C, Bender F, et al. Atrioventricular septal defect in the fetus--associated conditions and outcome in 246 cases. *Ultraschall Med*. 2009;30:25–32.

43. Aubert S, Henaine R, Raisky O, et al. Atypical forms of isolated partial atrioventricular septal defect increase the risk of initial valve replacement and reoperation. *Eur J Cardiothorac Surg*. 2005;28:223–228.

44. Studer M, Blackstone EH, Kirklin JW, et al. Determinants of early and late results of repair of atrioventricular septal (canal) defects. *J Thorac Cardiovasc Surg*. 1982;84:523–542.

45. McGrath LB, Gonzalez-Lavin L. Actuarial survival, freedom from reoperation, and other events after repair of atrioventricular septal defects. *J Thorac Cardiovasc Surg*. 1987;94:582–590.

第 19 章
单心室性房室连接、心室双入口和
三尖瓣闭锁并室间隔缺损

单心室性房室连接

　　单心室性房室连接描述的是一组心脏畸形，房室连接完全或大部分连接至一个心室腔。从胚胎学角度来说，这种畸形是由于球室管旋转阶段发育失败造成的。这组心脏畸形的细化分型、入选及排除标准至今仍存在争论[1-4]。从临床角度来看，生理学单心室是一种单心室房室连接的先天性心脏畸形，描述的是心脏只有一个功能心室，有一个或两个心房与其连接。有多种术语描述这种异常，包括单心室、原始心室、共同心室、单一心室、三腔两房心、两腔心、优势心室和心室双入口（double inlet ventricle，DIV）[3]。经典的 Van Praagh 分型[5]，后被 Hallermann 等修改[6]，将单心室描述为有一个或两个房室瓣共同汇入一个单独心室并排除二尖瓣和三尖瓣闭锁（tricuspid atresia，TA）。Anderson's 简化分型将单心室描述为有或没有残余心腔并且可包括二尖瓣或三尖瓣闭锁[7,8]。在 Anderson's 分型中，若存在残余心腔，应该没有入口，但可以有出口[7,8]。单心室性房室连接可分为 3 个亚型：双入口，即两个心房通过两组房室瓣连接一个心室；单入口，即一个心房通过一组房室瓣连接一个心室；共同入口，即两个心房通过一组房室瓣连接一个心室[1]。心室的形态通常为左心室伴有一个残余右心室。少数情况下为右心室伴有一个残余左心室，或者一个不定心室并且没有残余心腔。由 CHD 经外科矫治造成的单心室不属于单心室房室连接。表 19-1 列出了胎儿超声心动图检查表现为单心室的几种心脏畸形。其中心室双入口和三尖瓣闭锁并室间隔缺损通常被归类于单心室性房室连接，将在本章中讨论。图 19-1 显示了不同心脏畸形及解剖单心室的胎儿心脏四腔心切面。

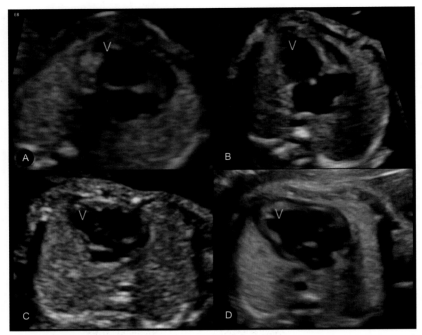

图 19-1　单心室性房室连接的疾病谱：四种不同的胎儿心脏畸形在四腔心切面显示为"单心室"（Ⅴ）。胎儿超声心动图显示一个心室并不等同于单心室

A. 左心室发育不良，左心室缺如，二尖瓣和主动脉闭锁；B. 右心室发育不良并室间隔完整型肺动脉闭锁；C. 单心室共同入口并右侧异构及其他复杂畸形；D. 单心室双入口。详见正文及表 19-1

表 19-1　胎儿超声心动图显示为单心室的心脏畸形
• 左心发育不良综合征
• 室间隔完整型肺动脉闭锁
• 房室间隔缺损（非平衡性）
• 单心室并右侧或左侧异构
• 矫正型大动脉转位并三尖瓣闭锁
• 二尖瓣闭锁并室间隔缺损
• 心室双入口
• 三尖瓣闭锁并室间隔缺损

心室双入口

定义、疾病谱和发病率

　　心室双入口是一种经典的也是最常见的单心室性房室连接类型[1]。它的特征为发育正常的右心房和左心房通过右侧和左侧房室瓣连接于一个共同心室（图 19-2）。心室双入口最常见类型是双入口连接于形态学左心室，约占 80%，因此也称作左心室双入口（double inlet left ventricle，DILV）[5]。在左心室双入口中，经常存在一个发育不良的右心室（图 19-2 未

显示）并通过室间隔缺损与单个心室相连。这个"残余"心室是一个小流出腔，间隔缺损通常被称作球室孔。主动脉和肺动脉由于心室扭转经常出现 D 型或者 L 型转位，一个或两个大血管（双出口）往往可以起自小流出腔。在间隔缺损（球室孔）受限时，自残余心室发出的相应大血管可能狭窄（肺动脉狭窄或主动脉狭窄）。心室双入口的其他形式包括右心室双入口、混合心室双入口和心室不定或无法分辨形态的心室双入口[5]。心室双入口发病率极低，占活产儿的 0.1‰ [9]。由于心室双入口在四腔心切面容易探查，因此，胎儿期较常见。

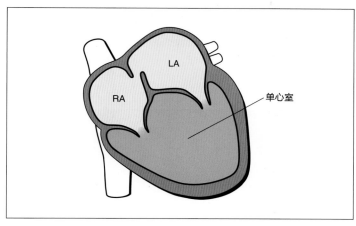

图 19-2　心室双入口示意图
显示右心房（RA）、左心房（LA）、双侧房室瓣开放，双侧心房均连接于单一心室。大多数情况下单心室为左室型，偶尔可见一个残余心室（本示意图未显示）

超声表现

灰阶超声

　　心室双入口在四腔心切面显示异常，表现为单一心室并室间隔缺损（图 19-3）。超声鉴别单心室形态根据第 5 章中讨论的左、右心室解剖形态学特征。左心室内膜光滑，肌小梁细小，而右心室内膜粗糙且不规则。对房室瓣解剖结构和（或）乳头肌位置确定心室形态不适用于单心室性房室连接。有时，左心室双入口的残余右心室在四腔心切面可显示（图 19-4），但大多数情况下，残余右心室和间隔缺损（球室孔）在四腔心切面是不显示的，而是在更靠头侧的切面，当试图显示大血管时可见残余右心室和间隔缺损（图 19-5）。左心室双入口残余流出心腔更多位于主心腔的左侧（左袢）也可以位于右侧（右袢）[2]。如果小流出腔在心室的左侧，通常为 L 型 – 大动脉转位。如果小流出腔在心室的右侧，通常为 D 型 – 大动脉转位或连接关系正常，肺动脉起自小的流出心腔[2]。流出道梗阻主要是由于心腔和大动脉管腔大小的差异，而不是血流动力学障碍所致，可以不存在血流动力学障碍。肺动脉管腔变细提示肺动脉狭窄或闭锁，而升主动脉变细与主动脉缩窄或主动脉弓发育不良有关。

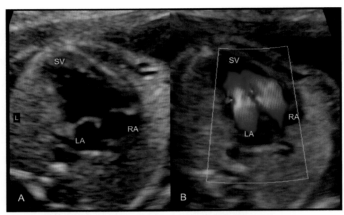

图 19-3 胎儿心室双入口灰阶超声（A）及彩色多普勒（B）四腔心切面

A、B 图显示右心房（RA）及左心房（LA）及单心室（SV）；彩色多普勒显示右心房及左心房内的血流通过两个房室瓣汇入 SV。L—左

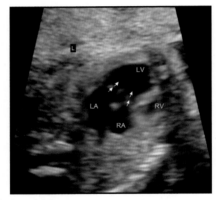

图 19-4 胎儿心室双入口灰阶超声四腔心切面

显示右心房（RA）及左心房（LA）通过两个房室瓣连接于左心室（LV）。残余右心室（RV）是左心室的流出腔。L—左

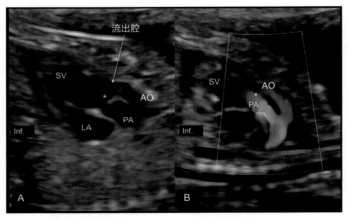

图 19-5 胎儿心室双入口（与图 19-4 同一胎儿）长轴切面（A）和彩色多普勒（B）显示残余心腔通过室间隔缺损（星号，即球室孔）与单心室（SV）连通

主动脉（AO）和肺动脉（PA）并列走行，由于室间隔缺损小导致 AO 内径小于 PA，产后诊断为主动脉缩窄。LA—左心房；Inf—下

彩色多普勒

由于有两个房室瓣开放，彩色多普勒显示为两股血流，产生好像有分隔或室间隔存在的假象而被误导[10]（图 19-3，19-6）。诊断要根据 2D 超声，彩色多普勒可提供如左右房室瓣的开放、血流穿过室间隔以及大动脉的更多信息以进行明确（图 19-5），尤其要观察有无狭窄或闭锁（图 19-7）。这种情况下应用彩色多普勒能更好地评价限制性室间隔缺损。

妊娠早期

心室双入口可以在妊娠早期通过四腔心切面显示室间隔缺损和大动脉起源异常而被发现（图 19-6，19-7）。

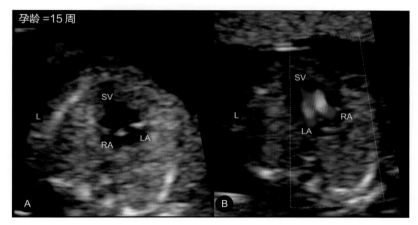

图 19-6　妊娠 15 周胎儿心室双入口
显示右心房（RA）和左心房（LA）通过两个房室瓣连接于单心室（SV）。A—灰阶超声；B—彩色多普勒；L—左

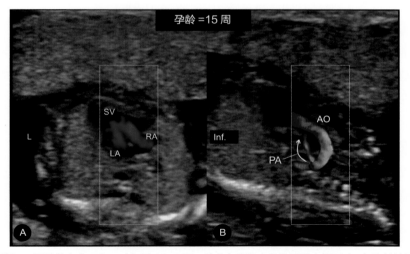

图 19-7　妊娠 15 周胎儿心室双入口（与图 19-6 同一胎儿）彩色多普勒四腔心切面（A）和长轴切面（B）
A 图显示右心房（RA）及左心房（LA）通过两个房室瓣连接于单心室（SV）。B 图所示长轴切面显示肺动脉闭锁、肺动脉（PA）发育不良、血流反向（箭头），肺动脉位于主动脉（AO）的后方。Inf—下；L—左

三维超声

3D 超声联合断层成像技术可以同时显示四腔心异常、大血管走行以及残余心腔。脱机模式下，通过容积数据的分析更有利于评价大动脉空间位置关系。表面成像模式可以显示两组房室瓣与一个大的心室连接的流入道和一个残余流出腔（图 19-8），并有助于确定大血管的空间关系。

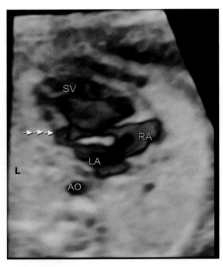

图 19-8 胎儿心室双入口四腔心切面的表面重建模式
显示右心房（RA）、左心房（LA）及单心室（SV）。也可见小的残余心腔（箭头）。L—左；AO—降主动脉

心内和心外合并畸形

心室双入口合并的畸形包括：房室瓣闭锁、发育不良或跨立，肺动脉（或瓣下）流出道梗阻，主动脉（或瓣下）流出道梗阻及解剖学损害引起的传导异常[1]。

最应排除的心外畸形是右侧或左侧的异构（见第 30 章），尤其是在心室共同入口时[11]。心脏超声检查的顺序分析法可以发现这些相关畸形。染色体异常及其他非异构的心外畸形也可能存在，但并不常见。

鉴别诊断

心室双入口与其他几种心脏畸形的鉴别诊断见表 19-1。产前超声诊断中心室双入口可能被漏诊的原因可能是心脏侧面扫查时，舒张期乳头肌被误认为是单心室内的假室间隔。

预后与转归

伴有房室瓣开放的心室双入口在胎儿期能很好地耐受。超声随访非常重要，由于血流量的减少和血管发育不良会导致流出道梗阻或加重其病变。心室双入口在新生儿期的病情取决于合并的畸形，如大血管梗阻或房室瓣畸形。单心室可以进行外科矫治。外科矫治方法（肺动脉环缩术、Fontan 手术或其他）的选择主要根据大血管的排列和血流灌注情况进行详细评估。

105 例左心室双入口患者大动脉调转术 25 年跟踪随访结果显示，总死亡率为 29%[12]。多因素分析表明心律失常和起搏器安装是死亡率增加的独立危险因素，而肺动脉闭锁或狭窄以及肺动脉环缩会减低死亡率[12]。性别、出生时间、主动脉弓异常和体循环流出道梗阻并不是影响长期预后的危险因素[12]。对 8 例左心室双入口合并 L 型 – 大动脉转位的胎儿的研究也得出了相似的研究结果[13]。8 例胎儿中，其中 4 例（50%）患有肺动脉闭锁，1 例（12.5%）合并三尖瓣闭锁及主动脉缩窄（死亡），1 例合并完全性心脏传导阻滞及 QT 间期延长综合征（死亡）[13]，预后较好的新生儿为 6 例（75%）[13]。无合并心律失常的 DIV 胎儿预后较好。

要点　心室双入口

- 心室双入口是单心室性房室连接最常见的类型。
- 心室双入口的特征为发育正常的右房、左房通过右侧及左侧房室瓣连接于一个共同心室。
- 心室双入口最常见类型是双入口连接于形态学左室，约占 80%。
- 心室双入口四腔心切面异常。
- 心室双入口常合并流出道梗阻并影响起自残余心室的血管。
- 心室双入口合并的畸形包括：房室瓣闭锁、发育不良或跨立，肺动脉（或瓣下）流出道梗阻，主动脉（或瓣下）流出道梗阻和传导异常。

三尖瓣闭锁并室间隔缺损

定义、疾病谱和发病率

三尖瓣闭锁的特征是右侧房室连接缺如导致右房和右室之间无交通[1]（图 19-9），因此，右心室容积明显变小。大多数病例的三尖瓣未发育，超声检查时表现为右侧房室连接部显示为增厚的组织回声。常伴有流入部室间隔缺损，通常是膜周部缺损，右室的大小与室间隔缺损大小相关（图 19-9）。由于三尖瓣闭锁，必然存在一个大的心房间交通，表现为大的卵圆孔未闭或房间隔缺损。三尖瓣闭锁根据大血管起源空间关系分为 3 型[14]。1 型大动脉起源正常（主动脉发自左室、肺动脉发自右室），占 70%～80%（图 19-9）。2 型占 12%～15%，合并 D 型 – 大动脉转位。3 型为罕见畸形，包括三尖瓣闭锁的其余病例，常合并复杂的大动脉畸形，比如大动脉共干或 L 型 – 大动脉转位。三尖瓣闭锁极少见，在活产儿的发病率为 0.08‰[9]。据报道三尖瓣闭锁占 CHD 产前诊断的 4%，由于它属于四腔心切面异常相关的心脏畸形这一组，因此产前检查更常见[15-18]。图 19-10 是一例三尖瓣闭锁胎儿心脏的解剖标本。

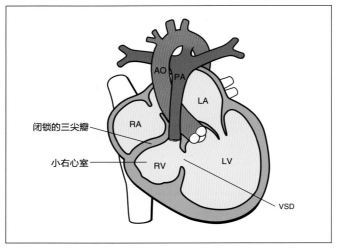

图 19-9 三尖瓣闭锁并室间隔缺损（VSD）示意图
显示右心房室连接缺失、右心室（RV）变小及室间隔缺损，并可见卵圆孔增大和右室流出道梗阻（图中为肺动脉狭窄）。LA—左心房；RA—右心房；LV—左心室；AO—主动脉；PA—肺动脉

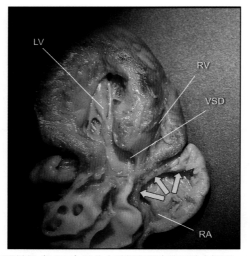

图 19-10 三尖瓣闭锁并室间隔缺损（VSD）胎儿心脏解剖标本的四腔心切面
右心室（RV）小，通过室间隔缺损与左心室（LV）相连，右侧房室连接缺如。闭锁的三尖瓣（黄色箭头）显示为增厚的组织。RA—右心房

超声表现

灰阶超声

四腔心切面对于三尖瓣闭锁具有诊断价值，能够显示缩小的右心室、室间隔缺损、右侧房室连接缺如（图 19-11，19-12）。右心室变小，右心室大小主要与室间隔缺损大小相关：室间隔缺损越小右心室越小（图 19-11，19-12）。右心室收缩正常，心肌无增厚。闭

锁的右侧房室瓣表现为增厚的组织回声并且右心房轻度扩大(图 19-11)。心房间交通变大,可见过长的卵圆孔瓣凸向左房 (图 19-11)。房间隔和室间隔排列错位 (图 19-11, 19-12)。五腔心切面、心室短轴、三血管－气管切面可用来评价心室与大动脉连接是否一致(详见第 28 章大动脉转位超声诊断)。由于常合并狭窄,起自右心室的大血管应仔细评价其内径。右室流出道梗阻的严重程度与右心室和室间隔缺损的大小直接相关。偶尔有肺动脉或主动脉闭锁。右位主动脉弓时在三血管－气管切面可见主动脉走行至气管的右侧。

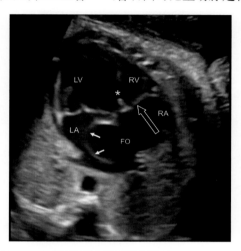

图 19-11　妊娠 19 周胎儿三尖瓣闭锁并室间隔缺损的四腔心切面
右心室(RV)小并通过室间隔缺损(星号)与左心室沟通。空心箭头所示为闭锁增厚的三尖瓣。卵圆孔(FO)增大,卵圆瓣过长 (小箭头)。房间隔与室间隔排列错位。LA—左心房;RA—右心房

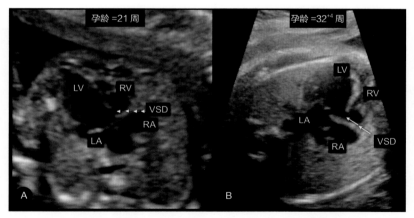

图 19-12　灰阶超声四腔心切面显示妊娠 21 周（A）和妊娠 32 周（B）胎儿三尖瓣闭锁并室间隔缺损（VSD）
由于室间隔缺损小且为限制性,右心室 (RV) 变小。LA—左心房;LV—左心室;RA—右心房

彩色多普勒

在灰阶超声基础上应用彩色多普勒显示通过三尖瓣的血流信号缺失以及一个开放的二尖瓣可以明确诊断三尖瓣闭锁 (图 19-13)。由于二尖瓣口血流速度增快,可见二尖瓣口彩色信号混叠 (图 19-13)。产前彩色多普勒超声发现二尖瓣反流时,胎儿预后不良。舒

张晚期左心室的血流信号经室间隔缺损从左向右分流进入右心室，彩色多普勒可观察到通过室间隔缺损的血流信号（图19-13）。彩色多普勒对于评价大动脉的血流亦有帮助（图19-14，19-15）。通过肺动脉的血流通常为前向非湍流信号。肺动脉狭窄时彩色多普勒血流通常不表现为湍流，应根据肺动脉内径变窄诊断肺动脉狭窄，而不能通过彩色多普勒血流来进行判断。三血管－气管切面显示动脉导管的血流通常为前向血流，一旦动脉导管血流为逆向，提示为导管依赖型肺循环，会导致新生儿出生后发

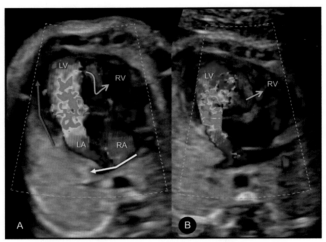

图 19-13　彩色多普勒四腔心切面显示胎儿三尖瓣闭锁并室间隔缺损（VSD）（与图 19-11 同一胎儿）舒张早期（A）及晚期（B）血流情况

舒张早期（A），反流至右心房（RA）的血液经增宽的卵圆孔进入左心房（LA）（白色箭头），并通过二尖瓣进入左心室（LV）（红色箭头）。二尖瓣由于血流量增加出现彩色信号混叠（A,B）。右心室（RV）主要在舒张晚期（B）及收缩期接受经室间隔缺损（蓝色箭头）分流的左心室（LV）血流

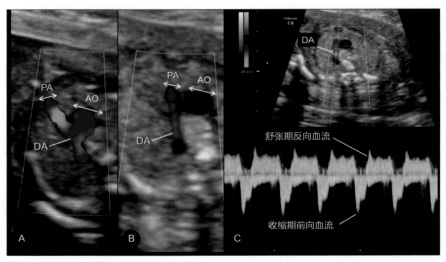

图 19-14　彩色（A、B）及脉冲多普勒（C）三血管－气管切面显示胎儿三尖瓣闭锁并限制性室间隔缺损及重度肺动脉狭窄（与图 19-12 同一胎儿）

A、B 图显示细小的肺动脉（PA）与相对扩张的主动脉（AO），A 图显示在收缩期可见通过主动脉及肺动脉的前向血流，在舒张期可见动脉导管（DA）血流反向；C 图脉冲多普勒频谱显示动脉导管收缩期为双向血流及舒张期血流反向，为重度流出道梗阻的征象，是产后动脉导管依赖型肺循环

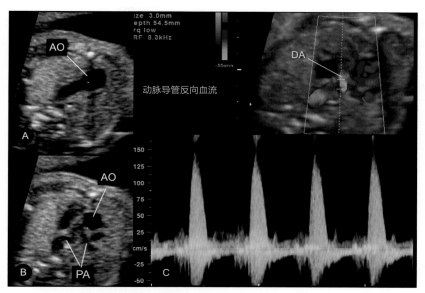

图 19-15 三尖瓣闭锁并室间隔缺损及肺动脉闭锁

A. 三血管 – 气管切面显示扩张的主动脉（AO）位于前方；B. 三血管 – 气管切面显示发育不良的右肺动脉（PA）和左肺动脉；C.彩色及脉冲多普勒显示动脉导管（DA）反向血流（红色），脉冲多普勒也显示动脉导管全收缩期血流反向。这些均是典型肺动脉闭锁的超声表现

绀（图 19-14，19-15）。三尖瓣闭锁的导管依赖型循环常见于重度肺动脉狭窄或闭锁合并右心室小。由于通过卵圆孔的血流量有限，导致右心房前负荷增加，静脉导管频谱常显示为舒张晚期 A 波倒置[19]，不要误认为是心力衰竭的征象。

妊娠早期

由于四腔心切面异常，因此，无论是应用灰阶超声还是联合应用彩色多普勒超声，三尖瓣闭锁都可以在妊娠早期诊断（图 19-16）。妊娠早期三尖瓣闭锁合并 NT 增厚[20]。有报道称在妊娠中、晚期三尖瓣闭锁合并静脉导管 A 波倒置，也可在妊娠 11 ~ 14 周就出现，A 波倒置是右心房前负荷增加的早期征象[20]。

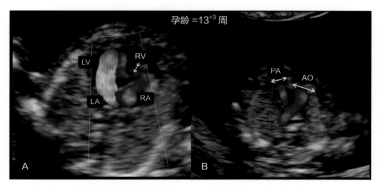

图 19-16 妊娠 13 周经阴道超声彩色多普勒显示胎儿三尖瓣闭锁并室间隔缺损（VSD）

A. 四腔心切面显示血流经二尖瓣进入左心室（LV），经室间隔缺损进入右心室（RV）（箭头）（参照图 19-13）；B. 三血管 – 气管切面显示与主动脉（AO）相比，肺动脉（PA）发育细小（合并肺动脉狭窄）（与图 19-14 类似）。LA—左心房；RA—右心房

三维超声

断层和正交切面显像可以显示三尖瓣闭锁的主要特征，如四腔心切面异常、右心室小、室间隔缺损、大动脉位置关系及内径[21,22]。容积重建的表面模式（图 19-17）或者其他模式（反转模式、玻璃体模式）对于心室大小和大血管空间关系的评价都有帮助（图 19-18）。

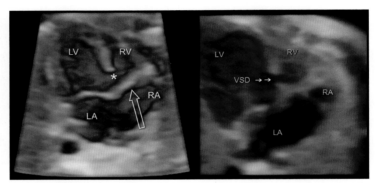

图 19-17　3D 容积表面重建模式显示 2 例胎儿三尖瓣闭锁并室间隔缺损（VSD）的四腔心切面
可见增大的左心室（LV）和发育不良的右心室（RV）。星号（左图）和箭头（右图）提示 VSD 的位置。LA—左心房；RA—右心房

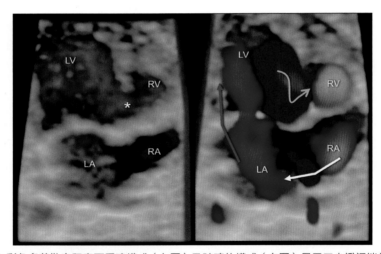

图 19-18　3D 彩色多普勒容积表面重建模式（左图）及玻璃体模式（右图）显示三尖瓣闭锁并室间隔缺损的四腔心切面
显示心腔大小不同（左图）及典型的血流方向（右图）：右心房（RA）的血液经卵圆孔进入左心房（LA）（白色箭头），并通过二尖瓣进入左心室（LV）（红色箭头），通过室间隔缺损（蓝色箭头）进入发育不良的右心室（RV）。星号（左图）提示室间隔缺损的位置

心内和心外合并畸形

合并心内畸形包括增大的心房间交通，如卵圆孔未闭或房间隔缺损，以及大动脉转位和不同程度的心室流出道梗阻。心室流出道梗阻表现不一：肺动脉开放、狭窄、闭锁，也可以是主动脉开放、狭窄、缩窄或者主动脉弓离断。一项对胎儿心脏畸形的多中心研究显

示，60 例三尖瓣闭锁胎儿中 9 例大血管开放，16 例肺动脉狭窄，11 例肺动脉闭锁，6 例主动脉狭窄，4 例主动脉缩窄，9 例主动脉发育不良，2 例主动脉弓离断，3 例共同动脉干，以及未定义的心室 – 大动脉连接[23]。有趣的是，合并肺动脉流出道梗阻的所有胎儿的心室 – 大动脉连接是一致的，而几乎所有主动脉流出道梗阻的胎儿心室 – 大动脉连接是不一致的[23]。其他合并心内畸形包括永存左上腔静脉、右位主动脉弓、肺静脉异常和心耳并列[23]。有时候合并心内畸形为矫正型大动脉转位，既往研究报道约占 6/60[23]。由于房室连接不一致，右心室在左侧，闭锁的瓣膜也在左侧，这种情况可能被误认为二尖瓣闭锁并室间隔缺损。一项对三尖瓣闭锁胎儿产前病情及预后的研究显示：54 例三尖瓣闭锁胎儿中 28 例心室 – 大动脉连接一致，其中 14 例有肺动脉流出道梗阻；25 例心室 – 大动脉连接不一致，其中 14 例有主动脉流出道梗阻[24]；19 例胎儿静脉导管的静脉峰值流速指数显著增高，这一结果与宫内预后不良不相关[24]；12 例胎儿合并心外畸形，5 例存在染色体异常[24]；54 例中 17 例终止妊娠，2 例胎死宫内，33 例存活的胎儿经过 12 ~ 120 个月（中位数 26 个月）随访，结果显示继续妊娠的胎儿短期总生存率超过 89%，产后 1 年内死亡率最高[24]。

三尖瓣闭锁可合并心外畸形，尽管极少合并染色体异常，包括 22q11 的微缺失，但是仍建议进行胎儿染色体核型检查[23]。

鉴别诊断

三尖瓣闭锁需要与两种心脏畸形进行鉴别：室间隔完整型肺动脉闭锁和心室双入口。心室双入口已在本章中进行讨论。表 19-2 对三尖瓣闭锁并室间隔缺损与室间隔完整型肺动脉闭锁进行了鉴别，四腔心切面二者均显示为右心室发育不良。

表 19-2　三尖瓣闭锁并室间隔缺损（TA-VSD）和室间隔完整型肺动脉闭锁（PA-IVS）的不同特征

	TA-VSD	PA-IVS
右心室	发育不良	通常发育不良，但也可以正常或扩张
右室壁	正常	肥厚
室间隔	缺损	完整，膨向左室
三尖瓣	组织回声增强且无瓣叶结构	通常三尖瓣发育不良，活动受限，偶有三尖瓣反流
右心房	大小正常，心房间有大的交通	由于三尖瓣大量反流而增大
肺动脉和肺动脉瓣	肺动脉瓣开放（闭锁罕见），肺动脉狭窄	肺动脉瓣闭锁，肺动脉狭窄
动脉导管	通常为前向血流	总是反向血流
大动脉	80% 连接一致，20% 转位	连接一致
其他特征	无心室 - 冠状动脉交通	可能存在心室 - 冠状动脉交通
产后	稳定，无发绀	发绀

预后与转归

产前超声的连续性随访检查对评价卵圆孔开放和右室流出道梗阻十分重要。几乎所有病例在舒张期静脉导管血流都显示为逆向，但是它只反映右心室功能不良，并不是预后不良的征象[19]。多中心研究报道三尖瓣闭锁产前诊断后终止妊娠率为28%[23]。

产后的转归取决于合并的心内及心外畸形。产前诊断三尖瓣闭锁的转归研究显示：通过积极治疗后，1年存活率达83%[23]。多因素分析显示，积极治疗组中两个独立因素与时间相关死亡率的增加有关：染色体异常或综合征及使用体外膜肺氧合[23]。这项研究显示，产前诊断三尖瓣闭锁的活产儿与以往报道的产后诊断三尖瓣闭锁患儿的短期生存率类似[23]。

三尖瓣闭锁外科矫治包括右室旁路建立和体静脉循环与肺循环之间管道的建立。大多数三尖瓣闭锁的病例进行了Fontan术式，即腔静脉-肺动脉分流。如果肺动脉管径正常，通过环缩肺动脉以防止肺循环灌注过多和肺动脉高压。在儿科病例中，Fontan术后总死亡率为7%～10%[25,26]。

要点　三尖瓣闭锁并室间隔缺损

- 三尖瓣闭锁的特征是右侧房室连接的缺如导致右心房和右心室之间无交通。
- 三尖瓣闭锁常合并流入道室间隔缺损，通常为膜周部缺损。
- 三尖瓣闭锁可见心房交通增大并卵圆孔瓣冗长。
- 三尖瓣闭锁心室-动脉连接一致占70%～80%，不一致占12%～25%。
- 三尖瓣闭锁合并的心内畸形包括增大的心房间交通，如卵圆孔未闭或房间隔缺损，以及大动脉转位和不同程度的右室流出道梗阻。
- 三尖瓣闭锁胎儿产前超声的连续随访检查对于评价卵圆孔开放和右室流出道梗阻十分重要。
- 产前诊断三尖瓣闭锁的转归研究显示，通过积极处理1年存活率约为83%。

（崔存英　刘　琳　译）

参考文献

1. Earing MG, Hagler DJ, Edwards WD. Univentricular atrioventricular connection. In: Allen HD, Driscoll DJ, Shaddy RE, et al, eds. *Moss and Adams' Heart Disease in Infants, Children, and Adolescents*. 8th ed. Baltimore, MD: Williams & Wilkins; 2012:1175–1194.

2. Hornberger LK. Double-inlet ventricle in the fetus. In: Allan LD, Hornberger LK, Sharland GK, eds. *Textbook of Fetal Cardiology*. London, England: Greenwich Medical Media; 2000:174–182.

3. Menon SC, Cabalka AK. Univentricular atrioventricular connections. In: Eidem BW, Cetta F, O'Leary PW, eds. *Echocardiography in Pediatric and Adult Congenital Heart Disease*. Philadelphia, PA: Wolters Kluwer/Lippincott Williams & Wilkins Health; 2010:176–195.

4. Penny DJ, Anderson RH. Other forms of functionally univentricular hearts. In: Anderson RH, Baker EJ, Redington A,

et al, eds. Pediatric Cardiology. 3rd ed. Philadelphia, PA: Elsevier Health Care-Churchill-Livingstone; 2010:665–686.

5. Van Praagh R, Van Praagh S, Vlad P, et al. Diagnosis of the anatomic types of single or common ventricle. *Am J Cardiol.* 1965;15:345–366.

6. Hallermann FJ, Davis GD, Ritter DG, et al. Roentgenographic features of common ventricle. *Radiology.* 1966;87:409–423.

7. Anderson RH, Becker AE, Tynan M, et al. The univentricular atrioventricular connection: getting to the root of a thorny problem. *Am J Cardiol.* 1984;54:822–828.

8. Anderson RH, Tynan M, Freedom RM, et al. Ventricular morphology in the univentricular heart. *Herz.* 1979;4:184–197.

9. Hoffman JI, Kaplan S. The incidence of congenital heart disease. *J Am Coll Cardiol.* 2002;39:1890–1900.

10. Chaoui R, McEwing R. Three cross-sectional planes for fetal color Doppler echocardiography. *Ultrasound Obstet Gynecol.* 2003;21:81–93.

11. Van Praagh R, Ongley PA, Swan HJ. Anatomic types of single or common ventricle in man: morphologic and geometric aspects of sixty necropsied cases. *Am J Cardiol.* 1964;13:367–386.

12. Lan YT, Chang RK, Laks H. Outcome of patients with double-inlet left ventricle or tricuspid atresia with transposed great arteries. *J Am Coll Cardiol.* 2004;43:113–119.

13. Gidvani M, Ramin K, Gessford E, et al. Prenatal diagnosis and outcome of fetuses with double-inlet left ventricle. *AJP Rep.* 2011;1:123–128.

14. Tandon R, Edwards JE. Tricuspid atresia. A re-evaluation and classification. *J Thorac Cardiovasc Surg.* 1974;67:530–542.

15. DeVore GR, Siassi B, Platt LD. Fetal echocardiography: the prenatal diagnosis of tricuspid atresia (type Ic) during the second trimester of pregnancy. *J Clin Ultrasound.* 1987;15:317–324.

16. Garne E. Prenatal diagnosis of six major cardiac malformations in Europe—a population based study. *Acta Obstet Gynecol Scand.* 2001;80:224–228.

17. Tongsong T, Sittiwangkul R, Wanapirak C, et al. Prenatal diagnosis of isolated tricuspid valve atresia: report of 4 cases and review of the literature. *J Ultrasound Med.* 2004;23:945–950.

18. Sharland G. Tricuspid valve abnormalities. In: Allan LD, Hornberger LK, Sharland GK, eds. *Textbook of Fetal Cardiology.* London, England: Greenwich Medical Media; 2000:133–147.

19. Berg C, Kremer C, Geipel A, et al. Ductus venosus blood flow alterations in fetuses with obstructive lesions of the right heart. *Ultrasound Obstet Gynecol.* 2006;28:137–142.

20. Galindo A, Comas C, Martinez JM, et al. Cardiac defects in chromosomally normal fetuses with increased nuchal translucency at 10–14 weeks of gestation. *J Matern Fetal Neonatal Med.* 2003;13:163–170.

21. Chaoui R, Hoffmann J, Heling KS. Three-dimensional (3D) and 4D color Doppler fetal echocardiography using spatio-temporal image correlation (STIC). *Ultrasound Obstet Gynecol.* 2004;23:535–545.

22. Goncalves LF, Lee W, Chaiworapongsa T, et al. Four-dimensional ultrasonography of the fetal heart with spatiotemporal image correlation. *Am J Obstet Gynecol.* 2003;189:1792–1802.

23. Wald RM, Tham EB, McCrindle BW, et al. Outcome after prenatal diagnosis of tricuspid atresia: a multicenter experience. *Am Heart J.* 2007;153:772–778.

24. Berg C, Lachmann R, Kaiser C, et al. Prenatal diagnosis of tricuspid atresia: intrauterine course and outcome. *Ultrasound Obstet Gynecol.* 2010;35:183–190.

25. Gentles TL, Mayer JE Jr, Gauvreau K, et al. Fontan operation in five hundred consecutive patients: factors influencing early and late outcome. *J Thorac Cardiovasc Surg.* 1997;114:376–391.

26. Sharma R, Iyer KS, Airan B, et al. Univentricular repair. Early and midterm results. *J Thorac Cardiovasc Surg.* 1995;110:1692–1700; discussion 1691–1700.

第 20 章
Ebstein 畸形、三尖瓣发育异常和三尖瓣反流

Ebstein 畸形

定义、疾病谱和发病率

正常心脏三尖瓣在室间隔的附着点位置比二尖瓣更靠近心尖部（见第 5 章和第 7 章）。Ebstein 畸形是累及瓣膜附着位置的少见畸形。Ebstein 畸形三尖瓣的隔叶和后叶没有附着于三尖瓣瓣环的正常位置，而是向下朝心尖部移位，异常附着于右心室壁（图 20-1，20-2），三尖瓣前叶附着于三尖瓣环正常位置。正常三尖瓣环与下移的三尖瓣瓣叶附着点之间的右室构成房化右室（图 20-1，20-2）。Ebstein 畸形的疾病谱广泛，超声表现多种多样，轻度三尖瓣下移仅出现少量三尖瓣反流，重度可出现整个右室的"房化"（图 20-3，20-4）。

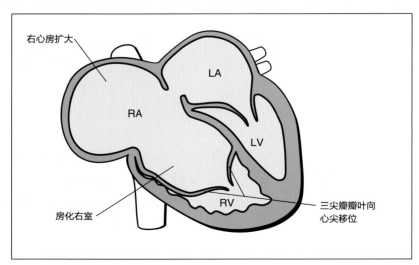

图 20-1　Ebstein 畸形示意图
详见正文。LA—左心房；RA—右心房；LV—左心室；RV—右心室

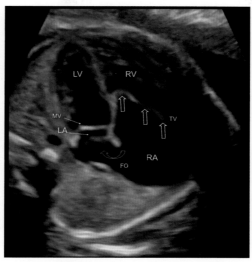

图 20-2　Ebstein 畸形胎儿心尖四腔心切面显示三尖瓣（TV）相对于二尖瓣（MV）明显向心尖下移（空心直箭头）严重的三尖瓣反流致右心房（RA）扩大，右向左分流增加致卵圆孔（FO）增宽（空心弯箭头）。LA—左心房；LV—左心室；RV—右心室

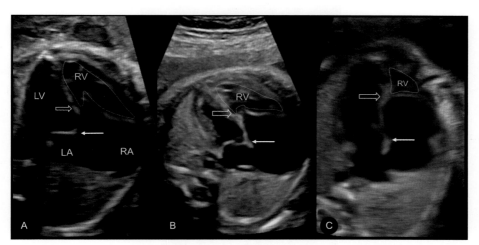

图 20-3　3 例胎儿（A～C）的心尖四腔心切面显示 Ebstein 畸形的疾病谱
图 A～C 显示三尖瓣（空心箭头）和二尖瓣（实心箭头）附着点间距逐渐增加。右心室的房化部分随着三尖瓣向心尖下移程度加重而达到最大（图 C）。LA—左心房；LV—左心室；RA—右心房

　　该病常合并其他畸形，包括肺动脉狭窄（图 20-5）或闭锁所致的右室流出道梗阻、房室间隔缺损。当 Ebstein 畸形合并肺动脉狭窄或闭锁时，严重的三尖瓣反流会引起通过肺动脉瓣的血流减少。Ebstein 畸形合并房间隔缺损可能是由于三尖瓣的大量反流致右心房扩大引起。Ebstein 畸形是一种少见畸形，占新生儿 CHD 的 0.5%～1%[1]，无性别差异[2]。Ebstein 畸形更常见于胎儿期，占胎儿 CHD 的 3%～7%[3,4]。产前发病率较高与胎儿发病率增加或一些病例新生儿早期死亡有关，主要是由于严重的三尖瓣反流和肺动脉发育不良所致。

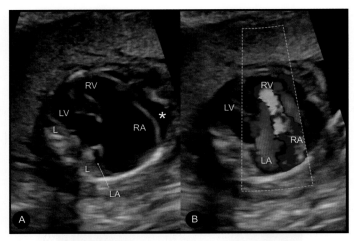

图 20-4　严重 Ebstein 畸形伴心脏扩大（A 和 B）和严重三尖瓣关闭不全（B）胎儿心尖四腔心切面灰阶（A）
和彩色多普勒（B）成像
显示心脏几乎占据整个胸腔，致肺（L）受压变小（参照图 20-3 中肺脏）。此胎儿在妊娠 22 周时出现水肿，此
时可见心包积液（图 A 中的星号）。LA—左心房；RA—右心房；LV—左心室；RV—右心室

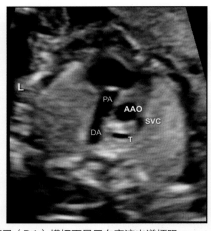

图 20-5　Ebstein 畸形胎儿导管弓（DA）横切面显示右室流出道梗阻
肺动脉（PA）较升主动脉（AAO）窄。SVC—上腔静脉；T—气管；L—左

超声表现

灰阶超声

　　Ebstein 畸形灰阶超声四腔心切面显示心脏扩大，心胸比增大[5]。心脏扩大和异常心胸比
的原因是右心房扩大（图 20-2 ~ 20-4）。但是，在妊娠中期右心房扩大并不明显，随着孕
龄增加右心房扩大进一步加重，超声心动图才能观察到。三尖瓣隔叶附着于室壁而不是三
尖瓣环，可使用电影回放技术仔细观察收缩期及舒张期三尖瓣解剖来证实。这是 Ebstein 畸
形和三尖瓣发育异常的重要鉴别要点（见下一节"三尖瓣发育异常"）。严重的 Ebstein 畸形，
往往房化右室很大，能观察到室间隔的矛盾运动，即室间隔的心尖段与基底段的反向运动。
当 Ebstein 畸形合并肺动脉狭窄或闭锁时，肺动脉较升主动脉窄（图 20-5），短轴切面显示肺动脉瓣活动受限。重度 Ebstein 畸形心脏显著扩大,当心脏超过胸腔的 2/3 时两肺受压,导致肺发育不良(比较图 20-3 和 20-4)。一些病例也可导致心力衰竭和水肿,这是除心脏扩大外孕妇来就诊的另一个原因。

彩色多普勒

严重 Ebstein 畸形病例心脏扩大时,彩色多普勒超声有助于检测到严重的三尖瓣反流(图 20-6)。甚至在早期右心房或整个心脏扩大之前,彩色多普勒能检测到典型的严重反流而做出诊断(图 20-7)。三尖瓣反流发生在整个收缩期(全收缩期),峰值速度超过 200cm/s(图 20-8)。Ebstein 畸形收缩期三尖瓣反流束通常起源于右心室的中部,而三尖瓣发育异常或其他功能性三尖瓣反流束则不同,它们起源于三尖瓣环水平,这是重要的鉴

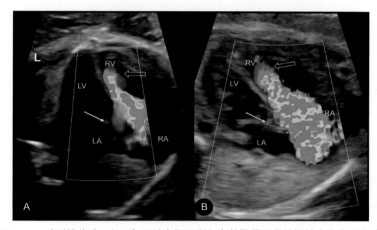

图 20-6　2 例 Ebstein 畸形胎儿(A 和 B)四腔心切面彩色多普勒显示收缩期扩大的右心房(RA)内重度三尖瓣反流

空心箭头指向发育不良的三尖瓣的闭合处。 实心箭头指向二尖瓣的附着点处。 与三尖瓣发育异常不同,Ebstein 畸形反流束起源于右心室(RV)近心尖部(详见正文)。LA—左心房;LV—左心室;L—左

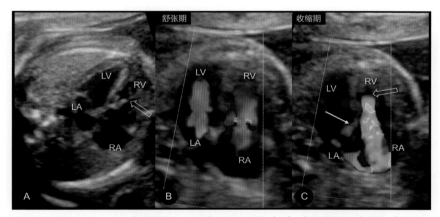

图 20-7　妊娠 22 周轻度 Ebstein 畸形胎儿心尖四腔心切面灰阶(A)、舒张期彩色多普勒(B)和收缩期彩色多普勒(C)成像

图 A 显示心脏无明显扩大。舒张期(B),彩色多普勒显示房室充盈正常。收缩期(C),显示重度三尖瓣反流束起源于右心室近心尖部。空心箭头指向发育不良的三尖瓣的闭合处。实心箭头指向二尖瓣的附着处。LA—左心房;RA—右心房;LV—左心室;RV—右心室

别要点（图 20-6）。当肺动脉闭锁或狭窄时，右室流出道彩色多普勒显示动脉导管内朝向肺动脉瓣的反向血流，或流入狭窄肺动脉主干的前向血流[6]。

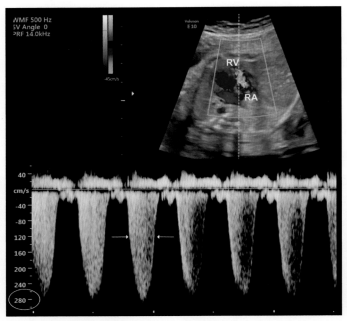

图 20-8　Ebstein 畸形胎儿三尖瓣反流的彩色和脉冲多普勒成像
可见全收缩期反流（箭头），峰值流速超过 270cm/s。RA—右心房；RV—右心室

妊娠早期

　　Ebstein 畸形三尖瓣反流在妊娠 11 ～ 14 周就可出现，而典型的心脏扩大和右心房扩大通常出现在妊娠晚期。早期并发心脏扩大的严重 Ebstein 畸形胎儿可能合并 NT 增厚和胎儿水肿（图 20-9），提示胎儿濒临死亡。大多数严重 Ebstein 畸形病例在妊娠早期就可疑，轻型 Ebstein 可能在胎儿期漏诊，而在婴儿期甚至成年后才被发现[7]。

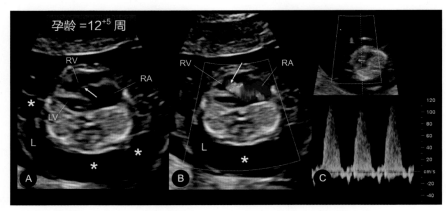

图 20-9　妊娠 12^{+5} 周 Ebstein 畸形胎儿的灰阶（A）、彩色多普勒（B）和脉冲多普勒（C）成像
图 A 和 B 中胎儿全身水肿（星号）。图 A 显示三尖瓣附着于右心室（RV）近心尖部（箭头）；图 B 显示重度三尖瓣反流束起源于右心室近心尖部（箭头）；图 C 检测到全收缩期右心房（RA）内的三尖瓣反流，峰值流速达 120cm/s。RA—右心房；LV—左心室；L—左

三维超声

3D 超声断层成像或正交平面成像可以显示心脏扩大、三尖瓣瓣叶附着位置和细小的肺动脉。3D 表面成像模式（图 20-10）能提供更多瓣膜解剖结构信息[8]，对前来咨询的父母在产后治疗的选择意义重大。3D 表面模式和透明模式能显示三尖瓣反流（图 20-11）[9]。功能右心室容积测量有助于评估胎儿未来不良预后的风险。

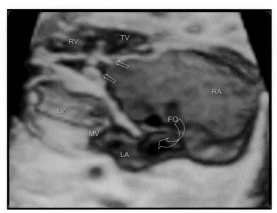

图 20-10　Ebstein 畸形胎儿 3D 超声表面成像模式四腔心切面显示右心房（RA）扩大和卵圆孔（FO）增宽（空心弯箭头）

三尖瓣（TV）（空心直箭头）和二尖瓣（MV）附着于不同水平。LA—左心房；LV—左心室；RV—右心室

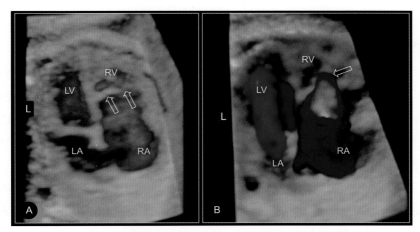

图 20-11　Ebstein 畸形胎儿 3D 超声表面成像模式（A）和玻璃体模式（B）显示四腔心切面

与图 20-10 类似，除显示三尖瓣（TV）相对于二尖瓣（MV）附着点移位（空心箭头）外，还可见右心房（RA）扩大和右心室（RV）变小；图 B 彩色多普勒显示收缩期发育不良的三尖瓣出现严重反流。LA—左心房；LV—左心室

心内和心外合并畸形

合并的心脏畸形包括右室流出道梗阻，即肺动脉狭窄或闭锁（图 20-5），Ebstein 畸形胎儿的右室流出道梗阻发病率超过 60%[4]。研究发现，高达 60% 的 Ebstein 畸形患儿合并房间隔缺损[10]。也有合并先天性矫正型大动脉转位或肺动脉瓣缺如综合征的报道。右心

房扩大和旁路的高发病率增加了发生室上性快速性心律失常的风险[11,12]，主要见于产后研究中。一项大样本多中心回顾性研究显示，在25年的随访期内，Ebstein畸形新生儿心律失常的发生率为17%，其中最常见的为室上性心律失常[13]。

大多数Ebstein畸形都是孤立性的[12]，但已有报道合并染色体异常如21-三体综合征和13-三体综合征的家族性病例。羊膜腔穿刺术进行染色体核型分析诊断（除微阵列研究外）或抽取母体血液进行无创DNA测序的筛查应该作为检查的一部分。严重的三尖瓣反流会引起宫内胎儿心力衰竭，发生胎儿水肿，这可能是心脏异常的最早征象。肺动脉发育不良引起的严重心脏肥大，导致新生儿的发病率和死亡率增加（图20-4）。胎儿期心胸面积比大于0.6的胎儿出生后伴有肺动脉发育不良[5]。

鉴别诊断

有时Ebstein畸形和三尖瓣发育异常在产前难以鉴别。三尖瓣反流束起始点有助于鉴别两者。三尖瓣发育异常反流束的起始点在三尖瓣附着的瓣环水平，而Ebstein畸形由于三尖瓣隔叶和后叶下移（图20-6，20-7），反流束的起始点低，在右心室近心尖部。合并心脏肥大的重度三尖瓣反流也见于扩张型心肌病和其他胎儿血流动力学异常的非心脏疾病。动脉导管提前闭合也可出现三尖瓣反流，彩色和脉冲多普勒测定动脉导管流速有助于与Ebstein畸形鉴别。

预后与转归

一些产前系列报道Ebstein畸形胎儿预后较差，胎儿宫内死亡率约45%，总死亡率高达80%～90%[14,15]。产前预后不良的指标包括心脏显著扩大、肺动脉狭窄所致的右室流出道血流减少和胎儿水肿[14,16]（图20-9）。心脏扩大挤压肺组织导致肺发育不良，是新生儿的主要危险因素。Ebstein畸形产前诊断能对不良转归的严重病例提供产前干预。笔者发现，妊娠早期尤其在妊娠20周之前检查发现心脏扩大者预后较差。

舒张末期四腔心切面，测量右心房和房化右室的总面积与功能右心室和左心的总面积，计算两者的比值即新生儿Ebstein畸形超声心动图评分[17]（图20-12）。表20-1将Ebstein畸形分为四级，从一级到四级病情逐渐加重，级别对应其预后[17]。一项研究发现，39%的Ebstein畸形成人患者出现左心室心肌或瓣膜异常，这表明Ebstein畸形不应被看作是仅局限于右心的疾病[18]。一项对37例患有Ebstein畸形（n=26）和三尖瓣发育异常（n=11）的胎儿进行的回顾性研究显示，首次胎儿超声心动图检查发现肺动脉瓣前向血流与良好的预后相关，而反向血流则与胎儿期或新生儿期死亡有很强的相关性[19]。另一项对21例患有Ebstein畸形和三尖瓣发育异常胎儿的围生期病程研究包括Ebstein畸形17例，三尖瓣发育异常4例，对左心室心肌功能指数进行亚组分析结果显示，非存活者等容收缩和舒张时间较存活者短[20]。

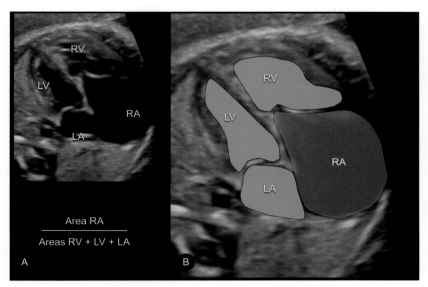

图 20-12　Ebstein 畸形胎儿预后评分计算法

图 A 显示心尖四腔心切面，图 B 放大并着色。测量房化右室和右心房（RA）的面积（图 B 中的蓝色），除以剩余右心室（RV）、左心房（LA）与左心室（LV）（图 B 中的绿色）面积的总和。评分低于 0.5 预后良好，而评分大于 1.5 表示预后极差。详见表 20-1

表 20-1　Ebstein 畸形胎儿和婴儿的超声心动图预后评分

评分 [a]	预后
一级 = 比值 <0.5	非常好
二级 = 比值 0.5 ~ 0.99	好—生存率达 92%
三级 = 比值 1 ~ 1.49	差—早期死亡率 10%；儿童期死亡率 45%
四级 = 比值 >1.5	极差—死亡率接近 100%

注：[a] 评分等于四腔心切面舒张末期右心房和房化右室的总面积与功能右心室和左心房总面积的比值。

引自 Paranon S, Acar P. Ebstein's anomaly of the tricuspid valve: from fetus to adult. Heart, 2008;94:237–243.

Celermajer DS, Bull C, Till JA, et al. Ebstein's anomaly: presentation and outcome from fetus to adult. *J Am Coll Cardiol*, 1994;23:170–176.

要点　Ebstein 畸形

- 三尖瓣隔叶和后叶附着点向心尖下移，附着于三尖瓣瓣环水平以下的右室壁。
- 三尖瓣前叶不下移，附着于三尖瓣瓣环正常水平。
- Ebstein 畸形中，与真正的右心房相连接的右心室近心底的部分形成房化右室。
- 彩色多普勒有助于检测到 Ebstein 畸形严重的三尖瓣反流，甚至能在右心房扩大之前检测到。

- 三尖瓣反流表现为全收缩期的高速血流，血流束起源点位于右心室的中部。
- 超过 60% 的 Ebstein 畸形常合并右室流出道梗阻和房间隔缺损。
- Ebstein 畸形中严重的心脏扩大可合并肺动脉发育不良。
- 产前报道的病例预后差，胎儿宫内死亡率约 45%，总死亡率高达 80% ～ 90%。
- 预后不良的产前指标包括心脏显著扩大、肺动脉狭窄所致的右室流出道血流减少和胎儿水肿。

三尖瓣发育异常

三尖瓣发育异常包括与三尖瓣异常有关的一组多样化畸形，但三尖瓣瓣叶仍附着于瓣环水平（图 20-13）。疾病谱从轻度瓣叶增厚到严重三尖瓣发育不良合并异常腱索插入。儿科文献中，三尖瓣发育不良有时也被归类为室间隔完整型肺动脉闭锁的一部分。类似于 Ebstein 畸形，三尖瓣发育不良伴有右室流出道梗阻和房间隔缺损。四腔心切面显示三尖瓣瓣叶增厚，收缩期对合不拢和右心房扩大（图 20-14，20-15）。彩色多普勒通常可见起源于三尖瓣瓣环反流束，这是与 Ebstein 畸形不同的鉴别特征（图 20-16）。当出现严重的右室流出道梗阻时，肺动脉内径可能正常或接近正常，伴有极小的瓣叶位置偏移（图 20-17）。彩色多普勒显示动脉导管内的反向血流，偶可见肺动脉瓣反流。3D 超声重建模式对评估三尖瓣瓣叶有帮助（图 20-18）。三尖瓣发育异常的鉴别诊断包括 Ebstein

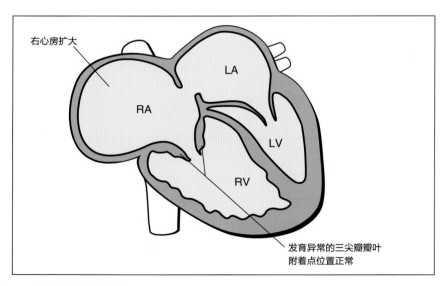

图 20-13 三尖瓣发育异常示意图

详见正文。LA—左心房；RA—右心房；LV—左心室；RV—右心室

畸形、室间隔完整型肺动脉闭锁合并严重三尖瓣反流，以及动脉导管提前收缩。相关的染色体和非染色体异常报道罕见。胎儿三尖瓣发育异常的预后通常较好，但合并心力衰竭、心脏显著扩大（图 20-19）、右室流出道梗阻、严重的三尖瓣反流等严重且罕见的病例预后差，新生儿死亡率高。

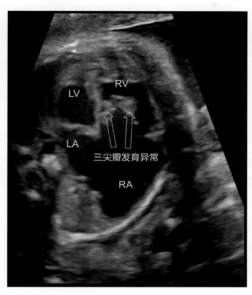

图 20-14 三尖瓣发育异常胎儿的四腔心切面
显示三尖瓣瓣叶（TVs）附着于正常解剖位置，这是与 Ebstein 畸形的不同点（详见正文）。三尖瓣瓣叶增厚（空心箭头）。由于三尖瓣重度反流（灰阶图像中没有显示），导致右心房（RA）扩大。RV—右心室；LA—左心房；LV—左心室

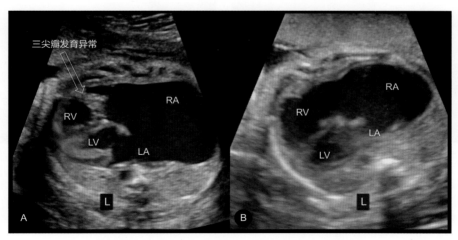

图 20-15 三尖瓣发育异常伴心脏显著肥大（心脏扩大至占据整个胸腔）胎儿收缩期（A）和舒张期（B）的横向四腔心切面
图 A 显示收缩期增厚的三尖瓣瓣叶（TVs）附着在室间隔上，这是与 Ebstein 畸形的鉴别要点（详见正文）。图 A 和 B 显示右心房（RA）显著扩大。LA—左心房；LV—左心室；RV—右心室；L—左

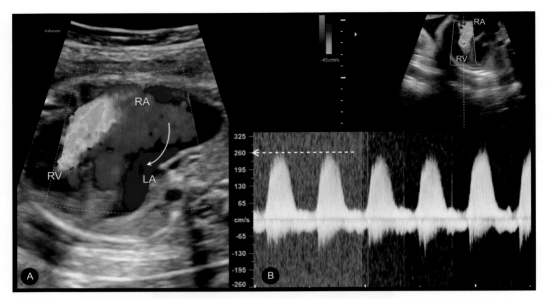

图 20-16　三尖瓣发育异常伴心脏显著肥大胎儿彩色多普勒（A）和连续波多普勒（B）收缩期横向四腔心切面
（与图 20-15 为同一胎儿）

图 A 显示存在严重的三尖瓣反流导致右心房（RA）扩大，可见血流信号经增宽的卵圆孔（FO）（弯箭头）右向
左分流〔从 RA 到左心房（LA）〕。图 B 连续波多普勒显示高速血流，峰值流速达 260cm/s（虚线箭头）。LV—左
心室；RV—右心室

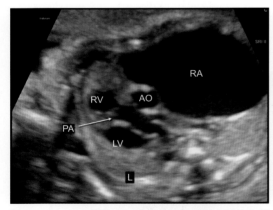

图 20-17　三尖瓣发育异常伴心脏显著肥大胎儿的短
轴切面（与图 20-15 为同一胎儿）

显示肺动脉发育良好，肺动脉瓣关闭，这是肺动脉闭
锁的标志。在三尖瓣发育异常中，由于右心室输出减
少造成功能性肺动脉闭锁。RA—右心房；LV—左心室；
RV—右心室；AO—主动脉；L—左

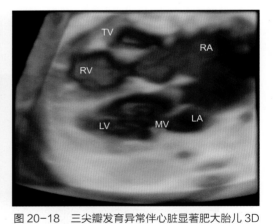

图 20-18　三尖瓣发育异常伴心脏显著肥大胎儿 3D
超声表面成像模式（与图 20-15 为同一胎儿）

显示三尖瓣瓣叶（TVs）增厚（参照图 20-10 所示
Ebstein 畸形）。LA—左心房；RA—右心房；LV—左
心室；RV—右心室；MV—二尖瓣

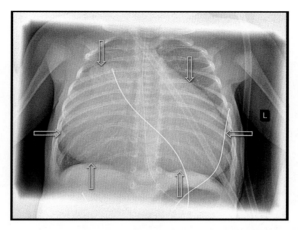

图 20-19　产后新生儿胸部 X 线，如图 20-15 ～ 20-18 所述，产前超声检查提示三尖瓣发育异常伴心脏显著扩大

心脏显著扩大（空心箭头）。尽管心脏很大，但及时治疗和外科手术有效，患儿存活。未见肺发育不良征象。L—左

要点　三尖瓣瓣膜发育异常

- 三尖瓣发育异常包括与三尖瓣异常相关的一组多样化畸形。
- 三尖瓣发育异常的三尖瓣瓣叶附着于三尖瓣瓣环正常解剖位置。
- 三尖瓣发育异常的彩色多普勒通常显示起源于三尖瓣环的反流束，这是与 Ebstein 畸形不同的鉴别特征。
- 与三尖瓣发育异常相关的染色体和非染色体异常的报道罕见。
- 胎儿三尖瓣发育异常的预后通常较好。

三尖瓣反流

　　正常三尖瓣在收缩期闭合，以阻止血液在心室收缩期逆流回右心房。当三尖瓣反流或关闭不全时，收缩期可见逆流回右心房的反流束（图 20-20）。彩色和脉冲多普勒可检出三尖瓣反流的血流动力学变化。自妊娠 11 周后均可检出三尖瓣反流[21-24]。收缩期三尖瓣反流持续时间和峰值反流速度会有变化。三尖瓣反流的精确描述和定量对于阐明其病理生理学和临床意义非常重要。

持续时间

　　三尖瓣反流可持续存在整个收缩期，即全收缩期（图 20-8，20-9，20-16，20-20）。

当反流束局限于收缩早期或收缩中期时，三尖瓣反流分别被称为收缩早期反流或收缩中期反流（图 20-21）。

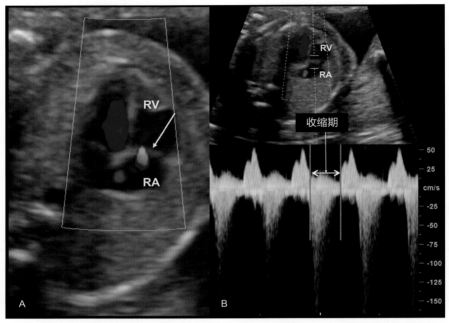

图 20-20　妊娠 22 周三尖瓣反流（图 A 箭头）胎儿心尖四腔心切面彩色（A）和脉冲多普勒成像（B）

脉冲多普勒显示反流束存在于整个收缩期（全收缩期）（图 B 双向箭头），反流束峰值流速达 150cm/s。胎儿的三尖瓣反流于 4 周后自发性消失。RV—右心室；RA—右心房

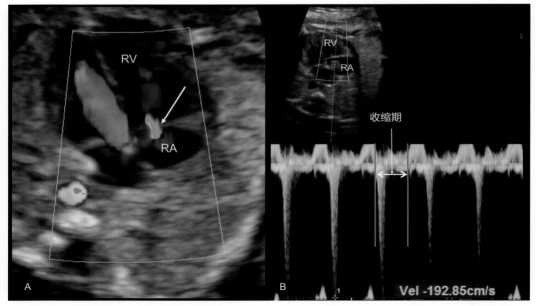

图 20-21　妊娠 22 周轻微三尖瓣反流（图 A 箭头）胎儿心尖四腔心切面彩色（A）和脉冲多普勒成像（B）

脉冲多普勒显示反流束存在于收缩期早期（图 B 双向箭头），峰值流速（vel）192cm/s。数周后三尖瓣反流自行消失。RV—右心室；RA—右心房

严重程度

除了收缩期三尖瓣反流持续时间不同之外，反流束的峰值速度也会有所不同。轻度反流时峰值流速为 30 ～ 70cm/s，而重度反流峰值流速可达 180 ～ 350cm/s（图 20-22）。

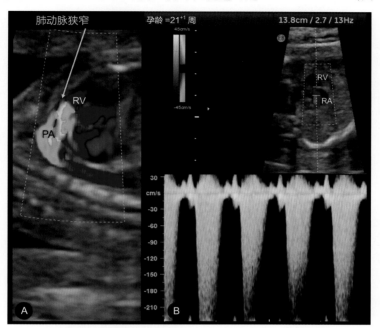

图 20-22　妊娠 21 周肺动脉狭窄胎儿伴发三尖瓣反流

图 A 为动脉导管弓矢状切面，彩色多普勒显示跨肺动脉瓣的湍流信号；图 B 显示全收缩期重度三尖瓣反流，峰值流速超过 210cm/s。RV—右心室；RA—右心房；PA—肺动脉

反流束空间分布

三尖瓣反流程度也可以用反流束长度和右心房内反流面积界定。轻度三尖瓣反流定义为反流束长度小于右心房长径的 1/3 或反流束面积小于右心房面积的 25%[21,23]。胎儿期一些心脏和非心脏疾病常合并三尖瓣反流。表 20-2 列出了胎儿期合并三尖瓣反流的一些疾病及其相关表现。

微量三尖瓣反流

微量三尖瓣反流为孤立性表现，无心内或心外畸形，非全收缩期，反流量少，峰值反流速度小于 200cm/s（图 20-21）[24]。微量三尖瓣反流在妊娠中期胎儿超声心动图检查时十分常见，发生率为 1% ～ 5%[24]。一项对低风险妊娠的研究报道显示，妊娠 14 ～ 16 周时三尖瓣反流发生率为 83%，到妊娠中期 4 个半月后大多数胎儿的三尖瓣反流消失[23]。微量三尖瓣反流发病机制未知，但可能与胎儿心脏不成熟（低顺应性）和妊娠早期肺血管床压力增高有关。建议超声追踪观察，大多数微量三尖瓣反流在妊娠晚期消失。

表 20-2 胎儿三尖瓣反流的鉴别诊断

分类	病因	提示和相关表现
轻微	未知	• 轻度三尖瓣反流 • 随诊自行消失 • 孤立存在
三尖瓣发育异常的 心脏畸形	Ebstein 畸形	• 三尖瓣向心尖下移 • 重度三尖瓣反流 • 心脏肥大，右房扩大
	三尖瓣发育异常	• 三尖瓣瓣叶增厚 • 中至重度三尖瓣反流 • 心脏肥大，右房扩大
	三尖瓣缺如的瓣口	• 无三尖瓣瓣膜发育 • 右房室间往返血流
右室流出道梗阻的 心脏畸形	肺动脉狭窄	• 右心室心肌肥厚 • 肺动脉瓣叶增厚 • 肺动脉瓣口前向湍流
	室间隔完整型肺动脉闭锁	• 右室发育不良 • 右心室壁肥厚 • 动脉导管反向血流
	动脉导管提前收缩	• 右心室扩大 • 动脉导管高速低搏动血流 • 应用非甾体类抗炎药
"合并"三尖瓣反流的 心脏畸形		• 房室间隔缺损 • 左心发育不良综合征 • 主动脉缩窄 • 右心室双出口 • 肺动脉瓣缺如综合征
容量负荷过重	双胎输血综合征的受血儿 胎儿贫血 外周动静脉瘘 持续性心律失常	• 双胎输血综合征的超声标志 • 大脑中动脉峰值流速增加 • 高心排量心力衰竭的证据 • 胎儿心律失常
心肌收缩功能受损	心肌炎	• 感染的超声征象 • 母体自身免疫性疾病（例如，系统性红斑狼疮）
	心肌病	• 心脏肥大 • 心脏收缩功能差
	胎儿低氧血症	• 严重的宫内发育迟缓 • 多普勒异常

结构性心脏异常

　　三尖瓣反流是 Ebstein 畸形和三尖瓣发育异常的重要征象。合并右室流出道梗阻的胎儿心脏疾病，如室间隔完整型肺动脉闭锁、肺动脉狭窄（图 20-22）和动脉导管收缩，常出现三尖瓣反流。继发于右心室代偿性扩大的三尖瓣反流也可见于主动脉缩窄、左心室发育不良综合征、右心室双出口和肺动脉瓣缺如综合征。伴三尖瓣反流的罕见右心室异常包括三尖瓣缺如（又称为无瓣膜的三尖瓣口）[25] 及非常罕见的右心室壁薄如羊皮纸的 Uhl 畸形。

容量负荷过重

　　右心室容量负荷过重可导致三尖瓣反流。右心室容量负荷过重可见于胎儿贫血（如Rhesus病、细小病毒感染）、外周动静脉瘘〔如 Galen 静脉瘤（图 20-23）〕、骶尾畸胎瘤、绒毛膜血管瘤、双胎输血综合征（图 20-24）和胎儿心律失常。其中一些病例也会伴有二尖瓣反流（图 20-24）。

心肌功能受损

　　三尖瓣关闭不全可合并心肌功能受损。心肌功能受损也见于心肌病、胎儿低氧血症所致的严重宫内发育迟缓、感染（如巨细胞病毒、细小病毒属）或自身免疫性（如系统性红斑狼疮）心肌炎。

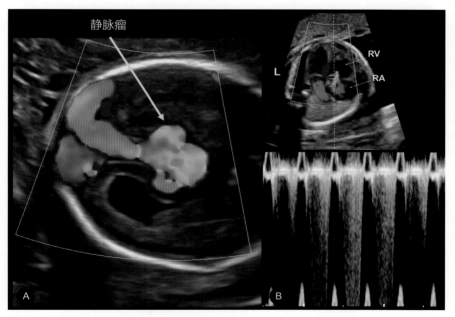

图 20-23　Galen 静脉瘤胎儿容量负荷过重致三尖瓣反流

图 A 示大 Galen 静脉瘤（动静脉畸形）；图 B 四腔心切面脉冲多普勒显示右心房和右心室扩大，脉冲多普勒诊断为全收缩期三尖瓣反流。L—左

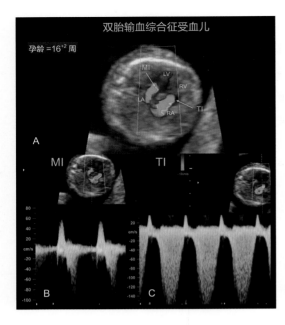

图 20-24　妊娠 16 周双胎输血综合征的单绒毛膜双胎受血儿，容量负荷过重致三尖瓣和二尖瓣反流（关闭不全）

图 A 四腔心切面显示收缩期三尖瓣和二尖瓣关闭不全；图 B 和 C 分别为二尖瓣和三尖瓣口相应的频谱多普勒成像。图 B 显示二尖瓣关闭不全为收缩中期，即中度反流；而图 C 显示三尖瓣关闭不全为全收缩期，即重度反流。LA—左心房；RA—右心房；LV—左心室；RV—右心室

染色体异常

妊娠 11 ～ 14 周时出现三尖瓣反流与染色体异常有关[26]（图 20-25）。对 1557 例妊娠 11^{+0} ～ 13^{+6} 周出现三尖瓣反流的胎儿进行绒毛膜取样，结果显示染色体正常胎儿不足 5%，21- 三体综合征胎儿超过 65%，18- 三体综合征胎儿超过 30%[26]。妊娠 11 ～ 14 周胎儿

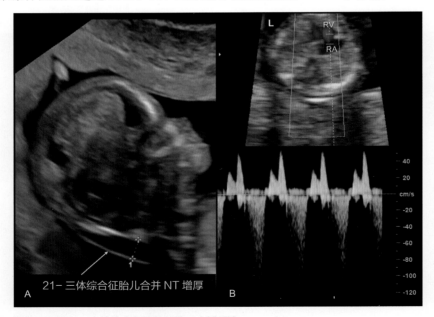

图 20-25　妊娠 12 周 21- 三体综合征胎儿伴发三尖瓣反流

图 A 显示 NT 增厚。图 B 心尖四腔心切面频谱多普勒显示三尖瓣反流；三尖瓣反流的评估标准：多普勒取样容积宽 2 ～ 3mm，置于三尖瓣口，一条线在右心房（RA），另一条线在右心室（RV），心尖四腔心切面使声束与血流方向夹角小于 20°（B）。如图 B 所示，当反流峰值速度大于 60cm/s，持续时间至少占收缩期一半时，则诊断为三尖瓣反流

三尖瓣反流的检查技术包括：心尖四腔心切面，将宽 2 ~ 3mm 多普勒取样容积置于三尖瓣口，一条线在右心房，另一条线在右心室，保持反流束方向与声束角度小于 20°（图 20-25）[26]。当三尖瓣反流峰值流速大于 60cm/s，反流持续时间至少占收缩期一半时间 [26]（图 20-25），则诊断三尖瓣反流。妊娠早期和妊娠中期初的 NT 和血清生化学筛查结合三尖瓣反流检查可将染色体异常的假阳性率从 5% 降低到不足 3%，染色体异常检出率可高达 90% [27,28]。有报道妊娠中期高风险转诊人群中，28% 的 21- 三体综合征胎儿合并非孤立性三尖瓣反流 [29]。

要点　三尖瓣反流

- 三尖瓣反流在收缩期持续时间、峰值速度和右心房内空间分布多样化。
- 典型的轻度三尖瓣反流局限于收缩早期或中期，峰值流速为 30 ~ 70cm/s，反流束长度小于右心房长径的 1/3 或反流束面积小于右心房面积的 25%。
- 胎儿超声心动图显示 1% ~ 5% 胎儿有微量三尖瓣反流。
- 三尖瓣反流在胎儿期可以一过性出现，也可出现在结构性心脏异常、心脏容量负荷过重和心肌功能受损的病例。
- 当三尖瓣反流峰值流速大于 60cm/s，反流持续时间至少占收缩期一半时间，则诊断为三尖瓣反流，可用于妊娠早期非整倍体染色体畸形的风险评估。

（秦芸芸　译）

参考文献

1. Ferencz C, Rubin JD, Loffredo CA, et al. Epidemiology of Congenital Heart Disease: *The Baltimore-Washington Infant Study, 1981–1989. Perspectives in Pediatric Cardiology*. Mount Kisco, NY: Futura Publishing; 1993.
2. Bialostozky D, Horwitz S, Espino-Vela J. Ebstein's malformation of the tricuspid valve. A review of 65 cases. *Am J Cardiol*. 1972;29:826–836.
3. Copel JA, Pilu G, Green J, et al. Fetal echocardiographic screening for congenital heart disease: the importance of the four-chamber view. *Am J Obstet Gynecol*. 1987;157:648–655.
4. Sharland GK, Chita SK, Allan LD. Tricuspid valve dysplasia or displacement in intrauterine life. *J Am Coll Cardiol*. 1991;17:944–949.
5. Chaoui R, Bollmann R, Goldner B, et al. Fetal cardiomegaly: echocardiographic findings and outcome in 19 cases. *Fetal Diagn Ther*. 1994;9:92–104.
6. Chaoui R, McEwing R. Three cross-sectional planes for fetal color Doppler echocardiography. *Ultrasound Obstet Gynecol*. 2003;21:81–93.
7. Zimmer EZ, Blazer S, Lorber A, et al. Fetal Ebstein's anomaly: early and late appearance. *Prenat Diagn*. 2012;32:228–233.
8. Acar P, Dulac Y, Taktak A, et al. Real-time three-dimensional fetal echocardiography using matrix probe. *Prenat Diagn*. 2005;25:370–375.
9. Goncalves LF, Lee W, Chaiworapongsa T, et al. Four-dimensional ultrasonography of the fetal heart with spatiotemporal image correlation. *Am J Obstet Gynecol*. 2003;189:1792–1802.
10. Watson H. Natural history of Ebstein's anomaly of the tricuspid valve in childhood and adolescence. Br Heart J. 1971;33:143.
11. Cappato R, Schluter M, Weiss C, et al. Radiofrequency current catheter ablation of accessory atrioventricular pathways in Ebstein's anomaly. *Circulation*. 1996;94:376–383.
12. Gucer S, Ince T, Kale G, et al. Noncardiac malformations in congenital heart disease: a retrospective analysis of

305 pediatric autopsies. *Turk J Pediatr*. 2005;47:159–166.

13. Delhaas T, Sarvaas GJ, Rijlaarsdam ME, et al. A multicenter, long-term study on arrhythmias in children with Ebstein anomaly. *Pediatr Cardiol*. 2010;31:229–233.

14. Hornberger LK, Sahn DJ, Kleinman CS, et al. Tricuspid valve disease with significant tricuspid insufficiency in the fetus: diagnosis and outcome. *J Am Coll Cardiol*. 1991;17:167–173.

15. Roberson DA, Silverman NH. Ebstein's anomaly: echocardiographic and clinical features in the fetus and neonate. *J Am Coll Cardiol*. 1989;14:1300–1307.

16. McElhinney DB, Salvin JW, Colan SD, et al. Improving outcomes in fetuses and neonates with congenital displacement (Ebstein's malformation) or dysplasia of the tricuspid valve. *Am J Cardiol*. 2005;96:582–586.

17. Celermajer DS, Bull C, Till JA, et al. Ebstein's anomaly: presentation and outcome from fetus to adult. *J Am Coll Cardiol*. 1994;23:170–176.

18. Attenhofer Jost CH, Connolly HM, O'Leary PW, et al. Left heart lesions in patients with Ebstein anomaly. *Mayo Clin Proc*. 2005;80:361–368.

19. Barre E, Durand I, Hazelzet T, et al. Ebstein's anomaly and tricuspid valve dysplasia: prognosis after diagnosis in utero. *Pediatr Cardiol*. 2012;33:1391–1396.

20. Lasa JJ, Tian ZY, Guo R, et al. Perinatal course of Ebstein's anomaly and tricuspid valve dysplasia in the fetus. *Prenat Diagn*. 2012;32:245–251.

21. Gembruch U, Smrcek JM. The prevalence and clinical significance of tricuspid valve regurgitation in normally grown fetuses and those with intrauterine growth retardation. *Ultrasound Obstet Gynecol*. 1997;9:374–382.

22. Huggon IC, DeFigueiredo DB, Allan LD. Tricuspid regurgitation in the diagnosis of chromosomal anomalies in the fetus at 11–14 weeks of gestation. *Heart*. 2003;89:1071–1073.

23. Messing B, Porat S, Imbar T, et al. Mild tricuspid regurgitation: a benign fetal finding at various stages of pregnancy. *Ultrasound Obstet Gynecol*. 2005;26:606–609; discussion 610.

24. Respondek ML, Kammermeier M, Ludomirsky A, et al. The prevalence and clinical significance of fetal tricuspid valve regurgitation with normal heart anatomy. *Am J Obstet Gynecol*. 1994;171:1265–1270.

25. Indrani S, Vijayalakshmi R, Suresh S. Color Doppler flow pattern in antenatal diagnosis of unguarded tricuspid valve. *Ultrasound Obstet Gynecol*. 2005;25:514–516.

26. Falcon O, Faiola S, Huggon I, et al. Fetal tricuspid regurgitation at the 11 + 0 to 13 + 6-week scan: association with chromosomal defects and reproducibility of the method. *Ultrasound Obstet Gynecol*. 2006;27:609–612.

27. Falcon O, Auer M, Gerovassili A, et al. Screening for trisomy 21 by fetal tricuspid regurgitation, nuchal translucency and maternal serum free beta-hCG and PAPP-A at 11 + 0 to 13 + 6 weeks. *Ultrasound Obstet Gynecol*. 2006;27:151–155.

28. Nicolaides KH, Spencer K, Avgidou K, et al. Multicenter study of first-trimester screening for trisomy 21 in 75,821 pregnancies: results and estimation of the potential impact of individual risk-orientated two-stage first-trimester screening. *Ultrasound Obstet Gynecol*. 2005;25:221–226.

29. DeVore GR. Trisomy 21: 91% detection rate using second-trimester ultrasound markers. *Ultrasound Obstet Gynecol*. 2000;16:133–141.

第 21 章
主动脉狭窄和二叶主动脉瓣畸形

主动脉狭窄

定义、疾病谱和发病率

　　主动脉狭窄是指主动脉瓣水平的狭窄导致左室流出道梗阻（图 21-1）。根据梗阻的解剖部位与主动脉瓣的关系将其分为主动脉瓣狭窄、主动脉瓣下狭窄或主动脉瓣上狭窄。主动脉瓣狭窄是产前诊断最常见的一种类型，其余两种类型在产前超声诊断时少见，尤其是这两种类型单独存在时。

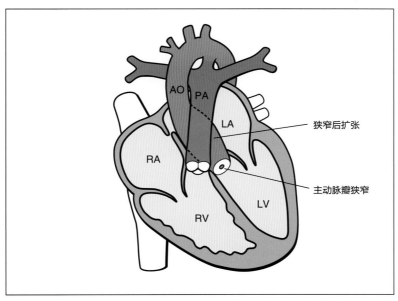

图 21-1　主动脉瓣狭窄示意图
标注处为主动脉瓣水平狭窄和狭窄后扩张。左心室（LV）显示正常。RV—右心室；RA—右心房；LA—左心房；PA—肺动脉；AO—主动脉

主动脉瓣狭窄时，瓣叶表现为发育不良、三瓣叶交界部融合、二叶畸形、单叶畸形或无融合。狭窄程度从轻度功能障碍即轻度主动脉狭窄（图21-1）到严重功能障碍即重度主动脉狭窄，重度主动脉狭窄会导致继发性左室心内膜纤维弹性组织增生（图22-2）。重度主动脉狭窄将在第22章与左心发育不良综合征一起讨论。表21-1列出了主动脉轻度狭窄和重度狭窄的区别。

主动脉狭窄占结构性心脏病的3%～6%，男性多于女性，男女之比为3∶1～5∶1[1-3]。胎儿期单纯主动脉轻度狭窄罕见[4]。主动脉瓣二叶畸形很常见，将在这一章节的后面讨论。二叶主动脉瓣畸形产前诊断并不常见[5]。

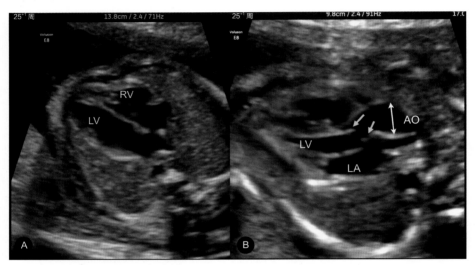

图21-2　妊娠25周胎儿主动脉轻度狭窄显示四腔心切面正常，左心室（LV）和右心室（RV）大小正常（A）。收缩期五腔心切面（B），主动脉瓣开放不完全（箭头），主动脉（AO）根部扩张（双向箭头）

LA—左心房

表21-1　主动脉轻度狭窄和重度狭窄的不同特征

	轻度狭窄	重度狭窄
主动脉瓣	增厚	增厚
收缩期主动脉流速	前向湍流	前向湍流
左室大小	正常	扩张
左室收缩性	正常	减低
左室壁回声	正常	增强（纤维弹性组织增生）
二尖瓣血流	前向	舒张期短暂和二尖瓣反流
主动脉峡部血流	前向血流	部分反向血流
卵圆孔	右向左分流	二尖瓣反流时左向右分流

超声所见

灰阶超声

由于大部分轻度主动脉狭窄的病例胎儿四腔心切面正常，因此产前很难诊断（图 21-2A）。产前不易发现典型的左室心肌肥大，或偶尔在妊娠期发现。但是，五腔心切面可以发现升主动脉狭窄后扩张（图 21-2B，21-3）。三血管 – 气管切面可见升主动脉扩张并累及主动脉弓横部。主动脉瓣水平显示瓣叶增厚，瓣尖呈穹顶状，收缩期瓣叶不能完全开放（图 21-2B，21-3）。主动脉瓣横切面（右室短轴切面）可以显示瓣叶数量和融合部增厚[5]（图 21-4）。

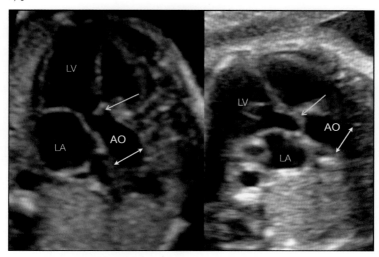

图 21-3　2 例胎儿心尖五腔心切面显示主动脉瓣狭窄
收缩期主动脉瓣不能完全开放，可见穹顶征（黄色箭头）。尤其与主动脉（AO）根部内径相比时，升主动脉狭窄后扩张（双向箭头）（图 21-6 为相对应的彩色多普勒图）。LA—左心房；LV—左心室

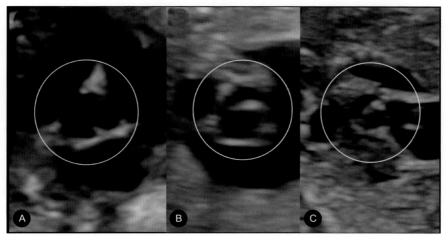

图 21-4　主动脉根部短轴切面
A. 正常主动脉瓣可见 3 个瓣叶；B 和 C. 2 例胎儿主动脉瓣狭窄可见瓣叶增厚粘连

彩色多普勒

轻度主动脉狭窄的诊断主要根据彩色多普勒探查到通过主动脉瓣的湍流信号（图21-5～21-7）。三血管－气管切面的彩色多普勒显示通过内径正常或轻度扩张的主动脉弓横部前向湍流信号（图21-7）。频谱多普勒显示收缩期峰值流速大于150cm/s（图21-8，21-9）。左室收缩功能正常的胎儿，主动脉瓣峰值流速与狭窄程度成正比。这些病例显示为缓慢加速度达到峰值流速的多普勒频谱形态（图21-8，21-9）。

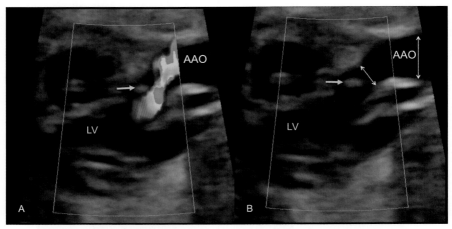

图21-5　1例单纯主动脉狭窄胎儿的左室流出道矢状面长轴切面

A. 收缩期，左心室（LV）进入升主动脉（AAO）的血流呈湍流，诊断为主动脉狭窄；B. 去掉彩色多普勒能更好地显示增厚的主动脉瓣开放受限（小箭头）。该病例升主动脉与主动脉根部内径相比，升主动脉呈典型的狭窄后扩张（双向箭头）

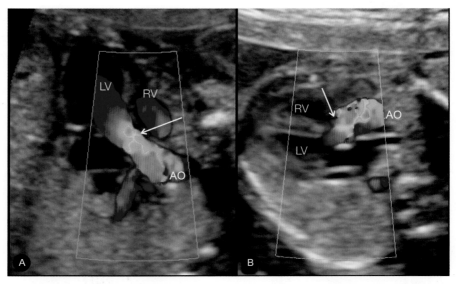

图21-6　心尖五腔心切面（A）和横位五腔心切面（B）分别显示2例胎儿主动脉（AO）狭窄收缩期左室流出道的彩色多普勒

对应的灰阶超声见图21-3。彩色多普勒清晰显示收缩期升主动脉内的湍流信号（白色箭头）。LV—左心室；RV—右心室

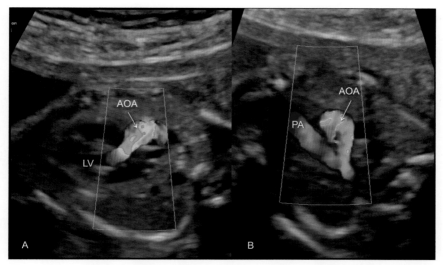

图 21-7　横位五腔心切面（A）和三血管 - 气管切面（B）彩色多普勒显示 1 例胎儿主动脉狭窄呈典型的湍流信号，湍流达主动脉弓（AOA）横部

主动脉弓横部轻度扩张（B）。AO—主动脉；LV—左心室；PA—肺动脉

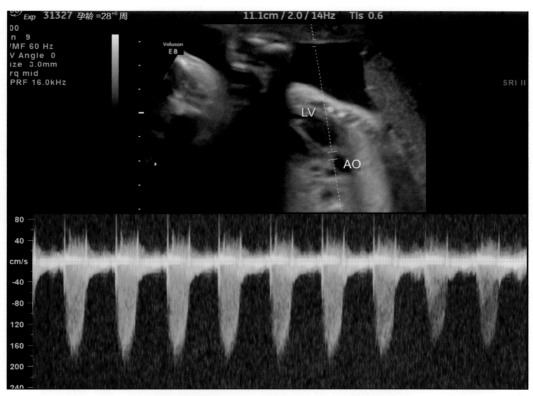

图 21-8　1 例妊娠 28 周胎儿主动脉轻度狭窄，脉冲多普勒显示主动脉瓣峰值流速 180cm/s

显示波形峰值近中线位置的多普勒频谱缓慢加速达峰值速度。这例胎儿合并主动脉缩窄（未显示），出生后诊断为二叶主动脉瓣畸形。LV—左心室；AO—主动脉

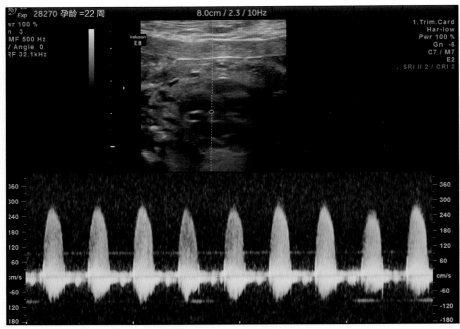

图 21-9　1 例妊娠 22 周胎儿主动脉狭窄，连续多普勒频谱显示峰值流速 260cm/s
与图 21-3（右图）和 21-6B 为同一例胎儿。显示主动脉瓣狭窄处的多普勒频谱的达峰速度在射血期的中间。需采用连续多普勒测量高速血流

妊娠早期

　　已有妊娠早期诊断胎儿主动脉轻度狭窄的报道[6]。作者通过对比正常肺动脉瓣流速（30cm/s）诊断了几例主动脉轻度狭窄，显示主动脉瓣峰值流速增快（>100cm/s）（图 21-10）。其中 1 例主动脉轻度狭窄的胎儿主动脉根部狭窄后扩张（图 21-10）。通常，妊娠早期彩色多普勒显示高速血流或升主动脉扩张时应怀疑主动脉狭窄。

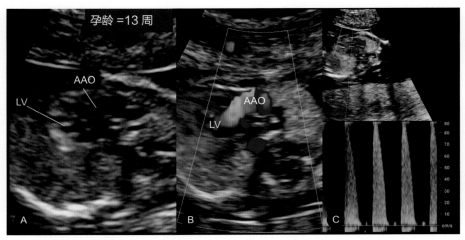

图 21-10　妊娠 13 周胎儿经阴道超声诊断主动脉轻度狭窄
A. 升主动脉（AAO）扩张；B. 彩色多普勒呈湍流；C. 脉冲多普勒主动脉内流速增高。这例胎儿妊娠 25 周时超声见图 21-2。LV—左心室

三维超声

3D 容积断层超声成像技术进行多平面扫查在不同解剖层面显示主动脉狭窄的各种特点。时间 – 空间关联成像技术可以对心室结构和收缩功能进行评价，并能监测疾病发展过程，结合表面成像模式能够显示主动脉瓣狭窄的直视平面图（图 21-11）。妊娠晚期显示更清晰，但是易受到肋骨声影的遮挡。通过双平面法可以获得相似的切面（见第 15 章），左心室长轴切面可见发育不良的瓣膜，并获得相对应 90° 瓣膜直视平面图（图 21-12）。应用反转模式可以显示心室容积有助于区分左、右心室的收缩力。在断层成像和玻璃体模式中，湍流彩色多普勒血流显示最清晰（图 21-13）。

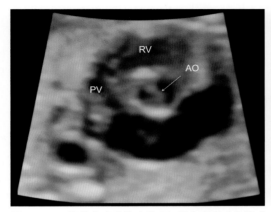

图 21-11　胎儿主动脉狭窄的 3D 超声表面成像模式显示主动脉瓣水平短轴切面（箭头）

主动脉瓣增厚。AO—主动脉；RV—右心室；PV—肺动脉瓣

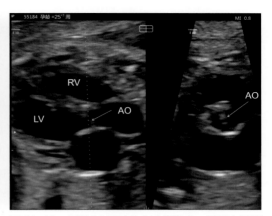

图 21-12　妊娠 25 周胎儿主动脉狭窄，采用电子矩阵探头采集的双平面模式 4D 超声

能够同时获得增厚的主动脉瓣 A 平面图（左侧）和 B 平面图（右侧）。垂直的 B 平面图显示增厚的主动脉瓣叶直视图。LV—左心室；RV—右心室；AO—主动脉

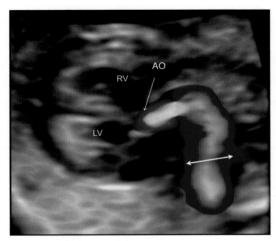

图 21-13　胎儿主动脉（AO）狭窄的玻璃体模式 3D 超声

收缩期湍流信号通过狭窄的主动脉瓣呈红色。升主动脉扩张（双向箭头）。LV—左心室；RV—右心室

心内和心外合并畸形

大约 20% 主动脉狭窄的患者合并其他心脏畸形，包括室间隔缺损、主动脉缩窄和生后动脉导管未闭[7]。其中一些病例，主动脉狭窄发展为重度狭窄合并左室功能障碍，最终导致左心发育不良综合征[6,8]。主动脉狭窄的一种罕见类型是 Shone 综合征，表现为左室流入道和流出道梗阻，左室收缩功能正常。一些 Shone 综合征产前病例，二尖瓣口狭窄充盈少，左室收缩功能正常。偶尔合并室间隔缺损，当出现主动脉瓣狭窄合并主动脉弓狭窄时提示主动脉缩窄。

主动脉狭窄合并心外畸形和染色体异常少见。如果进行染色体核型检查，需注意 Williams–Beuren 综合征（7q11.23 缺失）（见第 4 章），文中列出了与主动脉狭窄相关的染色体异常。主动脉狭窄合并心外畸形如肾脏畸形、NT 增厚或胎儿水肿时提示有 Turner 综合征（见第 4 章）。

鉴别诊断

其他心脏畸形如法洛四联症、室间隔缺损型肺动脉闭锁及大动脉共干可见主动脉瓣口流速增快或呈湍流。完全型大动脉转位五腔心切面时一条大动脉（肺动脉）根部扩张与主动脉狭窄后扩张一样。由于母体自身抗体的原因，胎儿先天性心脏阻滞也会出现主动脉狭窄。妊娠中期，彩色和多普勒显示主动脉流速正常并不能排除轻度主动脉狭窄。

预后与转归

轻度主动脉狭窄的预后较好，出生后仍保持轻度狭窄。出生后治疗包括预防感染性心内膜炎、限制运动以及密切随诊瓣膜功能异常的进程[9]。外科治疗包括瓣膜球囊成形术。有些病例不能通过瓣膜球囊成形术获得较好的疗效时，需要行外科交界部切开[10]。还有一些病例需要行主动脉瓣置换术。主动脉瓣替换方法包括肺动脉瓣移植术（Ross–Konno 术）、同种移植和人工瓣膜置换术。

胎儿主动脉狭窄应该每隔 2 ~ 4 周进行随访，以便观察病情的进展和恶化程度[8,11]。许多文献报道，从妊娠早期到妊娠中期再到妊娠晚期主动脉狭窄会发展为左心发育不良综合征[6,8,11-13]。左室收缩功能减低、左室壁回声增强和主动脉峰值流速减低都是病情加重和预后差的指征。

要点　主动脉狭窄

- 主动脉狭窄是指主动脉瓣水平狭窄导致左室流出道梗阻。
- 根据梗阻的解剖部位不同将主动脉狭窄分为主动脉瓣狭窄、主动脉瓣下狭窄或主动脉瓣上狭窄。

- 产前诊断主动脉狭窄的最常见类型是主动脉瓣狭窄。
- 主动脉狭窄的五腔心切面可见升主动脉狭窄后扩张。
- 主动脉狭窄的收缩期主动脉瓣峰值流速通常大于 200cm/s。
- 大多数轻度主动脉狭窄的病例四腔心切面显示正常。
- 大约 20% 主动脉狭窄合并心脏畸形，包括室间隔缺损、主动脉缩窄和出生后动脉导管未闭。
- 主动脉狭窄合并心外畸形和染色体异常少见。
- 主动脉狭窄可合并 Williams–Beuren 综合征或 Turner 综合征。
- 妊娠中期彩色和多普勒显示主动脉血流正常不能排除轻度主动脉狭窄。
- 轻度主动脉狭窄的预后较好。

二叶主动脉瓣畸形

定义、发病率、基因和疾病谱

二叶主动脉瓣畸形是主动脉瓣畸形的一种类型，包括真性二叶畸形和功能性二叶畸形，真性二叶畸形是指有 2 个发育完全的瓣叶，功能性二叶畸形是指有 3 个瓣叶，其中 2 个瓣叶融合（图 21–14）。二叶主动脉瓣畸形是最常见的先天性心血管畸形，人群中发病率 0.5% ～ 2%[14-16]，男女之比 3 ∶ 1[15]。不是所有的二叶主动脉瓣畸形都出现临床症状。当二叶主动脉瓣畸形有症状时，从胎儿到成人的病变程度可以是胎儿期重度狭窄最终导致左心发育不良或主动脉缩窄，也可以终生不出现严重症状。单纯二叶主动脉瓣畸形的症状通常在成人期首次发现[15]。二叶主动脉瓣畸形有遗传倾向，在一些家庭中受个体影响的一级亲属中发病率约 10%。在一个大家庭的研究中发现，位于染色体 9q–34 的 NOTCH1 基因变异与主动脉瓣早期发育异常有关[17]。对于二叶主动脉瓣畸形家族史的病例，应考虑有常染色体显性遗传，要检测患者父母的基因（表 21–2）。二叶主动脉瓣畸形常与其他畸形合并存在，如严重主动脉狭窄、主动脉缩窄和室间隔缺损[18]。有报道 50% ～ 75% 的主动脉缩窄存在二叶主动脉瓣畸形[18]，这种合并畸形会加重左室流出道的梗阻。成人二叶主动脉瓣畸形最常见于升主动脉近心端扩张，其次是主动脉中段扩张。产前偶尔可见主动脉根部扩张。胎儿和婴幼儿二叶主动脉瓣畸形最常合并主动脉狭窄。Shone 综合征左室流出道和流入道梗阻常合并二叶主动脉瓣畸形。二叶主动脉瓣畸形解剖结构复杂，80% ～ 90% 的病例两个瓣叶大小不等：其中较大的一个瓣叶由右冠瓣和左冠瓣融合形成一个中心性脊，另一个瓣叶较小但比一个正常的主动脉瓣叶大[15]。

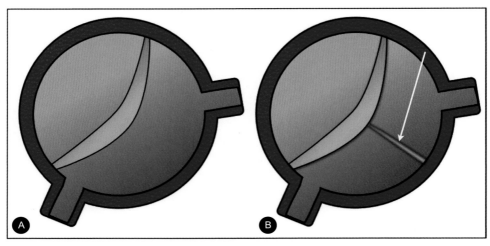

图 21-14 二叶主动脉瓣畸形解剖变异示意图
A 仅为 2 个瓣叶；B 为 3 个瓣叶，其中 2 个瓣叶融合形成脊（箭头）。还有其他的一些解剖变异

表 21-2 二叶主动脉瓣畸形相关情况
兄弟姐妹或父母患有二叶主动脉瓣畸形、左心发育不良综合征或主动脉缩窄
胎儿期怀疑主动脉缩窄
膜周部室间隔缺损合并主动脉根部狭窄
左心室 / 右心室比例失调合并永存左上腔静脉
原因不明的升主动脉轻度扩张
主动脉瓣血流信号混叠并峰值流速在正常范围
灰阶成像显示主动脉瓣回声轻度增强

产前超声所见

尽管产前诊断单纯二叶主动脉瓣畸形是可行的（图 21-15）[5]，但通常是在产前合并左心梗阻时才诊断二叶主动脉瓣畸形。二叶主动脉瓣畸形在人群中发病率约 1 ： 50，大多数二叶主动脉瓣畸形在产前超声筛查甚至是有目的行胎儿超声心动图检查也容易漏诊。除非合并心脏畸形，产前若没有其他原因不会主动诊断二叶主动脉瓣畸形。根据我们的经验，列出了详细评估二叶主动脉瓣畸形的几种临床特征，见表 21-2。主动脉瓣短轴切面是显示瓣叶的最佳切面。妊娠晚期显示主动脉瓣更清晰。对于妊娠晚期胎儿，扫查条件好和应用高分辨率线阵探头对观察主动脉瓣有较大帮助。二叶主动脉瓣畸形的超声诊断线索包括：升主动脉轻度扩张，主动脉瓣回声轻度增强，收缩晚期仍可见主动脉瓣，彩色多普勒显示升主动脉内流速增快达正常高值。产前超声不能很好地鉴别主动脉狭窄合并增厚的二叶畸形与发育不良的三瓣叶主动脉。妊娠中期胎儿超声心动图正常，妊娠晚期随诊时发现主动脉瓣狭窄合并二叶畸形较常见。当发现有表 21-2 中列出的情况时，对主动脉瓣的仔细检查则很重要。告知患者胎儿超声心动图诊断二叶主动脉瓣畸形的局限性和建议出生后复查。

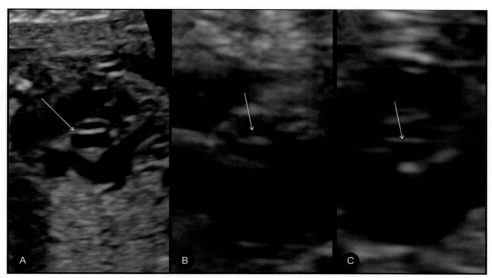

图 21-15　3 例（A ～ C）二叶主动脉瓣畸形收缩期主动脉根部短轴切面（箭头）
二叶主动脉瓣畸形显示一条直线横跨在主动脉瓣环处。与正常主动脉瓣对比见图 21-4A

要点　二叶主动脉瓣畸形

- 二叶主动脉瓣畸形很常见，人群中发病率为 0.5% ～ 2%。
- 大多数二叶主动脉瓣畸形没有症状，很少一部分在胎儿或婴幼儿期存在主动脉狭窄。
- 家族遗传性二叶主动脉瓣畸形的临床表现从无症状到左心发育不良综合征。
- 产前诊断单纯性二叶主动脉瓣畸形较困难且具有挑战性。
- 偶尔二叶主动脉瓣畸形表现为升主动脉近心端扩张而没有主动脉狭窄。
- 二叶主动脉瓣畸形通常表现为其他类型的左室流出道梗阻，如主动脉狭窄和主动脉缩窄。
- 胎儿的兄弟姐妹或其中一个父母怀疑有左室流出道梗阻，会增加胎儿患有二叶主动脉瓣畸形的风险。

（刘　琳　王成增　译）

参考文献

1. Campbell M. The natural history of congenital aortic stenosis. *Br Heart J.* 1968;30:514–526.
2. Ferencz C, Rubin JD, Loffredo CA, et al. *Epidemiology of Congenital Heart Disease. The Baltimore-Washington Infant Study*, 1981–1989. Perspectives in Pediatric Cardiology. Mount Kisco, NY: Futura Publishing; 1993.
3. Frank S, Johnson A, Ross J Jr. Natural history of valvular aortic stenosis. *Br Heart J.* 1973;35:41–46.
4. Allan LD, Sharland GK, Milburn A, et al. Prospective diagnosis of 1,006 consecutive cases of congenital heart disease in the fetus. *J Am Coll Cardiol.* 1994;23:1452–1458.

5. Paladini D, Russo MG, Vassallo M, et al. Ultrasound evaluation of aortic valve anatomy in the fetus. *Ultrasound Obstet Gynecol*. 2002;20:30–34.

6. Axt-Fliedner R, Kreiselmaier P, Schwarze A, et al. Development of hypoplastic left heart syndrome after diagnosis of aortic stenosis in the first trimester by early echocardiography. *Ultrasound Obstet Gynecol*. 2006;28:106–109.

7. Braunwald E, Goldblatt A, Aygen MM, et al. Congenital aortic stenosis. I. Clinical and hemodynamic findings in 100 patients. Ⅱ. Surgical treatment and the results of operation. *Circulation*. 1963;27:426–462.

8. Sharland GK, Chita SK, Fagg NL, et al. Left ventricular dysfunction in the fetus: relation to aortic valve anomalies and endocardial fibroelastosis. *Br Heart J*. 1991;66:419–424.

9. Maron BJ, Zipes DP. Introduction: eligibility recommendations for competitive athletes with cardiovascular abnormalities-general considerations. *J Am Coll Cardiol*. 2005;45:1318–1321.

10. Drury NE, Veldtman GR, Benson LN. Neonatal aortic stenosis. *Expert Rev Cardiovasc Ther*. 2005;3:831–843.

11. Allan LD, Sharland G, Tynan MJ. The natural history of the hypoplastic left heart syndrome. *Int J Cardiol*. 1989;25:341–343.

12. Hornberger LK, Sanders SP, Rein AJ, et al. Left heart obstructive lesions and left ventricular growth in the midtrimester fetus. A longitudinal study. *Circulation*. 1995;92:1531–1538.

13. Simpson JM, Sharland GK. Natural history and outcome of aortic stenosis diagnosed prenatally. *Heart*. 1997;77:205–210.

14. Hoffman JI, Kaplan S. The incidence of congenital heart disease. *J Am Coll Cardiol*. 2002;39:1890–1900.

15. Siu SC, Silversides CK. Bicuspid aortic valve disease. *J Am Coll Cardiol*. 2010;55:2789–2800.

16. Basso C, Boschello M, Perrone C, et al. An echocardiographic survey of primary school children for bicuspid aortic valve. *Am J Cardiol*. 2004;93:661–663.

17. Garg V, Muth AN, Ransom JF, et al. Mutations in NOTCH1 cause aortic valve disease. *Nature*. 2005;437:270–274.

18. Duran AC, Frescura C, Sans-Coma V, et al. Bicuspid aortic valves in hearts with other congenital heart disease. *J Heart Valve Dis*. 1995;4:581–590.

第 22 章
左心发育不良综合征和
重度主动脉狭窄

左心发育不良综合征

定义、疾病谱和发病率

　　左心发育不良综合征（hypoplastic left heart syndrome，HLHS）是一组复杂心脏畸形，包括左心室和左室流出道严重发育不良（图 22-1），导致体循环心输出量梗阻。左心发育不良综合征的主动脉瓣通常是闭锁的，偶尔胎儿左心发育不良综合征表现为重度主动脉狭窄。在第 21 章我们列举了单纯主动脉狭窄的病例，胎儿在宫内逐渐发展为重度主动脉狭窄伴有左室功能障碍、心内膜纤维弹性组织增生和左心发育不良综合征（图 22-2）。图 22-3 为 1 例左心发育不良综合征解剖标本，左心室缺如。图 22-4 显示 1 例重度主动脉狭窄和

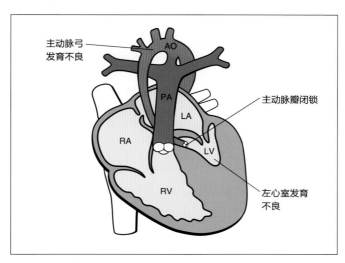

图 22-1　左心发育不良综合征示意图
典型特征包括左心室发育不良、运动功能减退，二尖瓣发育不良，主动脉瓣闭锁，主动脉（AO）发育不良。
RA—右心房；RV—右心室；PA—肺动脉；LA—左心房

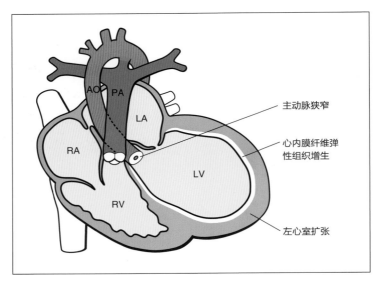

图 22-2 重度主动脉狭窄示意图
主动脉瓣水平狭窄，左室流出道梗阻，升主动脉细小，左心室扩张，左室壁回声增强（纤维弹性组织增生）。
RV—右心室；LV—左心室；RA—右心房；LA—左心房；PA—肺动脉；AO—主动脉

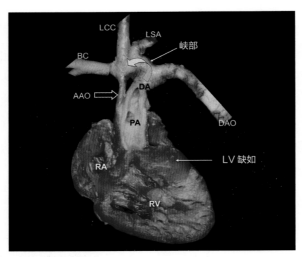

图 22-3 胎儿左心发育不良综合征解剖标本
四腔心切面将心脏剖开，左心室（LV）缺如。与扩张的主肺动脉（PA）相比，升主动脉（AAO）发育不良。
动脉导管（DA）内的血流逆行供应主动脉弓部（弯曲的箭头）。RA—右心房；RV—右心室；DAO—降主动脉；
BC—头臂动脉；LCC—左颈总动脉；LSA—左锁骨下动脉

心内膜纤维弹性组织增生导致左心发育不良综合征的解剖标本。左心发育不良综合征心脏
畸形病理类型较多，常见于左室流出道严重梗阻伴心室功能障碍（图 22-5）。一般来说，
左心发育不良综合征有两种类型，将在本章进行讨论。其中一种类型是二尖瓣和主动
脉瓣均闭锁，左心房与左心室之间几乎无连接，左心室严重发育不良或缺如（图 22-
5A，22-6）。另一种类型是左心室存在，左室壁回声增强，左心室呈球形、收缩差，伴有
严重二尖瓣发育不良和重度主动脉狭窄或主动脉闭锁（图 22-5，22-7，22-8）。据报道，

左心发育不良综合征发病率占活产新生儿的 0.1‰ ～ 0.25‰ [1]。左心发育不良综合征约占所有 CHD 的 3.8%，并且 70% 的病例发生在男孩 [1,2]。尽管左心发育不良综合征在宫内是一种最常诊断的 CHD [3]，但仍有一大部分病例被漏诊 [4]。据报道，左侧 CHD 发病率为 2% ～ 13% [5]。通过几个相同的特征胎儿超声心动图很难区别左心发育不良综合征和重度主动脉狭窄。而且，一些重度主动脉狭窄病例会逐渐发展成为左心发育不良综合征。因此，我们在这一章节中列出左心发育不良综合征和重度主动脉狭窄的产前超声特点、合并畸形和预后。

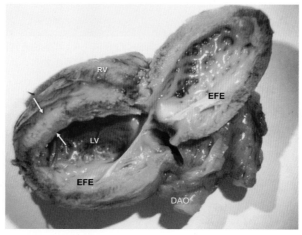

图 22-4　胎儿重度主动脉狭窄的解剖标本
沿左心室（LV）壁切开左心室显示心内膜增厚，回声增强（箭头）。DAO—降主动脉；RV—右心室；EFE—心内膜纤维弹性组织增生

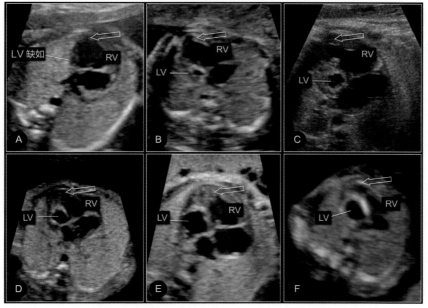

图 22-5　左心发育不良综合征胎儿四腔心切面显示左心室（LV）缺如（A）、左心室小（B ～ E）、左心室扩张（F）
所有病例的心尖部（箭头）均由右心室（RV）构成

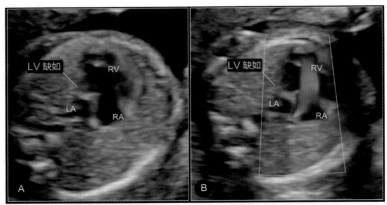

图 22-6　妊娠 22 周左心发育不良综合征胎儿四腔心切面的 2D 超声（A）和彩色多普勒（B）成像

A 图为灰阶超声，显示左心房（LA）小，左心室（LV）缺如；B 图为彩色多普勒，显示舒张期左室充盈缺损。
RA—右心房；RV—右心室

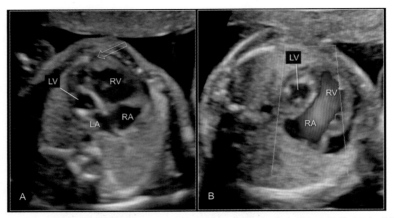

图 22-7　妊娠 22 周左心发育不良综合征胎儿四腔心切面的 2D 超声（A）和彩色多普勒（B）成像

A 图显示左心房（LA）小，左室发育不良伴左室壁回声增强；B 图彩色多普勒显示舒张期左室充盈缺损。A 图
中开放箭头所示处为右心室构成心脏的心尖部。RA—右心房；RV—右心室

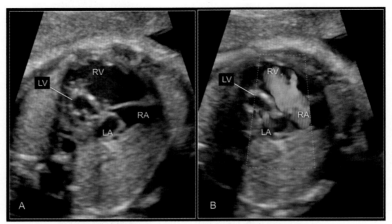

图 22-8　妊娠 30 周左心发育不良综合征胎儿四腔心切面的 2D 超声（A）和彩色多普勒（B）成像

A 图显示左心房（LA）变小，左室壁肥厚；B 图彩色多普勒显示舒张期左心室（LV）有少量血流信号充盈。
RA—右心房；RV—右心室

超声表现

灰阶超声

左心发育不良综合征时，四腔心切面明显异常，左心室小，左心室运动减低（图22-6～22-9），心尖部由右心室构成（图22-7，22-8）。然而，左心室的大小变化很大，有缺如、小、正常或扩张（图22-3～22-9），但是，所有这些病例的左心室收缩功能都是减低的。应用M型超声可以对比左心室与右心室的收缩力（图22-9）。大多数病例的主动脉瓣闭锁，二尖瓣存在但发育不良，左心室呈球形、运动减低，由于心内膜纤维弹性组织增生导致左室内壁回声增强（图22-5，22-7A，22-8A，22-9A）。与右心房相比，左心房小，卵圆瓣从左心房向右心房摆动，呈反向运动（图22-10）。由于主动脉发育不良（<3mm），五腔心切面很难显示主动脉。三血管-气管切面，肺动脉主干代偿性扩张，紧邻上腔静脉的主动脉弓横部显示不清或主动脉弓呈管状发育不良（图22-11）。

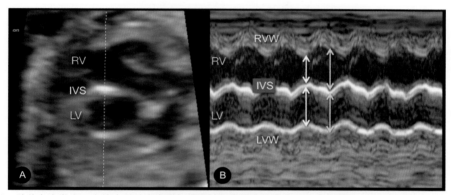

图22-9 胎儿左心发育不良综合征伴心内膜纤维弹性组织增生的横位四腔心切面（A）和M型超声（B）
A图显示左心室（LV）扩张并呈球形，左室心内膜纤维弹性组织增生，左室壁回声增强；B图显示M型超声左心室收缩功能比右心室（RV）减低。收缩期（白色箭头）和舒张期（黄色箭头）左心室内径几乎无变化。IVS—室间隔；LVW—左室壁；RVW—右室壁

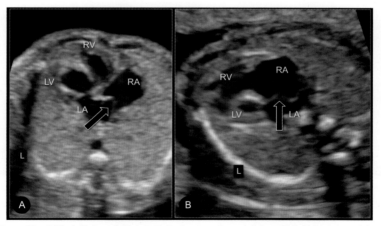

图22-10 妊娠22周2例左心发育不良综合征胎儿（A和B）四腔心切面的灰阶超声显示房间隔
卵圆窝处由于左向右分流导致房间隔膨向右心房。同一病例的彩色和脉冲多普勒见图22-14。LA—左心房；LV—左心室；RV—右心室；L—左

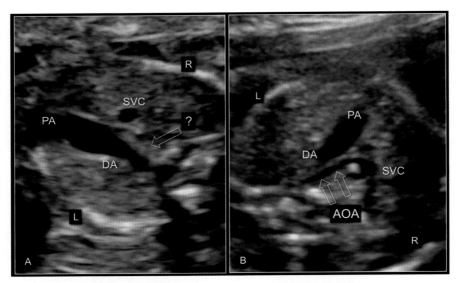

图 22-11　2 例（A 和 B）左心发育不良综合征胎儿三血管 – 气管切面的灰阶超声
A. 升主动脉未显示（开放箭头），肺动脉（PA）扩张；B. 主动脉弓（AOA）（双开放箭头）呈管状发育不良。
DA—动脉导管；SVC—上腔静脉；L—左；R—右

　　重度主动脉狭窄四腔心切面异常,表现为左心室扩张,收缩功能减低(图 22-12)。通常,
左室壁回声增强,提示心内膜纤维弹性组织增生（图 22-13）。心尖部仍由扩张的左心室
构成。由于二尖瓣反流,左心房增大。五腔心切面显示主动脉根部狭窄（图 22-12B,
22-13B）,伴有瓣叶活动减低。升主动脉狭窄后扩张（图 22-13B）。

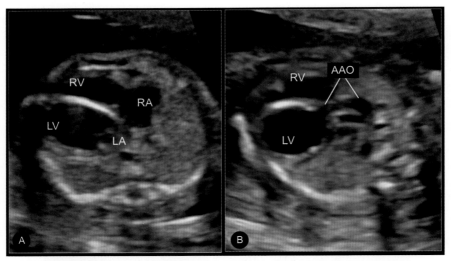

图 22-12　妊娠 21 周重度主动脉狭窄胎儿横位四腔心切面（A）和五腔心切面（B），左心室（LV）扩张
A. 显示左心室呈球形扩张, 左室壁回声增强提示心内膜纤维弹性组织增生；B. 显示升主动脉（AAO）发育不良。
RA—右心房；RV—右心室；LA—左心房

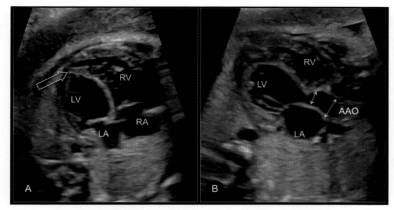

图 22-13　妊娠 30 周重度主动脉狭窄胎儿心尖四腔心切面（A）和五腔心切面（B）

A. 左心室（LV）扩张，呈球形，心尖部仍由左心室构成（开放箭头）；B. 主动脉根部狭窄，升主动脉（AAO）狭窄后扩张（双向箭头）。RV—右心室；RA—右心房；LA—左心房

彩色多普勒

左心发育不良综合征时，四腔心切面的彩色多普勒显示右心房和右心室的单侧血流信号充盈，而左心房和左室充盈缺失（图 22-6B），或当左心室存在时，发育不良的左室充盈缺失或明显减少（图 22-7B，22-8B）。由于左房压不断增高，彩色多普勒可见卵圆窝处左向右分流信号（图 22-14，22-15）。五腔心切面彩色多普勒不能显示闭锁的主动脉瓣

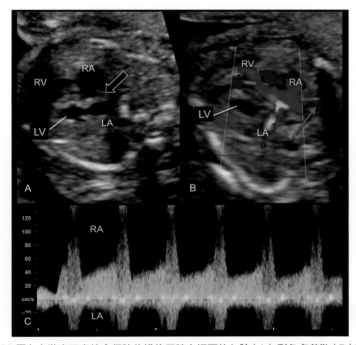

图 22-14　妊娠 22 周左心发育不良综合征胎儿横位四腔心切面的灰阶（A）、彩色多普勒（B）和频谱多普勒（C）超声

A. 由于卵圆窝处左向右分流导致房间隔膨向右心房（RA）（开放箭头）（见图 22-10）；B. 彩色多普勒显示（红色箭头）卵圆窝水平左向右分流；C. 脉冲多普勒显示卵圆窝处从左心房（LA）向右心房分流的血流速度增快（>100cm/s）。LV—左心室；RV—右心室

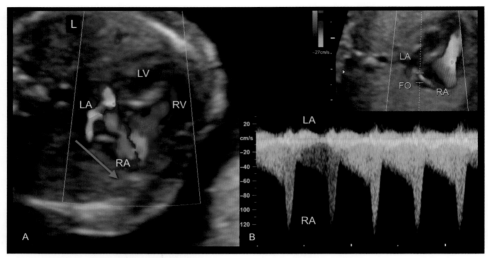

图 22-15 胎儿左心发育不良综合征的四腔心切面

A 图彩色多普勒显示心房水平左向右分流信号呈蓝色；B 图频谱多普勒显示流速增快，与图 22-14 的病例相似。
LA—左心房；LV—左心室；RV—右心室；RA—右心房；FO—卵圆孔；L—左

跨瓣血流信号。三血管 – 气管切面彩色多普勒显示异常，扩张的肺动脉内为前向血流信号，
而狭窄的主动脉峡部和主动脉弓横部内为反向血流信号（图 22-16，22-17）（见第 9 章）。主
动脉和动脉导管长轴彩色多普勒显示从动脉导管到主动脉峡部的反向血流信号（图 22-17）。左
心发育不良综合征肺静脉的脉冲多普勒具有独特性，显示为舒张末期 A 波反向（图 22-18，
22-19）。肺静脉 A 波反向的病理生理原因与血液循环过程中左房压增高有关 [6]。由于左
心发育不良综合征胎儿心房收缩期（A 波）在左心房与左心室之间没有血流充盈，左心房
内的血流通过卵圆孔进入右心房并返回到肺静脉。最新的文献报道，在舒张末期肺静脉
内也有反向血流。当卵圆孔变窄时，频谱多普勒检测到舒张末期肺静脉内更严重的反向

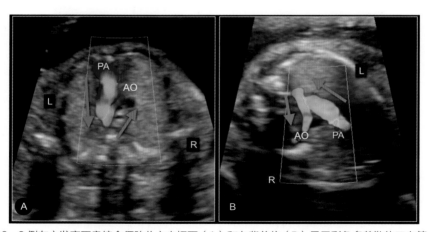

图 22-16 2 例左心发育不良综合征胎儿心尖切面（A）和左背前位（B）显示彩色多普勒的三血管 – 气管切面

A 图显示扩张的肺动脉（PA）内为前向血流信号（蓝色箭头），而狭窄的主动脉（AO）内为反向血流信号（红色，
红色箭头）；B 图显示肺动脉内为红色向上的血流信号（红色箭头），而主动脉弓内为蓝色向下反向血流信号（蓝
色箭头）。R—右；L—左

血流[7]。当存在少见的较大房间隔交通口时，肺静脉内无反向多普勒波形。反之，房间隔闭合时，可见肺静脉内为往返穿梭的频谱[6]。图 22-19 显示肺静脉多普勒波形的反向血流频谱。图 22-19D 显示左心发育不良综合征合并卵圆孔闭合，这种情况通常预后较差。

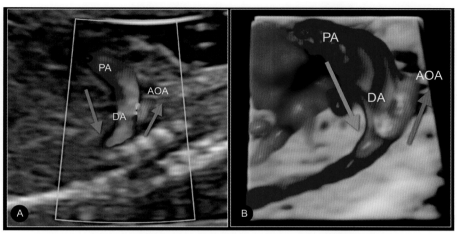

图 22-17 胎儿左心发育不良综合征大血管矢状面的彩色多普勒（A）和 3D 玻璃体成像（B）
A 图显示狭窄的主动脉弓（AOA）内血流信号反向呈红色（红色箭头），扩张的肺动脉（PA）和动脉导管（DA）内为前向血流信号呈蓝色（蓝色箭头）；B 图的 3D 玻璃体成像图能更好地显示大血管空间关系和大小

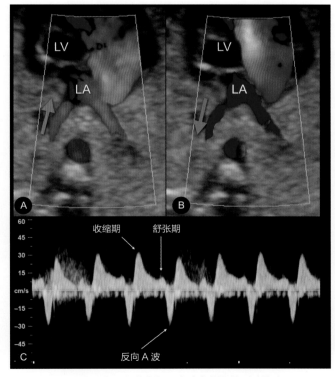

图 22-18 胎儿左心发育不良和卵圆孔受限的彩色多普勒和脉冲多普勒检测肺静脉
彩色多普勒显示肺静脉进入左心房（LA）水平的血流信号呈双向（A 图红色，B 图蓝色）；C 图为脉冲多普勒显示收缩期高速血流、舒张期低速血流和心房收缩期的 A 波反向血流（与图 22-19 对比）。LV—左心室

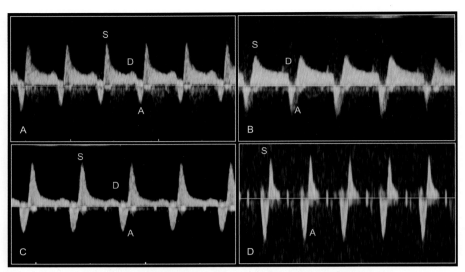

图 22-19　4 例左心发育不良综合征胎儿肺静脉脉冲多普勒和卵圆孔受限的不同病变程度

A ～ D 图显示 4 例胎儿反向频谱波形不断增高，对比 4 例胎儿反向血流的不同。D 图胎儿为典型的卵圆孔宫内闭合肺静脉内往返血流信号。S—收缩期；D—舒张期；A—心房收缩

　　重度主动脉狭窄时，四腔心切面的彩色多普勒可见舒张期左室充盈，收缩期二尖瓣重度反流（图 22-20）。严重的病例左室充盈减少，伴有卵圆孔处左向右分流。脉冲多普勒检测到舒张期二尖瓣短暂充盈，频谱异常呈单峰（图 22-20C，22-21A）。五腔心切面可见通过重度主动脉瓣狭窄的前向血流（通常是湍流）（图 22-22）。妊娠中期主动

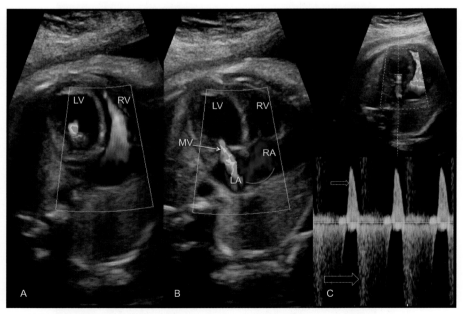

图 22-20　胎儿重度主动脉狭窄的四腔心切面（A 和 B）及脉冲多普勒（C）二尖瓣血流

A 图显示左心室（LV）与右心室（RV）相比，左室舒张期充盈减少；B 图显示二尖瓣重度反流，卵圆孔左向右分流（曲线箭头）；C 图显示舒张期二尖瓣单峰（小箭头）和全收缩期二尖瓣重度反流（大箭头）。LA—左心房；RA—右心房；MV—二尖瓣

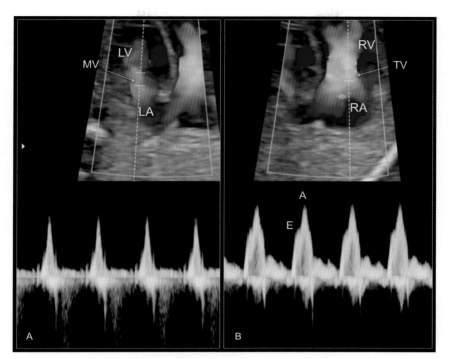

图 22-21　胎儿重度主动脉狭窄彩色和脉冲多普勒通过二尖瓣（MV）（A）和三尖瓣（TV）（B）

与正常三尖瓣 E 峰和 A 峰相比，二尖瓣频谱呈单峰并充盈期变短提示舒张期左室充盈减少，左心室(LV)功能减低。
LA—左心房；RA—右心房；RV—右心室

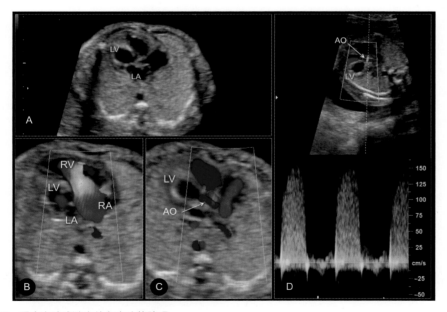

图 22-22　重度主动脉狭窄伴左室功能障碍

左室发育不良伴心内膜纤维弹性组织增生（A），彩色多普勒显示左室充盈减少（B）和重度主动脉瓣狭窄通过
瓣口的前向血流（C）。脉冲多普勒检测到主动脉瓣的高速血流（D）。LA—左心房；LV—左心室；RA—右心房；
RV—右心室；AO—主动脉

脉瓣峰值流速通常增高（>200cm/s），也可减低（80 ～ 200cm/s）。随诊时发现主动脉瓣收缩期峰值流速减低或主动脉瓣反流提示左室功能障碍[8]。一些严重的病例，三血管 - 气管切面的彩色多普勒仍可见收缩期主动脉前向血流，收缩晚期和舒张期可见主动脉峡部反向血流。图 22-23 ～ 22-27 举例说明了重度主动脉狭窄的胎儿在 2 周内发展成为左心发育不良综合征。

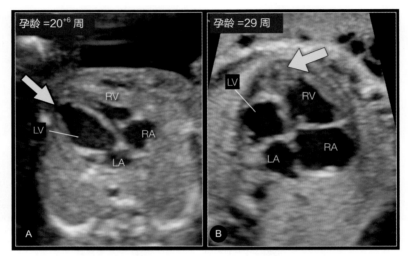

图 22-23　A 图显示妊娠 22 周胎儿重度主动脉狭窄和左室功能障碍的四腔心切面，B 图显示妊娠 29 周发展为左心发育不良综合征

A 图显示心尖部仍由扩张的左心室（LV）构成（黄色箭头）；B 图显示左心室变小，心尖部由右心室（RV）构成（黄色箭头）。同一病例的彩色多普勒见图 22-24 ～ 22-27。LA—左心房；RA—右心房

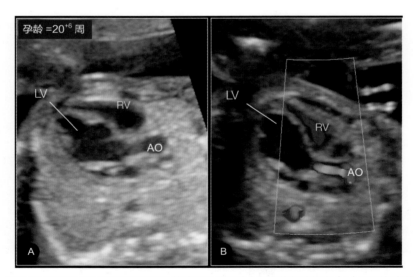

图 22-24　妊娠 20 周重度主动脉狭窄和左室功能障碍胎儿五腔心切面的灰阶超声（A）和彩色多普勒（B）（与图 22-23 为同一病例）

B 图显示通过狭窄的主动脉瓣为前向、湍流信号。图 A 和 B 左心室均扩张，呈圆形。AO—主动脉；LV—左心室；RV—右心室

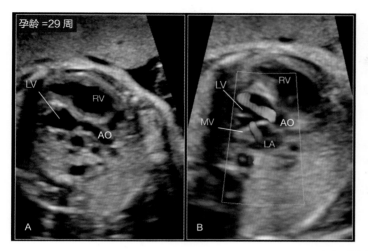

图 22-25　重度主动脉狭窄和左室功能障碍胎儿五腔心切面的灰阶超声（A）和彩色多普勒（B），在妊娠 29 周时发展为左心发育不良综合征（与图 22-24 为同一病例）

图 A 显示目前左心室变小，为左心发育不良综合征的征象；图 B 显示二尖瓣仍然开放，可见反流（蓝色）（见图 22-26，22-27），主动脉瓣狭窄并关闭不全，可见反流（红色）到左心室（LV）。RV—右心室；AO—主动脉；LA—左心房；MV—二尖瓣

图 22-26　重度主动脉狭窄和左室功能障碍胎儿五腔心切面的彩色多普勒，在妊娠 29 周时发展为左心发育不良综合征（与图 22-25 为同一病例）

左心室（LV）小，彩色多普勒显示二尖瓣反流（蓝色），卵圆孔（FO）处左向右分流（红色箭头）（见图 22-27）。LA—左心房；RA—右心房

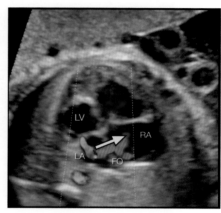

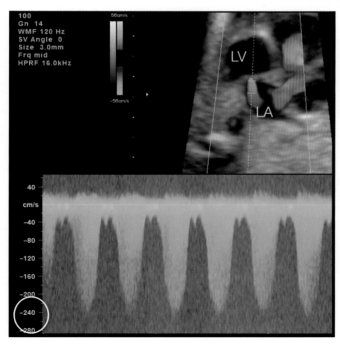

图 22-27　重度主动脉狭窄和左室功能障碍胎儿四腔心切面的彩色多普勒，在妊娠 29 周时发展为左心发育不良综合征（与图 22-26 为同一病例）

二尖瓣重度反流（240cm/s）。LA—左心房；LV—左心室

妊娠早期

妊娠早期可以检测到左心发育不良综合征（图 22-28），一些病例甚至在早期筛查时（妊娠 11 ~ 14 周）检测到，但是在这个阶段并不能排除左心发育不良综合征。若合并二尖瓣和主动脉闭锁，表现为左室严重发育不良或缺如，则能够在妊娠 12 周或妊娠中期初检测到（图 22-28 ~ 22-30）。在妊娠早期和妊娠中期，左心发育不良综合征病情会逐渐发展，需要强调的是在测量 NT 时的四腔心切面正常并不能排除在以后的妊娠过程中会发展为左心发育不良综合征。根据笔者的经验，在妊娠早期可以诊断左心发育不良综合征。然而，有 1 例胎儿在妊娠 12 周时发现主动脉狭窄，但左心室大小正常，至妊娠 19 周时发展为左心发育不良综合征。其他作者也报道了类似病例 [9]。

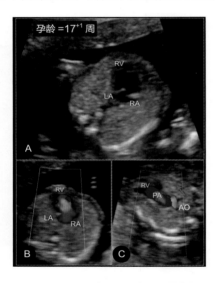

图 22-28　妊娠 17 周胎儿左心发育不良综合征

四腔心切面显示左心室（LV）缺如（A）；彩色多普勒显示舒张期通过二尖瓣血流充盈缺失（B）。三血管 - 气管切面显示扩张的肺动脉（PA）内前向血流信号（蓝色箭头），发育不良的主动脉（AO）内为反向血流信号（红色箭头）。LA—左心房；RA—右心房；RV—右心室

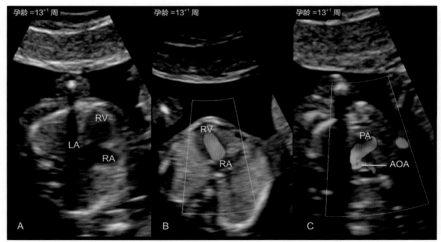

图 22-29　经阴道超声显示妊娠 13 周胎儿左心发育不良综合征

A 图四腔心切面显示左心室（LV）缺如；B 图彩色多普勒显示舒张期右心房（RA）与右心室（RV）之间可见血流信号充盈，而左心室缺如无血流信号；C 图三血管 - 气管切面显示肺动脉（PA）主干内前向血流，主动脉弓（AOA）内反向血流。LA—左心房

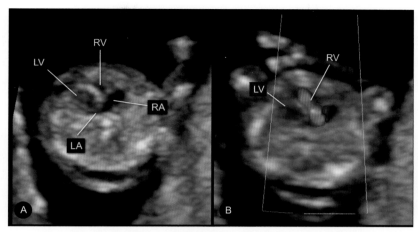

图 22-30   妊娠 14 周胎儿左心发育不良综合征四腔心切面的灰阶超声（A）和彩色多普勒（B）成像

A 图显示左心室（LV）小；B 图显示舒张期二尖瓣血流充盈缺失。这些超声所见与图 22-7 的妊娠中期和妊娠晚期表现相似。LA—左心房；RA—右心房；RV—右心室

三维超声

三维断层成像结合彩色多普勒能够显示左心发育不良综合征病变的不同解剖图像和重度主动脉狭窄 [10,11]（图 22-31 ～ 22-35）。应用时间－空间关联成像技术能够评价心室解剖和收缩力，并能监测疾病发展过程。断层成像可以从不同平面观察疾病的变化（图 22-31）。

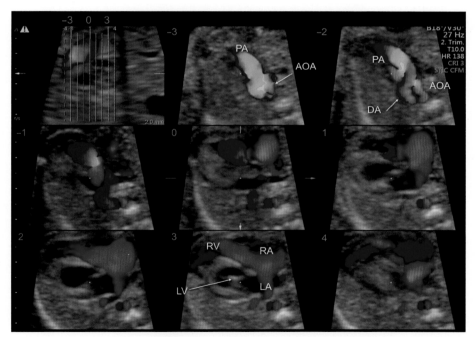

图 22-31   应用 3D 时间－空间关联成像技术结合彩色多普勒和断层超声对妊娠 22 周胎儿左心发育不良综合征的成像

左心发育不良综合征的几种超声特征均可见，包括：小左室充盈缺失（2 和 3 平面），房间隔左向右分流（1 ～ 4 平面），肺动脉（PA）和动脉导管（DA）前向血流（－2 和 －3 平面），主动脉峡部和主动脉弓（AOA）横部反向血流（－2 和 －3 平面）。LA—左心房；RA—右心房；RV—右心室

此外，四腔心切面的 3D 容积成像可以观察左心室大小（图 22-32），根据这些基本切面能够更好地评估发育不良的主动脉根部和二尖瓣环。时间－空间关联成像技术结合彩色多普勒和玻璃体模式能够显示左心发育不良综合征和重度主动脉狭窄胎儿心腔和血管内血流的空间关系（图 22-33）。最新的双平面法（见第 15 章）能够从两个相互垂直的平面同时观察左心室（图 22-34）、卵圆孔的飘动和分流（图 22-35）以及发育不良的主动脉瓣。

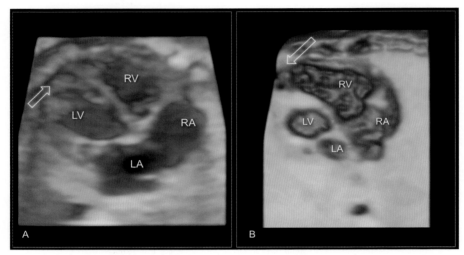

图 22-32　应用 3D 时间－空间关联成像技术表面模式对 1 例重度主动脉狭窄（A）和 1 例左心发育不良综合征（B）的胎儿成像
重度主动脉狭窄的胎儿左心室（LV）扩张，心尖部由左心室构成（开放箭头）。左心发育不良综合征的胎儿左心室小，心尖部由右心室（RV）构成（开放箭头）。LA—左心房；RA—右心房

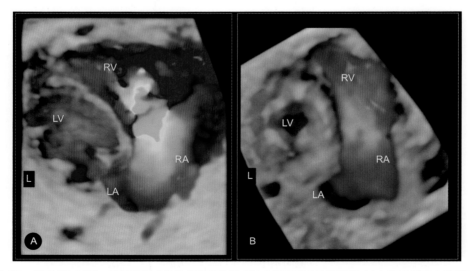

图 22-33　应用 3D 时间－空间关联成像技术玻璃体模式对 1 例重度主动脉狭窄（A）和 1 例左心发育不良综合征（B）的胎儿四腔心切面成像
A 图显示左心室（LV）扩张，B 图显示左心室小。A 图舒张期左室充盈可见；B 图舒张期左室几乎未见充盈。LA—左心房；RA—右心房；RV—右心室；L—左

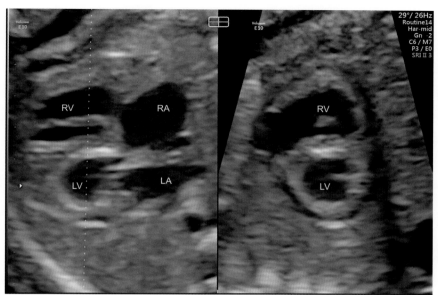

图 22-34　胎儿左心发育不良综合征双平面模式成像
左侧平面图显示四腔心切面,直线同时通过右心室(RV)和左心室(LV)。右侧平面图是左侧平面图的垂直图像,
显示右心室短轴和左心室运动减低。LA—左心房;RA—右心房

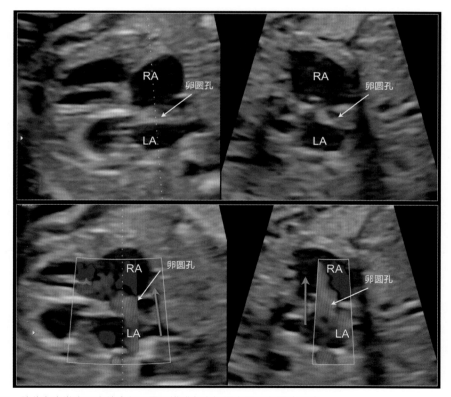

图 22-35　胎儿左心发育不良综合征双平面模式在房间隔水平和卵圆孔飘动
直线通过房间隔的灰阶超声(上面的平面)和彩色多普勒(下面的平面)。右侧(上面和下面的平面)是左侧平
面图的垂直图。可见卵圆孔开放和左向右分流(红色)。LA—左心房;RA—右心房

心内和心外合并畸形

4% ~ 5% 的左心发育不良综合征合并染色体异常[3,12]，例如 Turner 综合征，13- 三体综合征和 18- 三体综合征等。10% ~ 25% 的婴幼儿左心发育不良综合征[13,14]合并心外畸形与基因综合征有关，例如 Turner 综合征、Noonan 综合征、Smith–Lemli–Opitz 综合征和 Holt–Oram 综合征[14,15]。

左心发育不良综合征胎儿的生长受限可能与心输出量减少（约20%）有关[16]。约 20% 重度主动脉狭窄患者合并心内畸形，包括三尖瓣发育不良、主动脉发育不良、主动脉缩窄和动脉导管未闭（产后）。重度主动脉狭窄合并心外畸形少见，合并染色体畸形也少见。主动脉狭窄合并心外畸形如肾脏畸形、NT 增厚或胎儿水肿提示存在 Turner 综合征。

鉴别诊断

鉴别诊断包括导致左心室小的心脏畸形。鉴别诊断时最常见的心脏畸形是主动脉缩窄，因为主动脉缩窄表现为主动脉细和左心室小。表 22-1 列出了左心发育不良综合征和主动脉缩窄的不同特征。然而，最具挑战性的鉴别诊断是重度主动脉狭窄，这种疾病在宫内会发展为左心发育不良综合征（见图 22-22，22-26）。重度主动脉狭窄和左心发育不良综合征的一些类型特点相似，因此，很难给出明确的诊断[17]。除了重度主动脉狭窄还应该考虑到其他畸形，包括二尖瓣闭锁合并室间隔缺损、非平衡型房室间隔缺损、右心室双出口和矫正型大动脉转位。左心室扩张并收缩力减低也可见于单纯性心内膜纤维组织弹性增生、扩张的左室心肌病或主动脉 – 左室通道。然而，这些情况与重度主动脉狭窄相比是很少见的。与这些畸形相关的超声表现将在相应的章节详细讨论。

表 22-1 左心发育不良综合征和主动脉缩窄的解剖特点鉴别诊断

心脏解剖	左心发育不良综合征	主动脉缩窄
左室大小	小	窄但长径正常
心尖部	由右心室构成	由左心室构成
左室收缩力	减低	正常
左室壁回声	增强（纤维弹性组织增生）	正常
二尖瓣血流	缺失或减少	正常
室间隔缺损	无	偶尔
主动脉瓣	闭锁	开放
主动脉弓	管状、发育不良、扭曲	峡部窄或管状发育不良
收缩期主动脉血流	缺失	前向
主动脉峡部血流	反向	前向或部分反向
卵圆孔	左向右分流	右向左分流

表 22-2　左心发育不良综合征重建策略

手术	年龄	步骤	生理学影响
第一阶段 （Norwood 术式）	新生儿	• 房间隔切开 • 肺动脉近心端与主动脉吻合 • 主动脉弓起自右心室的重建 • 建立稳定的肺动脉血流（主肺动脉分流或右心室肺动脉人工管道）	• 右心室成为支撑体循环和肺循环的心室 • 右心室容量负荷过重 • 外周血氧饱和度为75% ～ 85%
第二阶段 （上腔静脉肺动脉连接）	4 ～ 6 个月	• 消除分流和去除管道 • 上腔静脉与肺动脉分支吻合（双向 Glenn 或半 Fontan） • 必要时扩大肺动脉	• 右心室容量减少 • 外周血氧饱和度：80% ～ 85%
第三阶段 （Fonton 术式）	18 个月 ～ 3 岁	• 下腔静脉与肺动脉连接（Fontan 手术，许多改良方法）	• 肺血流增多 • 外周血氧饱和度：>90%

预后与转归

　　推荐 4 ～ 6 周进行连续的产前胎儿心脏检查来评估胎儿生长发育、三尖瓣功能和卵圆孔分流方向。三尖瓣功能异常（反流）和（或）卵圆孔分流受限提示预后不良 [7]。左心发育不良综合征胎儿的肺静脉血流频谱有助于间接评价卵圆孔开放情况 [6,18]。卵圆孔过隔血流受限也提示预后不良 [19]，因为它反映了左房内高压以及合并严重的肺血管疾病。

　　近 15 年来，左心发育不良综合征通过外科手术治疗的疗效有了很大改进，但是这种心脏畸形仍被认为是最复杂心脏畸形的一种，需要至少 3 次或多次姑息治疗（Norwood 手术）。左心发育不良综合征产后姑息治疗的目的包括非梗阻性体循环的建立、控制肺血流量、保证冠状动脉血流灌注和通过房间隔的非梗阻性肺血流 [20]。现在的治疗方案包括 Norwood 术式和心脏移植。一些心脏中心报道，由于供体的匮乏和 Norwood 术式疗效的改进，心脏移植作为一种治疗方案已很少用于新生儿左心发育不良综合征的治疗。总体报道，在等待心脏移植的过程中，婴幼儿死亡率达 21% ～ 37% [21]。与心脏移植相关的远期问题包括排异反应、动脉粥样硬化加速和慢性感染 [22]。Norwood 术式包括 3 个阶段，见表 22-2。第 1 阶段据报道的存活率为 46% ～ 76%，一些心脏中心报道存活率为 90% [20,22]。第 2 阶段和第 3 阶段存活率为 95% [20,22]。表 22-3 列出了成功实施 Norwood 手术的患儿远期发病率。目前外科手术对神经感知障碍的病因学并不明确 [23]。可能与左心发育不良综合征合并中枢神经系统异常、术前血流动力学不稳定和术中灌注技术的影响有关 [23,24]。一些报道左心发育不良综合征产前诊断与围术期神经病学事件较低的发病率有关 [25]。Norwood 手术死亡率增高的危险因素包括：低体重儿、早产、严重的心外畸形、术前严重的肺静脉回流梗阻、右心室功能减低和升主动脉细小 [26-29]。

　　近 15 年来，全世界少数心脏中心已经在积极探索应用宫内导管介入治疗改变重度主动脉狭窄的自然进程 [30-38]。研究者们指出，重度主动脉狭窄的解剖特征并不能预测左心发育障碍，而卵圆孔的血流方向（左向右分流）和左室舒张期充盈（单期二尖瓣血流）是预测妊娠晚期左心功能发育异常的敏感参数[33,39]。作者认为这些参数可以用于左心发育不良综合征胎儿的介入治疗筛选指标。介入治疗试图扩张重度狭窄的主动脉瓣从而保证左心室的功能，但是对于卵圆孔几乎闭合的心脏需要用导管介入治疗打开房间隔，降低左房压从而避免肺静脉和肺动脉发育不良[40]。相关内容请回顾关于胎儿心脏介入治疗的文章[41,42]。

表 22-3　左心发育不良综合征 Fonton 术后患儿发病率

发病情况	频率
运动不耐受（程度不同）	大多数
心律失常（程度不同）	25% ~ 50%
血栓栓塞（例如：肺动脉栓塞、脑卒中）	大约 10%
蛋白丢失性肠病	<5%
神经感知障碍（例如：学习困难、注意力不集中或活动过度）（程度不同）	10% ~ 70%

注：修改自 Rychik J. Hypoplastic left heart syndrome: from in-utero diagnosis to school age. *Semin Fetal Neonatal Med*, 2005;10:553–566. 已获得授权。

要点　左心发育不良综合征

- 左心发育不良综合征是一种复杂心脏畸形，包括左心室和左室流出道严重发育不良。
- 左心发育不良综合征是最常见的宫内 CHD 之一。
- 左心发育不良综合征时，左心室收缩功能减低、小或缺如，左心室也可以大小正常或扩张，但彩色多普勒显示左心室无血流信号充盈。
- 左心发育不良综合征主动脉根部未发育，超声很难显示清晰。
- 左心发育不良综合征的心尖部由右心室构成。
- 左心发育不良综合征的卵圆孔膨向右心房，彩色多普勒显示房水平左向右分流。
- 左心发育不良综合征的肺动脉主干和动脉导管代偿性扩张。
- 左心发育不良综合征的三血管－气管切面和动脉导管弓长轴切面显示主动脉弓反向血流。
- 左心发育不良综合征合并 4% ~ 5% 的染色体异常，例如 Turner 综合征等。
- 10% ~ 25% 的 HLHS 婴幼儿合并心外畸形。
- 左心发育不良综合征存在三尖瓣异常（反流）和（或）卵圆孔分流受限提示预后不良。
- 目前左心发育不良综合征的治疗包括 Norwood 手术和心脏移植。
- 左心发育不良综合征产前诊断与围术期神经病学事件较低的发病率有关。

要点　重度主动脉狭窄

- 重度主动脉狭窄的四腔心切面显示左心室扩张。
- 重度主动脉狭窄时主动脉瓣开放，但主动脉瓣口仍是前向血流并峰值流速增高。
- 重度主动脉狭窄的心尖部由扩张的左心室构成，由二尖瓣关闭不全导致左心房扩张。
- 一些严重的病例，重度主动脉狭窄时，脉冲多普勒检测二尖瓣为异常单峰血流频谱，短暂舒张期血流充盈。
- 妊娠中期重度主动脉狭窄跨主动脉瓣峰值流速通常较高（>200cm/s）。
- 约20%重度主动脉狭窄患者合并心内畸形，包括室间隔缺损、主动脉缩窄和动脉导管未闭（产后）。
- 重度主动脉狭窄合并心外畸形和染色体异常少见。

（刘　琳　张连仲　译）

参考文献

1. Ferencz C, Rubin JD, Loffredo CA, et al. *Epidemiology of Congenital Heart Disease. The Baltimore-Washington Infant Study*, 1981–1989. Perspectives in Pediatric Cardiology. Mount Kisco, NY: Futura Publishing; 1993.

2. Morris CD, Outcalt J, Menashe VD. Hypoplastic left heart syndrome: natural history in a geographically defined population. *Pediatrics*. 1990;85:977–983.

3. Allan LD, Sharland GK, Milburn A, et al. Prospective diagnosis of 1,006 consecutive cases of congenital heart disease in the fetus. *J Am Coll Cardiol*. 1994;23:1452–1458.

4. Lindinger A, Schwedler G, Hense HW. Prevalence of congenital heart defects in newborns in Germany: results of the first registration year of the PAN Study (July 2006 to June 2007). *Klin Padiatr*. 2010;222:321–326.

5. Boughman JA, Berg KA, Astemborski JA, et al. Familial risks of congenital heart defect assessed in a population-based epidemiologic study. *Am J Med Genet*. 1987;26:839–849.

6. Lenz F, Machlitt A, Hartung J, et al. Fetal pulmonary venous flow pattern is determined by left atrial pressure: report of two cases of left heart hypoplasia, one with patent and the other with closed interatrial communication. *Ultrasound Obstet Gynecol*. 2002;19:392–395.

7. Rychik J. Hypoplastic left heart syndrome: from in-utero diagnosis to school age. *Semin Fetal Neonatal Med*. 2005;10:553–566.

8. Hornberger LK, Sanders SP, Rein AJ, et al. Left heart obstructive lesions and left ventricular growth in the midtrimester fetus. A longitudinal study. *Circulation*. 1995;92:1531–1538.

9. Axt-Fliedner R, Kreiselmaier P, Schwarze A, et al. Development of hypoplastic left heart syndrome after diagnosis of aortic stenosis in the first trimester by early echocardiography. *Ultrasound Obstet Gynecol*. 2006;28:106–109.

10. Chaoui R, Hoffmann J, Heling KS. Three-dimensional (3D) and 4D color Doppler fetal echocardiography using spatio-temporal image correlation (STIC). *Ultrasound Obstet Gynecol*. 2004;23:535–545.

11. Paladini D, Vassallo M, Sglavo G, et al. The role of spatio-temporal image correlation (STIC) with tomographic ultrasound imaging (TUI) in the sequential analysis of fetal congenital heart disease. *Ultrasound Obstet Gynecol*. 2006;27:555–561.

12. Raymond FL, Simpson JM, Sharland GK, et al. Fetal echocardiography as a predictor of chromosomal abnormality. *Lancet*. 1997;350:930.

13. Callow LB. Current strategies in the nursing care of infants with hypoplastic left-heart syndrome undergoing first-stage palliation with the Norwood operation. *Heart Lung*. 1992;21:463–470.

14. Natowicz M, Chatten J, Clancy R, et al. Genetic disorders and major extracardiac anomalies associated with the hypoplastic left heart syndrome. *Pediatrics*. 1988;82:698–706.

15. Connor JA, Thiagarajan R. Hypoplastic left heart syndrome. *Orphanet J Rare Dis*. 2007;2:23.

16. Rosenthal GL. Patterns of prenatal growth among infants with cardiovascular malformations: possible fetal

hemodynamic effects. *Am J Epidemiol*. 1996;143:505–513.

17. Sharland GK, Chita SK, Fagg NL, et al. Left ventricular dysfunction in the fetus: relation to aortic valve anomalies and endocardial fibroelastosis. *Br Heart J*. 1991;66:419–424.

18. Lenz F, Chaoui R. Changes in pulmonary venous Doppler parameters in fetal cardiac defects. *Ultrasound Obstet Gynecol*. 2006;28:63–70.

19. Michelfelder E, Gomez C, Border W, et al. Predictive value of fetal pulmonary venous flow patterns in identifying the need for atrial septoplasty in the newborn with hypoplastic left ventricle. *Circulation*. 2005;112:2974–2979.

20. Alsoufi B, Bennetts J, Verma S, et al. New developments in the treatment of hypoplastic left heart syndrome. *Pediatrics*. 2007;119:109–117.

21. Jenkins PC, Flanagan MF, Jenkins KJ, et al. Survival analysis and risk factors for mortality in transplantation and staged surgery for hypoplastic left heart syndrome. *J Am Coll Cardiol*. 2000;36:1178–1185.

22. Simpson JM. Hypoplastic left heart syndrome. *Ultrasound Obstet Gynecol*. 2000;15:271–278.

23. Goldberg CS, Gomez CA. Hypoplastic left heart syndrome: new developments and current controversies. *Semin Neonatol*. 2003;8:461–468.

24. Glauser TA, Rorke LB, Weinberg PM, et al. Congenital brain anomalies associated with the hypoplastic left heart syndrome. *Pediatrics*. 1990;85:984–990.

25. Mahle WT, Clancy RR, McGaurn SP, et al. Impact of prenatal diagnosis on survival and early neurologic morbidity in neonates with the hypoplastic left heart syndrome. *Pediatrics*. 2001;107:1277–1282.

26. Azakie T, Merklinger SL, McCrindle BW, et al. Evolving strategies and improving outcomes of the modified norwood procedure: a 10-year single-institution experience. *Ann Thorac Surg*. 2001;72:1349–1353.

27. Daebritz SH, Nollert GD, Zurakowski D, et al. Results of Norwood stage I operation: comparison of hypoplastic left heart syndrome with other malformations. *J Thorac Cardiovasc Surg*. 2000;119:358–367.

28. Gaynor JW, Mahle WT, Cohen MI, et al. Risk factors for mortality after the Norwood procedure. *Eur J Cardiothorac Surg*. 2002;22:82–89.

29. Mahle WT, Spray TL, Wernovsky G, et al. Survival after reconstructive surgery for hypoplastic left heart syndrome: a 15-year experience from a single institution. *Circulation*. 2000;102: III 136 – III 141.

30. Maxwell D, Allan L, Tynan MJ. Balloon dilatation of the aortic valve in the fetus: a report of two cases. *Br Heart J*. 1991;65:256–258.

31. Kohl T, Sharland G, Allan LD, et al. World experience of percutaneous ultrasound-guided balloon valvuloplasty in human fetuses with severe aortic valve obstruction. *Am J Cardiol*. 2000;85:1230–1233.

32. Gardiner HM. Progression of fetal heart disease and rationale for fetal intracardiac interventions. *Semin Fetal Neonatal Med*. 2005;10:578–585.

33. Tworetzky W, Wilkins-Haug L, Jennings RW, et al. Balloon dilation of severe aortic stenosis in the fetus: potential for prevention of hypoplastic left heart syndrome: candidate selection, technique, and results of successful intervention. *Circulation*. 2004;110:2125–2131.

34. Tulzer G, Arzt W. Fetal cardiac interventions: rationale, risk and benefit. *Semin Fetal Neonatal Med*. 2013;18:298–301.

35. Arzt W, Wertaschnigg D, Veit I, et al. Intrauterine aortic valvuloplasty in fetuses with critical aortic stenosis: experience and results of 24 procedures. *Ultrasound Obstet Gynecol*. 2011;37:689–695.

36. Gembruch U, Geipel A, Herberg U, et al. Fetal cardiac interventions [in German]. *Z Geburtshilfe Neonatol*. 2012;216:162–172.

37. Pedra SR, Peralta CF, Crema L, et al. Fetal interventions for congenital heart disease in Brazil. *Pediatr Cardiol*. 2014;35:399–405.

38. Freud LR, McElhinney DB, Marshall AC, et al. Fetal aortic valvuloplasty for evolving hypoplastic left heart syndrome: postnatal outcomes of the first 100 patients. *Circulation*. 2014;130:638–645.

39. Makikallio K, McElhinney DB, Levine JC, et al. Fetal aortic valve stenosis and the evolution of hypoplastic left heart syndrome: patient selection for fetal intervention. *Circulation*. 2006;113:1401–1405.

40. Marshall AC, Levine J, Morash D, et al. Results of in utero atrial septoplasty in fetuses with hypoplastic left heart syndrome. *Prenat Diagn*. 2008;28:1023–1028.

41. Kleinman CS. Fetal cardiac intervention: innovative therapy or a technique in search of an indication? *Circulation*. 2006;113:1378–1381.

42. Rychik J. Hypoplastic left heart syndrome: can we change the rules of the game? *Circulation*. 2014;130:629–631.

第 23 章
主动脉缩窄和主动脉弓离断

主动脉缩窄

定义、疾病谱和发病率

主动脉缩窄是一种常见的心脏畸形，占新生儿 CHD 的 5% ~ 8%[1,2]。主动脉缩窄是指主动脉弓部狭窄，通常位于主动脉峡部，即左锁骨下动脉与动脉导管之间[2]（图 23-1）。有时主动脉缩窄可累及一长段的主动脉弓，称为主动脉弓部管状发育不良。主动脉缩窄更多见于男婴，男女比例为 1.27 ~ 1.74[3]。主动脉缩窄有较高的再发风险，主动脉缩窄的患儿其兄弟姐妹的发病率为 2% ~ 6%，母亲患有此病，所生孩子的发病率为 4%[4,5]。染色体异常和其他心外畸形常合并主动脉缩窄[6]。主动脉缩窄的胚胎发育机制复杂且不清楚其发病机制，目前提出两种观点：导管组织理论认为主动脉缩窄是由于导管平滑肌细胞移位生

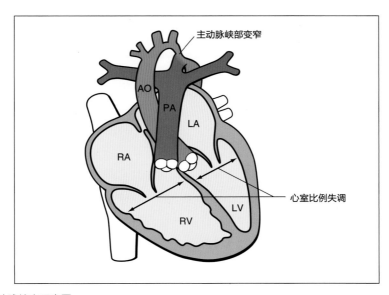

图 23-1　主动脉缩窄示意图
详见正文。RA—右心房；RV—右心室；LA—左心房；LV—左心室；PA—肺动脉；AO—主动脉

长于主动脉内[7]；而血流动力学理论认为缩窄是由于胎儿期流经主动脉弓的血流量减少[8]。主动脉缩窄可分为两型：单纯型不合并重大的心内畸形，复杂型合并严重的心内畸形。当合并左心发育不良综合征和主动脉闭锁时，发育不良的主动脉弓不应归入主动脉缩窄，而应视为心脏主要畸形的一部分。表 23-1 列出了可能合并主动脉缩窄或管状主动脉发育不良（作为重大心脏畸形的一部分）的心脏畸形。图 23-2 为主动脉缩窄的胎儿心脏解剖标本。

表 23-1　主动脉缩窄或主动脉管状发育不良伴发的心脏畸形
• 左心室变小的房室间隔缺损
• 左心发育不良综合征
• 右心室双出口
• 三尖瓣闭锁并室间隔缺损和大血管异位（Ⅱ型）
• 矫正型大动脉转位
• 心室双入口（单心室）

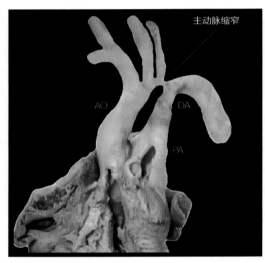

图 23-2　主动脉缩窄的胎儿心脏解剖标本
显示主动脉峡部内径变窄（标记为主动脉缩窄）。AO—主动脉；PA—肺动脉；DA—动脉导管

超声表现

灰阶超声

四腔心切面显示心室发育不均衡通常是怀疑主动脉缩窄的主要征象，此切面可显示左心室较右心室变窄[9-11]（图 23-3，23-4）。主动脉缩窄的胎儿右心室与左心室内径比值 ≥1.69（正常胎儿为 1.19）[12]。与左心发育不良综合征相反，主动脉缩窄时左心室收缩功能正常，且二尖瓣开放良好（见第 22 章）。主动脉缩窄胎儿偶可见合并永存左上腔静脉。在这种情况下，四腔心切面可见永存左上腔静脉的横截面凸向左心房的外侧缘，导致二尖瓣流入道狭窄（图 23-4）（见第 31 章）。五腔心切面显示升主动脉直径通常是正常。偶可见主动脉根部狭窄，尤其当存在膜周部室间隔缺损和（或）主动脉狭窄时。主动脉瓣有

时为两叶，在产前很难诊断。三血管 – 气管切面显示主动脉弓横部内径较主肺动脉窄[12]，以峡部最为明显（图 23-5，23-6）。在诊断主动脉缩窄时，三血管 – 气管切面显示三血管比例失常，较四腔心切面显示心室比例异常更具有特异性。有时该切面可显示永存左上腔静脉位于主肺动脉左侧(图 23-6)。四腔心切面和三血管 – 气管切面怀疑主动脉缩窄时，应试图获取主动脉弓的长轴切面。该切面可以更好地评估狭窄的长度和程度，以及主动脉峡部、动脉导管和降主动脉之间的连接情况（图 23-7，23-8，见本章彩色多普勒部分）。主动脉弓长轴切面，狭窄常位于左锁骨下动脉和动脉导管的起始部之间。主动脉弓有时表现为狭窄，有时表现为走行迂曲，称之为导管对侧支架征，是提示主动脉缩窄的重要线索[13]。严重主动脉缩窄时，左颈总动脉与左锁骨下动脉之间的主动脉弓横部延长变窄（图 23-7B，23-8），左锁骨下动脉起自动脉导管与降主动脉的连接处。建议采用 Z- 评分定量主动脉峡部、横弓部的大小，以及主动脉峡部和动脉导管之间的角度，以准确描述这种心脏畸形[14-16]。

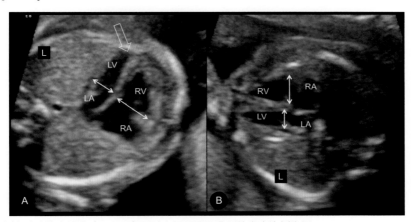

图 23-3　2 例主动脉缩窄胎儿（A 和 B）四腔心切面显示典型的心室比例失调
左心室（LV）较右心室（RV）变窄（双箭头），心尖仍由左心室构成（空心箭头）。RA—右心房；LA—左心房；L—左

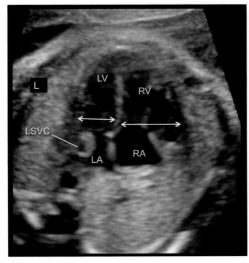

图 23-4　胎儿心尖四腔心切面显示心室比例失调和主动脉缩窄合并永存左上腔静脉（LSVC）
左心室（LV）较右心室（RV）变窄（双箭头）。左心房（LA）外侧缘可显示永存左上腔静脉的横切面。RA—右心房；L—左

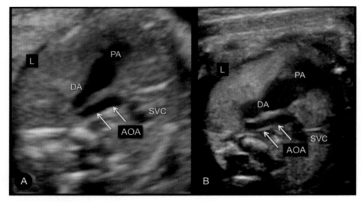

图 23-5 2例中度主动脉缩窄胎儿（A和B）三血管 – 气管切面

显示主动脉弓（AOA）横部内径较肺动脉（PA）和动脉导管（DA）窄。我们推荐三血管 – 气管侧切面以更好地显示上胸腔的小血管。SVC—上腔静脉；L—左

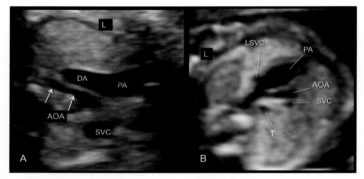

图 23-6 2例重度主动脉缩窄胎儿（A和B）三血管 – 气管切面

图 A 和 B 显示主动脉弓（AOA）管状发育不良。一长段主动脉弓横部内径较肺动脉（PA）和动脉导管（DA）窄。B 胎儿合并永存左上腔静脉（LSVC）。永存左上腔静脉可增加发生主动脉缩窄的风险。SVC—上腔静脉；L—左；T—气管

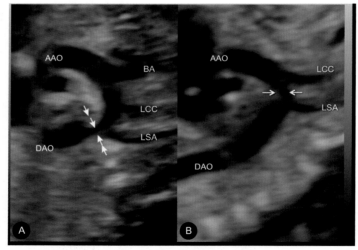

图 23-7 2例主动脉缩窄胎儿（A和B）主动脉弓矢状切面

图 A 中狭窄主要位于左锁骨下动脉（LSA）发出后的主动脉峡部（箭头）；图 B 中狭窄主要位于左锁骨下动脉与左颈总动脉（LCC）起始部之间。AAO—升主动脉；DAO—降主动脉；BA—头臂干动脉

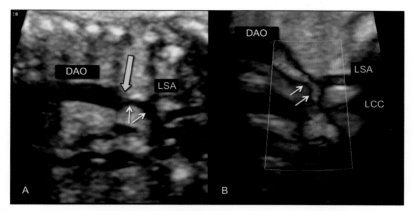

图 23-8 胎儿背面观主动脉缩窄的灰阶（A）和能量多普勒超声（B）主动脉弓矢状切面
狭窄位于主动脉弓横部远端的左锁骨下动脉（LSA）处（短箭头）。黄色长箭头所示为缩窄处，呈"支架征"。
LCC—左颈总动脉；DAO—降主动脉

彩色多普勒

彩色多普勒有助于鉴别主动脉缩窄和其他心脏畸形，并可显示狭窄的主动脉峡部。四
腔心切面彩色多普勒显示左室舒张期正常充盈，以此可鉴别主动脉缩窄与左心发育不良综
合征（图 23-9，23-10）（见第 22 章表 22-1）。当主动脉缩窄合并膜周部室间隔缺损时，
五腔心切面彩色多普勒可显示通过主动脉瓣的前向血流（图 23-9）。经常可见升主动脉
的根部狭窄。三血管 - 气管切面或主动脉弓横切面，可见主动脉弓横部狭窄，在接近峡
部时逐渐变窄（图 23-11）。胎儿期尽管存在主动脉峡部缩窄，但通常血流速度并不增快，
彩色多普勒也不出现混叠现象。主动脉弓长轴切面首选能量多普勒能更好地显示主动脉缩
窄（图 23-12）。注意辨认典型的"支架征"，位于动脉导管与降主动脉连接处（图 23-8，
23-10，23-13），这一超声表现最有助于诊断主动脉缩窄。

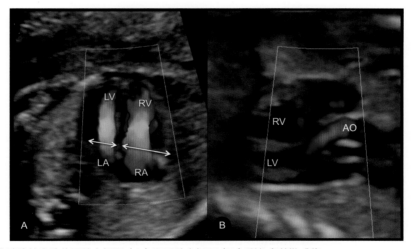

图 23-9 主动脉缩窄胎儿四腔心切面（A）和五腔心切面（B）彩色多普勒成像
图 A 显示左心室内径较右心室变窄（双箭头），舒张期左心室（LV）和右心室（RV）均充盈，证实房室瓣开放。
五腔心切面（B）显示升主动脉（AO）内径正常及前向血流正常。LA—左心房；RA—右心房

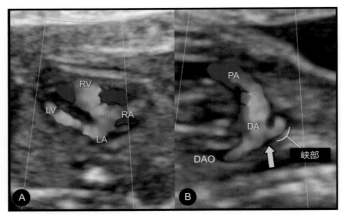

图 23-10　主动脉缩窄胎儿四腔心切面（A）和主动脉弓矢状切面（B）彩色多普勒成像
彩色多普勒显示左心室（LV）内径变窄，舒张期左心室和右心室（RV）充盈。主动脉弓矢状切面（B）显示主动脉峡部缩窄及动脉导管（DA）汇入降主动脉（DAO）。主动脉峡部缩窄形成"支架征"（箭头）。PA—肺动脉；LA—左心房；RA—右心房

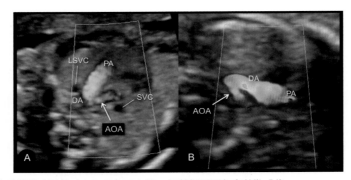

图 23-11　2 例主动脉缩窄胎儿（A 和 B）三血管 – 气管切面彩色多普勒成像
胎儿 A 蓝色血流信号显示主动脉弓（AOA）和动脉导管（DA）内血流信号比例失调；胎儿 B 红色血流信号显示主动脉弓和动脉导管内血流比例失调。此切面可见 2 例胎儿主动脉弓均发育细小。胎儿 A 合并永存左上腔静脉（LSVC）。PA—肺动脉；SVC—上腔静脉

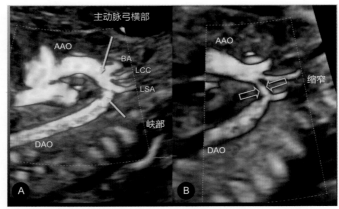

图 23-12　正常胎儿（A）和主动脉缩窄胎儿（B）主动脉弓矢状面能量多普勒成像
正常胎儿（A），能量多普勒显示升主动脉（AAO）、主动脉弓横部、主动脉峡部和降主动脉（DAO），并可见起自主动脉弓横部的 3 支动脉：头臂干动脉（BA）、左颈总动脉（LCC）和左锁骨下动脉（LSA）；主动脉缩窄胎儿（B）主动脉弓横部的狭窄（空心箭头）位于左颈总动脉和左锁骨下动脉之间

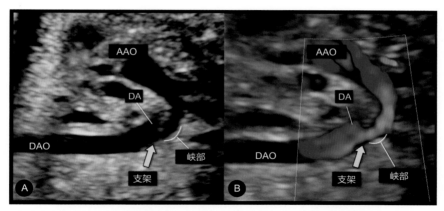

图 23-13　主动脉缩窄胎儿主动脉弓矢状切面灰阶（A）和彩色多普勒（B）超声显示主动脉峡部缩窄
显示狭窄处呈典型的"支架征"（黄色箭头），位于主动脉弓与动脉导管（DA）连接处，动脉导管汇入降主动脉
（DAO）；AAO—升主动脉

妊娠早期

　　妊娠早期超声检查即可怀疑主动脉缩窄（图 23-14），超声显示心室比例失调和三血管 - 气管切面主动脉弓狭窄（图 23-15）。妊娠早期，彩色多普勒有助于在三血管 - 气管切面识别血管（图 23-14，23-15），妊娠早期主动脉弓长轴切面有助于诊断主动脉缩窄[17]。妊娠中期诊断主动脉缩窄有一定的风险，因为妊娠早期观察到的心室比例失调在随着孕龄增大时可能好转。妊娠早期准确鉴别主动脉缩窄非常困难，很难避免假阳性诊断。但是，如果存在下述情况，需高度警惕主动脉缩窄，如胎儿有囊性淋巴管瘤和（或）早期胎儿水肿，可能是 Turner 综合征者[18]，或者胎儿生长迟缓且合并多种结构异常，可能是 13- 三体综合征者，因为它们都容易合并主动脉缩窄。

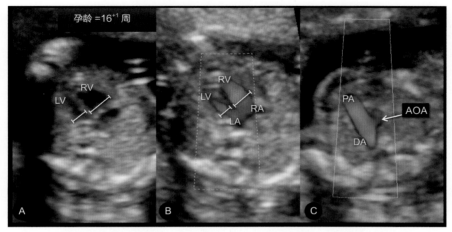

图 23-14　妊娠 16 周主动脉缩窄胎儿四腔心切面灰阶（A）、彩色多普勒（B）成像和三血管 - 气管切面彩色多普勒成像（C）
四腔心切面（A 和 B）显示狭小的左心室（LV）；图 B 彩色多普勒显示舒张期血流充盈左心室和右心室（RV）；图 C 三血管 - 气管切面显示狭窄的主动脉弓（AOA）。DA—动脉导管；RA—右心房；LA—左心房；PA—肺动脉

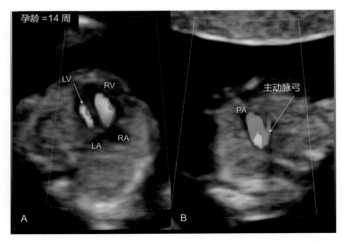

图 23-15　妊娠 14 周主动脉缩窄胎儿四腔心切面（A）和三血管 – 气管切面（B）彩色多普勒成像

四腔心切面（A）显示狭小的左心室（LV）；三血管 – 气管切面（B）显示狭窄的主动脉弓。RV—右心室；RA—右心房；LA—左心房；PA—肺动脉

三维超声

3D 超声断层成像模式可用于显示主动脉缩窄的不同平面（图 23-16）[19]。当怀疑心室比例失调时，可在四腔心切面应用表面成像模式显像（图 23-17）。3D 容积成像结合彩色多普勒超声、高分辨率血流多普勒或能量多普勒，可更好地显示缩窄段（图 23-18，23-19）。反转模式同样可以显示主动脉峡部的缩窄区域。通过获取胎儿胸腔的 3D 容积图

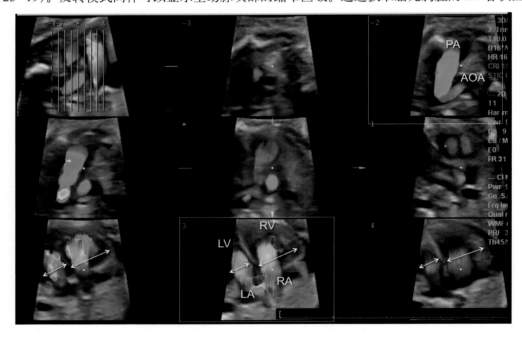

图 23-16　彩色时间 – 空间关联成像技术（STIC）获取的胎儿主动脉缩窄的 3D 超声容积成像图

3D 容积在断层成像时显示主动脉缩窄的典型征象：四腔心切面左心室（LV）狭小（下方框）、三血管 – 气管切面主动脉弓狭窄（上方框）。LA—左心房；PA—肺动脉；RA—右心房；RV—右心室

像，即便是容积数据获取不佳时，具有"支架征"的主动脉弓长轴仍应考虑主动脉缩窄[20,21]。为了减少声影，优化主动脉弓的成像质量，我们推荐从矢状切面或旁矢状切面作为 2D 参考平面来获取 3D 容积图像。最近出现的电子矩阵探头通过 X- 平面或双平面显像模式可在一个屏幕里同时显示异常的四腔心切面和主动脉弓切面，但需要具备一定的技能才可以获得典型图像。

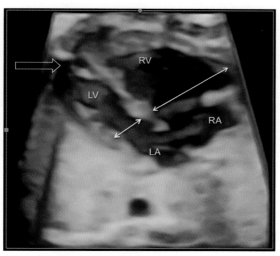

图 23-17　胎儿主动脉缩窄四腔心切面的 3D 超声表面成像模式
显示心室比例失调，左心室（LV）内径变窄。心尖由左心室构成（空心箭头）。LA—左心房；RA—右心房；RV—右心室

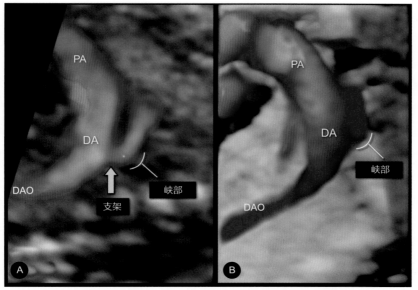

图 23-18　彩色空间 - 时间关联成像技术（STIC）获取的胎儿主动脉缩窄 3D 超声容积图像
图 A，动脉导管（DA）与主动脉峡部连接处的斜切面获得 3D 容积成像。显示狭窄处呈典型的"支架征"，向下延续为降主动脉（DAO）。主动脉峡部的血流为前向血流，与左心发育不良综合征的反向血流不同（参照第 22 章）。图 B 中，另一例主动脉弓缩窄胎儿的 3D 玻璃体重建模式显示了相似特征。PA—肺动脉

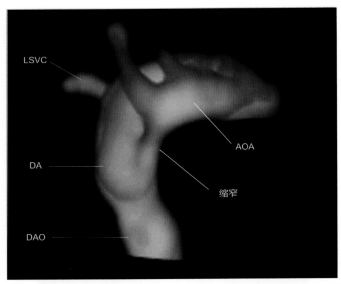

图 23-19　主动脉缩窄合并永存左上腔静脉（LSVC）胎儿的能量多普勒 3D 超声容积图像，显示峡部缩窄的主动脉弓（AOA）侧面观

DAO—降主动脉；DA—动脉导管

心内和心外合并畸形

　　复杂的主动脉缩窄常合并心内畸形，最常见的是大室间隔缺损。各种左心病变也常伴发主动脉缩窄，包括二叶主动脉瓣畸形、主动脉瓣或瓣下狭窄和二尖瓣狭窄 [22-24]。伴有主动脉缩窄的多发左心梗阻性疾病称为 Shone 综合征 [13,25]。永存左上腔静脉也可伴随主动脉缩窄出现（图 23-12）[26,27]。当发现合并轻度心室比例失调的永存左上腔静脉时，检查者应警惕存在主动脉缩窄的可能，随诊时观察是否存在主动脉缩窄 [26,27]。主动脉缩窄也可是其他复杂心脏畸形的一部分，见表 23-1。

　　主动脉缩窄胎儿常合并心外畸形，包括血管畸形和非血管畸形 [28]。血管畸形主要包括头臂干动脉的解剖学异常和颅内 Willis 环的小动脉瘤，这会导致颅内出血。据报道，主动脉缩窄患儿的颅内小动脉瘤发生率高达 3% ～ 5%。非血管畸形在主动脉缩窄患儿中的发生率高达 30%，累及泌尿生殖、肌肉骨骼、胃肠道等 [29]。产前诊断的主动脉缩窄常合并染色体异常，根据一项回顾性综述报道，非整倍体发病率达 35%，其中以 Turner 综合征最常见 [29]。主动脉缩窄也可合并其他染色体异常，如 13- 三体综合征或 18- 三体综合征，尤其当合并多种心外畸形时。

鉴别诊断

　　产前诊断主动脉缩窄十分困难，假阳性和假阴性诊断较高 [10,11]。实际上，在整个胎儿期准确诊断主动脉弓缩窄仍很困难，由于主动脉缩窄可能在动脉导管闭合数周后出现，因此，建议连续行超声心动图观察 [30]。最常见的鉴别诊断包括左心发育不良综合征和 A 型主动脉弓离断。2D 超声显示心室收缩功能正常、彩色多普勒显示血流通过二尖瓣有助于鉴别左心发育不良和主动脉缩窄（见表 22-1）。长轴切面探及彩色血流信号通过主动脉弓，可以帮助鉴别主动脉缩窄和主动脉弓离断（无血流通过）。严重胎儿生长受限由于血液分流也可表现为主动脉峡部变窄，而被误认为主动脉缩窄。表 23-2 列出了心室发育不平衡（左心室较小）的其他相关情况。

表 23-2 右心室与左心室比值（RV/LV）增高的心室比例失调相关情况

- 主动脉缩窄
- 左心发育不良综合征
- 部分妊娠超过 32 周的胎儿
- 18 周之前出现一过性右心室大于左心室（如 21- 三体综合征）
- 主动脉弓离断
- 左心室较小的房室间隔缺损（非平衡型）
- 二尖瓣闭锁合并室间隔缺损
- 完全型肺静脉异位引流
- 永存左上腔静脉（合并或不合并主动脉缩窄）
- 右心室双出口
- 肺动脉瓣缺如综合征
- Ebstein 畸形或三尖瓣发育不良
- 先天性左侧膈疝
- 右心室容量负荷增加的周围动静脉瘘（如 Galen 动脉瘤及其他等）
- 妊娠期胎儿严重的三尖瓣关闭不全（见表 20-2）

预后与转归

产前主动脉缩窄胎儿通常生长良好。我们建议每 4 ~ 6 周进行一次超声检查，连续观察主动脉弓的发育情况和缩窄的进展情况。产前诊断主动脉缩窄的胎儿应在能够立即进行新生儿心脏监护抢救的三级（医疗）中心分娩。分娩后应立即注射前列腺素，以维持动脉导管的开放。胎儿期就诊断主动脉缩窄可改善患病新生儿的预后[31]。

对产前诊断主动脉缩窄并在婴儿期行外科手术治疗的患儿，其转归目前尚缺乏长期随访研究。但现有的长期随访资料显示：慢性高血压、手术部位并发症（如动脉瘤、狭窄）和冠状动脉病变对先天性主动脉缩窄手术患儿的远期预后起着非常重要的作用[32,33]。手术成功后，需终生持续监测主动脉缩窄部位、升主动脉、主动脉瓣、血压及左心室功能[32]。总的来看，对于不合并其他心外畸形的单纯主动脉缩窄患儿，儿童期手术治疗成功的话，其远期预后较好。

与其他心脏疾病相似，胎儿期发现的主动脉缩窄其预后似乎较出生后发现主动脉缩窄患儿差，大概是由于选择偏倚和存在合并畸形有关[29]。据报道，除妊娠期死亡、心外畸形及染色体异常导致的死亡，胎儿期主动脉缩窄患儿校正后的总体生存率是 79%[29]。一项比较产前与产后诊断主动脉缩窄婴儿期转归的研究显示，产前诊断主动脉缩窄者较产后 1 周诊断为主动脉缩窄者的左心结构小，更需要在体外循环下行广泛的主动脉弓重建术，且住院时间较长 [34]。胎儿生长受限导致生存率降低 [29]。合并其他心脏畸形的复杂主动脉缩窄预后较差。

要点　主动脉缩窄

- 主动脉缩窄是指主动脉弓的狭窄，通常位于主动脉峡部，即左锁骨下动脉和动脉导管之间。
- 当一长段主动脉弓狭窄时，称为主动脉弓管状发育不良。
- 主动脉缩窄时，四腔心切面异常，左心室较右心室变窄，心尖仍由左心室构成。
- 诊断主动脉缩窄时，三血管 - 气管切面显示三血管比例异常，较四腔心切面显示心室比例失常更具特异性。
- 主动脉弓长轴切面，左锁骨下动脉与动脉导管之间的主动脉弓迂曲变窄（缩窄架）。
- 主动脉缩窄常合并其他心脏畸形，最常见的是大室间隔缺损。
- 主动脉缩窄常合并左心病变，包括二叶主动脉瓣畸形、主动脉瓣或瓣下狭窄和二尖瓣狭窄。
- 主动脉缩窄合并多发左心梗阻的心脏疾病，称为 Shone 综合征。
- 主动脉缩窄可合并永存左上腔静脉。
- 主动脉缩窄常合并心外畸形。
- 主动脉缩窄患者的颅内小动脉瘤发生率高达 3% ～ 5%。
- 主动脉缩窄常合并染色体异常，以 Turner 综合征最为常见。
- 慢性高血压、手术部位并发症（如动脉瘤、狭窄）和冠状动脉病变对主动脉缩窄患者的长期预后有重要影响。

主动脉弓离断

定义、疾病谱和发病率

主动脉弓离断（interruption of the aortic arch，IAA）的特点是升主动脉与降主动脉完全分离。根据中断部位与头臂干动脉的关系，IAA 可 分为 A、B、C 三型（图 23-20）。IAA 是一种罕见的心脏畸形，约占 CHD 的 1%，且很少在胎儿期发现。三种类型以 B 型最为常见，约占 IAA 病例的 55%。B 型 IAA 中有 90% 合并巨大的不规则室间隔缺损，伴漏斗部间隔后移。A 型 IAA 血流动力学特点类似主动脉缩窄 [13]，C 型极为罕见。因此，本章主要讨论 B 型 IAA。图 23-21 为 1 例 B 型 IAA 胎儿的心脏解剖标本。

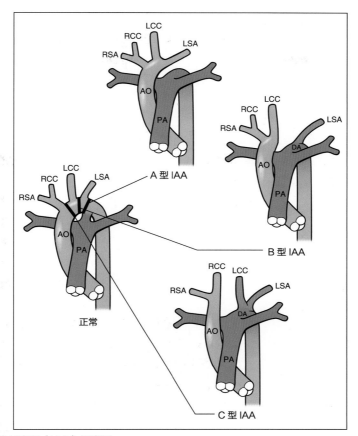

图 23-20 主动脉弓离断（IAA）示意图
详见正文。AO—主动脉；DA—动脉导管；RCC—右颈总动脉；LCC—左颈总动脉；RSA—右锁骨下动脉；LSA—左锁骨下动脉；PA—肺动脉

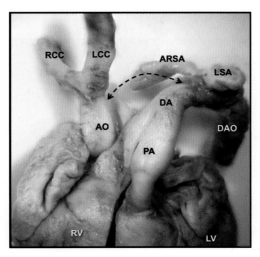

图 23-21 主动脉弓离断（B 型）胎儿的心脏解剖标本
升主动脉（AO）与降主动脉（DAO）之间连续性中断（虚线箭头）。右颈总动脉（RCC）、左颈总动脉（LCC）均起自升主动脉；左锁骨下动脉（LSA）起自动脉导管（DA）。胎儿的右锁骨下动脉为变异血管（ARSA），起自动脉导管。LV—左心室；RV—右心室；PA—肺动脉

超声表现

灰阶超声

四腔心切面，主动脉缩窄时显示心室比例失调，与此相反，B型IAA的左心室内径大多正常（图23-22A），尤其合并大的室间隔缺损时（图23-22B）[13]。因此，B型IAA在四腔心切面常不易被发现，除非室间隔缺损非常明显。五腔心切面可显示室间隔缺损及较细小的主动脉根部（图23-22B）。在IAA胎儿的三血管-气管切面，可见主动脉弓的连续性中断（图23-23）。由于位于中间的主动脉弓连续中断，使气管贴近肺动脉（图23-23）。因IAA与22q11缺失高度相关，胸腺也可发育不全或缺如，三血管切面显示肺动脉靠近胸骨（图23-23B）。主动脉弓长轴切面不能显示典型的"手杖样"弯曲，而是一个直行的主动脉弓，发出两条分支血管：头臂干和左颈总动脉（图23-24，23-25）。短轴和三血管-气管切面可见轻度扩张的肺动脉主干。

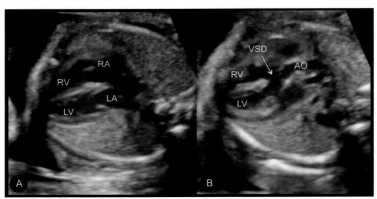

图23-22 B型主动脉弓离断胎儿四腔心切面（A）和五腔心切面（B）
四腔心切面（A）显示正常，五腔心切面（B）显示室间隔缺损（VSD）和窄小的升主动脉（AO）；主动脉弓离断相应的超声图像见图23-23B。LA—左心房；LV—左心室；RA—右心房；RV—右心室

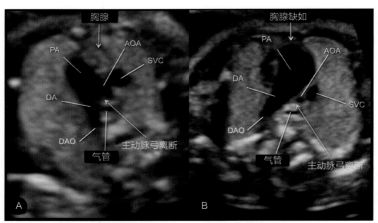

图23-23 2例主动脉弓离断（IAA）胎儿（A和B）的三血管-气管切面
2例胎儿主动脉弓（AOA）横部与降主动脉（DAO）之间均连续性中断，气管靠近扩张的肺动脉（PA）和动脉导管（DA）（详见正文）。胎儿A的胸腺可见，而胎儿B胸腺缺如。胎儿B伴有22q11缺失。SVC—上腔静脉

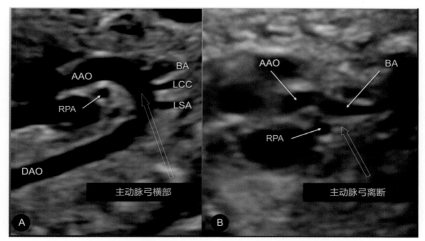

图 23-24　正常胎儿（A）和 B 型主动脉弓离断胎儿（B）的主动脉弓矢状切面
B 型 IAA（B）的升主动脉（AAO）为直行结构，不能显示图 A 所示的"手杖样"弯曲形态。此外，图 B 未显示主动脉弓横部。BA—头臂干动脉；LCC—左颈总动脉；LSA—左锁骨下动脉；RPA—右肺动脉；DAO—降主动脉

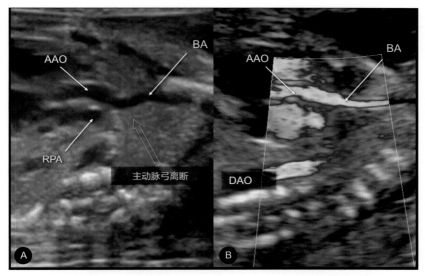

图 23-25　B 型主动脉弓离断胎儿主动脉弓矢状切面的灰阶（A）和彩色多普勒（B）成像
图 B 显示 B 型 IAA 的升主动脉（AAO）为直行结构，不能显示"手杖样"弯曲形态，且未显示主动脉弓横部。BA—头臂干动脉；RPA—右肺动脉；DAO—降主动脉

彩色多普勒

　　四腔心切面和五腔心切面，彩色多普勒可显示室间隔缺损，五腔心切面无湍流通过主动脉瓣，三血管－气管切面显示主动脉弓连续中断。长轴切面，彩色多普勒可见从心脏到颈部的主动脉直行结构（图 23-25，23-26），以及左锁骨下动脉起自动脉导管（B 型）（图 23-26，23-27）。三血管－气管切面，彩色多普勒有时可显示右锁骨下动脉异常起自动脉导管，走行于气管和食管后方。

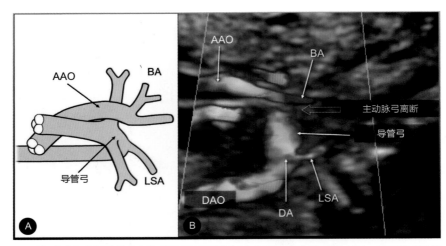

图23-26 B型主动脉弓离断胎儿胸部矢状切面示意图（A）和彩色多普勒成像（B），显示升主动脉（AAO）向头侧延伸的直行结构，且未显示主动脉弓（AOA）横部

图A为图B超声图像的解剖细节示意图，显示升主动脉直行，且左锁骨下动脉（LSA）起自动脉导管（DA）。DAO—降主动脉；BA—头臂干动脉

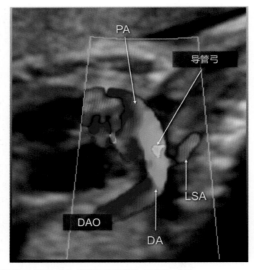

图23-27 B型主动脉弓离断胎儿动脉导管矢状切面的彩色多普勒成像

显示左锁骨下动脉（LSA）起自动脉导管（DA）。DAO—降主动脉；PA—肺动脉

妊娠早期

妊娠早期诊断主动脉弓离断十分困难，除非三血管-气管切面彩色多普勒可显示主动脉弓血流中断（图23-28）。四腔心切面，B型IAA可无异常，且室间隔缺损不易检出（图23-28）。NT增厚提示存在心脏畸形和合并染色体22q11微缺失的可能。

三维超声

3D超声结合彩色多普勒、2D灰阶血流成像或全容积模式下反转血流成像，可显示B型IAA，离断的主动脉弓呈直行结构。

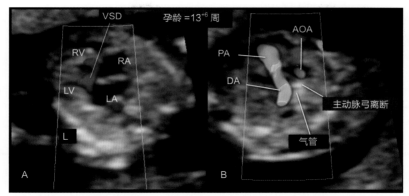

图 23-28　妊娠 13 周主动脉弓离断胎儿在 NT 筛查时四腔心切面（A）和三血管－气管切面（B）彩色多普勒图像

图 A 显示心室血流通过室间隔分流证实存在室间隔缺损（VSD）；图 B 显示主动脉弓（AOA）横部与降主动脉之间连续性中断（详见图 23-23）。气管靠近动脉导管(DA)。此胎儿绒毛膜取样证实为 22q11 缺失。LA—左心房；LV—左心室；PA—肺动脉；RA—右心房；RV—右心室

心内和心外合并畸形

B 型 IAA 是一种大动脉排列关系正常的圆锥动脉干畸形，合并漏斗部间隔后移的不规则大的室间隔缺损、右位主动脉弓和变异的右或左锁骨下动脉。其他可能合并的心脏畸形有房室间隔缺损、单心室和右心室双出口。

心外畸形最常见的是 22q11 微缺失，B 型 IAA 病例中的发生率为 50%[35-37]。一系列大样本 DiGeorge 综合征患者的研究中显示，B 型 IAA 的发生率为 43%[38]。其他染色体异常，如 Turner 综合征也可伴随出现。IAA 心外畸形或与染色体 22q11 微缺失相关，或无明确的特异性。

鉴别诊断

IAA 的三种亚型之间不易鉴别。因为 B 型 IAA 常伴有室间隔缺损，所以合并室间隔缺损的主动脉缩窄和主动脉管状发育不良是主要鉴别的心脏畸形。主动脉缩窄时心室比例失调，而 B 型 IAA 则没有，此点可帮助鉴别两者。主动脉弓的形状也可用来鉴别。笔者的经验是：缩窄的主动脉仍保留有正常曲度，而 IAA 的主动脉则直行朝向胸腔上部和颈部。因其直行，可能会被误认为上腔静脉，但离断的主动脉起自于心脏的中部，且彩色多普勒显示从心脏到颈部方向的血流有助于区分两者。在获取主动脉弓长轴切面时，需检查者非常细心，因为 IAA 患者头臂干动脉（如左锁骨下动脉）可起自于导管弓，易被误认为"正常的主动脉弓"。

预后与转归

与主动脉缩窄相似，产前诊断主动脉弓离断的胎儿应在能够立即进行新生儿心脏监护

抢救的三级（医疗）中心分娩。分娩后应立即注射前列腺素，以维持动脉导管的开放。治疗方法主要是手术治疗，在适当时机，利用主肺动脉及同种移植重建主动脉弓。预后与染色体 22q11 微缺失（IAA 最常见的合并畸形）有关。总之，短期与长期转归基本相同，但伴有其他心内或心外畸形的病例预后较差。IAA 的 B 型预后较 A 型差。

要点　主动脉弓离断

- IAA 的主要特点是升主动脉与降主动脉完全分离。
- IAA 分为 A、B、C 三型。
- B 型 IAA 最为常见，约占 IAA 的 55%。
- B 型 IAA 中有 90% 合并室间隔缺损。
- B 型 IAA 的四腔心切面一般正常。
- B 型 IAA 的主动脉弓长轴切面显示主动脉向颈部直行，发出 2 条分支：头臂干和左颈总动脉。
- 心外畸形主要是 22q11 微缺失，在 B 型 IAA 病例中的发生率为 50%。

（黄丹青　译）

参考文献

1. Ferencz C, Rubin JD, Loffredo CA, et al. *Epidemiology of Congenital Heart Disease. The Baltimore-Washington Infant Study*, 1981–1989. Perspectives in Pediatric Cardiology. Mount Kisco, NY: Futura Publishing; 1993.
2. Beekman RH. Coarctation of the aorta. In: Allen HD, Driscoll DJ, Shaddy RE, et al, eds. *Moss and Adams' Heart Disease in Infants, Children, and Adolescents*. 8th ed. Baltimore, MD: Williams & Wilkins; 2012:1044.
3. Campbell M, Polani PE. The aetiology of coarctation of the aorta. *Lancet*. 1961;1:463–468.
4. Allan LD, Crawford DC, Chita SK, et al. Familial recurrence of congenital heart disease in a prospective series of mothers referred for fetal echocardiography. *Am J Cardiol*. 1986;58:334–337.
5. Nora JJ, Berg K, Nora AH. *Cardiovascular Diseases: Genetics, Epidemiology, and Prevention*. New York, NY: Oxford University Press; 1991.
6. Allan LD, Sharland GK, Milburn A, et al. Prospective diagnosis of 1,006 consecutive cases of congenital heart disease in the fetus. *J Am Coll Cardiol*. 1994;23:1452–1458.
7. Ho SY, Anderson RH. Coarctation, tubular hypoplasia, and the ductus arteriosus. Histological study of 35 specimens. *Br Heart J*. 1979;41:268–274.
8. Rudolph AM, Heymann MA, Spitznas U. Hemodynamic considerations in the development of narrowing of the aorta. *Am J Cardiol*. 1972;30:514–525.
9. Allan LD, Chita SK, Anderson RH, et al. Coarctation of the aorta in prenatal life: an echocardiographic, anatomical, and functional study. *Br Heart J*. 1988;59:356–360.
10. Brown DL, Durfee SM, Hornberger LK. Ventricular discrepancy as a sonographic sign of coarctation of the fetal aorta: how reliable is it? *J Ultrasound Med*. 1997;16:95–99.
11. Sharland GK, Chan KY, Allan LD. Coarctation of the aorta: difficulties in prenatal diagnosis. *Br Heart J*. 1994;71:70–75.
12. Hornberger LK, Sahn DJ, Kleinman CS, et al. Antenatal diagnosis of coarctation of the aorta: a multicenter experience. *J Am Coll Cardiol*. 1994;23:417–423.
13. Hornberger LK. Aortic arch anomalies. In: Allan LD, Hornberger LK, Sharland GK, eds. *Textbook of Fetal Cardiology*. London, England: Greenwich Medical Media; 2000:305–322.
14. Achiron R, Zimand S, Hegesh J, et al. Fetal aortic arch measurements between 14 and 38 weeks' gestation: in-utero

ultrasonographic study. *Ultrasound Obstet Gynecol*. 2000;15:226–230.

15. Hornberger LK, Weintraub RG, Pesonen E, et al. Echocardiographic study of the morphology and growth of the aortic arch in the human fetus. Observations related to the prenatal diagnosis of coarctation. *Circulation*. 1992;86:741–747.

16. Pasquini L, Mellander M, Seale A, et al. Z-scores of the fetal aortic isthmus and duct: an aid to assessing arch hypoplasia. *Ultrasound Obstet Gynecol*. 2007;29:628–633.

17. Bronshtein M, Zimmer EZ. Sonographic diagnosis of fetal coarctation of the aorta at 14–16 weeks of gestation. *Ultrasound Obstet Gynecol*. 1998;11:254–257.

18. Bronshtein M, Zimmer EZ, Blazer S. A characteristic cluster of fetal sonographic markers that are predictive of fetal Turner syndrome in early pregnancy. *Am J Obstet Gynecol*. 2003;188:1016–1020.

19. Paladini D, Vassallo M, Sglavo G, et al. The role of spatio-temporal image correlation (STIC) with tomographic ultrasound imaging (TUI) in the sequential analysis of fetal congenital heart disease. *Ultrasound Obstet Gynecol*. 2006;27:555–561.

20. Molina FS, Nicolaides KH, Carvalho JS. Two- and three-dimensional imaging of coarctation shelf in the human fetus. *Heart*. 2008;94:584.

21. Quarello E, Trabbia A. High-definition flow combined with spatiotemporal image correlation in the diagnosis of fetal coarctation of the aorta. *Ultrasound Obstet Gynecol*. 2009;33:365–367.

22. Anderson RH, Lenox CC, Zuberbuhler JR. The morphology of ventricular septal defects. *Perspect Pediatr Pathol*. 1984;8:235–268.

23. Moene RJ, Gittenberger-de Groot AC, Oppenheimer-Dekker A, et al. Anatomic characteristics of ventricular septal defect associated with coarctation of the aorta. *Am J Cardiol*. 1987;59:952–955.

24. Rosenquist GC. Congenital mitral valve disease associated with coarctation of the aorta: a spectrum that includes parachute deformity of the mitral valve. *Circulation*. 1974;49:985–993.

25. Shone JD, Sellers RD, Anderson RC, et al. The developmental complex of "parachute mitral valve," supravalvular ring of left atrium, subaortic stenosis, and coarctation of aorta. *Am J Cardiol*. 1963;11:714–725.

26. Berg C, Knuppel M, Geipel A, et al. Prenatal diagnosis of persistent left superior vena cava and its associated congenital anomalies. *Ultrasound Obstet Gynecol*. 2006;27:274–280.

27. Pasquini L, Fichera A, Tan T, et al. Left superior caval vein: a powerful indicator of fetal coarctation. *Heart*. 2005;91:539–540.

28. Greenwood RD, Rosenthal A, Parisi L, et al. Extracardiac abnormalities in infants with congenital heart disease. *Pediatrics*. 1975;55:485–492.

29. Paladini D, Volpe P, Russo MG, et al. Aortic coarctation: prognostic indicators of survival in the fetus. *Heart*. 2004;90:1348–1349.

30. Head CE, Jowett VC, Sharland GK, et al. Timing of presentation and postnatal outcome of infants suspected of having coarctation of the aorta during fetal life. *Heart*. 2005;91:1070–1074.

31. Franklin O, Burch M, Manning N, et al. Prenatal diagnosis of coarctation of the aorta improves survival and reduces morbidity. *Heart*. 2002;87:67–69.

32. Rosenthal E. Coarctation of the aorta from fetus to adult: curable condition or life long disease process? *Heart*. 2005;91:1495–1502.

33. Toro-Salazar OH, Steinberger J, Thomas W, et al. Long-term follow-up of patients after coarctation of the aorta repair. *Am J Cardiol*. 2002;89:541–547.

34. McCandless RT, Puchalski MD, Minich LL, et al. Prenatally diagnosed coarctation: a more sinister disease? *Pediatr Cardiol*. 2012;33:1160–1164.

35. Chaoui R, Heling KS, Lopez AS, et al. The thymic-thoracic ratio in fetal heart defects: a simple way to identify fetuses at high risk for microdeletion 22q11. *Ultrasound Obstet Gynecol*. 2011;37:397–403.

36. Chaoui R, Kalache KD, Heling KS, et al. Absent or hypoplastic thymus on ultrasound: a marker for deletion 22q11.2 in fetal cardiac defects. *Ultrasound Obstet Gynecol*. 2002;20:546–552.

37. Volpe P, Marasini M, Caruso G, et al. Prenatal diagnosis of interruption of the aortic arch and its association with deletion of chromosome 22q11. *Ultrasound Obstet Gynecol*. 2002;20:327–331.

38. Van Mierop LH, Kutsche LM. Cardiovascular anomalies in DiGeorge syndrome and importance of neural crest as a possible pathogenetic factor. *Am J Cardiol*. 1986;58:133–137.

第 24 章
肺动脉狭窄、室间隔完整型肺动脉闭锁及动脉导管提前收缩

肺动脉狭窄

定义、疾病谱和发病率

肺动脉狭窄是一种以肺动脉血流受阻为特征的心脏畸形。肺动脉狭窄的原因有肺动脉瓣发育异常（图 24-1）、瓣下（漏斗部）狭窄，或罕见的包含肺动脉主干及其分支病变的瓣上狭窄。肺动脉狭窄可以是一种单纯的心脏畸形，也可以是其他心脏畸形的一部分，见表 24-1。本章我们讨论单纯肺动脉狭窄。

表 24-1　合并肺动脉狭窄的心脏畸形
● 法洛四联症
● 肺动脉瓣缺如综合征
● 右心室双出口
● 三尖瓣闭锁并室间隔缺损
● Ebstein 畸形，三尖瓣发育不良
● D 型－大动脉转位
● 矫正型大动脉转位
● 内脏异位合并心脏畸形（右房异构）

肺动脉瓣狭窄主要由瓣膜交界部融合所致，是肺动脉狭窄最常见的原因（图 24-1）。有时，由于肺动脉瓣叶增厚、发育不良，虽未出现融合，也可导致肺动脉瓣狭窄伴反流。非融合性的瓣叶发育不良可见于肺动脉狭窄合并 Noonan 综合征[1]。肺动脉漏斗部狭窄是法洛四联症的一个典型特征（见第 25 章）。双胎输血综合征患儿右心室壁肥厚引起的漏斗部增厚也是导致肺动脉狭窄的常见原因。肺动脉狭窄病变程度各有不同，有胎儿期常常漏诊

的轻度肺动脉狭窄，也有合并右心室肥厚（图 24-1）和三尖瓣反流的严重病变。肺动脉狭窄在胎儿期可逐渐进展，出现严重狭窄或肺动脉闭锁。单纯肺动脉狭窄在活产儿的发病率约为 0.73‰，是仅次于室间隔缺损的第二常见 CHD，占 CHD 活产儿的 9%[2,3]。由于该病变在胎儿期和新生儿期难以发现且病情进展为不同的表现形式，因此，大多数肺动脉狭窄病例的首诊是在新生儿期之后。如果有 1 个兄弟姐妹患有肺动脉狭窄，则该病的再发率为 2%，有 2 个则为 6%[4]。

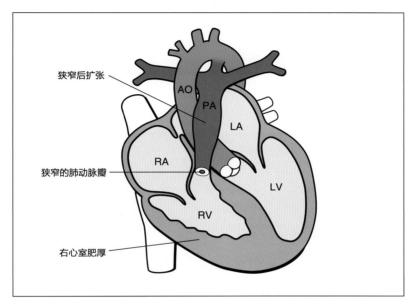

图 24-1 肺动脉狭窄示意图
详见正文。LV—左心室；LA—左心房；RA—右心房；RV—右心室；AO—主动脉；PA—肺动脉

超声表现

灰阶超声

大多数肺动脉狭窄病例在妊娠中期超声检查中没有明确表现。当产前怀疑有肺动脉狭窄时，四腔心切面通常可见右室壁肥厚且室间隔膨向左心室侧（图 24-2）。由于右室壁增厚，右室腔可减小，三尖瓣开放幅度正常，彩色多普勒偶见反流，有反流时常合并右心房增大。右室壁肥厚在妊娠晚期更为常见。右室流出道切面，可见肺动脉瓣增厚、开放异常及收缩期瓣叶呈穹隆状是确诊肺动脉狭窄的最佳征象（图 24-3 ～ 24-5）。正常肺动脉瓣叶仅在收缩期靠近肺动脉管壁，而肺动脉狭窄时在整个心动周期的肺动脉管腔内均可见肺动脉瓣叶。三血管切面和三血管 - 气管切面，多数病例可见狭窄后扩张的肺动脉（图 24-3 ～ 24-5）。轻至中度的肺动脉狭窄，超声诊断征象显示不清时，最好同时应用彩色和脉冲多普勒以明确诊断。

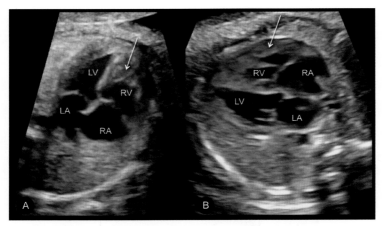

图 24-2　2 例肺动脉狭窄胎儿心尖（A）和横向（B）四腔心切面，显示右室壁肥厚（箭头）
LA—左心房；RA—右心房；RV—右心室；LV—左心室

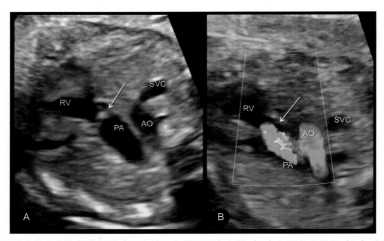

图 24-3　肺动脉狭窄胎儿上胸部横切面（三血管－气管切面）灰阶（A）和彩色多普勒（B）成像
图 A 显示增厚、回声增强的肺动脉瓣（箭头）并扩张的肺动脉根部（另见图 24-4）；图 B 显示通过肺动脉瓣的彩色血流信号混叠。AO—主动脉；PA—肺动脉；SVC—上腔静脉；RV—右心室

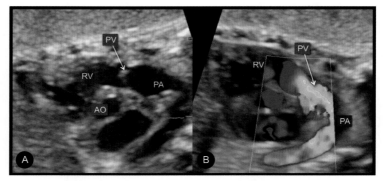

图 24-4　妊娠 27 周肺动脉狭窄胎儿右室流出道切面灰阶（A）和彩色多普勒（B）成像
图 A 显示增厚的肺动脉瓣（PV）和肺动脉（PA）瓣上扩张；图 B 显示通过肺动脉瓣的彩色血流信号混叠。
AO—主动脉；RV—右心室

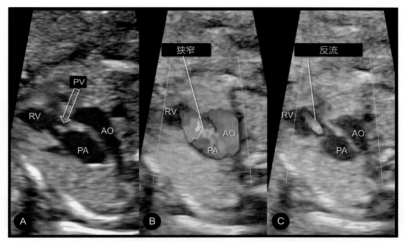

图 24-5　妊娠 22 周肺动脉瓣（PV）狭窄胎儿三血管切面灰阶（A）、收缩期（B）和舒张期（C）的彩色多普勒成像

图 A 显示肺动脉（PA）瓣上扩张及增厚、回声增强的肺动脉瓣（空心箭头）；图 B 显示收缩期通过狭窄的肺动脉高速血流和彩色混叠；图 C 显示肺动脉瓣反流，偶见于发育不良导致的肺动脉瓣狭窄。RV—右心室；AO—主动脉

彩色多普勒

　　与其他瓣膜狭窄一样，彩色和脉冲多普勒对明确肺动脉狭窄诊断和评估狭窄严重程度至关重要。三血管切面或短轴切面，彩色多普勒显示肺动脉瓣为前向湍流及彩色混叠血流信号（图 24-3 ～ 24-5）。脉冲多普勒检测肺动脉瓣口的高速血流常超过 200cm/s（图 24-6，24-7）。大多数病例的动脉导管内血流是前向。而动脉导管内出现反向血流是一种伴发肺

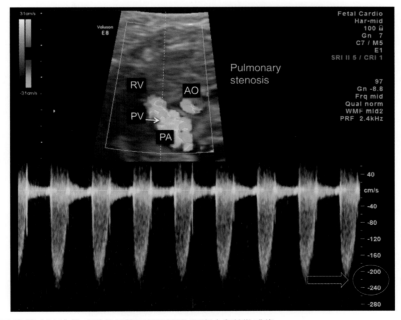

图 24-6　肺动脉瓣（PV）狭窄胎儿导管弓切面彩色和脉冲多普勒成像

显示肺动脉内彩色血流信号混叠。脉冲多普勒显示通过肺动脉瓣的流速增高，本例约 220cm/s（空心箭头）。AO—主动脉；RV—右心室

动脉闭锁及预后不良的恶化征象[5]。当肺动脉瓣叶发育不良时，彩色多普勒能够发现并诊断肺动脉瓣反流（图 24-5C），此时动脉导管内的血流可以是双向。彩色多普勒四腔心切面，轻度的肺动脉狭窄可以不出现三尖瓣反流；而狭窄达到中至重度时，则出现全收缩期三尖瓣反流（图 24-8）。舒张期心房收缩期，彩色和脉冲多普勒可见静脉导管内的反向血流[6]。

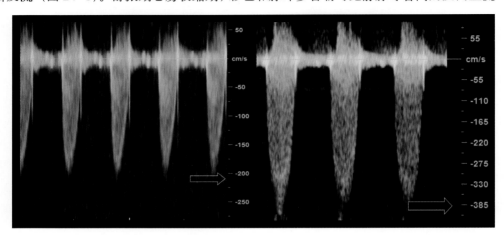

图 24-7　2 例不同程度肺动脉狭窄胎儿肺动脉的脉冲多普勒成像

图 A 显示肺动脉峰值流速为 210cm/s，而图 B 显示肺动脉峰值流速为 385cm/s

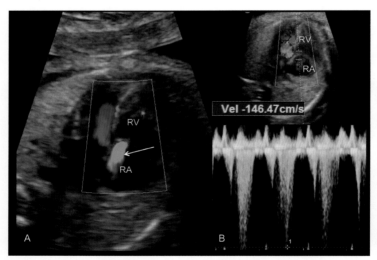

图 24-8　肺动脉狭窄胎儿心尖四腔心切面彩色和脉冲多普勒显示三尖瓣反流

彩色多普勒显示三尖瓣反流（图 A 箭头）；图 B 脉冲多普勒显示三尖瓣反流峰值流速（Vel）约 146cm/s。RA—右心房；RV—右心室

妊娠早期

妊娠早期肺动脉狭窄很难诊断，这时超声显示不清或根本没有表现。图 24-9 显示 1 例肺动脉狭窄超声图像。妊娠早期出现三尖瓣反流时，提示应行胎儿心脏超声检查，包括肺动脉的彩色和脉冲多普勒检查。肺动脉狭窄合并 NT 增厚或水囊瘤时，应警惕存在 Noonan 综合征的可能。

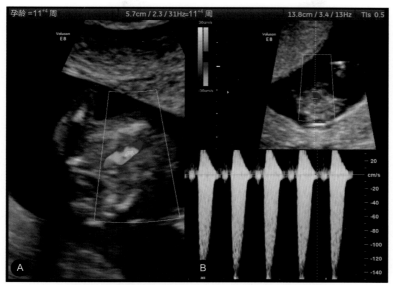

图 24-9 妊娠 11 周肺动脉狭窄胎儿经阴道超声彩色（A）和脉冲多普勒（B）成像

图 A 彩色多普勒显示肺动脉内彩色血流信号混叠；图 B 脉冲多普勒显示肺动脉峰值流速约 150cm/s

三维超声

三维（3D）超声灰阶和彩色多普勒断层成像能够在一个视图中显示肺动脉狭窄的多种超声表现，如右室壁肥厚、肺动脉主干扩张、三尖瓣反流及收缩期肺动脉瓣口的彩色血流信号混叠（图 24-10）。即使瓣膜在收缩期开放不完全，3D 容积表面成像技术仍能显示狭窄的瓣膜（图 24-11）。未来心室容积测量将有助于评估胎儿瓣膜渐进性重度狭窄及右心室功能不全的风险。

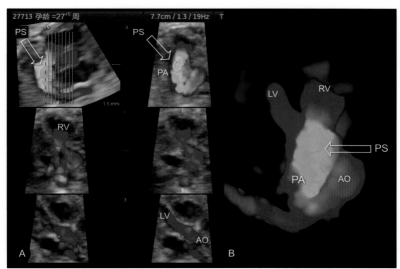

图 24-10 肺动脉狭窄（PS）胎儿 3D 容积时间－空间关联成像（STIC）以及彩色多普勒的收缩期断层成像模式（A）和 3D 彩色多普勒模式（B）

通过肺动脉（PA）的血流信号混叠（空心箭头），而通过主动脉（AO）的血流信号为正常层流（A 和 B）。RV—右心室；LV—左心室

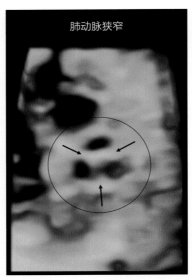

图 24-11　肺动脉狭窄胎儿心脏的 3D 容积成像，表面成像模式显示狭窄肺动脉瓣的直视图

可见 3 个增厚的肺动脉瓣叶（箭头）及瓣叶开放受限

心内和心外合并畸形

由于肺动脉狭窄的血流动力学改变，心内病变常见右室壁肥厚和三尖瓣反流。合并其他的心脏畸形包括房间隔缺损、主动脉狭窄、三尖瓣狭窄及完全型肺静脉异位引流。表 24-1 列举了与肺动脉瓣狭窄有关的典型心脏畸形。

除了一些综合征，如 Noonan 综合征、Beckwith–Wiedemann 综合征、Alagille 综合征、Williams–Beuren 综合征等，肺动脉狭窄极少合并心外畸形。第 4 章中已详细列出与基因相关的心脏疾病。患有 Noonan 综合征的胎儿约 50% 合并 CHD，主要是肺动脉狭窄[1]。据报道，双胎输血综合征双胞胎中受血儿发生肺动脉狭窄的概率非常高，这可能与慢性子宫血流动力学受损有关。慢性三尖瓣反流所致容量负荷增加，会伴发通过肺动脉瓣口的前向血流减少，进而导致肺动脉瓣环发育不良[7,8]。肺动脉狭窄的病例很少合并染色体异常。

鉴别诊断

肺动脉狭窄与肺动脉闭锁很难鉴别。彩色多普勒的预设值与心脏血流速度不匹配时，可能会出现肺动脉狭窄假阳性诊断。调节超声仪器的速度标尺并应用脉冲多普勒验证疑点有助于确诊。

预后与转归

胎儿期肺动脉狭窄的进展较缓慢，但一些重症病例会出现严重的三尖瓣反流，继而导致右心房扩大、心脏扩大和心力衰竭。一些进行性的病变会导致狭窄加重甚至出现室间隔完整型肺动脉闭锁（pulmonary atresia with intact ventricular septum，PA–IVS）[5,9]。肺动脉狭窄进展至肺动脉闭锁导致胎儿出生后手术方式的改变，由双心室矫治改为单心室矫治，促进了宫内胎儿重度肺动脉狭窄球囊扩张术的开展[10]。与其他心脏畸形类似，胎儿期诊断的肺动脉狭窄比出生后诊断的肺动脉狭窄预后差。一项系列研究报道，妊娠 24 周前诊断为肺动脉狭窄的胎儿存活率约为 67%[5]。

对于肺动脉狭窄的胎儿，作者建议每 2～4 周复查一次超声检查以评价肺动脉瓣口的最大流速，如存在三尖瓣反流应评估其严重程度，同时观察动脉导管内的前向或反向血流及三尖瓣和右心室的大小变化情况。动脉导管内出现反向血流和右室腔减小是病情恶化、预后不良的征象。静脉导管内的血流反向是右心系统阻塞的常见表现，与疾病的预后转归无关[6]。

单纯的轻、中度肺动脉狭窄预后较好。新生儿的处理措施通常依据出生后评估的狭窄程度而定。轻度狭窄可能仅需要临床随访无须干预，而中、重度狭窄则需要行球囊扩张以获得良好的疗效。肺动脉瓣发育不良的患儿则需要接受手术治疗。

要点 肺动脉狭窄

- 肺动脉狭窄是由于肺动脉瓣异常导致的右室流出道狭窄。
- 肺动脉狭窄最常见的原因是瓣膜交界部融合。
- 肺动脉狭窄可在胎儿期逐渐加重，导致严重的肺动脉狭窄或闭锁。
- 四腔心切面可见肺动脉狭窄所致的右心室肥厚，如伴三尖瓣反流，可出现右心房扩大。
- 肺动脉狭窄的直接征象是肺动脉瓣膜增厚、开放异常和收缩期瓣叶呈穹隆样改变。
- 肺动脉狭窄时在整个心动周期肺动脉管腔内均可见肺动脉瓣叶。
- 大多数病例的三血管切面可见肺动脉狭窄后扩张。
- 彩色和脉冲多普勒对于确诊肺动脉狭窄和评估其严重程度具有重要价值。
- 肺动脉狭窄时，彩色多普勒可显示前向的湍流和彩色血流信号混叠，脉冲多普勒则可以测量高速血流。
- 单纯轻、中度肺动脉狭窄预后良好。

室间隔完整型肺动脉闭锁

定义、疾病谱和发病率

室间隔完整型肺动脉闭锁是右心室与肺动脉循环中断，伴室间隔完整的一组心脏畸形（图 24-12）。肺动脉闭锁通常由瓣膜交界部完全融合形成膜性结构，漏斗部发育正常。但是，偶尔肺动脉闭锁为肌性闭锁，伴右室流出道严重变形。右室腔或是由于右室心肌增厚而发育不良（图 24-12），或是由于明显的三尖瓣反流而扩张，同时可出现右心房增大（见第 20 章）。大多数病例为右心室发育不良[5]。右室腔大小与三尖瓣直径的 Z 值有关[11,12]。室间隔完整型肺动脉闭锁伴右心室发育不良的一个主要合并症是冠状动脉循环异常，即心室 – 冠脉交通（ventriculocoronary arterial communication，VCAC）（图 24-12B），在约 1/3 的室间隔完整型肺动脉闭锁病例中存在 VCAC。体 – 肺侧支循环是室间隔缺损型肺动脉闭锁的典型表现（见第 25 章），在室间隔完整型肺动脉闭锁中未发现。

　　室间隔完整型肺动脉闭锁是一种罕见疾病，在所有活产儿中的发病率为 0.042‰ ～ 0.053‰，而在患有 CHD 的活产儿中约占 3%[13]。由于四腔心切面心脏解剖异常易于发现，因而室间隔完整型肺动脉闭锁在胎儿中较常见。本章将重点介绍室间隔完整型肺动脉闭锁并右心室发育不良。肺动脉闭锁时右心室扩张和严重三尖瓣反流的亚型已在第 20 章讨论。

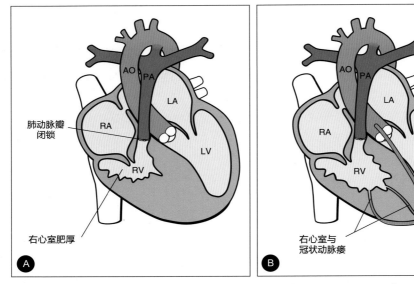

图 24-12　室间隔完整型肺动脉闭锁（PA-IVS）（A）和 PA-IVS 合并心室 – 冠脉交通（VCAC）（B）示意图
RA—右心房；LV—左心室；LA—左心房；AO—主动脉；PA—肺动脉

超声表现

灰阶超声

　　四腔心切面发现右心室发育不良、室壁增厚并运动减弱，应怀疑室间隔完整型肺动脉闭锁（图 24-13）。解剖表现与左心发育不良综合征中的左心室表现类似。右心室发育不良程度不同，从右室腔几乎消失到右心室正常大小但室壁收缩明显减低（图 24-13）均可出现。三尖瓣通常发育不良，伴瓣环缩小和瓣叶活动异常。随着妊娠的发展，右室壁肥厚更加明显，室间隔肥厚偶尔可能凸向左心室。肺动脉瓣和主肺动脉均显示时可诊断室间隔完整型肺动脉闭锁。右室流出道切面或三血管切面显示主肺动脉细小或发育不良（图 24-14）。更严重的病例应用灰阶超声很难识别右室流出道，只能通过彩色多普勒辨认。

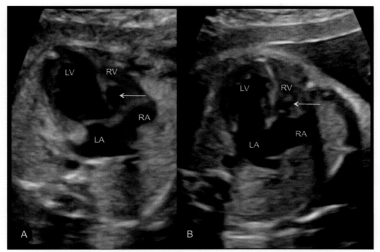

图 24-13　2 例室间隔完整型肺动脉闭锁（PA-IVS）胎儿心尖四腔心切面显示不同程度（箭头）的右心室发育不良

图 A 为妊娠 26 周胎儿，图 B 为妊娠 28 周胎儿。显示室间隔凸向左侧是 PA-IVS 的细微征象（图 B 更为明显）。RV—右心室；LV—左心室；RA—右心房；LA—左心房

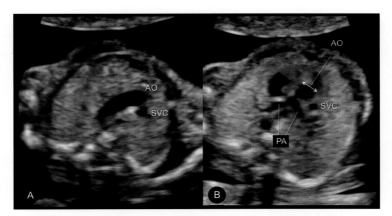

图 24-14　室间隔完整型肺动脉闭锁胎儿三血管 - 气管切面（A）和三血管切面（B）

图 A 显示一条大动脉为扩张的主动脉（AO），由于肺动脉隐藏在主动脉下而未显示，仅可通过彩色多普勒显示；图 B 显示左、右肺动脉（PA）内径变窄。SVC—上腔静脉

彩色多普勒

彩色多普勒有助于室间隔完整型肺动脉闭锁不同亚型的诊断和鉴别诊断。大多数的胎儿舒张期右心室不能完全充盈（图 24-15）。当右心室接近正常或扩张时，严重的全收缩期三尖瓣反流（图 24-16B）会导致舒张期短暂充盈（图 24-16A，24-17B），正如第 25 章描述的三尖瓣发育不良一样。短轴及三血管切面，彩色多普勒未见跨肺动脉瓣的前向血

流，经动脉导管的血流信号通常为反向血流（图 24-18）。三血管切面扩张的主动脉内显示为前向血流，而主肺动脉细小，收缩晚期可见通过动脉导管的反向血流灌注。细小的左、右肺动脉通过动脉导管逆灌注而充盈。

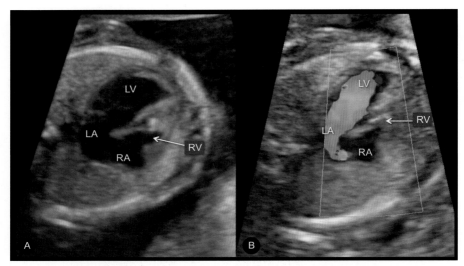

图 24-15　室间隔完整型肺动脉闭锁胎儿四腔心切面灰阶超声和彩色多普勒成像

图 A 显示右心室（RV）变小和左心室（LV）略增大；图 B 未见血流通过发育不良的三尖瓣；图 A 可见室间隔略凸向左侧，右心室乳头肌回声增强。RA—右心房；LA—左心房

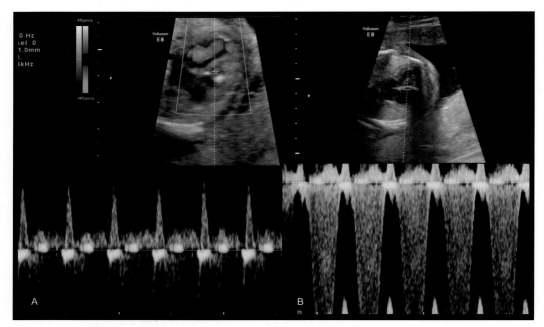

图 24-16　室间隔完整型肺动脉闭锁胎儿三尖瓣脉冲多普勒频谱成像

图 A，将取样容积置于右心室内，远离三尖瓣（TV）环，显示异常单向血流进入发育不良的右心室（RV）；图 B，将取样容积置于右心房内靠近三尖瓣环处，显示全收缩期重度三尖瓣反流

　　室间隔完整型肺动脉闭锁合并 VCAC 可应用彩色多普勒确定或排除诊断[14,16]。彩色多普勒可在明确显示舒张期充盈并无明显反流的右室腔发现 VCAC，可见收缩期冠状动脉虹吸右心室血流。将彩色多普勒速度标尺降低可以显示在心尖或右室壁的血流交通为湍流（图 24-19），这些血流沿着右室壁追踪至主动脉根部的左、右冠状动脉起源位置（图 24-19）。注意不要将 VCAC 与心包腔内流动的液体相混淆。脉冲多普勒可以明确区分，VCAC 表现为双向高速湍流信号（50 ～ 150cm/s）（图 24-20）。

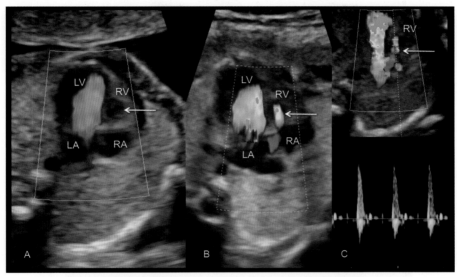

图 24-17　2 例室间隔完整型肺动脉闭锁胎儿（A 和 B）四腔心切面彩色多普勒成像
图 A 显示未见血流通过发育不良的三尖瓣（TV）（箭头）；图 B 可见细小血流通过发育不良的 TV（箭头）；图 C 为图 B 胎儿的脉冲多普勒成像，显示异常单向血流进入发育不良的右心室。RV—右心室；LV—左心室；RA—右心房；LA—左心房

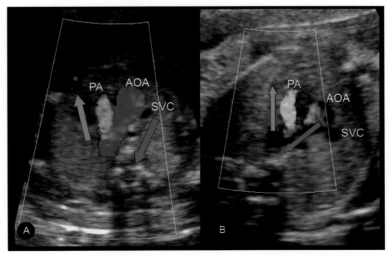

图 24-18　2 例室间隔完整型肺动脉闭锁胎儿（A 和 B）三血管 – 气管切面显示典型的通过主动脉弓（AOA）横部的前向血流（蓝色）和反向血流（红色）进入肺动脉（PA）
SVC—上腔静脉

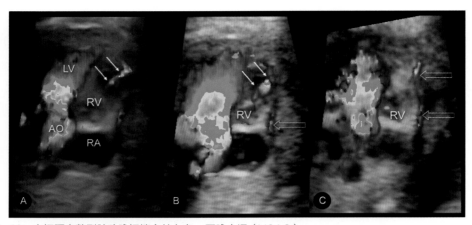

图 24-19　室间隔完整型肺动脉闭锁合并心室－冠脉交通（VCAC）
显示收缩期（A 和 B）发育不良右心室（RV）的血流通过心尖部小瘘口（实线箭头）进入冠状动脉。收缩期（B）以及舒张期为主的（C）冠状动脉内血流（空心箭头）沿心外膜走行。应用脉冲多普勒确定 VCAC 很有必要，以避免将心包腔内流动的液体误认为 VCAC。见图 24-20。LV—左心室；AO—主动脉；RA—右心房

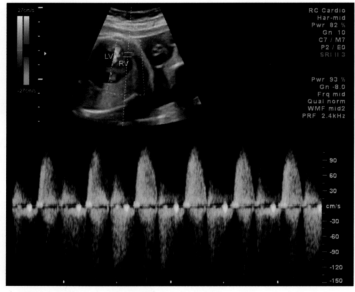

图 24-20　肺动脉闭锁合并右室－冠脉交通的脉冲多普勒成像
将取样容积置于心尖部瘘口处，如图 24-19B 所示。脉冲多普勒显示为典型的双向血流，收缩期从小的右心室（RV）进入冠状动脉，舒张期由冠状动脉返回至右心室。LV—左心室

妊娠早期

　　室间隔完整型肺动脉闭锁在妊娠早期即可发现（图 24-21，24-22）。妊娠早期末彩色多普勒表现为右心室充盈不足及动脉导管内反向血流[17]。图 24-21 和 24-22 显示了这些特征，与妊娠晚期见到的血流动力学类似。即使是早期阶段的 VCAC 也有报道[18]。胎儿期肺动脉狭窄可以进展为肺动脉闭锁，因此，表现为正常的四腔心切面以及彩色多普勒提示舒张期充盈正常的肺动脉狭窄胎儿也有可能发展为肺动脉闭锁。

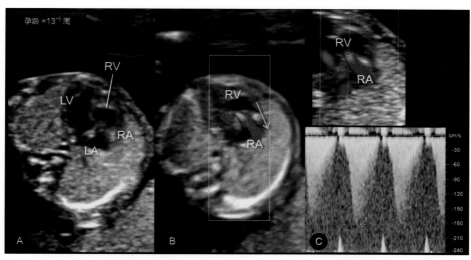

图 24-21　妊娠 13 周室间隔完整型肺动脉闭锁胎儿四腔心切面灰阶（A）、彩色多普勒（B）和连续多普勒成像，本例应用高分辨率线性探头进行扫查

图 A 显示小右心室（RV）和室间隔凸向左心室（LV）（参照图 24-13，24-15），图 B 彩色多普勒显示收缩期三尖瓣反流（蓝色箭头）；图 C 连续多普勒评估此胎儿妊娠早期全收缩期三尖瓣反流的严重程度（185cm/s）。另见图 24-22。RA—右心房；LA—左心房

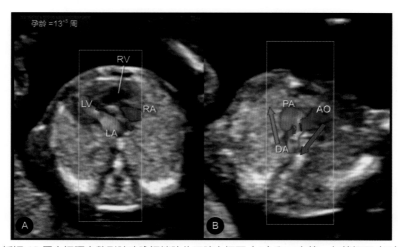

图 24-22　妊娠 13 周室间隔完整型肺动脉闭锁胎儿四腔心切面（A）和三血管 – 气管切面（B）彩色多普勒成像（与图 24-20 为同一胎儿）

图 A 显示在舒张期无血流进入右心室（RV）（参照图 24-15，24-17）；图 B 显示主动脉（AO）内为典型的前向血流（蓝色箭头），而肺动脉（PA）内为经动脉导管（DA）进入的反向血流（红色箭头）。RA—右心房；LA—左心房；LV—左心室

三维超声

　　3D 断层超声成像技术应用灰阶和彩色多普勒可以在一个视图上显示与室间隔完整型肺动脉闭锁相关的解剖异常，如右心室肥厚、右室腔发育不良和细小的肺动脉。TUI 结合彩色多普勒可以显示三尖瓣反流、动脉导管反向血流和（或）VCAC。表面成像模式显示右室腔较左室腔小（图 24-23A）。心室 3D 容积测量或三尖瓣和二尖瓣的面积测量

在未来或许有助于评估胎儿发生不良转归的风险。3D 反转模式表现为心腔小和运动减弱（图 24-23B）。

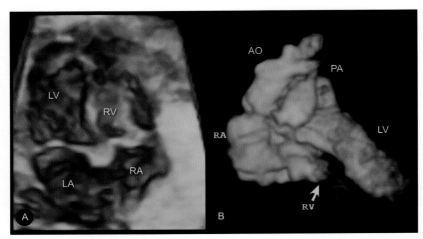

图 24-23　室间隔完整型肺动脉闭锁胎儿的 3D 超声成像
图 A 中表面模式四腔心切面显示小的右心室（RV）；图 B 中反转模式心脏前面观显示与左心室（LV）相比发育不良的右室腔变小（箭头）。RA—右心房；LA—左心房；AO—主动脉；PA—肺动脉

心内和心外合并畸形

合并心脏畸形包括右心室发育不良、右心房增大、三尖瓣异常、VCAC、由室间隔凸向左心室造成的主动脉瓣下梗阻、房间隔缺损、右位心和大动脉转位。采用顺序评价法排除内脏异位，尤其是合并心房异位。可发现心外畸形，但无器官特异性。染色体异常如21- 三体或 22q11 微缺失较少见。

鉴别诊断

鉴别诊断主要包括肺动脉狭窄、三尖瓣闭锁并室间隔缺损及室间隔缺损型肺动脉闭锁。肺动脉狭窄时彩色多普勒超声可见通过肺动脉瓣的前向血流。三尖瓣闭锁时彩色多普勒显示三尖瓣口无血流通过，而室间隔完整型肺动脉闭锁可见通过三尖瓣口的血流。从胚胎学和血流动学角度来看，室间隔缺损型肺动脉闭锁与室间隔完整型肺动脉闭锁完全不同。表 24-2 总结了两者之间的区别。

预后与转归

室间隔完整型肺动脉闭锁胎儿的预后不同，取决于右心室的大小和功能。能够行双心室矫治和保留右心室功能的胎儿预后最佳。严重的三尖瓣反流与胎儿期和新生儿期高死亡率有关。反之，无三尖瓣反流的胎儿在宫内耐受性好。当右心室流入道及流出道发育较好，出生后的治疗包括应用激光或射频消融行导管介入肺动脉瓣造孔，随后行球囊扩张。一项对室间隔完整型肺动脉闭锁预后进行的回顾性研究显示，出生时三尖瓣大小、Z 值＜ 3 与单心室预后有关[11]。对室间隔完整型肺动脉闭锁胎儿的产前研究证实了测量三尖瓣的可行性，并指出胎儿期三尖瓣 / 二尖瓣 >0.63 预示出生时三尖瓣 Z 值良好[19]。在一项超过 25 年包含 60 例室间隔完整型肺动脉闭锁患者的研究中提出了室间隔完整型肺动脉闭锁有好的短期和长期预后[20]。在最初入选的所有患者中，10 年总存活率约为 86.5%，按照发现症状时的右心室发育不良程度分为轻度、中度、重度三组，三组存活率分别为 96.3%、77.8%、79.4%[20]。在胎儿系列研究中，室间隔完整型肺动脉闭锁宫内死亡率约为 10%，新生儿存活率约为 63%[21]。许多报道发表的室间隔完整型肺动脉闭锁短期及长期预后[22-27] 见表 24-3。

表 24-2 室间隔完整型肺动脉闭锁与室间隔缺损型肺动脉闭锁的区别

	室间隔完整型肺动脉闭锁	室间隔缺损型肺动脉闭锁
肺动脉瓣	闭锁	闭锁
四腔心切面	右室发育不良	正常
五腔心切面	正常	室间隔缺损并主动脉骑跨
主肺动脉	发育不良至正常	发育不良或缺失
动脉导管	反向血流并变窄	反向血流并迂曲
典型心脏其他表现	心室 - 冠脉交通	大型主 - 肺动脉侧支血管形成
合并染色体异常	罕见，22q11 缺失	常见，20% 合并 22q11 缺失

表 24-3 室间隔完整型肺动脉闭锁预后不良的表现

- 严重的三尖瓣反流
- 三尖瓣环小（Z 值 < 3 或 4）
- RV 与 LV 的长度或宽度之比小（< 0.5）
- 心室 - 冠脉交通
- 合并其他心外畸形
- 合并染色体异常

注：RV- 右心室；LV- 左心室。

要点 室间隔完整型肺动脉闭锁

- 室间隔完整型肺动脉闭锁是一组右心室与肺动脉循环中断，伴室间隔完整的心脏畸形。
- 右心室扩张是由于右室心肌肥厚而发育不良，或是由于明显的三尖瓣反流造成。
- 三尖瓣常发育不良，瓣叶活动受限。
- 1/3 的室间隔完整型肺动脉闭锁病例存在 VCAC。
- 室间隔完整型肺动脉闭锁四腔心切面可见右心室发育不良、正常大小或扩张。

- 室间隔完整型肺动脉闭锁右室流出道切面或三血管切面可见主肺动脉通常变细或发育不良。
- 室间隔完整型肺动脉闭锁彩色多普勒未见跨肺动脉瓣的前向血流。
- 室间隔完整型肺动脉闭锁三血管切面可见反向血流通过动脉导管进入肺动脉干。
- 室间隔完整型肺动脉闭锁合并染色体异常者较少见。
- 室间隔完整型肺动脉闭锁胎儿的预后不同，主要取决于右心室大小及功能。

动脉导管提前收缩

概述

动脉导管在胎儿期是一个连接肺循环和体循环的肌性交通。动脉导管将左肺动脉起源处的主肺动脉连接至降主动脉左锁骨下动脉远端（图 24-24A）。这一连接肺循环与体循环间的交通形成胎儿期平行循环，左、右心室压相等。动脉导管绕开肺循环，接收右心室输出的大部分血液。动脉导管在胎儿期是最大的血管之一，其内径与降主动脉接近。妊娠期胎儿循环中动脉导管的通畅状态由血管解剖结构及循环产物如前列腺素等维持。妊娠早期动脉导管的管壁是肌性的，与周围血管结构不同[28]。随着妊娠继续，胶原蛋白、弹性蛋白及糖蛋白沉积，同时平滑肌增殖，为产后闭合做准备[28]。妊娠晚期动脉导管自肺动脉端开始到降主动脉端逐渐变窄，这一过程可在产前超声确定（图 24-24B）。产后即刻出现的氧分压升高认为是动脉导管闭合的诱发因素。

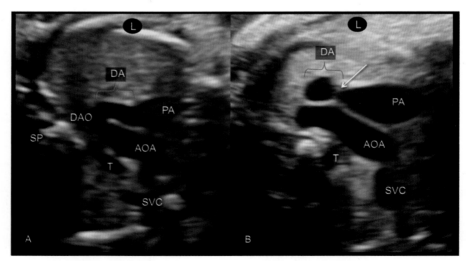

图 24-24 胎儿左侧胸腔灰阶超声显示的三血管 - 气管切面图像，图 A 为妊娠 29 周，图 B 为妊娠 32 周

图 A，动脉导管（DA）为连接主肺动脉（PA）与降主动脉（DAO）的易于辨别的长管腔（括号）；图 B，显示在此孕龄动脉导管狭窄段（箭头）从连接的肺动脉端开始到降主动脉。AOA—主动脉弓；SP—脊柱；SVC—上腔静脉；T—气管；L—左

动脉导管的频谱多普勒可在导管弓长轴切面或三血管 – 气管切面的横切面获得，如图 24-25 所示。动脉导管的多普勒速度波形由一个高的收缩期峰值速度和一个明显的舒张期血流组成，如图 24-25 所示。动脉导管的多普勒成像请参见第 13 章。

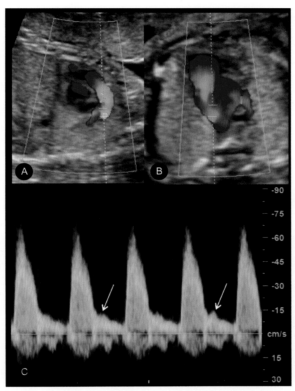

图 24-25　动脉导管弓长轴（A）或三血管 – 气管横切面（B）显示动脉导管（DA）超声图像
动脉导管多普勒波形（C）显示为典型的收缩期高流速、舒张期第二峰值（箭头）和高搏动指数

宫内动脉导管提前收缩

胎儿期动脉导管完全闭合极少见,报道中最常见的情况是动脉导管收缩而不是闭合[29-31]。动脉导管自发收缩非常罕见，除非它作为复杂先天性心脏畸形的一部分而存在。然而，大部分动脉导管自发收缩的病例是由于母体应用前列腺素合成酶抑制剂如吲哚美辛或其他药物造成。前列腺素合成酶抑制剂被用作保胎剂，在某些病例中用于治疗羊水过多或妊娠期退化肌瘤。应用前列腺素合成酶抑制剂在妊娠晚期增加动脉导管收缩的风险，可能与妊娠晚期动脉导管的生理和解剖变化有关。因此，动脉导管的收缩不仅与母体药物治疗的剂量和持续时间有关，还与治疗时的胎龄有关。动脉导管收缩的风险随着妊娠的增加而显著增加，我们不建议在妊娠 32 周后及长时间应用前列腺素合成酶抑制剂。药物引起的动脉导管收缩在停止治疗几天后可逆。分娩伴随的胎儿动脉导管收缩与发生新生儿肺动脉高压的高风险有关。最近发现，日常饮食中富含多酚的产品有诱发妊娠晚期动脉导管收缩的作用[31]。富含多酚的一些主要食物来源包括草药茶、黑巧克力、橙汁、红色和紫色葡萄、草莓和其他浆果[30]。关于此题目的更多信息请见 Zielinsky 和 Busato 的综述[31]。

超声和多普勒征象

灰阶超声诊断动脉导管收缩不可靠，应用彩色和脉冲多普勒来诊断则必不可少[29,30]。灰阶超声可能在四腔心切面发现由于容量负荷过重导致右心室运动减弱及右心室扩张。彩色多普勒发现三尖瓣反流，反流为全收缩期且最大流速大于200cm/s。右室流出道切面可见肺动脉扩张和动脉导管内径变窄。彩色和脉冲多普勒在动脉导管收缩中表现为收缩期及舒张期的高速湍流及血流搏动减少（图24-26A）。典型的收缩期峰值流速为200 ~ 300cm/s（正常为100 ~ 120cm/s），舒张期高流速（>35cm/s）及搏动指数（PI）小于1.9（正常大于2）。停止药物治疗可以使大部分病例在24 ~ 48小时内恢复正常（图24-26B），但是三尖瓣反流可能持续时间稍长。

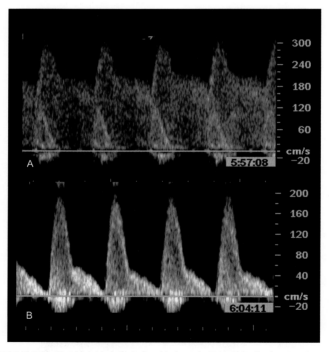

图24-26　妊娠31周胎儿母体吲哚美辛治疗的动脉导管（DA）收缩频谱（A）和停止用药后频谱恢复（B）
图A，动脉导管收缩的典型表现为高收缩期和舒张期流速（收缩期峰值：330cm/s，舒张期峰值：200cm/s）以及搏动指数降低（PI：0.65）；图B为同一胎儿停止吲哚美辛治疗3天后的多普勒波形，可见几乎正常的动脉导管多普勒频谱（收缩期峰值：197cm/s，低舒张期峰值：35cm/s，高PI：2.57）

要点 动脉导管提前收缩

- 动脉导管连接主肺动脉与降主动脉。
- 动脉导管绕开肺循环，接收右心室输出的大部分血液。
- 产后即刻出现的氧分压升高认为是导致动脉导管闭合的诱发因素。
- 大部分动脉导管收缩病例是由于母体应用前列腺素合成酶抑制剂如吲哚美辛造成。
- 动脉导管的收缩不仅与母体药物治疗的剂量和持续时间有关，还与治疗时的胎龄有关。
- 我们不建议在妊娠 32 周后及长时间应用前列腺素合成酶抑制剂。
- 最近发现，日常饮食中富含多酚的产品有诱发妊娠晚期动脉导管收缩的作用。
- 动脉导管收缩四腔心切面显示右心室运动减弱、扩张及三尖瓣反流。
- 动脉导管收缩典型的收缩期峰值速度在 200 ～ 300cm/s，舒张期高速血流以及搏动指数小于 1.9。
- 终止吲哚美辛治疗可在数天内逆转动脉导管收缩。

（张 娟 译）

参考文献

1. Van der Hauwaert LG, Fryns JP, Dumoulin M, et al. Cardiovascular malformations in Turner's and Noonan's syndrome. *Br Heart J*. 1978;40:500–509.
2. Ferencz C, Rubin JD, Loffredo CA, et al. *Epidemiology of Congenital Heart Disease. The Baltimore-Washington Infant Study*, 1981–1989. Perspectives in Pediatric Cardiology. Mount Kisco, NY: Futura Publishing; 1993.
3. Hoffman JI, Kaplan S. The incidence of congenital heart disease. *J Am Coll Cardiol*. 2002;39:1890–1900.
4. Nora JJ, Berg K, Nora AH. *Cardiovascular Diseases: Genetics, Epidemiology, and Prevention*. New York, NY: Oxford University Press; 1991.
5. Todros T, Paladini D, Chiappa E, et al. Pulmonary stenosis and atresia with intact ventricular septum during prenatal life. *Ultrasound Obstet Gynecol*. 2003;21:228–233.
6. Berg C, Kremer C, Geipel A, et al. Ductus venosus blood flow alterations in fetuses with obstructive lesions of the right heart. *Ultrasound Obstet Gynecol*. 2006;28:137–142.
7. Lougheed J, Sinclair BG, Fung Kee Fung K, et al. Acquired right ventricular outflow tract obstruction in the recipient twin in twin-twin transfusion syndrome. *J Am Coll Cardiol*. 2001;38:1533–1538.
8. Zosmer N, Bajoria R, Weiner E, et al. Clinical and echographic features of in utero cardiac dysfunction in the recipient twin in twin-twin transfusion syndrome. *Br Heart J*. 1994;72:74–79.
9. Hornberger LK, Benacerraf BR, Bromley BS, et al. Prenatal detection of severe right ventricular outflow tract obstruction: pulmonary stenosis and pulmonary atresia. *J Ultrasound Med*. 1994;13:743–750.
10. Galindo A, Gutierrez-Larraya F, Velasco JM, et al. Pulmonary balloon valvuloplasty in a fetus with critical pulmonary stenosis/atresia with intact ventricular septum and heart failure. *Fetal Diagn Ther*. 2006;21:100–104.
11. Hanley FL, Sade RM, Blackstone EH, et al. Outcomes in neonatal pulmonary atresia with intact ventricular septum. A multiinstitutional study. *J Thorac Cardiovasc Surg*. 1993;105:406–423, 424–407; discussion 423–404.
12. Humpl T, Soderberg B, McCrindle BW, et al. Percutaneous balloon valvotomy in pulmonary atresia with intact ventricular septum: impact on patient care. *Circulation*. 2003;108:826–832.
13. Shinebourne EA, Rigby ML, Carvalho JS. Pulmonary atresia with intact ventricular septum: from fetus to adult: congenital heart disease. *Heart*. 2008;94:1350–1357.
14. Chaoui R, Tennstedt C, Goldner B, et al. Prenatal diagnosis of ventriculo-coronary communications in a second-

trimester fetus using transvaginal and transabdominal color Doppler sonography. *Ultrasound Obstet Gynecol.* 1997;9:194–197.

15. Maeno YV, Boutin C, Hornberger LK, et al. Prenatal diagnosis of right ventricular outflow tract obstruction with intact ventricular septum, and detection of ventriculocoronary connections. *Heart.* 1999;81:661–668.

16. Taddei F, Signorelli M, Groli C, et al. Prenatal diagnosis of ventriculocoronary arterial communication associated with pulmonary atresia. *Ultrasound Obstet Gynecol.* 2003;21:413–415.

17. Paulick J, Tennstedt C, Schwabe M, et al. Prenatal diagnosis of an isochromosome 5p in a fetus with increased nuchal translucency thickness and pulmonary atresia with hypoplastic right heart at 14 weeks. *Prenat Diagn.* 2004;24:371–374.

18. Chaoui R, Tennstedt C, Goldner B. Prenatal diagnosis of ventriculocoronary arterial fistula in a fetus with hypoplastic left heart syndrome and aortic atresia. *Ultrasound Obstet Gynecol.* 2002;20:75–78.

19. Lowenthal A, Lemley B, Kipps AK, et al. Prenatal tricuspid valve size as a predictor of postnatal outcome in patients with severe pulmonary stenosis or pulmonary atresia with intact ventricular septum. *Fetal Diagn Ther.* 2014;35:101–107.

20. Schneider AW, Blom NA, Bruggemans EF, et al. More than 25 years of experience in managing pulmonary atresia with intact ventricular septum. *Ann Thorac Surg.* 2014;98:1680–1686.

21. Daubeney PE, Sharland GK, Cook AC, et al. Pulmonary atresia with intact ventricular septum: impact of fetal echocardiography on incidence at birth and postnatal outcome. UK and Eire Collaborative Study of Pulmonary Atresia with Intact Ventricular Septum. *Circulation.* 1998;98:562–566.

22. Favilli S, Giusti S, Vangi V, et al. Pulmonary atresia or critical pulmonary stenosis with intact interventricular septum diagnosed in utero: echocardiographic findings and post-natal outcome. *Pediatr Med Chir.* 2003;25:266–268.

23. Gardiner HM, Belmar C, Tulzer G, et al. Morphologic and functional predictors of eventual circulation in the fetus with pulmonary atresia or critical pulmonary stenosis with intact septum. *J Am Coll Cardiol.* 2008;51:1299–1308.

24. Kawazu Y, Inamura N, Kayatani F. Prediction of therapeutic strategy and outcome for antenatally diagnosed pulmonary atresia/stenosis with intact ventricular septum. *Circ J.* 2008;72:1471–1475.

25. Peterson RE, Levi DS, Williams RJ, et al. Echocardiographic predictors of outcome in fetuses with pulmonary atresia with intact ventricular septum. *J Am Soc Echocardiogr.* 2006;19:1393–1400.

26. Roman KS, Fouron JC, Nii M, et al. Determinants of outcome in fetal pulmonary valve stenosis or atresia with intact ventricular septum. *Am J Cardiol.* 2007;99:699–703.

27. Salvin JW, McElhinney DB, Colan SD, et al. Fetal tricuspid valve size and growth as predictors of outcome in pulmonary atresia with intact ventricular septum. *Pediatrics.* 2006;118:e415–e420.

28. Silver MM, Freedom RM, Silver MD, et al. The morphology of the human newborn ductus arteriosus: a reappraisal of its structure and closure with special reference to prostaglandin E1 therapy. *Hum Pathol.* 1981;12:1123–1136.

29. Huhta JC, Moise KJ, Fisher DJ, et al. Detection and quantitation of constriction of the fetal ductus arteriosus by Doppler echocardiography. *Circulation.* 1987;75:406–412.

30. Luchese S, Manica JL, Zielinsky P. Intrauterine ductus arteriosus constriction: analysis of a historic cohort of 20 cases. *Arq Bras Cardiol.* 2003;81:405–410, 399–404.

31. Zielinsky P, Busato S. Prenatal effects of maternal consumption of polyphenol-rich foods in late pregnancy upon fetal ductus arteriosus. *Birth Defects Res C Embryo Today.* 2013;99:256–274.

第 25 章
法洛四联症、室间隔缺损型肺动脉闭锁和肺动脉瓣缺如综合征

法洛四联症

定义、疾病谱及发病率

法洛四联症（tetralogy of Fallot，TOF）以主动脉瓣下（对位不良性）室间隔缺损、主动脉根部骑跨于室间隔缺损及漏斗部肺动脉狭窄为特征（图 25-1）。右心室肥厚，是"四联症"的第四个解剖特征，出生前通常并不表现为右心室肥厚。典型类型是 TOF 合并肺动脉狭窄，但是 TOF 的疾病谱包括几种严重类型，比如 TOF 合并肺动脉闭锁和 TOF 合并肺动脉瓣缺如，均将在本章后面部分详细讨论。TOF 是最常见的发绀型 CHD 之一，在活产儿中的发病率为 1/3600，占 CHD 的 3% ~ 7%[1-3]。TOF 并肺动脉狭窄的典型类型约占所有 TOF 新生儿的 80%。

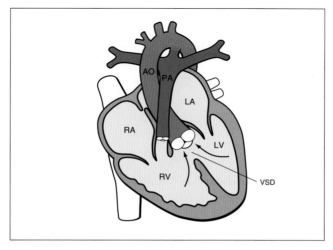

图 25-1　TOF 示意图
详见正文。LA—左心房；RA—右心房；LV—左心室；RV—右心室；AO—主动脉；VSD—室间隔缺损；PA—肺动脉

超声表现

灰阶超声

TOF 四腔心切面表现正常（图 25-2A），除非室间隔缺损很大，否则在这一切面无法显示。TOF 常在五腔心切面被检出，表现为膜周部主动脉瓣下室间隔缺损伴主动脉骑跨 [4]（图 25-2B，25-3 ～ 25-5）。主动脉骑跨是由于室间隔与主动脉内侧壁连续中断（即对合不良性室间隔缺损）伴主动脉部分连接右心室（图 25-3）。因而主动脉轻度右移，称为主动脉右移位。通常主动脉根部同时接受来自右心室和左心室的血液，表现为内径增宽，妊娠晚期尤为明显，这或许是提示 TOF 的最初线索 [5]。另外，TOF 中骑跨的主动脉与室

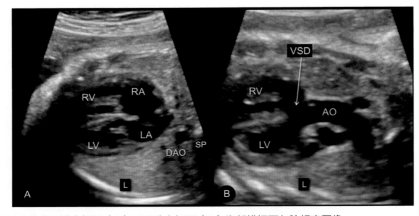

图 25-2　TOF 胎儿四腔心切面（A）及五腔心切面（B）胸部横切面灰阶超声图像
图 A 显示四腔心切面表现正常，图 B 显示大的室间隔缺损（VSD）（箭头）及增宽骑跨的主动脉（AO）。图 A 可见降主动脉（DAO）位于脊柱（SP）的左侧。LV—左心室；RV—右心室；RA—右心房；LA—左心房

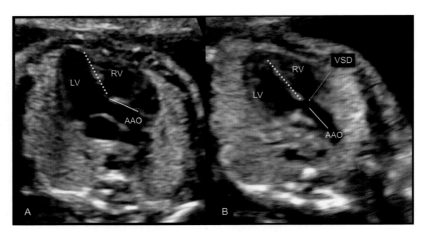

图 25-3　比较正常胎儿（A）和 TOF 伴有主动脉骑跨及大的室间隔缺损（VSD）胎儿（B）的心尖五腔心切面
正常胎儿（A），升主动脉（AAO）指向胎儿右肩且室间隔（虚线）与主动脉前壁（实线）间的夹角较宽。主动脉骑跨的胎儿（B），升主动脉的走行（实线）平行于室间隔（虚线）。这一表现也见于其他有主动脉骑跨的畸形。LV—左心室；RV—右心室

间隔平行，不同于正常心脏中升主动脉的走行（图 25-3）。诊断 TOF 还要显示主肺动脉狭窄但仍开放，即"肺动脉口狭窄"，最佳切面是短轴或三血管切面（图 25-4，25-5）。某些轻型 TOF，尤其在妊娠中期，肺动脉干和主动脉之间的差异可能不明显。但是，这种差异会随妊娠进展而更明显。有时 TOF 会在妊娠中期超声检查时漏诊，通常为轻型病例，血管大小差异不明显而且室间隔缺损不易显示。作者也对妊娠早期在大血管内径正常情况下的少数病例的膜周部室间隔缺损做出了诊断。随着妊娠进展，室间隔缺损对合更加不良，升主动脉内血流量增加导致大血管之间出现差异，逐渐进展为轻型 TOF。

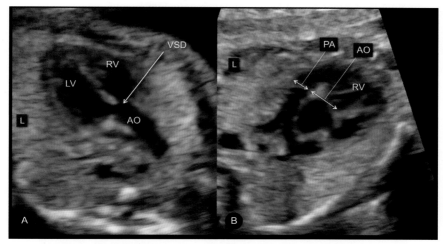

图 25-4 诊断 TOF 的两个典型切面：五腔心切面（A）和三血管切面（B）
五腔心切面（A）显示室间隔缺损（VSD）伴有主动脉（AO）骑跨。三血管切面（B）显示由于肺动脉狭窄导致的主肺动脉（PA）发育细小及由于血流量增加导致主动脉扩张。L—左；LV—左心室；RV—右心室

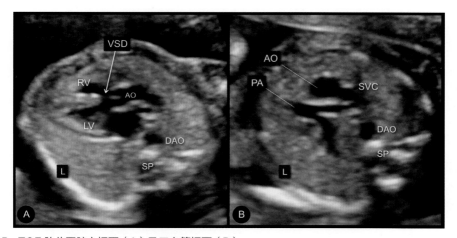

图 25-5 TOF 胎儿五腔心切面（A）及三血管切面（B）
图 A 显示大的室间隔缺损（VSD）（箭头）伴有典型的主动脉骑跨；图 B 显示与扩张的主动脉（AO）相比，肺动脉（PA）发育细小。本例胎儿合并右位主动脉弓，可见降主动脉（DAO）位于脊柱（SP）的右侧。L—左；LV—左心室；SVC—上腔静脉；RV—右心室

彩色多普勒

彩色多普勒有助于显示室间隔缺损（通过室间隔缺损的血液分流），同时显示血流自双心室进入主动脉根部提示主动脉骑跨（图25-6）。三血管－气管切面的彩色多普勒也可显示细小的肺动脉（图25-7，25-8）。通常由于高灌注，流入主动脉的血流在彩色多普勒中表现为彩色血流信号混叠（图25-6）。与出生后相比，胎儿期肺动脉的彩色及脉冲多普勒速度通常正常或仅轻度增快[6]（图25-8，25-9）。轻型 TOF 动脉导管内为前向血流，而大多数严重病例可出现反向血流（图25-9）。这些严重病例的胎儿出生后的导管依赖性肺动脉循环可伴有新生儿发绀。胎儿超声心动图结合彩色多普勒检查可区分 TOF 的多种亚型，见表25-1。

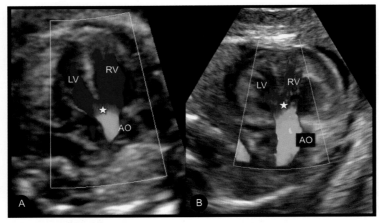

图25-6 TOF 胎儿心尖五腔心切面的彩色多普勒成像
图 A 为 1 例单纯性 TOF 胎儿。图 B 为 1 例 TOF 胎儿合并房室间隔缺损及心肌增厚胎儿。在 2 例胎儿中彩色多普勒均可显示来自右心室（RV）及左心室（LV）的血流同时进入骑跨并扩张的主动脉（AO）。星号提示室间隔缺损及主动脉骑跨的位置。图 B 胎儿表明 TOF 可以是复杂心脏畸形的一部分

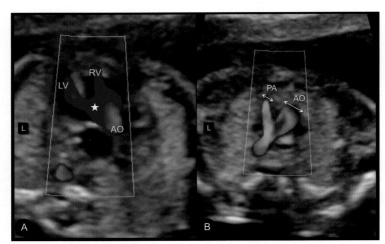

图25-7 TOF 胎儿五腔心切面（A）和三血管－气管切面（B）彩色多普勒成像
彩色多普勒显示 TOF 的 3 个主要超声表现：室间隔缺损（星号）、图 A 所示的主动脉（AO）骑跨、图 B 所示的肺动脉(PA)狭窄及其前向血流。本例彩色多普勒表现可参照图25-4 及 25-5 灰阶超声表现。L—左；LV—左心室；RV—右心室

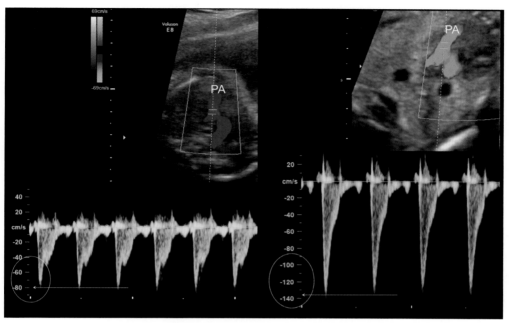

图 25-8 2 例 TOF 胎儿的跨肺动脉瓣彩色和脉冲多普勒成像

图 A 胎儿，多普勒速度为 80cm/s，在正常范围内；图 B 胎儿，多普勒速度为 130cm/s，轻度增快。TOF 肺动脉狭窄的诊断主要依赖于细小的肺动脉（PA）而不是测量峰值流速

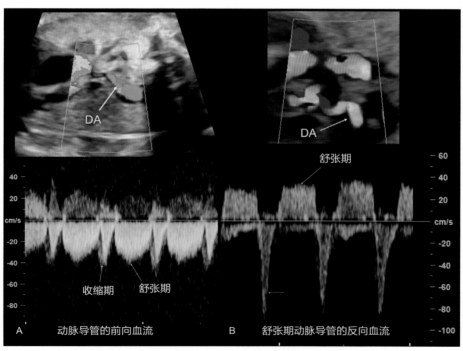

图 25-9 2 例 TOF 伴细小动脉导管（DA）胎儿的彩色和脉冲多普勒成像

胎儿 A 可显示动脉导管整个心动周期中的前向血流。胎儿 B 的动脉导管在舒张期可见反向血流；胎儿 B 有产后导管依赖性循环的风险

表 25-1　TOF 三种亚型的鉴别特征

	TOF+ 肺动脉狭窄	TOF+ 肺动脉闭锁	TOF+ 肺动脉瓣缺如
四腔心切面	正常	正常	右心室扩大，尤其在妊娠晚期
五腔心切面	室间隔缺损 + 主动脉骑跨	室间隔缺损 + 主动脉骑跨	室间隔缺损 + 主动脉骑跨
主动脉根部	扩张（+）	扩张（++）	大小正常
肺动脉	细窄，前向血流	非常细窄，甚至不可显示，反向血流	显著扩张，往返血流
动脉导管	血流前向或逆向，右位主动脉弓时，由于动脉导管位于主动脉弓的下方常难以显示	迂曲并血流逆向	通常缺如
MAPCAs	通常不存在	超过 20% 的病例存在	不存在
预后	好	不良	不良
22q11 缺失	10%～15%	20%～25%	30%～40%

注：MAPCAs—大型主 - 肺动脉侧支血管。

妊娠早期

在妊娠早期末和中期初，诊断 TOF 是可行的，但在很多病例中比较困难[4]。诊断线索包括在五腔心切面灰阶超声及彩色多普勒成像中显示增宽的主动脉根部（图 25-10）和（或）细小的肺动脉（图 25-11）。主动脉骑跨可能不易检出。胎儿心轴偏移（图 25-11A）或许是提示心脏畸形的最初线索[7]。

彩色多普勒显示主动脉和肺动脉前向血流的大小差异是妊娠早期的重要表现（图 25-10，25-11）。据报道胎儿颈项透明层增厚与 TOF 之间显著相关，甚至在染色体正常时，在一项研究中几乎一半的病例显示了这种相关性[8]。

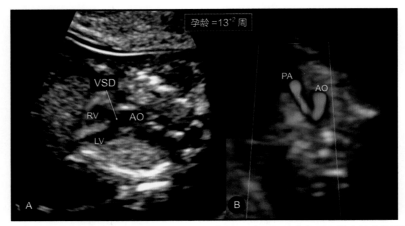

图 25-10　妊娠 13 周 TOF 胎儿合并 18- 三体综合征。在图 A 中，五腔心切面可见大的室间隔缺损（VSD）和主动脉（AO）骑跨；在图 B 中，三血管 - 气管切面的彩色多普勒显示细小肺动脉（PA），血流前向。TOF 妊娠早期的超声表现与妊娠中期类似（图 25-5A 和 25-7B）。LV—左心室；RV—右心室

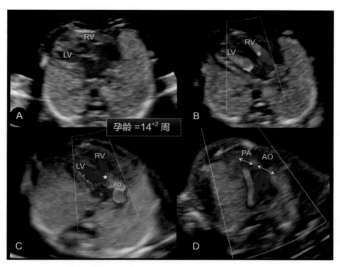

图 25-11　妊娠 14 周 TOF 胎儿的经阴道超声图像
图 A 和 B 分别为四腔心切面的灰阶和彩色多普勒超声图像；除了图 A 可见轻微的心轴左偏，图 A 和 B 的四腔心切面显示正常。图 B 显示舒张期血流充盈正常。图 C 五腔心切面的彩色多普勒显示扩张的主动脉（AO）骑跨于室间隔（星号）之上。图 D 三血管－气管切面彩色多普勒显示相与主动脉相比，肺动脉（PA）发育细小。LV—左心室；RV—右心室

三维超声

应用断层模式在四腔心切面水平获取 3D 容积，可在多个平面中的某个切面显示室间隔缺损、主动脉骑跨和狭窄的肺动脉（图 25-12）。表面重建模式有利于显示主动脉骑跨的空间关系（图 25-13）。时间－空间关联成像结合玻璃体模式和彩色多普勒技术可清晰显示主动脉骑跨（图 25-14A），以及在三血管－气管切面清晰显示与主动脉相比，肺动脉发育细小（图 25-14B，参照图 15-20C）。

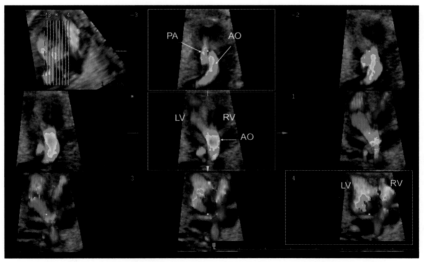

图 25-12　3D 超声容积的彩色时间－空间关联成像技术（STIC）显示 TOF 胎儿的断层图像
舒张期双心室充盈（最下面方块）、双心室的血流注入骑跨的主动脉（中间的方块），与主动脉（AO）相比，肺动脉（PA）发育细小（最上面的方块）。LV—左心室；RV—右心室

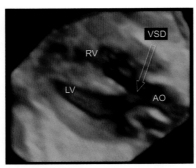

图 25-13 3D 容积超声表面重建模式显示 TOF 胎儿的五腔心切面
显示室间隔缺损（VSD）（星号）和增宽骑跨的主动脉（AO）。LV—左心室；RV—右心室

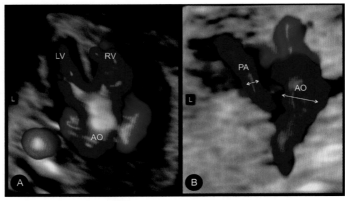

图 25-14 3D 容积超声的彩色时间 – 空间关联成像技术（STIC）的玻璃体模式显示 TOF 胎儿五腔心切面（A）和三血管 – 气管切面（B）
图 A 显示收缩期来自右心室（RV）和左心室（LV）的血流进入骑跨的主动脉（AO）；图 B 显示肺动脉（PA）细小，血流前向，与主动脉相比，肺动脉（PA）内径变小。L—左

心内和心外合并畸形

TOF 可合并心内畸形。产前超声检查中常见的心脏畸形包括右位主动脉弓，占所有病例的 25%。偶见房室间隔缺损与 TOF 共存，增加了发生染色体异常的风险[9]。据报道，患有 TOF 的新生儿中 83% 的病例有卵圆孔未闭或房间隔缺损，11% 有永存左上腔静脉[10]。偶见冠状动脉解剖变异，这可能会影响外科矫治方式[11]。

与新生儿及婴儿相比，TOF 胎儿更常合并心外畸形、染色体异常和遗传综合征[8]。合并的心外先天性畸形十分常见但并非特别涉及某个器官。染色体异常的发生率约 30%，大多数病例为 21- 三体综合征、13- 三体综合征和 18- 三体综合征[8]。22q11 缺失的发生率在患有 TOF 的胎儿和新生儿中占 10% ~ 15%[12,13]。TOF 病例伴胸腺发育不良[14,15]、右位主动脉弓、心外畸形或羊水过多时，增加了患有 22q11 缺失的风险[16]。表 25-2 列出了 TOF 常见的心内和心外合并畸形。在一些综合征类疾病中也可合并 TOF，如 Alagille 综合征、CHARGE 综合征[17] 及其他综合征。近年来，亚染色体分析（微阵列）应用于这些复杂的心脏畸形中，以评估有无基因缺失及重复的存在（见第 4 章）。

表 25-2　TOF 常见心内和心外合并畸形

合并的心内畸形	
卵圆孔未闭或房间隔缺损	83%
右位主动脉弓	25%
永存左上腔静脉	11%
房室间隔缺损	< 5%
冠状动脉循环异常	< 5%
肺静脉异位引流	< 1%
合并的心外畸形	
染色体异常	30%
22q11 缺失	10% ～ 15%
器官先天性畸形	常见

鉴别诊断

　　TOF 鉴别诊断包括存在主动脉骑跨的疾病，如室间隔缺损型肺动脉闭锁、肺动脉瓣缺如、大动脉共干、右心室双出口及无大动脉畸形的对位不良性室间隔缺损。鉴别诊断可通过正确评估肺动脉干的大小和起源来确定。表 25-3 列出了这些心脏畸形鉴别诊断的多种方法。

表 25-3　大动脉骑跨于室间隔缺损的鉴别诊断

	诊断线索	其他指征
TOF	• PA 开放，狭窄 • PA 内前向血流	• DA 血流前向或逆向
室间隔缺损型肺动脉闭锁	• 非常狭窄的 PA • PA 内无前向血流	• DA 迂曲并血流逆向
肺动脉瓣缺如	• 宽大的 PA • PA 内往返的血流	• 无 DA • 主动脉根部比肺动脉细
大动脉共干	• PA 起自骑跨的血管	• 骑跨血管的瓣膜可能有反流
右心室双出口	• PA 骑跨并与主动脉并列走行	• 类似 TGA 伴室间隔缺损 • 主动脉或 PA 大小正常或变窄

注：PA—肺动脉；DA—动脉导管；TGA—大动脉转位。

预后与转归

　　出生前进行一系列超声检查以明确肺动脉发育和通过动脉导管血流的情况对新生儿期的咨询和合理看护十分重要，因为肺动脉的发育情况多变且不可预知[6,18]。总体而言，由于出生前诊断的 TOF 病例常合并染色体畸形、相关综合征或复杂的心外畸形[8]，因此，比出生后的病例预后更差[8]。一系列病例及心脏外科数据库分析提示 TOF 婴儿的短期和长期生存率高达 90%[19,20]。预后不良的指征包括肺动脉发育减缓、升主动脉发育加速、肺动脉瓣的前向血流中断和动脉导管内血流反向[6]。近期一些回顾性研究显示，产前胎儿超声心动图检查存在右室流出道梗阻的胎儿预测需要新生儿干预。一项对 52 例存在右室流出道梗阻胎儿进行的研究提示，胎儿超声心动图显示肺动脉瓣 / 主动脉瓣比值＜ 0.6 或肺动脉瓣 Z 值＜ -3 在预测需要新生儿干预方面具有较高的敏感性（90%），但特异性较差（50%），而按动脉导管内血流方向分类为正常（肺动脉分流至主动脉）及异常（主动脉分流至肺动脉或双向分流），在预测需要新生儿干预方面均具有较高的敏感性（100%）及特异性（95%）[21]。一项包含 23 例有单纯性 TOF 的活产胎儿的研究显示，妊娠 19 ～ 22 周时肺动脉瓣峰值流速（pulmonary valve peak systolic velocity，PVPSV）≥ 87.5cm/s 在预测早期新生儿干预方面具有较高的敏感性（100%）及特异性（93.3%）[22]。另外，妊娠 34 ～ 38 周时 PVPSV ≥ 144.5cm/ 预测需要早期进行新生儿干预[22]。TOF 合并肺动脉瓣闭锁（室间隔缺损型肺动脉闭锁）或肺动脉瓣缺如的病例预后更差。表 25-4 列出了 TOF 预后不良的相关指征。

表 25-4　TOF 预后不良的征象

- 肺动脉发育减缓
- 升主动脉发育加速
- 肺动脉瓣的前向血流中断
- 动脉导管内血流反向
- TOF 合并肺动脉瓣闭锁（室间隔缺损型肺动脉闭锁）
- 肺动脉瓣缺如
- 合并染色体畸形
- 合并心外先天性畸形
- 左心室小
- 合并静脉连接异常

要点　法洛四联症

- TOF 以主动脉瓣下室间隔缺损、主动脉根部骑跨和漏斗部肺动脉狭窄为特征。
- TOF 是一种最常见的发绀型先天性心脏病。
- 合并肺动脉狭窄的典型 TOF 约占所有 TOF 病例的 80%。
- TOF 四腔心切面表现为正常，除非室间隔缺损很大，否则该切面无法显示 TOF。
- TOF 常在五腔心切面被检出，表现为膜周部的主动脉下室间隔缺损伴主动脉根部骑跨。

- 主动脉根部表现为扩张，妊娠晚期尤为明显。
- NT 增厚与诊断 TOF 之间有很强的相关性。
- TOF 常合并心内和心外畸形。
- 83% 的 TOF 病例中可见卵圆孔未闭或房间隔缺损。
- 25% 和 11% 的 TOF 病例分别有右位主动脉弓和永存左上腔静脉。
- 22q11 微缺失见于 10% ～ 15% 的 TOF 胎儿。
- TOF 预后不良的征象包括肺动脉发育减缓、升主动脉发育加速、肺动脉瓣的前向血流中断和动脉导管内血流反向。

室间隔缺损型肺动脉闭锁

定义、疾病谱和发病率

室间隔缺损型肺动脉闭锁（pulmonary atresia with ventricular septal defect，PA-VSD）以肺动脉瓣闭锁、肺动脉系统发育不良、膜部或漏斗部室间隔缺损和主动脉骑跨为特征（图 25-15）。PA-VSD 以往被称为"重症 TOF"，但常被称为 TOF 合并肺动脉闭锁，以区分 TOF 合并肺动脉狭窄[23]。PA-VSD 与 TOF 的鉴别特征包括：无右室流出道和肺循环的严重异常，肺循环血供完全来自体循环的动脉系统。肺血流的来源包括动脉导管和体 −

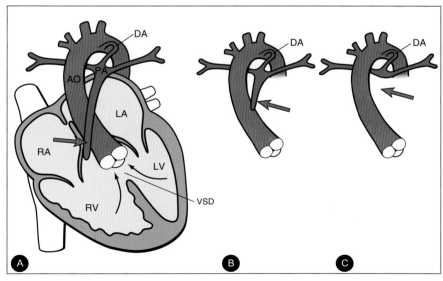

图 25-15　PA-VSD 示意图

这种 CHD 的疾病谱包括：与右心室连接的主肺动脉（PA）（A）、短小的肺动脉（B）及肺动脉缺如（C）。LA—左心房；RA—右心房；LV—左心室；RV—右心室；AO—主动脉；DA—动脉导管；VSD—室间隔缺损

肺侧支循环，或两者兼有。体 – 肺侧支循环通常包括自降主动脉向肺部供血的侧支动脉，称为大型主 – 肺动脉侧支血管（major aortopulmonary collateral arteries, MAPCAs）[24]（图 25–16）。PA–VSD 在所有 TOF 病例中约占 20%，在 CHD 中约占 2%，在活产儿中约占 0.07/1000 [2]。糖尿病母亲的婴儿患 PA–VSD 的危险性增加 10 倍 [2]。另外，每 4 例 PA–VSD 患儿中有 1 例存在 22q11 微缺失 [24]。图 25–17 展示了 PA–VSD 胎儿的心脏解剖标本。

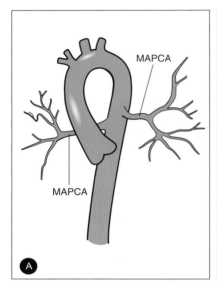
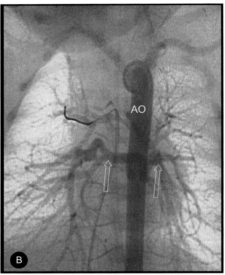

图 25–16　PA–VSD 胎儿的降主动脉示意图（A）及造影图

显示 MAPCAs（在 B 图中箭头所示），大多数 PA–VSD 病例中向肺部供血的侧支动脉称为 MAPCAs。详见正文

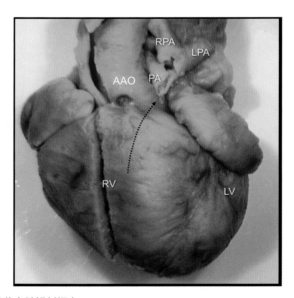

图 25–17　PA–VSD 胎儿心脏解剖标本

升主动脉（AAO）宽大，肺动脉（PA）和右肺动脉（RPA）及左肺动脉（LPA）细小。显示主肺动脉发育不良且与右心室（RV）无连接（箭头）。LV—左心室

超声表现

灰阶超声

　　四腔心切面通常正常。偶尔大的室间隔缺损可在四腔心切面显示。当 PA-VSD 合并右位主动脉弓时，也可在这一切面显示（图 25-18）。在五腔心切面见到室间隔缺损和主动脉骑跨应怀疑 PA-VSD（图 25-18B，25-19A）。PA-VSD 右心室每搏量全部经室间隔缺损注入骑跨的主动脉内（图 25-20），因而主动脉根部较 TOF 更宽大（图 25-18B，25-19）。三血管切面偶可见发育不良的肺动脉，但在重症病例中 2D 超声常难以显示（图 25-19B）。在某些病例中可见闭锁的肺动脉瓣，偶尔近端肺动脉主干缺失（图 25-15）。动脉导管细小且常常迂曲，但当它是肺循环血供来源时则扩张，并在三血管切面的灰阶超声中容易检出。彩色多普勒可有助于显示扩张的动脉导管，将在后面加以叙述。

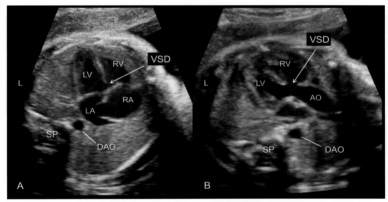

图 25-18　妊娠 32 周 PA-VSD 胎儿的心尖四腔心切面（A）和五腔心切面（B）
图 A 四腔心切面可见室间隔缺损（VSD）和降主动脉（DAO）位于脊柱（SP）右侧（右位主动脉弓），其余显示正常；图 B 可见大的室间隔缺损及增宽骑跨的主动脉（AO）。L—左；LA—左心房；RA—右心房；LV—左心室；RV—右心室

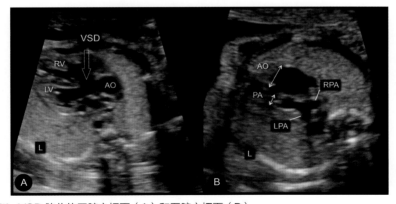

图 25-19　PA-VSD 胎儿的四腔心切面（A）和五腔心切面（B）
图 A 可见室间隔缺损（VSD）伴一增宽骑跨的主动脉（AO）；图 B 显示扩张的主动脉及发育不良的主肺动脉（PA）、右肺动脉（RPA）和左肺动脉（LPA）。有时肺动脉显著发育不良以至于只能通过彩色多普勒显示。详见正文。L—左；LV—左心室；RV—右心室

彩色多普勒

主动脉骑跨伴双心室血流灌注在彩色多普勒中容易显示（图25-20，25-21A）。彩色多普勒可帮助鉴别 PA-VSD 和 TOF（见表25-1）。在 PA-VSD 中，彩色多普勒证实没有右室血注入肺动脉主干内，并显示左右肺动脉内的逆向充盈。三血管-气管切面可见粗大的主动脉弓而无相对应的肺动脉。彩色多普勒也有助于显示迂曲并扩张的动脉导管内的反向血流（图25-22，25-23B），这在主动脉长轴切面容易观察到（图25-22，25-23B，25-24）。一旦怀疑 PA-VSD，检查者需应用低彩色多普勒速度设置在降主动脉动脉水平寻找通常起自降主动脉的 MAPCAs 的存在（图25-25，25-26）。从前面或侧面扫查到的主动脉长轴切面可能显示得更好（图25-25）。通常可发现一条以上的 MAPCAs。即使在第一次检查时没有检出，也应在以后的超声检查中探查 MAPCAs。

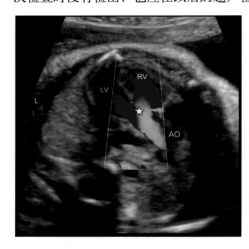

图 25-20　PA-VSD 胎儿五腔心切面的彩色多普勒成像
显示增宽骑跨的主动脉（AO），彩色多普勒显示来自右心室（RV）及左心室（LV）的血流进入主动脉内。星号标记为室间隔缺损的位置。PA-VSD 的五腔心切面除了由于血流量增多导致的骑跨的主动脉更宽大，其余图像类似于 TOF。L—左

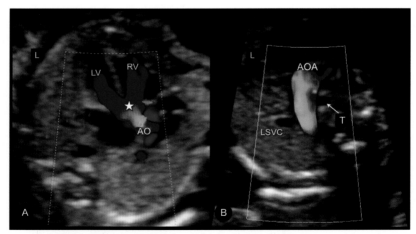

图 25-21　PA-VSD 胎儿的心尖五腔心切面（A）和三血管-气管切面（B）
图 A 可见增宽的主动脉（AO）骑跨于室间隔缺损之上（星号）；图 B 三血管-气管切面显示一条单独的宽大血管，即主动脉弓（AOA）。在本切面没有显示发育不良的肺动脉。扭曲的动脉导管在本切面没有显示，因其位于主动脉弓的后方，最易在长轴切面显示（见图25-22）。合并永存左上腔静脉（LSVC）。图 A 和 B 常见于大多数 PA-VSD 病例。L—左；LV—左心室；RV—右心室；T—气管

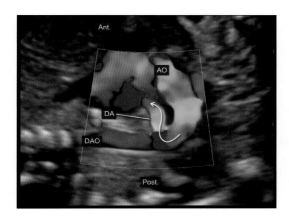

图 25-22　PA-VSD 胎儿的主动脉弓长轴切面

彩色多普勒显示增宽骑跨的主动脉（AO）及位于主动脉后方细小、扭曲的动脉导管（DA）。由于肺动脉闭锁可见动脉导管内反向血流（箭头）。Ant—前；Post—后；DAO—降主动脉

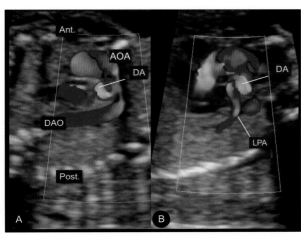

图 25-23　PA-VSD 胎儿的胸部纵切面（A）及斜切面（B）

图 A 可见扩张的主动脉弓（AOA），也可显示位于 AOA 后方扭曲、细小的动脉导管（DA）；图 B 显示左肺动脉（LPA）与动脉导管相连。图 25-24 可见动脉导管的频谱多普勒图。Ant—前；Post—后；DAO—降主动脉

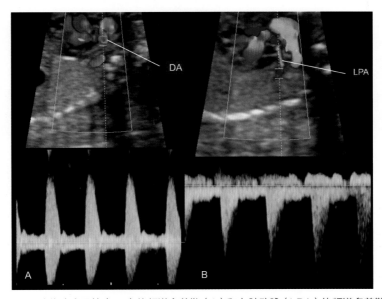

图 25-24　PA-VSD 胎儿动脉导管（DA）的频谱多普勒（A）和左肺动脉（LPA）的频谱多普勒（B）成像（与图 25-23 为同一胎儿）

图 A 显示动脉导管内反向血流及高速频谱；图 B 显示左肺动脉的前向血流注入肺部

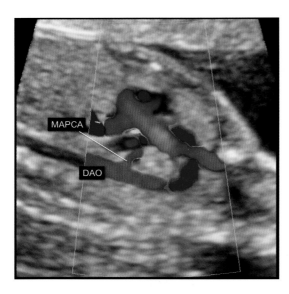

图 25-25　PA-VSD 胎儿胸部矢状面的彩色多普勒成像

显示一条 MAPCA 起自降主动脉（DAO）后注入肺。MAPCAs 最易用低彩色多普勒速度设置检出

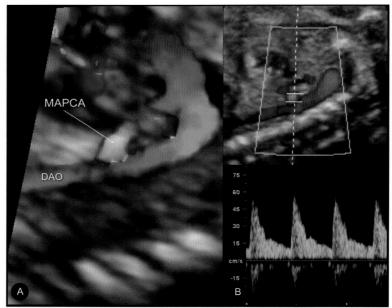

图 25-26　PA-VSD 胎儿的彩色（A）和脉冲（B）多普勒成像

主动脉弓长轴切面可见一条 MAPCA 起自降主动脉（DAO）。脉冲多普勒（B）证实为动脉血流频谱

妊娠早期

PA-VSD 可通过显示增宽、骑跨的主动脉根部和无正常大小的肺动脉而在妊娠早期被检出（图 25-27，25-28）。有时胎儿心轴偏移（图 25-27B）[7] 或 NT 增厚提示需要进行全面的心脏检查。彩色多普勒显示右室－肺动脉之间没有血流及在主动脉弓下方动脉导管内反向血流而检出 PA-VSD（图 25-28，19-7B）。MAPCAs 也可在妊娠早期被检出，尤其在血管大小足以在彩色多普勒中检出血流信号时。

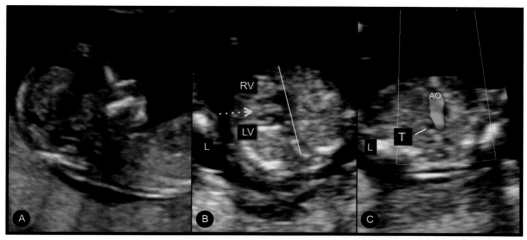

图 25-27　本图与图 25-28 为同一胎儿。图中，妊娠早期（妊娠 13 周）筛查显示 NT 正常（A）；四腔心切面（B）可见心轴左偏（虚线箭头）；三血管 – 气管切面的彩色多普勒（C）显示一条单独的大血管，即伴右位主动脉弓的主动脉（AO）。图 25-28 显示了该例胎儿的经阴道超声检查图像。LV—左心室；RV—右心室；T—气管；L—左

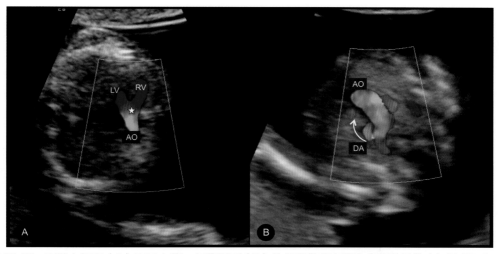

图 25-28　五腔心切面（A）和三血管 – 气管切面（B）的经阴道超声彩色多普勒图像（与图 25-27 为同一胎儿）

图 A 可见增宽的主动脉(AO)（箭头）骑跨于室间隔缺损之上。图 B 显示与增宽的主动脉弓相比，细小动脉导管(DA)内为反向血流（弯箭头），最终诊断为 PA-VSD 及右位主动脉弓。RV—右心室；LV—左心室

三维超声

　　曾在 TOF 一节中讨论了 3D 超声容积断层成像的应用。3D 超声并重建模式（2D 灰阶血流、彩色或能量多普勒成像技术）主要应用于显示主动脉弓下方的迂曲动脉导管及 MAPCAs 起源的空间成像（图 25-29）。4D 超声联合 2D 灰阶血流成像及时间 – 空间关联成像技术时，有经验的医师可显示所有 PA-VSD 病例的肺动脉血流，应用 2D 超声及彩色多普勒时约 2/3 病例的肺动脉血流能够显示[25]。

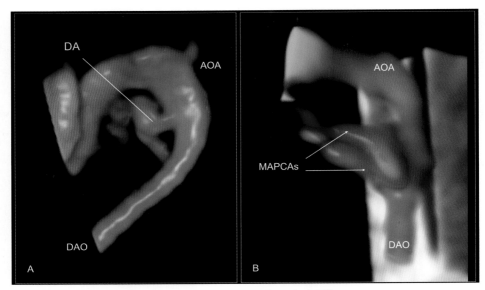

图 25-29　2 例 PA-VSD 胎儿的彩色多普勒和玻璃体模式的 3D 超声图像

图 A 可见起自主动脉弓（AOA）正下方扭曲的动脉导管（DA）（类似于图 25-23 病例的彩色多普勒图像）；图 B 显示有 MAPCAs 起自胸主动脉（见图 25-26 相对应的彩色多普勒图像）。DAO—降主动脉

心内和心外合并畸形

　　右位主动脉弓占全部病例的 20% ～ 50%[26]。出生后约一半的病例合并继发孔型房间隔缺损或卵圆孔未闭[26]。也有报道约一半的病例无动脉导管。约 44% 的病例存在 MAPCAs[24]。

　　合并的心外畸形包括染色体异常发病率高。对 Baltimore–Washington 婴儿的研究显示，8.3% 的 PA–VSD 的儿童有染色体异常[2]。22q11 微缺失的发病率高且见于 18% ～ 25% 的 PA–VSD 胎儿中[12,24]，伴 MAPCAs 和（或）右位主动脉弓或胸腺发育不良发生率增高[13,27]。在一些系列研究中发现 22q11 微缺失在 PA–VSD 中比 TOF 更常见[12,28,29]。其他非染色体心外畸形在 PA–VSD 中不常见。

鉴别诊断

　　由于两种畸形常在一起讨论，故 PA–VSD 的主要鉴别诊断是 TOF[30]。表 25-1 列出了两者的鉴别特征。将 PA–VSD 和大动脉共干（CAT）区分开可能有困难，并且基于作者的经验，常作为 PA–VSD 转诊诊断。有正常的主动脉瓣、动脉导管内的反向血流、肺动脉分支和显示 MAPCAs 有助于区分 PA–VSD 和大动脉共干[31]。过去的大动脉共干 IV 型的 2 条肺动脉直接发自降主动脉，现在归入 PA–VSD。其他鉴别诊断包括伴肺动脉狭窄或闭锁的右心室双出口、伴肺动脉狭窄或闭锁的单心室、伴肺静脉梗阻的完全型肺静脉异位引流。

预后与转归

PA-VSD 的预后主要取决于肺循环的血供和伴随畸形。PA-VSD 的自然病程很大程度上根据这一畸形的解剖特征。总体而言，如果动脉导管是肺血流的主要来源，其远期预后好。一项对 495 例外科患者的系列报道回顾性分析发现，姑息术和根治术的远期存活率分别是 61% 和 75%[32]。MAPCAs 是远期死亡率的主要危险因素[32]。胎儿期检出的 PA-VSD 预后更差。一项评估 218 例胎儿包括 TOF（153 例）或 PA-VSD（65 例）相关畸形及预后的研究报道显示，核型异常、22q11 缺失及心外畸形分别占 11%、18%、46%[30]。活产婴儿中有 110 例（88%）行手术治疗，92 例（74%）在 1 岁内行根治术。能否在 1 岁内行根治术取决于肺动脉融合部的大小及 MAPCAs[30]。

要点　室间隔缺损型肺动脉闭锁

- PA-VSD 以肺动脉瓣闭锁、肺动脉系统发育不良、膜部或漏斗部室间隔缺损和主动脉骑跨为特征。
- PA-VSD 的肺循环血供完全来自体循环系统。
- 糖尿病母亲的婴儿患 PA-VSD 的危险性增加 10 倍。
- PA-VSD 四腔心切面正常。
- 增宽骑跨的主动脉是 PA-VSD 的主要诊断指征。
- 20% ~ 50% 的 PA-VSD 病例有右位主动脉弓。
- 产后约一半的病例合并继发孔型房间隔缺损或卵圆孔未闭。
- 据报道，约一半的病例动脉导管缺如。
- 如果有 MAPCAs，约 60% 的病例存在狭窄。
- PA-VSD 中染色体畸变的发生率高，约占 8.3%。
- 22q11 微缺失的发生率占 PA-VSD 胎儿的 20%。
- PA-VSD 的预后主要取决于肺循环的血供和伴随畸形。
- MAPCA 是远期死亡率的主要危险因素。

肺动脉瓣缺如综合征

定义、疾病谱与发病率

肺动脉瓣缺如综合征（absent pulmonary valve syndrome, APVS）是一种少见的心脏畸形，以肺动脉瓣缺如、发育不良或未发育为特征，伴有流出道室间隔缺损和主动脉骑跨（图 25-30）[33]。大多数 APVS 病例不伴动脉导管未闭，而且这被假定为肺动脉瓣缺如综合征的发病机制之一[34]。肺动脉主干和左右肺动脉显著扩张，肺动脉瓣环水平有狭窄并伴重度关闭不全。其他临床特征包括常合并气道异常，这可能会导致严重的呼吸窘迫。已报道1例APVS的罕见变异类型，以室间隔完整、肺动脉干轻度扩张和动脉导管未闭为特征。

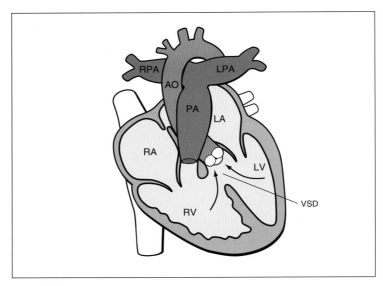

图25-30　APVS示意图

详见正文。LA—左心房；RA—右心房；LV—左心室；RV—右心室；RPA—右肺动脉；LPA—左肺动脉；AO—主动脉；PA—肺动脉；VSD—室间隔缺损

APVS常被归为TOF的一个亚型[33]。APVS的发病率极低，占所有TOF患者的3%～6%和CHD活产婴儿的0.2%～0.4%[2,35]。一些胎儿系列研究报道，APVS的发病率在胎儿期更高[36-41]。图25-31显示了1例APVS胎儿的心脏解剖标本。

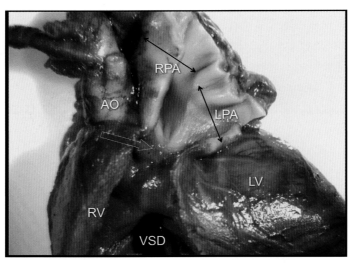

图25-31　APVS胎儿的心脏解剖标本

显示开放的右室流出道伴较大的室间隔缺损（VSD）。肺动脉瓣环水平显示无肺动脉瓣（空心箭头）和扩张的右肺动脉（RPA）及左肺动脉（LPA）。AO—主动脉；LV—左心室；RV—右心室

超声表现

灰阶超声

APVS 四腔心切面可见右心室正常，也可见右心室扩大，这是由于肺动脉瓣关闭不全导致右心室容量负荷增加造成的，在妊娠晚期尤为明显。五腔心切面显示室间隔缺损伴主动脉骑跨，但 APVS 与典型的 TOF 相反，主动脉根部并不扩张（图 25-32）。短轴切面或三血管 - 气管切面可见显著扩张的肺动脉主干和左右肺动脉（图 25-33，25-36）。肺动脉及其主干内径不是 2～6mm，而是 10～18mm。大多数病例动脉导管缺如[36]（图 25-33）。右位主动脉弓时，显示降主动脉在右侧并位于脊柱腹侧。

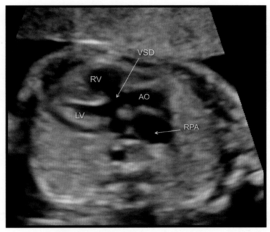

图 25-32 APVS 胎儿的横向五腔心切面显示室间隔缺损（VSD）伴主动脉（AO）骑跨，类似于本章已讨论的 TOF 及 PA-VSD

APVS 的鉴别特征包括在这一切面所见的显著扩张的右肺动脉（RPA）。主动脉骑跨没有 TOF 或 PA-VSD 那么扩张。LV—左心室；RV—右心室

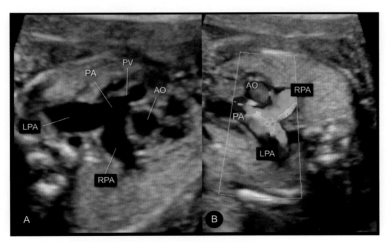

图 25-33 APVS 胎儿的三血管切面的灰阶和彩色多普勒超声图像

图 A 显示严重扩张的左肺动脉（LPA）和右肺动脉（RPA），通常动脉导管缺如及肺动脉瓣不显示（A）；图 B 彩色多普勒显示彩色血流信号混叠，这是高速血流的典型表现（参照图 25-34，25-35）。AO—主动脉；PA—肺动脉

彩色多普勒

彩色和脉冲多普勒主要表现为跨肺动脉瓣环的高速血流（图 25-33）伴特有的往返血流信号，是狭窄和重度反流的征象（图 25-34，25-35）。频谱多普勒常可见跨肺动脉瓣的高速血流，为 200 ～ 250cm/s（图 25-35）。彩色多普勒也可显示三尖瓣反流。

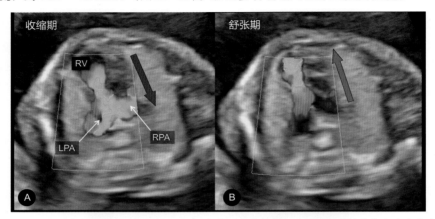

图 25-34　APVS 胎儿在收缩期（A）和舒张期（B）的彩色多普勒显示其特征性扩张的左肺动脉（LPA）和右肺动脉（RPA）

收缩期（A），来自右心室（RV）的湍流跨过没有或仅有肺动脉瓣残迹的肺动脉瓣环进入左肺动脉和右肺动脉（蓝色箭头）；舒张期（B），血流自肺动脉反流入右心室（红色箭头）。图 A 和 B 可见彩色血流信号混叠，这是高速血流的征象

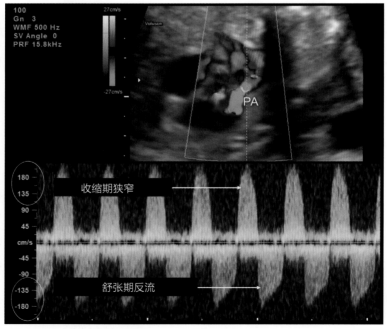

图 25-35　APVS 胎儿的肺动脉瓣发育不良或缺如脉冲多普勒频谱

肺动脉的频谱多普勒显示与彩色多普勒相同的往返血流信号。收缩期高速频谱（＞ 150cm/s）和舒张期反流频谱，提示狭窄并关闭不全

妊娠早期

显著扩张的肺动脉是 APVS 的主要特征，妊娠 22 周前可能并不明显[39]。因此，APVS 胎儿在妊娠早期显示肺动脉大小正常比较常见。在出生前解剖学和血流动力学异常显著进展，直到妊娠晚期全部的 APVS 表现可能才显示出来[42]。

在妊娠早期诊断 APVS 很困难，对本病的既往报道[42]显示，妊娠早期肺动脉瓣关闭不全是唯一的超声表现。某些研究表明，高达 40% 的 APVS 胎儿有 NT 增厚，这可能有助于在妊娠早期识别 APVS[39]。一项对 614 例妊娠 10～14 周胎儿的前瞻性研究显示，5 名胎儿的脐动脉在舒张末期为反向血流，其中有 3 名为 TOF 伴 APVS 及动脉导管未闭[43]。

三维超声

3D 断层成像的应用能够显示四腔心切面轻微异常的心室和显著扩张的肺动脉（图 25-36）。结合彩色多普勒和 3D 断层成像可显示右室流出道内明显的湍流信号（图 25-36）。

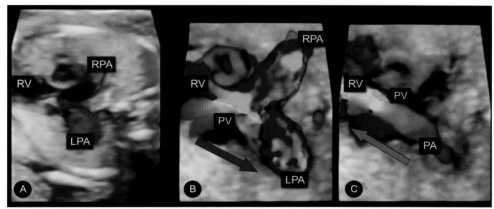

图 25-36　APVS 胎儿的 3D 超声表面重建模式成像
图 A. 可见扩张的右肺动脉（RPA）和左肺动脉（LPA）。图 B 和 C. 3D 玻璃体模式显示跨肺动脉瓣（PV）的双向血流信号。RV—右心室；PA—肺动脉

心内和心外合并畸形

合并的心脏畸形包括右位主动脉弓。APVS 也可伴冠状动脉的变异。

心外畸形包括与该病高度相关的染色体异常，主要是 22q11 微缺失[14,36,39]，20%～25% 的 APVS 胎儿与此有关[36,39-41]。也有其他染色体异常，但常与伴随的心外畸形有关。伴动脉导管未闭的 APVS 的变异类型极少合并染色体异常或心外畸形[39-41]。APVS 一个常见而且严重的伴发畸形是支气管软化，主要由于肺动脉干扩张致支气管受压所致[41,44]。这一情况在产前无法诊断，但应在父母咨询时提及。

鉴别诊断

超声显示瘤样扩张的肺动脉征象时，很容易诊断 APVS。关于主动脉骑跨的鉴别诊断见表 25-3。

预后与转归

出生前诊断的 APVS 通常提示处于疾病的终末期且预后不良。相关研究报道该病存活率为 15% ～ 20%[39-41]。高死亡率与心力衰竭以及伴发的支气管软化有关[41]。发生支气管软化的病例通常存在心脏扩大和肺动脉明显扩张是提示预后不良的征象。这一疾病在宫内的进展应考虑纳入产前咨询。动脉导管未闭和肺动脉扩张不显著的胎儿可能预后更好。近期数据显示了 APVS 胎儿的一个总体乐观的远期预后。一项对 42 例 APVS 行手术修复的患者进行的系列研究报道，5 ～ 10 年总存活率约 92.4%，有或无呼吸窘迫患者的存活率分别为 72%、100%[45]。另一项近期研究显示，当胎儿在出生时存活且在产后得到积极护理，总存活率约 86%[36]。

要点　肺动脉瓣缺如综合征

- APVS 以肺动脉瓣缺如、发育不良或未发育并伴有流出道室间隔缺损为特征。
- APVS 四腔心切面常显示由于容量负荷过重所致的右心室扩张。
- 不同于典型的 TOF，APVS 主动脉根部不扩张。
- 大多数 APVS 胎儿动脉导管缺如。
- 高达 40% 的 APVS 胎儿 NT 增厚。
- 合并心脏畸形包括右位主动脉弓和存在 MAPCAs。
- 22q11 微缺失见于 20% ～ 25% 的 APVS 胎儿。
- 由于扩张的肺动脉干导致支气管受压所致的支气管软化是常见且严重的合并畸形。

（崔存英　译）

参考文献

1. Mitchell SC, Korones SB, Berendes HW. Congenital heart disease in 56,109 births. Incidence and natural history. *Circulation.* 1971;43:323–332.
2. Ferencz C. *Epidemiology of Congenital Heart Disease: The Baltimore-Washington Infant Study*, 1981–1989. Perspectives in Pediatric Cardiology. Mount Kisco, NY: Futura Publishing; 1993.
3. Apitz B, Anderson RH, Redington A. Tetralogy of Fallot with pulmonary stenosis. In: Anderson RH, ed. *Pediatric Cardiology.* 3rd ed. Philadelphia, PA: Elsevier; 2010:100–135.
4. Shinebourne EA, Babu-Narayan SV, Carvalho JS. Tetralogy of Fallot: from fetus to adult. *Heart.* 2006;92:1353–1359.
5. DeVore GR, Siassi B, Platt LD. Fetal echocardiography. VIII. Aortic root dilatation—a marker for tetralogy of Fallot. *Am J Obstet Gynecol.* 1988;159:129–136.
6. Hornberger LK, Sanders SP, Sahn DJ, et al. In utero pulmonary artery and aortic growth and potential for progression of pulmonary outflow tract obstruction in tetralogy of Fallot. *J Am Coll Cardiol.* 1995;25:739–745.
7. Sinkovskaya E, Chaoui R, Karl K, et al. Fetal cardiac axis and congenital heart defects in early gestation: a multicenter study. *Obstet Gynecol.* 2015;125:453–460.
8. Poon LC, Huggon IC, Zidere V, et al. Tetralogy of Fallot in the fetus in the current era. *Ultrasound Obstet Gynecol.* 2007;29:625–627.
9. Uretzky G, Puga FJ, Danielson GK, et al. Complete atrioventricular canal associated with tetralogy of Fallot.

Morphologic and surgical considerations. *J Thorac Cardiovasc Surg*. 1984;87:756–766.

10. Rao BN, Anderson RC, Edwards JE. Anatomic variations in the tetralogy of Fallot. *Am Heart J*. 1971;81:361–371.

11. Need LR, Powell AJ, del Nido P, et al. Coronary echocardiography in tetralogy of Fallot: diagnostic accuracy, resource utilization and surgical implications over 13 years. *J Am Coll Cardiol*. 2000;36:1371–1377.

12. Boudjemline Y, Fermont L, Le Bidois J, et al. Prevalence of 22q11 deletion in fetuses with conotruncal cardiac defects: a 6-year prospective study. *J Pediatr*. 2001;138:520–524.

13. Goldmuntz E, Clark BJ, Mitchell LE, et al. Frequency of 22q11 deletions in patients with conotruncal defects. *J Am Coll Cardiol*. 1998;32:492–498.

14. Chaoui R, Heling KS, Lopez AS, et al. The thymic-thoracic ratio in fetal heart defects: a simple way to identify fetuses at high risk for microdeletion 22q11. *Ultrasound Obstet Gynecol*. 2011;37:397–403.

15. Chaoui R, Kalache KD, Heling KS, et al. Absent or hypoplastic thymus on ultrasound: a marker for deletion 22q11.2 in fetal cardiac defects. *Ultrasound Obstet Gynecol*. 2002;20:546–552.

16. Besseau-Ayasse J, Violle-Poirsier C, Bazin A, et al. A French collaborative survey of 272 fetuses with 22q11.2 deletion: ultrasound findings, fetal autopsies and pregnancy outcomes. *Prenat Diagn*. 2014;34:424–430.

17. Corsten-Janssen N, Kerstjens-Frederikse WS, du Marchie Sarvaas GJ, et al. The cardiac phenotype in patients with a CHD7 mutation. *Circ Cardiovasc Genet*. 2013;6:248–254.

18. Pepas LP, Savis A, Jones A, et al. An echocardiographic study of tetralogy of Fallot in the fetus and infant. *Cardiol Young*. 2003;13:240–247.

19. Murphy JG, Gersh BJ, Mair DD, et al. Long-term outcome in patients undergoing surgical repair of tetralogy of Fallot. *N Engl J Med*. 1993;329:593–599.

20. Gibbs JL, Monro JL, Cunningham D, et al. Survival after surgery or therapeutic catheterisation for congenital heart disease in children in the United Kingdom: analysis of the central cardiac audit database for 2000–1. *Br Med J*. 2004;328:611.

21. Quartermain MD, Glatz AC, Goldberg DJ, et al. Pulmonary outflow tract obstruction in fetuses with complex congenital heart disease: predicting the need for neonatal intervention. *Ultrasound Obstet Gynecol*. 2013;41:47–53.

22. Escribano D, Herraiz I, Granados M, et al. Tetralogy of Fallot: prediction of outcome in the mid-second trimester of pregnancy. *Prenat Diagn*. 2011;31:1126–1133.

23. Baker EJ, Anderson RH. Tetralogy of Fallot with pulmonary atresia. In: Anderson RH, Baker EJ, Redington A, et al, eds. *Pediatric Cardiology*. 3rd ed. Philadelphia, PA: Elsevier Health Care-Churchill-Livingstone; 2010:775–794.

24. Vesel S, Rollings S, Jones A, et al. Prenatally diagnosed pulmonary atresia with ventricular septal defect: echocardiography, genetics, associated anomalies and outcome. *Heart*. 2006;92:1501–1505.

25. Volpe P, Campobasso G, Stanziano A, et al. Novel application of 4D sonography with B-flow imaging and spatio-temporal image correlation (STIC) in the assessment of the anatomy of pulmonary arteries in fetuses with pulmonary atresia and ventricular septal defect. *Ultrasound Obstet Gynecol*. 2006;28:40–46.

26. Bharati S, Paul MH, Idriss FS, et al. The surgical anatomy of pulmonary atresia with ventricular septal defect: pseudotruncus. *J Thorac Cardiovasc Surg*. 1975;69:713–721.

27. Momma K, Kondo C, Matsuoka R. Tetralogy of Fallot with pulmonary atresia associated with chromosome 22q11 deletion. *J Am Coll Cardiol*. 1996;27:198–202.

28. Chessa M, Butera G, Bonhoeffer P, et al. Relation of genotype 22q11 deletion to phenotype of pulmonary vessels in tetralogy of Fallot and pulmonary atresia-ventricular septal defect. *Heart*. 1998;79:186–190.

29. Digilio MC, Marino B, Grazioli S, et al. Comparison of occurrence of genetic syndromes in ventricular septal defect with pulmonic stenosis (classic tetralogy of Fallot) versus ventricular septal defect with pulmonic atresia. *Am J Cardiol*. 1996;77:1375–1376.

30. Kaguelidou F, Fermont L, Boudjemline Y, et al. Foetal echocardiographic assessment of tetralogy of Fallot and post-natal outcome. *Eur Heart J*. 2008;29:1432–1438.

31. Volpe P, Paladini D, Marasini M, et al. Common arterial trunk in the fetus: characteristics, associations, and outcome in a multicentre series of 23 cases. *Heart*. 2003;89:1437–1441.

32. Cho JM, Puga FJ, Danielson GK, et al. Early and long-term results of the surgical treatment of tetralogy of Fallot with pulmonary atresia, with or without major aortopulmonary collateral arteries. *J Thorac Cardiovasc Surg*. 2002;124:70–81.

33. Roche L, Greenway SC, Redington AN. Tetralogy of Fallot with pulmonary stenosis and tetralogy of Fallot with absent pulmonary valve. In: Allen HD, Driscoll DJ, Shaddy RE, et al, eds. *Moss and Adams' Heart Disease in Infants, Children, and Adolescents*. 8th ed. Baltimore, MD: Williams & Wilkins; 2012:969–989.

34. Yeager SB, Van Der Velde ME, Waters BL, et al. Prenatal role of the ductus arteriosus in absent pulmonary valve syndrome. *Echocardiography*. 2002;19:489–493.

35. Allan LD, Sharland GK, Milburn A, et al. Prospective diagnosis of 1,006 consecutive cases of congenital heart disease in the fetus. *J Am Coll Cardiol*. 1994;23:1452–1458.

36. Wertaschnigg D, Jaeggi M, Chitayat D, et al. Prenatal diagnosis and outcome of absent pulmonary valve syndrome: contemporary single-center experience and review of the literature. *Ultrasound Obstet Gynecol*. 2013;41:162–167.

37. Philip S, Varghese M, Manohar K, et al. Absent pulmonary valve syndrome: prenatal cardiac ultrasound diagnosis with autopsy correlation. *Eur J Echocardiogr*. 2011;12:E44.

38. Favilli S, Lapi E, Pollini I, et al. Prenatal diagnosis and postnatal outcome in patients with absent pulmonary valve syndrome not associated with tetralogy of Fallot: report of one case and review of the literature. *J Cardiovasc Med (Hagerstown)* 2008;9:1127–1129.

39. Galindo A, Gutierrez-Larraya F, Martinez JM, et al. Prenatal diagnosis and outcome for fetuses with congenital absence of the pulmonary valve. *Ultrasound Obstet Gynecol.* 2006;28:32–39.

40. Volpe P, Paladini D, Marasini M, et al. Characteristics, associations and outcome of absent pulmonary valve syndrome in the fetus. *Ultrasound Obstet Gynecol.* 2004;24:623–628.

41. Razavi RS, Sharland GK, Simpson JM. Prenatal diagnosis by echocardiogram and outcome of absent pulmonary valve syndrome. *Am J Cardiol.* 2003;91:429–432.

42. Becker R, Schmitz L, Guschmann M, et al. Prenatal diagnosis of familial absent pulmonary valve syndrome: case report and review of the literature. *Ultrasound Obstet Gynecol.* 2001;17:263–267.

43. Berg C, Thomsen Y, Geipel A, et al. Reversed end-diastolic flow in the umbilical artery at 10–14 weeks of gestation is associated with absent pulmonary valve syndrome. *Ultrasound Obstet Gynecol.* 2007;30:254–258.

44. Moon-Grady AJ, Tacy TA, Brook MM, et al. Value of clinical and echocardiographic features in predicting outcome in the fetus, infant, and child with tetralogy of Fallot with absent pulmonary valve complex. *Am J Cardiol.* 2002;89:1280–1285.

45. Hu R, Zhang H, Xu Z, et al. Late outcomes for the surgical management of absent pulmonary valve syndrome in infants. *Interact Cardiovasc Thorac Surg.* 2013;16:792–796.

第 26 章
大动脉共干

大动脉共干

定义、疾病谱与发病率

　　大动脉共干（common arterial trunk，CAT）又称永存动脉干、共同动脉干或主动脉 - 肺动脉干，其特征表现为仅有一条大动脉干起自心底，并分出体循环、冠状动脉循环及肺循环分支(图 26-1)。此畸形常合并较大的室间隔缺损，通常由于室间隔漏斗部缺损造成[1]。CAT 是由于动脉干分隔不全造成。正常情况下，胚胎发育过程中大动脉干应分出主动脉和肺动脉，动脉干的融合导致了 CAT[2]（见第 3 章）。此病疾病谱较宽，主要根据左、右肺动脉的解剖起源位置分型，左、右肺动脉可起源于肺动脉干（图 26-1），或直接发自 CAT 或降主动脉。根据肺动脉的解剖起源位置不同，Collett 和 Edwards 将 CAT 分为 4 种类型[3]。1 型表现为一条较短的肺动脉干起自 CAT 后分出左、右肺动脉（图 26-1A）。2、

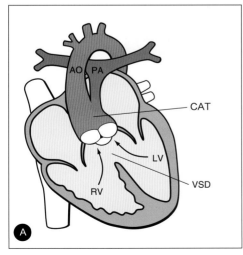
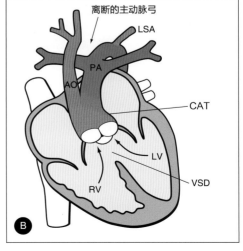

图 26-1　CAT 1 型（A）和 A4 型（B）示意图
详见正文。LV—左心室；RV—右心室；PA—肺动脉；AO—主动脉；LSA—左锁骨下动脉；VSD—室间隔缺损

3 型表现为左、右肺动脉分别从 CAT 直接发出，左、右肺动脉解剖距离较近者为 2 型，解剖距离较远者为 3 型。4 型表现为肺动脉起自主动脉弓或降主动脉，目前将其重新归类为室间隔缺损型肺动脉闭锁（见第 25 章），而不归为 CAT。Van Praagh 提出了另一种分型方法，将其分为 A1 至 A4 型[4]。其中，A1 型与 Collett 和 Ewards 分型中的 1 型相似，A2 型是将第一种分型的 2 型和 3 型合并，A3 型表现为仅有一条肺动脉起源于 CAT，并伴一条导管或侧支循环供血给对侧肺，A4 型为主动脉弓的畸形，表现为主动脉弓完全离断（图 26-1B）。CAT 的根部较宽，多数病例其根部起源于双侧心室（骑跨于室间隔之上）。然而，多达 1/3 的 CAT 病例其根部完全起源于右心室，而少数病例完全起源于左心室。69% 的病例 CAT 瓣膜为三瓣（三叶瓣），22% 为四瓣（四叶瓣），9% 为二瓣（二叶瓣），一叶、五叶或更多瓣叶非常罕见[5]。胎儿 CAT 最常见的两种类型为 1 型（A1 型）和 A4 型。图 26-2 显示了 CAT 1 型的解剖标本。

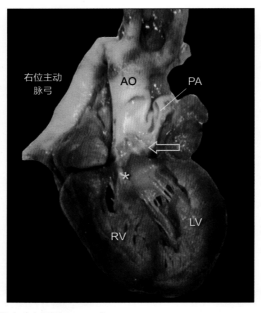

图 26-2　CAT 1 型的解剖标本（参照图 26-1A）
切开 CAT（箭头），显示瓣膜发育不良，并分出肺动脉（PA）和主动脉（AO）。动脉导管缺如合并右位主动脉弓。星号显示室间隔缺损。RV—右心室；LV—左心室

CHD 的新生儿中 CAT 发病率为 1.6%[6]。据报道约占新生儿的 1.07/10000[7]，常见于母亲患有糖尿病的胎儿[8]。CAT 男女发病率相等，在胎儿期更多见[9]。常合并染色体异常，主要为 22q11 缺失[10]。

超声表现

灰阶超声

CAT 的四腔心切面正常（图 26-3A，26-4A），除非室间隔缺损较大，四腔心切面上

可见心脏左旋及右位主动脉弓。五腔心切面显示对位不良性室间隔缺损合并一条骑跨的大血管（图 26-4B），未见起自右心室的主肺动脉及肺动脉瓣是诊断的有力证据。通常辨认出肺动脉干或肺动脉直接起自骑跨的大血管，则可明确诊断（图 26-3B，26-4B，26-5）。五腔心切面显示 CAT 的根部较宽，瓣叶较厚（发育不良）、活动受限（图 26-5）。大动脉短轴切面显示瓣叶数目异常（图 26-6）。五腔心切面证实较短的主肺动脉起自 CAT 并左侧走行，可确定 CAT 诊断（1 型），并且可将此类畸形与法洛四联症区分开。CAT 1 型中主动脉较宽，肺动脉较窄。CAT 2、3 型无肺动脉干，肺动脉直接起自 CAT 的后方（2型）或侧方（3 型）。产前鉴别诊断 CAT 的各种类型较为困难且不可靠，尤其在妊娠中期 [11]。然而，通过评估大动脉的内径（图 26-4）和走行对 A4 型 CAT 及主动脉弓离断

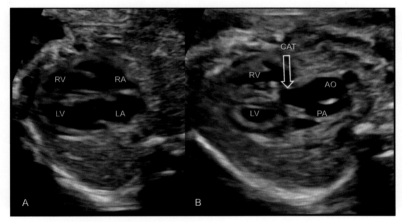

图 26-3　CAT 胎儿横向四腔心（A）和五腔心（B）切面
图 A 显示四腔心切面正常；图 B 显示 CAT（箭头），分出主动脉（AO）和肺动脉（PA），细小的肺动脉提示 CAT 1 型。LA—左心房；RA—右心房；LV—左心室；RV—右心室

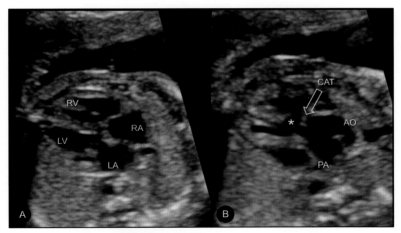

图 26-4　CAT 胎儿的横向四腔心（A）和五腔心（B）切面
图 A 显示四腔心切面正常。图 B 显示室间隔缺损（星号）和增宽骑跨的 CAT（箭头）。显示狭窄的主动脉（AO）和粗大肺动脉（PA）的起源提示 A4 型 CAT 合并主动脉弓离断。LA—左心房；RA—右心房；LV—左心室；RV—右心室

进行鉴别是可行的。三血管－气管切面有助于诊断（参见第9章），此切面仅显示一根大血管，即主动脉弓，原因是50%以上的病例动脉导管不发育[9]（图26-7）及当存在主动脉弓离断时主动脉峡部缺如。70%的病例三血管－气管切面显示主动脉弓位于气管的左侧，30%位于气管的右侧形成右位主动脉弓。三血管－气管切面也能显示位于主动脉弓横部与前胸壁之间的胸腺，约有1/3的病例胸腺体积较小或者缺如，这可能是与22q11微缺失征象相关（图26-7）[10,12,13]。

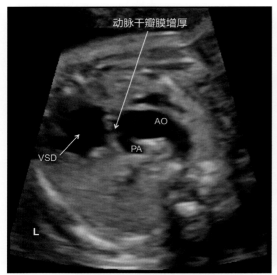

图26-5　横向五腔心切面显示骑跨的CAT，分出肺动脉（PA）和主动脉（AO）

显示动脉干瓣膜增厚并发育不良。VSD－室间隔缺损；L—左

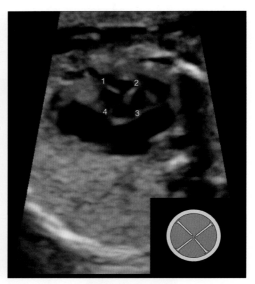

图26-6　CAT瓣膜的短轴切面显示为四瓣（四叶瓣）（编号1～4）

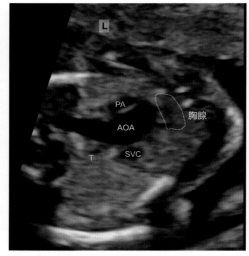

图26-7　CAT胎儿的三血管－气管切面

显示细小的肺动脉（PA）和增宽的主动脉弓（AOA）。同时显示胎儿胸腺发育不良，为22q11微缺失的部分表现。SVC—上腔静脉；T—气管；L—左

彩色多普勒

　　彩色多普勒超声对诊断 CAT 是有帮助的，但不是必需的。然而，它有助于显示通过室间隔缺损的分流及通过骑跨的 CAT 的花色高速血流（图 26-8）。此畸形的常见表现是当 CAT 的瓣膜发育不良时，彩色多普勒常显示舒张期反流信号（图 26-9 ～ 26-12）。此外，彩色多普勒超声可帮助辨别 CAT 2、3 型中左、右肺动脉的起源及走行。

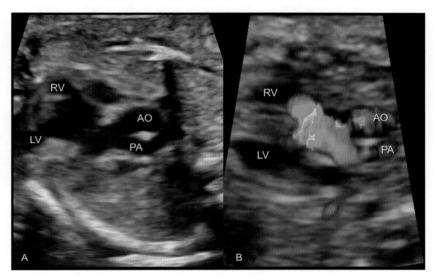

图 26-8　CAT 胎儿五腔心切面 2D（A）和彩色多普勒（B）超声图像
图 A 显示增宽骑跨的大动脉干分出肺动脉（PA）和主动脉（AO）；图 B 显示瓣膜水平彩色混叠。RV—右心室；LV—左心室

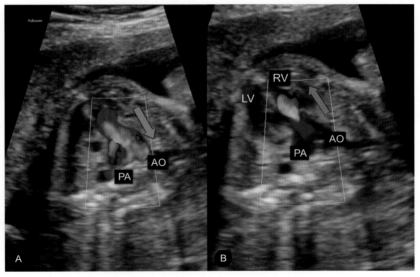

图 26-9　CAT 合并瓣膜发育不良胎儿的心尖五腔心切面彩色多普勒成像
图 A 显示收缩期血流流入主动脉（AO）和肺动脉（PA）（蓝色）；图 B 显示舒张期 CAT 瓣膜反流入右心室（RV）（红色）。CAT 瓣膜反流是由于瓣膜发育不良所致。参照图 26-10 ～ 26-12。LV—左心室

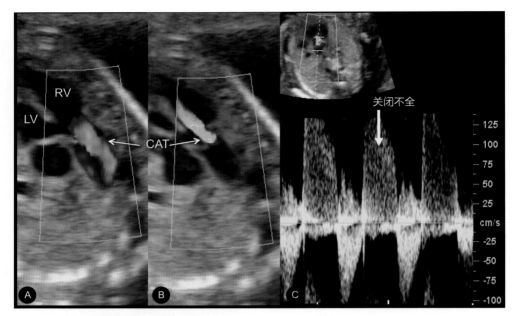

图 26-10　CAT 瓣膜的彩色和频谱多普勒成像

图 A 显示收缩期彩色多普勒血流流入 CAT（蓝色）；图 B 彩色多普勒显示舒张期瓣膜重度反流（红色）；图 C 频谱多普勒显示全舒张期的重度反流血流频谱（箭头）合并瓣膜狭窄（峰值流速＞100cm/s）。LV—左心室；RV—右心室

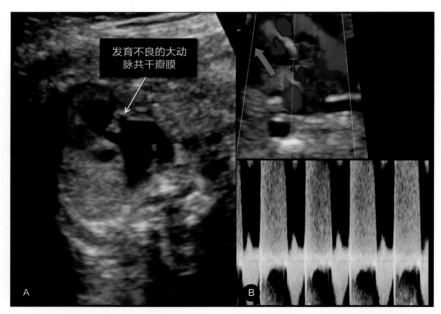

图 26-11　CAT 合并瓣膜发育不良胎儿的五腔心切面灰阶（A）和彩色联合频谱多普勒（B）超声图像（与图 26-4 为同一胎儿）

图 A 显示瓣叶增厚（箭头）；图 B 显示全舒张期瓣膜重度反流（红色）和舒张期频谱。参照图 26-10

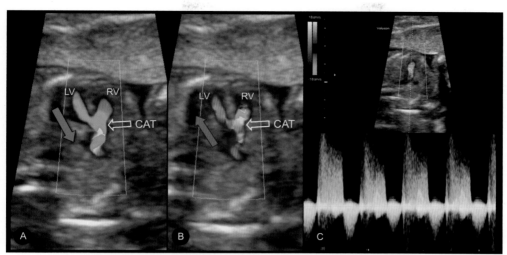

图 26-12　妊娠 16 周 CAT 合并瓣膜发育不良胎儿的五腔心切面彩色和频谱多普勒成像

图 A 显示流入骑跨动脉干的前向血流（蓝色）和同时流入右心室（RV）和左心室（LV）的反向血流（红色）；图 A 和 B 也可显示 CAT 内花色血流；图 C 频谱多普勒证实存在重度关闭不全

妊娠早期

妊娠早期末及妊娠中期初可诊断 CAT [14]。心轴异常为妊娠早期提示圆锥动脉干畸形的一个线索 [15]。诊断线索包括五腔心切面显示一条粗大、骑跨的血管及三血管 – 气管切面仅显示一条大血管（图 26-12，26-13）。应用彩色多普勒超声使得妊娠早期诊断 CAT 更为容易，当存在动脉干瓣膜反流（图 26-12）时有助于 CAT 和其他心脏畸形的鉴别诊断。妊娠早期显示肺动脉干的起源很困难 [9]。

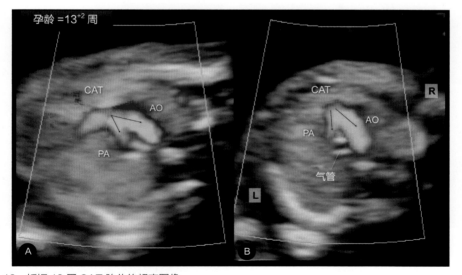

图 26-13　妊娠 13 周 CAT 胎儿的超声图像

图 A 和 B 显示 CAT 分出主动脉（AO）和肺动脉（PA）；显示主动脉弓走行于气管右侧，形成右位主动脉弓。R—右；L—左

三维超声

超声断层显像可同时在不同平面显示 CAT 的解剖特征[16]。3D 超声成像和重建，尤其是能量多普勒、反转模式或 2D 灰阶血流成像可帮助鉴别诊断 CAT 和其分支（图 26-14 ～ 26-16）及 2、3 型 CAT 发出的细小肺动脉分支。

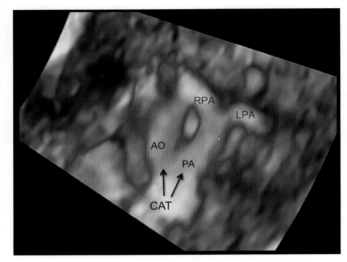

图 26-14　CAT 1 型胎儿的能量多普勒超声 3D 容积重建图像
显示 CAT 分出主动脉（AO）和肺动脉（PA）。肺动脉又分出右肺动脉（RPA）和左肺动脉（LPA）

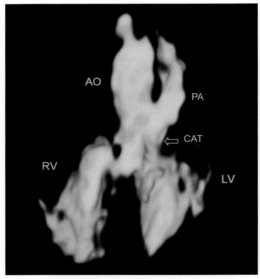

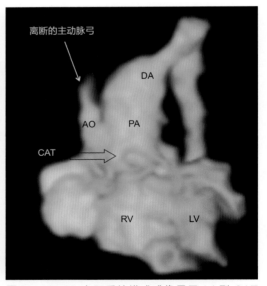

图 26-15　3D 容积反转模式成像显示 CAT 1 型（箭头）
显示 CAT 分出主动脉（AO）和肺动脉（PA）。参照图 26-1A 和 26-3。LV—左心室；RV—右心室

图 26-16　3D 容积反转模式成像显示 A4 型 CAT（空心箭头）合并主动脉弓离断
显示 CAT 分出肺动脉（PA）和主动脉（AO）。动脉导管（DA）存在，而升主动脉细小且离断。图中未显示细小的头臂干血管的走行。参照图 26-1B。LV—左心室；RV—右心室

心内和心外合并畸形

CAT 常合并心脏畸形，以室间隔缺损最常见，是心脏畸形的一部分。50% 的病例动脉导管缺如，有动脉导管的胎儿中约 2/3 的患儿出生后表现为动脉导管未闭[17]。CAT 常合并主动脉弓畸形，右位主动脉弓占 21%～36%，主动脉弓离断占 15%，主动脉弓发育不良或双主动脉弓罕见[9,17-19]。单侧肺动脉缺如的发病率高达 16%，为主动脉弓一侧肺动脉缺如[20]。超过 1/3 的 CAT 病例存在冠状动脉起源异常，这与手术方案的制定密切相关[21]。动脉干瓣膜发育不良合并关闭不全是常见的并发症。其他心脏畸形相对少见，例如房间隔缺损、单心室、三尖瓣闭锁并室间隔缺损等。

高达 40% 的 CAT 病例合并心外畸形，通常无特异性[10]。染色体异常也很常见，因此，诊断 CAT 后应进行胎儿染色体核型分析。4.5% 的病例存在染色体数目异常，包括 21- 三体综合征、18- 三体综合征和 13- 三体综合征，据报道 30%～40% 的病例存在 22q11 微缺失[10,12,22]。糖尿病母亲的胎儿 CAT 和右心室双出口是两种常见的心脏畸形[8]。

鉴别诊断

CAT 需与两种心脏畸形进行鉴别诊断，即法洛四联症和室间隔缺损型肺动脉闭锁，因为两者均存在室间隔缺损和一条骑跨的大动脉。彩色多普勒有助于在胎儿期进行准确的鉴别诊断。主动脉和肺动脉共同起源于一条骑跨的动脉干是正确诊断 CAT 的关键。容易发现的征象之一是瓣膜发育不良合并关闭不全，为 CAT 的典型表现，不同于法洛四联症和其他畸形。表 26-1 总结了 CAT 和法洛四联症的鉴别要点。表 25-1 和表 25-3 总结了其他鉴别要点。将 CAT 误诊为法洛四联症或室间隔缺损型肺动脉闭锁并不少见[10,23-25]。

表 26-1　CAT 1 型和法洛四联症合并肺动脉狭窄的鉴别要点

	CAT 1 型	法洛四联症合并肺动脉狭窄
对位不良性室间隔缺损和主动脉骑跨	存在	存在
主动脉根部大小	显著扩张	正常或扩张
肺动脉干	起源于大动脉共干 无起源于心室的肺动脉干	狭窄、单独起源于心室，肺动脉瓣开放
动脉导管	> 50% 缺如	狭窄，前向血流
主动脉瓣 / 动脉干瓣膜	瓣膜数量 1～6 叶 常发育不良和关闭不全	主动脉瓣膜正常 无反流
染色体畸变	30%～40% 存在 22q11缺失，4%～5% 存在三倍体	10%～15%22q11 存在缺失，30% 存在三倍体
孤立型病例出生后预后	好 需要再次行肺动脉导管手术	好或非常好

表 26-2　胎儿 CAT 的预后

	搜集数据 [a]
总例数	87
终止妊娠	34（39%）
胎死宫内	4（4.5%）
活产	48（55%）
新生儿和婴儿死亡	20（23%）
总存活率	28（32%）
继续妊娠的存活率	28/52（53%）
活产存活	28/48（58%）

注：[a] 数据摘自 Sharland GK. Common arterial trunk. In: L Allan, ed. Textbook of Fetal Cardiology. London: Greenwich Medical Media, 2000:288–303.

Volpe P, Paladini D, Marasini M, et al. Common arterial trunk in the fetus: characteristics, associations, and outcome in a multicentre series of 23 cases. Heart, 2003;89(12):1437–1441.

Swanson TM, Selamet Tierney ES, Tworetzky W, et al. Truncus arteriosus: diagnostic accuracy, outcomes, and impact of prenatal diagnosis. Pediatr Cardiol, 2009;30:256–261.

预后与转归

CAT 胎儿产前随访很重要，尤其存在瓣膜狭窄并关闭不全或其他心脏畸形时增加了发生心力衰竭、水肿及胎儿死亡的风险。表 26-2 总结了三个系列研究的数据，显示 86 例 CAT 胎儿中 37% 终止妊娠，除终止妊娠及胎死宫内外，矫治后的存活率为 58%，总存活率为 32%，远远低于儿科研究报道的数据 [9,10,24]。产前诊断 CAT 大部分终止妊娠。胎儿期诊断与早期修复有关但并不提高新生儿的整体生存率 [24]。

如果不进行外科矫治手术，患儿很少能够活过婴儿期 [3]。新生儿预后与合并其他畸形有关。出生后前 8 周进行根治手术治疗是最佳选择。手术分 3 部分：封闭室间隔缺损、从 CAT 动脉根部分离肺动脉、用人工管道将肺动脉重新连接至右心室。通常由于孩子年龄的增长，需进一步手术替换之前的肺动脉管道。一项最新研究结果显示，50 例从出生后 2 天～6 个月手术的 CAT 婴儿 3 年存活率为 96% [26]。其中，合并主动脉弓离断的患儿无死亡病例，2 例合并动脉干瓣膜反流的患儿死亡，他们均未进行手术修复 [26]。17 例（34%）患儿平均存活 2 年后进行了肺动脉人工管道置换术 [26]。主动脉弓离断和动脉干瓣膜反流一直被认为是外科手术的危险因素，而这项研究结果显示两者并未影响整体预后 [26]。一项对 25 例 CAT 患儿、年龄中位数为 12 岁左右的近期研究表明，联合导管为基础的再介入治疗中，52% 采用人工管道将肺动脉重新连接至右心室，56% 进行从 CAT 动脉根部分离肺动脉 [27]。11% 的患儿并发中、重度动脉干瓣膜关闭不全，8% 的患儿进行动脉干瓣膜置换手术 [27]。此项研究证实了儿童期并发症的严重性、手术和以导管为基础的再介入治疗的负担，CAT 儿童和青少年的运动耐力、功能状态以及与健康相关的生活质量均降低 [28]。

要点　大动脉共干

- CAT 的特征表现为单一大动脉干起源于心底，并分出体循环、冠状动脉循环及肺循环分支。
- 常合并较大的室间隔缺损。
- 根据肺动脉的解剖起源位置不同，CAT 分为 4 种类型。
- CAT 的根部较宽，多数病例 CAT 根部起源于双侧心室。
- 多达 1/3 的 CAT 病例根部完全起源于右心室，而起源于左心室的病例罕见。
- 69% 的病例 CAT 瓣膜为三叶瓣，22% 为四叶瓣，9% 为二叶瓣，一叶、五叶或更多瓣叶非常罕见。
- 胎儿期最常见的两种诊断类型是 1 型（A1 型）和 A4 型。
- CAT 胎儿四腔心切面显示正常。
- 根据肺动脉干或肺动脉直接起源于骑跨的大血管可以做出诊断。
- 三血管 – 气管切面仅显示一条大血管，即主动脉弓。
- 50% 的病例动脉导管缺如，存在动脉导管的病例中 2/3 的患儿出生后出现动脉导管未闭。
- 主动脉弓畸形常见，右位主动脉弓占 21% ～ 36%，主动脉弓离断占 15%，主动脉弓发育不良或双主动脉弓罕见。
- 高达 40% 的 CAT 病例合并心外畸形。
- 4.5% 的 CAT 病例存在染色体数目异常。
- 据报道，30% ～ 40% 的 CAT 病例存在 22q11 微缺失。
- 产前报道的 CAT 病例比产后报道的病例预后差。

（李一丹　译）

参考文献

1. Cabalka AK, Edwards WD, Dearani JA. Truncus arteriosus. In: Allen HD, Driscoll DJ, Shaddy RE, et al, eds. *Moss and Adams' Heart Disease in Infants, Children, and Adolescents*. 8th ed. Baltimore, MD: Williams & Wilkins; 2012:990–1002.
2. Van Mierop LH, Patterson DF, Schnarr WR. Pathogenesis of persistent truncus arteriosus in light of observations made in a dog embryo with the anomaly. *Am J Cardiol*. 1978;41:755–762.
3. Collett RW, Edwards JE. Persistent truncus arteriosus; a classification according to anatomic types. *Surg Clin North Am*. 1949;29:1245–1270.
4. Van Praagh R, Van Praagh S. The anatomy of common aorticopulmonary trunk (truncus arteriosus communis) and its embryologic implications. A study of 57 necropsy cases. *Am J Cardiol*. 1965;16:406–425.
5. Fuglestad SJ, Puga FJ, Danielson GK, et al. Surgical pathology of the truncal valve: a study of 12 cases. *Am J Cardiovasc Pathol*. 1988;2:39–47.
6. Ferencz C, Rubin JD, Loffredo CA, et al. *Epidemiology of Congenital Heart Disease. The Baltimore-Washington Infant Study*, 1981–1989. Perspectives in Pediatric Cardiology. Mount Kisco, NY: Futura Publishing; 1993.
7. Hoffman JI, Kaplan S. The incidence of congenital heart disease. *J Am Coll Cardiol*. 2002;39:1890–1900.
8. Ferencz C, Rubin JD, McCarter RJ, et al. Maternal diabetes and cardiovascular malformations: predominance of double outlet right ventricle and truncus arteriosus. *Teratology*. 1990;41:319–326.

9. Sharland G. Common arterial trunk. In: Allan LD, Hornberger LK, Sharland GK, eds. *Textbook of Fetal Cardiology*. London, England: Greenwich Medical Media; 2000:288–303.

10. Volpe P, Paladini D, Marasini M, et al. Common arterial trunk in the fetus: characteristics, associations, and outcome in a multicentre series of 23 cases. *Heart*. 2003;89:1437–1441.

11. Muhler MR, Rake A, Schwabe M, et al. Truncus arteriosus communis in a midtrimester fetus: comparison of prenatal ultrasound and MRI with postmortem MRI and autopsy. *Eur Radiol*. 2004;14:2120–2124.

12. Chaoui R, Kalache KD, Heling KS, et al. Absent or hypoplastic thymus on ultrasound: a marker for deletion 22q11.2 in fetal cardiac defects. *Ultrasound Obstet Gynecol*. 2002;20:546–552.

13. Machlitt A, Tennstedt C, Korner H, et al. Prenatal diagnosis of 22q11 microdeletion in an early second-trimester fetus with conotruncal anomaly presenting with increased nuchal translucency and bilateral intracardiac echogenic foci. *Ultrasound Obstet Gynecol*. 2002;19:510–513.

14. Achiron R, Weissman A, Rotstein Z, et al. Transvaginal echocardiographic examination of the fetal heart between 13 and 15 weeks' gestation in a low-risk population. *J Ultrasound Med*. 1994;13:783–789.

15. Sinkovskaya E, Chaoui R, Karl K, et al. Fetal cardiac axis and congenital heart defects in early gestation: a multicenter study. *Obstet Gynecol*. 2015;125:453–460.

16. Paladini D, Vassallo M, Sglavo G, et al. The role of spatio-temporal image correlation (STIC) with tomographic ultrasound imaging (TUI) in the sequential analysis of fetal congenital heart disease. *Ultrasound Obstet Gynecol*. 2006;27:555–561.

17. Butto F, Lucas RV Jr, Edwards JE. Persistent truncus arteriosus: pathologic anatomy in 54 cases. *Pediatr Cardiol*. 1986;7:95–101.

18. Marcelletti C, McGoon DC, Danielson GK, et al. Early and late results of surgical repair of truncus arteriosus. *Circulation*. 1977;55:636–641.

19. Nath PH, Zollikofer C, Castaneda-Zuniga W, et al. Persistent truncus arteriosis associated with interruption of the aortic arch. *Br J Radiol*. 1980;53:853–859.

20. Mair DD, Ritter DG, Davis GD, et al. Selection of patients with truncus arteriosus for surgical correction; anatomic and hemodynamic considerations. *Circulation*. 1974;49:144–151.

21. Shrivastava S, Edwards JE. Coronary arterial origin in persistent truncus arteriosus. *Circulation*. 1977;55:551–554.

22. Boudjemline Y, Fermont L, Le Bidois J, et al. Prevalence of 22q11 deletion in fetuses with conotruncal cardiac defects: a 6-year prospective study. *J Pediatr*. 2001;138:520–524.

23. Sivanandam S, Glickstein JS, Printz BF, et al. Prenatal diagnosis of conotruncal malformations: diagnostic accuracy, outcome, chromosomal abnormalities, and extracardiac anomalies. *Am J Perinatol*. 2006;23:241–245.

24. Swanson TM, Selamet Tierney ES, Tworetzky W, et al. Truncus arteriosus: diagnostic accuracy, outcomes, and impact of prenatal diagnosis. *Pediatr Cardiol*. 2009;30:256–261.

25. Tometzki AJ, Suda K, Kohl T, et al. Accuracy of prenatal echocardiographic diagnosis and prognosis of fetuses with conotruncal anomalies. *J Am Coll Cardiol*. 1999;33:1696–1701.

26. Jahangiri M, Zurakowski D, Mayer JE, et al. Repair of the truncal valve and associated interrupted arch in neonates with truncus arteriosus. *J Thorac Cardiovasc Surg*. 2000;119:508–514.

27. Williams JM, de Leeuw M, Black MD, et al. Factors associated with outcomes of persistent truncus arteriosus. *J Am Coll Cardiol*. 1999;34:545–553.

28. O'Byrne ML, Mercer-Rosa L, Zhao H, et al. Morbidity in children and adolescents after surgical correction of truncus arteriosus communis. *Am Heart J*. 2013;166:512–518.

第 27 章
右心室双出口

右心室双出口

定义、疾病谱和发病率

右心室双出口（double outlet right ventricle，DORV）是指主动脉、肺动脉大部分起源于形态学右心室的一组心脏畸形（图 27-1）。DORV 公认的定义是由先天性心脏病外科学命名和数据库研究项目统一制定，将"DORV"定义为一类动脉心室连接异常，表现为两条大血管完全或大部分起源于右心室[1]。因此，DORV 为两条大动脉大部分起源于形态学右心室的一系列复杂心脏畸形，其不同表现类型取决于两条大动脉的不同空间位置关系、室间隔缺损的部位、是否存在肺动脉流出道梗阻以及少见的主动脉流出道梗阻。DORV 根

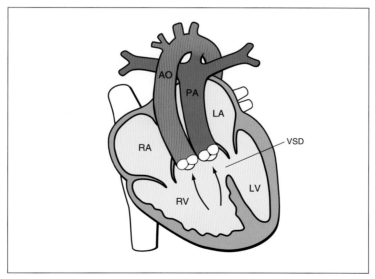

图 27-1 DORV 示意图
详见正文。LA—左心房；RA—右心房；LV—左心室；RV—右心室；AO—主动脉；PA—肺动脉；VSD—室间隔缺损

据主动脉、肺动脉在半月瓣水平的解剖关系分为 4 种类型[2]：主动脉位于肺动脉的右后方、右前方、左前方和右侧方（表 27-1）。DORV 并发的室间隔缺损有 4 种解剖类型：主动脉下型、肺动脉下型、主动脉 – 肺动脉下型（也称为双动脉下型）及远离大动脉型（无关型）（表 27-2）。由于室间隔缺损的位置在胎儿超声心动图检查中难以确定，因此 DORV 的准确亚型在产前很难诊断。

表 27-1 DORV 半月瓣水平大动脉的解剖学关系

DORV 大动脉的关系	描述
主动脉位于肺动脉右侧 （并行排列 DORV）	• DORV 最常见的类型 • 主动脉位于肺动脉右侧 • 主动脉下型室间隔缺损最常见
主动脉位于肺动脉右前方 （大动脉右转位型 DORV）	• DORV 第二常见类型 • 室间隔缺损位于主动脉或肺动脉下 • Taussig–Bing 亚型的 DORV
主动脉位于肺动脉右后方 （法洛四联症 DORV）	• DORV 的罕见类型 • 大动脉关系正常
主动脉位于肺动脉左前方 （大动脉左转位型 DORV）	• DORV 的罕见类型 • 主动脉在胸腔左侧走行 • 室间隔缺损位于主动脉下或肺动脉下

表 27-2 DORV 室间隔缺损的解剖位置

室间隔缺损解剖位置	描述
主动脉下型	• 室间隔缺损距主动脉瓣近于肺动脉瓣 • 此型最常见
肺动脉下型	• 室间隔缺损距肺动脉瓣近于主动脉瓣 • 典型的嵴上型 • 第二常见类型
主动脉下型和肺动脉下型（双动脉下型）	• 大的室间隔缺损 • 室间隔缺损距两个半月瓣都近 • 罕见类型
远离型（无关型）	• 室间隔缺损距两个半月瓣均较远且无关

DORV 在 CHD 患儿中占 1% ~ 1.5%，活产儿中发病率接近 0.09‰[3]，男女比例无差别。DORV 在胎儿中更常见，有报道占胎儿 CHD 的 6%[4]。在胎儿系列研究中，将 DORV 归为独立的畸形或归类于圆锥动脉干畸形[4-11]。DORV 的发病率在糖尿病孕妇中增高[12]。图 27-2 描述了胎儿心脏两种 DORV 类型的解剖学结构。

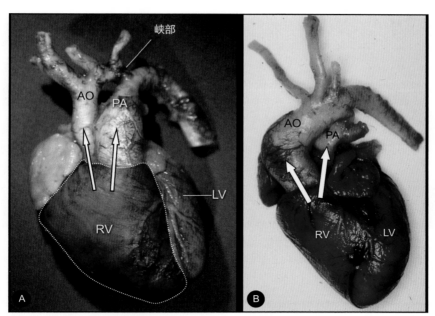

图 27-2　2 例 DORV 胎儿的心脏解剖标本
图 A 显示 2 支大动脉均起源于右心室（RV）（箭头）。主动脉（AO）位于主肺动脉（PA）的右侧，并行排列。
主动脉峡部细小表示主动脉缩窄。左心室（LV）小于右心室（虚线）。图 B 显示主动脉位于肺动脉右前方（箭头），
图 B 中扩张的主动脉和细小的肺动脉符合 DORV 合并肺动脉闭锁的诊断

超声表现

灰阶超声

DORV 灰阶超声诊断要点包括：心室与大动脉连接异常、大血管的解剖关系，合并室间隔缺损时描述缺损位置。妊娠早期和中期 DORV 的四腔心切面正常，偶尔该切面可以发现大的室间隔缺损（图 27-3A）。随着孕龄的增加，左心室可逐渐变小，导致妊娠晚期四腔心切面异常。DORV 有时合并房室瓣畸形（如二尖瓣闭锁、房室间隔缺损和心室双入口），如果合并这些畸形，会出现四腔心切面异常。五腔心切面显示为室间隔缺损、主动脉前壁与室间隔连续中断、两条大动脉均起源于靠前的心腔（右心室）。如有可能，应描述室间隔缺损位置及其与大动脉的关系。五腔心切面及三血管 - 气管切面之间旋转探头，可显示并行排列的大血管（图 27-3B，27-4，27-5）。甚至当主动脉位于肺动脉右后方时（见表 27-1），两条大血管依然呈现出并行关系 [11,13]。两条大血管的大小差异是评估DORV 流出道梗阻的最好方法，而不是用多普勒血流测量（图 27-5）。DORV 合并肺动脉闭锁或狭窄较主动脉闭锁或缩窄更常见（图 27-5）。可合并右位主动脉弓，并能在三血管 - 气管切面探查。在 DORV 的一些类型中，大动脉转位常导致三血管 - 气管切面仅显示一支血管，主要是主动脉。将探头倾斜可显示两支大血管均起源于右心室、肺动脉走行在主动脉下方。

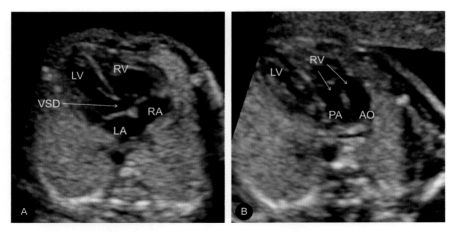

图 27-3　DORV 胎儿的四腔切面（A）和流出道切面（B）

图 A 显示左心室（LV）小于右心室（RV）。可见大的室间隔缺损（VSD）。图 B 流出道切面显示主动脉（AO）和肺动脉（PA）并行，均起源于 RV；主动脉和肺动脉大小正常（与图 27-6 对比）

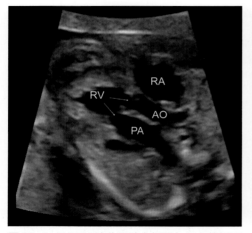

图 27-4　DORV 胎儿五腔心切面与三血管切面之间的斜切面

显示主动脉（AO）及肺动脉（PA）均起源于右心室（RV）（箭头）且主动脉并列走行于肺动脉右侧。显示主动脉和肺动脉大小正常。RA—右心房

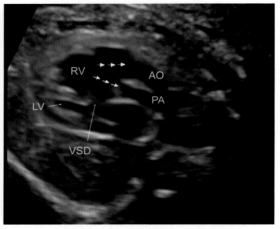

图 27-5　DORV 胎儿五腔心切面显示左心室（LV）小，右心室（RV）扩张

主动脉（AO）、肺动脉（PA）均起源于 RV（箭头），肺动脉下可见室间隔缺损（VSD）。肺动脉内径小于主动脉，是肺动脉狭窄的征象

彩色多普勒

　　彩色多普勒有助于显示室间隔缺损从左心室向右心室过隔分流，并可见血流信号经右心室进入主动脉与肺动脉（图 27-6，27-7）。彩色多普勒通过显示相应血管的湍流（图 27-8）或反向血流帮助诊断流出道狭窄或闭锁。大动脉的异常解剖学关系也可以通过彩色多普勒超声和三血管 - 气管切面仅显示一支大血管进一步确定（图 27-9A，27-10C）（见第 9 章）。大动脉转位时，三血管 - 气管切面同样仅显示一支大动脉（见 28 章）。倾斜旋转探头即可显示血管并列走行（图 27-9B，27-11）。

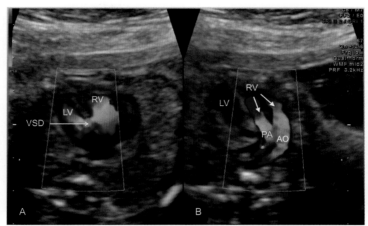

图 27-6　DORV 胎儿四腔心切面（A）和流出道切面（B）彩色多普勒图像（与图 27-3 为同一胎儿）
A. 室间隔缺损（VSD）导致左心室（LV）分流至右心室（RV）；B. 主动脉（AO）和肺动脉（PA）均起源于右心室

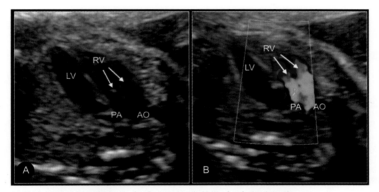

图 27-7　DORV 胎儿流出道斜切面的灰阶（A）和彩色多普勒（B）超声图像
主动脉（AO）和肺动脉（PA）均起源于右心室（RV）。主动脉与肺动脉并行及前向血流。LV—左心室

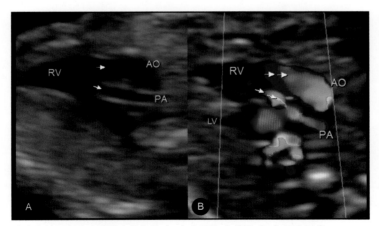

图 27-8　DORV 胎儿合并重度肺动脉狭窄的灰阶（A）和彩色多普勒（B）超声图像
灰阶超声（A）可见主动脉（AO）和肺动脉（PA）均起源于右心室（RV）（箭头），主动脉位于发育不良肺动脉的右前方；彩色多普勒（B）显示主动脉及肺动脉内的前向血流（箭头），可见湍流信号通过发育不良的肺动脉，是肺动脉重度狭窄的征象。LV—左心室

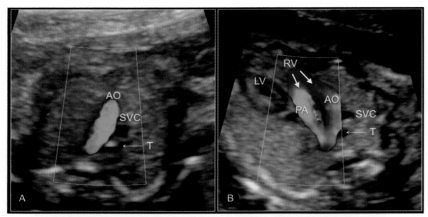

图 27-9　DORV 胎儿三血管 – 气管切面（A）和胸部斜切面（B）的彩色多普勒图像

图 A 显示单一血管呈微凸状；三血管 – 气管切面（A）显示单一血管常见于大血管转位。图 A 中所显示的单一血管是主动脉（AO）或主动脉弓。肺动脉（PA）位于主动脉后方。图 B 显示主动脉位于肺动脉前方，AO 和 PA 均起源于右心室（RV）（箭头）。LV—左心室；T—气管；SVC—上腔静脉

妊娠早期

妊娠早期（妊娠 11 ～ 14 周）如果出现四腔心切面异常或三血管 – 气管切面表现为大血管内径不一致或单一大血管则可诊断 DORV（图 27-10，27-11）。NT 增厚或出现更常见的心轴异常时[14]需对胎儿进行更全面的解剖学评估，这样会发现 DORV 合并的心外畸形。但是，单纯型 DORV 或者四腔心切面表现正常时在妊娠早期很难诊断。如图 27-10 和 27-11 所示，妊娠 13 周三血管 – 气管切面可提示单一大血管或并行血管的可疑征象。

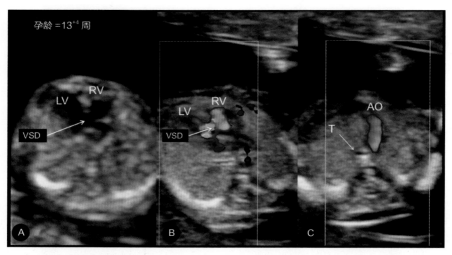

图 27-10　高分辨率腹部线阵探头检查妊娠 13 周 DORV 胎儿四腔心切面的灰阶（A）、彩色多普勒（B）超声及三血管 – 气管切面（C）图像

灰阶（A）和彩色多普勒（B）超声图像可见室间隔缺损（VSD）；三血管 – 气管切面（C）仅显示主动脉（AO）一支血管（位于肺动脉前方）。此病例主动脉走行于气管（T）右侧，提示右位主动脉弓。DORV 胎儿在妊娠早期的特征与之前描述的妊娠中晚期图片相似。RV—右心室；LV—左心室

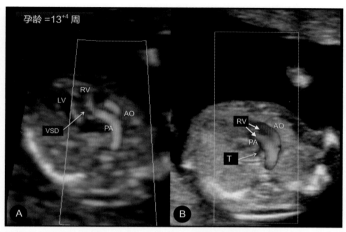

图 27-11　高分辨率腹部线阵探头检查妊娠 13 周 DORV 胎儿胸部斜切面（A 和 B）的彩色多普勒图像（与图 27-10 为同一胎儿）

图 A 显示室间隔缺损（VSD），图 A 和 B 显示主动脉（AO）和肺动脉（PA）均起源于右心室（RV）。图 A 和 B 中可见主动脉和导管弓位于气管（T）右侧。LV—左心室

三维超声

应用 3D 超声断层扫描技术可同时显示 DORV 不同表现[15]。3D 超声成像可应用表面模式、最小模式（透明成像）、反转模式或彩色模式显示大动脉的空间排列类型（图 27-12 ～ 27-14）。妊娠期计算左心室长轴容积有一定的应用意义。3D 超声成像的应用有助于提高对解剖学的认识，包括室间隔缺损的位置及其与房室瓣和大血管的关系[16]。

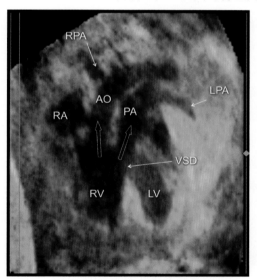

图 27-12　DORV 胎儿的 3D 超声最小透明模式成像（解剖标本见图 27-2）

主动脉（AO）、肺动脉（PA）均起源于右心室（RV）呈并行排列（空心箭头）。室间隔缺损（VSD）位于肺动脉下，小的左心室（LV）与扩张的右心室相通。可见肺动脉分为右肺动脉（RPA）和左肺动脉（LPA）。RA—右心房

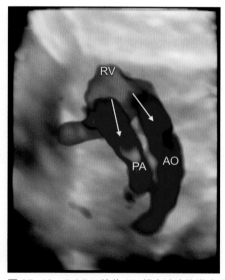

图 27-13　DORV 胎儿 3D 超声玻璃体模式成像显示主动脉（AO）和肺动脉（PA）均起源于右心室（RV），呈并行排列

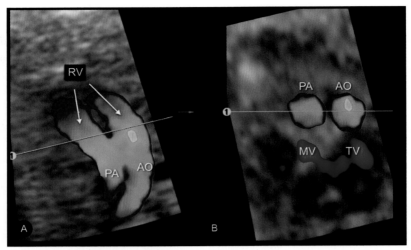

图 27-14　图 27-13 胎儿的 3D 超声彩色多普勒模式成像

斜切面（A）显示主动脉（AO）和肺动脉（PA）均起源于右心室（RV），并行排列。将 3D 线（黄线）置于图 A 中所需的解剖位置后，从容积图像即获得 B 图，图中显示的是二尖瓣、三尖瓣，以及接近瓣环水平的肺动脉和主动脉横断面的直视图

心内和心外合并畸形

合并心内畸形常见，包括一系列心脏病变。肺动脉狭窄是最常合并的心脏畸形，约占 70%[17]。据报道，DORV 在房室瓣水平、房室间隔水平和大血管水平并发的各种心脏畸形包括二尖瓣闭锁、二尖瓣前叶裂、房间隔缺损、房室间隔缺损、主动脉瓣下狭窄、主动脉缩窄、右位主动脉弓、永存左上腔静脉和肺静脉异位引流等。左心室发育不良的程度取决于左心室梗阻的程度。DORV 可以是左房或右房异构的一部分，增加了合并静脉畸形的风险[18]。心房异构时，DORV 可能合并不均衡型房室间隔缺损或伴肺动脉梗阻的单心室双入口。DORV 也可见于右心室位于左侧的复杂矫正型大动脉转位。

DORV 合并心外畸形常见且无器官系统特异性[19]。DORV 胎儿染色体异常占 12%～40%，主要包括 18- 三体综合征、13- 三体综合征及 22q11 缺失[4,20,21]。DORV 合并房室瓣畸形增加了染色体数目异常的风险，合并圆锥动脉干畸形增加了 22q11 缺失的风险。DORV 合并心房异构基本上可以排除染色体异常[21]。

鉴别诊断

DORV 主要与法洛四联症和大动脉转位相鉴别。然而，其预后及外科治疗方法主要取决于对病变的解剖学描述而不是确切的术语和分类。大动脉共干也是鉴别诊断的一部分，尤其是 DORV 合并一侧流出道发育不良时。由于大部分 DORV 有大血管并行的表现，因此，大动脉转位是最常见的鉴别诊断[13]。

当发现合并大血管并行的复杂畸形时，作者更倾向于用大血管错位术语而不是用转位来表达。

预后与转归

DORV 在宫内生长过程中通常无异常表现，除非合并房室瓣功能不全或者由于左房异构伴心脏传导阻滞，这些都会导致胎儿心力衰竭、水肿和胎死宫内。DORV 的预后主要取决于胎儿合并畸形的程度。单纯型 DORV 进行外科干预可以改善预后。当存在合并畸形时，DORV 的总体预后较差，通常与产前发现的心外畸形、染色体异常及心房异构有关[19]。产前的系列研究发现，31% ～ 55% 的 DORV 终止妊娠，存活率为 30% ～ 60%[11,19,22]。表 27-3 列举了预后不良的 DORV 胎儿常见心脏畸形。

表 27-3　DORV 心脏解剖表现及其对预后的影响

心脏表现	预后较好	预后较差
主动脉弓	主动脉弓正常	管状主动脉弓发育不良
肺动脉	肺动脉开放	肺动脉闭锁
心室	心室正常	左心室发育不良
		单心室
房室瓣解剖结构	房室瓣形态正常	二尖瓣闭锁
		房室间隔缺损
位置	正常	异位

据报道，由于精细的外科手术及术后护理，手术治疗后 DORV 新生儿存活率显著提高。产前诊断 DORV 和产后诊断 DORV 的患儿在出生 1 年后的生存率是相似的，约 85%[23]。有资料显示，新生儿期进行外科手术死亡率为 4% ～ 8%[24]，长期随访超过 90% 的患儿为 DORV 合并主动脉下室间隔缺损[25]。肺动脉下室间隔缺损和主动脉缩窄术后疗效欠佳[23]。

要点　右心室双出口

- DORV 是一种心室与大动脉连接异常的疾病，主动脉、肺动脉完全或大部分起源于右心室。
- DORV 不同类型主要区别在于大动脉空间关系、室间隔缺损的位置以及有无流出道梗阻。
- 文中已描述的 DORV 涉及主动脉、肺动脉的 4 种空间位置关系及室间隔缺损的 4 种解剖学位置。
- DORV 在妊娠早期、中期四腔心切面正常。
- DORV 五腔心切面异常表现为该切面显示室间隔缺损及两支大动脉均起源于靠前的心腔（右心室）。

- DORV 流出道梗阻的评估最好用两条大血管之间的差异而不是通过多普勒血流测量。
- DORV 常伴发心脏异常，包括心脏病变和左、右房异构。
- 肺动脉狭窄是 DORV 最常见的合并畸形，约占 70%。
- DORV 的染色体异常发生率为 12%～40%，主要包括 18- 三体综合征、13- 三体综合征及 22q11 缺失。
- 法洛四联症和大动脉转位是与 DORV 鉴别的两种疾病。
- 当合并染色体和心外畸形时，DORV 胎儿的整体预后较差。
- DORV 新生儿预后近年来明显改善。
- 肺动脉下室间隔缺损和主动脉缩窄的 DORV 胎儿术后疗效欠佳。

（李一丹　译）

参考文献

1. Walters HL, Mavroudis C, Tchervenkov CI, et al. Congenital heart surgery nomenclature and database project: double outlet right ventricle. *Ann Thorac Surg*. 2000;69:S249–S263.
2. Sridaromont S, Feldt RH, Ritter DG, et al. Double outlet right ventricle: hemodynamic and anatomic correlations. *Am J Cardiol*. 1976;38:85–94.
3. Mitchell SC, Korones SB, Berendes HW. Congenital heart disease in 56,109 births. Incidence and natural history. *Circulation*. 1971;43:323–332.
4. Allan LD, Sharland GK, Milburn A, et al. Prospective diagnosis of 1,006 consecutive cases of congenital heart disease in the fetus. *J Am Coll Cardiol*. 1994;23:1452–1458.
5. Chaoui R, Kalache KD, Heling KS, et al. Absent or hypoplastic thymus on ultrasound: a marker for deletion 22q11.2 in fetal cardiac defects. *Ultrasound Obstet Gynecol*. 2002;20:546–552.
6. Kim N, Friedberg MK, Silverman NH. Diagnosis and prognosis of fetuses with double outlet right ventricle. *Prenat Diagn*. 2006;26:740–745.
7. Paladini D, Rustico M, Todros T, et al. Conotruncal anomalies in prenatal life. *Ultrasound Obstet Gynecol*. 1996;8:241–246.
8. Sivanandam S, Glickstein JS, Printz BF, et al. Prenatal diagnosis of conotruncal malformations: diagnostic accuracy, outcome, chromosomal abnormalities, and extracardiac anomalies. *Am J Perinatol*. 2006;23:241–245.
9. Smith RS, Comstock CH, Kirk JS, et al. Double-outlet right ventricle: an antenatal diagnostic dilemma. *Ultrasound Obstet Gynecol*. 1999;14:315–319.
10. Tometzki AJ, Suda K, Kohl T, et al. Accuracy of prenatal echocardiographic diagnosis and prognosis of fetuses with conotruncal anomalies. *J Am Coll Cardiol*. 1999;33:1696–1701.
11. Hornberger LK. Double outlet right ventricle. In: Allan LD, Hornberger LK, Sharland GK, eds. *Textbook of Fetal Cardiology*. London, England: Greenwich Medical Media; 2000:274–287.
12. Ferencz C, Rubin JD, McCarter RJ, et al. Maternal diabetes and cardiovascular malformations: predominance of double outlet right ventricle and truncus arteriosus. *Teratology*. 1990;41:319–326.
13. Allan LD. Sonographic detection of parallel great arteries in the fetus. AJR Am J Roentgenol. 1997;168:1283–1286.
14. Sinkovskaya E, Chaoui R, Karl K, et al. Fetal cardiac axis and congenital heart defects in early gestation: a multicenter study. *Obstet Gynecol*. 2015;125:453–460.
15. Paladini D, Vassallo M, Sglavo G, et al. The role of spatio-temporal image correlation (STIC) with tomographic ultrasound imaging (TUI) in the sequential analysis of fetal congenital heart disease. *Ultrasound Obstet Gynecol*. 2006;27:555–561.
16. Zidere V, Pushparajah K, Allan LD, et al. Three-dimensional fetal echocardiography for prediction of postnatal surgical approach in double outlet right ventricle: a pilot study. *Ultrasound Obstet Gynecol*. 2013;42:421–425.
17. Bradley TJ, Karamlou T, Kulik A, et al. Determinants of repair type, reintervention, and mortality in 393 children with double-outlet right ventricle. *J Thorac Cardiovasc Surg*. 2007;134:967–973.e6.
18. Berg C, Geipel A, Kamil D, et al. The syndrome of right isomerism—prenatal diagnosis and outcome. *Ultraschall Med*. 2006;27:225–233.

19. Gedikbasi A, Oztarhan K, Gul A, et al. Diagnosis and prognosis in double-outlet right ventricle. *Am J Perinatol.* 2008;25:427–434.

20. Chaoui R, Korner H, Bommer C, et al. Prenatal diagnosis of heart defects and associated chromosomal aberrations [in German]. *Ultraschall Med.* 1999;20:177–184.

21. Obler D, Juraszek AL, Smoot LB, et al. Double outlet right ventricle: aetiologies and associations. *J Med Genet.* 2008;45:481–497.

22. Hartge DR, Niemeyer L, Axt-Fliedner R, et al. Prenatal detection and postnatal management of double outlet right ventricle (DORV) in 21 singleton pregnancies. *J Matern Fetal Neonatal Med.* 2012;25:58–63.

23. Lagopoulos ME, Manlhiot C, McCrindle BW, et al. Impact of prenatal diagnosis and anatomical subtype on outcome in double outlet right ventricle. *Am Heart J.* 2010;160:692–700.

24. Wright GE, Maeda K, Silverman NH, et al. Double outlet right ventricle. In: Allen HD, Driscoll DJ, Shaddy RE, et al, eds. *Moss and Adams' Heart Disease in Infants, Children, and Adolescents.* 8th ed. Baltimore, MD: Williams & Wilkins; 2012:1161–1174.

25. Kirklin JW, Pacifico AD, Blackstone EH, et al. Current risks and protocols for operations for double-outlet right ventricle. Derivation from an 18 year experience. *J Thorac Cardiovasc Surg.* 1986;92:913–930.

28

第 28 章
完全型和先天性矫正型
大动脉转位

完全型大动脉转位

定义、疾病谱和发病率

完全型大动脉转位（complete transposition of the great arteries，TGA）是一种常见的心脏畸形，即房室连接一致而心室动脉连接不一致。也就是心房与心室连接正常，右心房通过三尖瓣与右心室连接，左心房通过二尖瓣与左心室连接，但是出现了大血管的连接调转，肺动脉发自左心室，主动脉发自右心室。两条大动脉呈并列走行，主动脉位于肺动脉的右前方（图 28-1），称之为 D-TGA（D= "右侧的"）。D-TGA 是一种相对常见的心脏畸形，

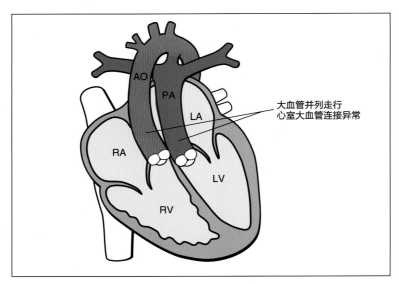

图 28-1　完全型大动脉转位（D-TGA）示意图

显示特征如下：①正常的四腔心切面，房室连接一致；②心室大动脉连接不一致，主动脉起自右心室，肺动脉起自左心室；③两条大动脉并列走行，主动脉（AO）位于肺动脉（PA）的右前方。RA—右心房；LA—左心房

占所有先天性心脏畸形的 5% ～ 7%，活产儿发病率为 0.315‰，男女之比为 2 ： 1[1]。D-TGA 既可以是孤立性心脏畸形，称为单纯 D-TGA；也可伴有其他心脏异常，称为复杂 D-TGA。图 28-2 显示 1 例单纯 D-TGA 的胎儿心脏解剖标本。室间隔缺损和肺动脉狭窄（左室流出道梗阻）都是 D-TGA 的常见并发症，可单独存在，也可联合发病，占 30% ～ 40%[2]。合并心外畸形较少见。

　　D-TGA 的产前诊断仍是一大挑战。CHD 的产前筛查策略仅关注四腔心切面，必然无法检测出 TGA。一项对 CHD 产前筛查的群体水平报告显示，单纯 TGA 的检出率为 3% ～ 17%[3-5]。一项基于人群的研究显示，随着产前筛查的快速发展和筛查次数的增加，TGA 的检出率由 12.5% 上升至 72.5%[6]。由于产前检测到 TGA，新生儿发病率和死亡率相应降低[6-8]，因而推荐对大血管的评价作为常规胎儿心脏检查的一部分，而且，国内和国际胎儿心脏筛查指南最近的确增加了对流出道的检查[9,10]（见第 2 章）。这些证据也证实了包含对流出道的筛查指南提高了 TGA 的检出率[8]。

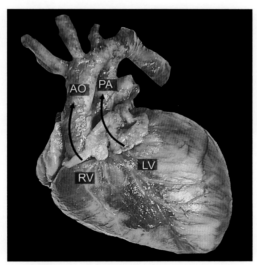

图 28-2　D-TGA 胎儿心脏解剖标本
主动脉（AO）起自右心室（RV），肺动脉（PA）起自左心室（LV），两者并列走行，主动脉位于肺动脉的前方。与图 5-3 中的正常心脏解剖标本比较

超声表现

灰阶超声

　　若不合并室间隔缺损，D-TGA 胎儿四腔心切面通常是正常的（图 28-3A）。五腔心切面显示肺动脉从左心室发出，并从起始不远处分叉为左肺动脉和右肺动脉（图 28-4A）。从左心室发出的大血管存在分叉是诊断 TGA 的重要超声线索。这条线索在增加产前 TGA 检出中发挥重要作用，因此，现在五腔心切面是胎儿心脏筛查的一部分[9,10]。TGA 患者，主动脉从右心室发出，位于肺动脉的前方，且与肺动脉呈并列走行（图 28-3，28-4）。D-TGA 大动脉的并列走行从心脏的斜面上最容易看出，空间上由胎儿的右肩延伸至左髋

（图 28-3，28-5）。上胸部的横切面显示的不是三血管 - 气管切面，而是一条大血管（主动脉弓横切面）和其右侧的上腔静脉（图 28-4B，28-6 ~ 28-8）。三血管 - 气管切面中的大血管是主动脉，它位于肺动脉的前上方。TGA 胎儿的三血管 - 气管切面，主动脉显示为右凸形，也称为 I 标志[11,12]。大血管短轴切面，主动脉和肺动脉为环状结构，彼此相邻，而不是正常走行（纵向的肺动脉环绕着圆形的主动脉）（对比图 28-6 和 8-8）。在大血管长轴切面，主动脉弓从右心室前部发出，接着发出头部和颈部血管，向后弯曲呈"曲棍球"形。肺动脉在长轴切面中的走行呈"拐杖"形。

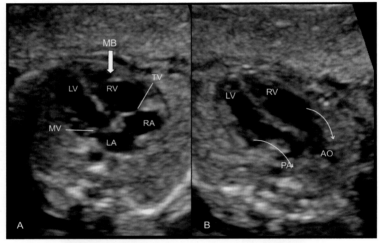

图 28-3　妊娠 22 周 D-TGA 胎儿四腔心切面（A）和斜切面（B）
A 图显示正常的四腔心切面，房室连接一致，二尖瓣（MV）和三尖瓣（TV）位置正常，调节束（MB）（大箭头）位于右心室（RV）心尖部（与图 28-17 相比较）；B 图显示肺动脉（PA）起自左心室（LV），主动脉（AO）起自右心室（RV）（箭头）。LA—左心房；RA—右心房

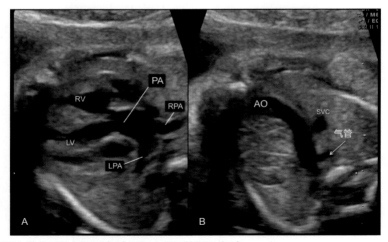

图 28-4　D-TGA 胎儿四腔心切面（A）和三血管气管切面（B）
A 图显示轻度扩张的肺动脉（PA）起自左心室（LV），分叉为左肺动脉（LPA）和右肺动脉（RPA）；B 图，由于肺动脉位于主动脉峡部后方（见图 28-6），因此，在这个切面无法显示肺动脉，只显示主动脉（AO）和上腔静脉（SVC），而不是正常的 3 条血管（主动脉、肺动脉、上腔静脉）。主动脉峡部不扩张，向右轻微弯曲。RV—右心室

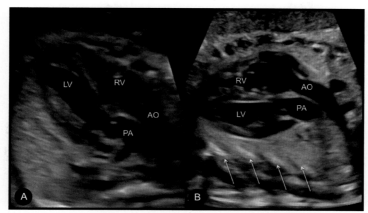

图 28-5　2 例大动脉转位胎儿（A 和 B）心脏斜切面，空间上由胎儿右肩朝向左髋
主动脉（AO）起自右心室（RV），更靠前，肺动脉（PA）起自左心室（LV），主动脉位于肺动脉的右侧。这些切面的斜向方位可见胸部外的肋骨横切面（B 图中箭头）

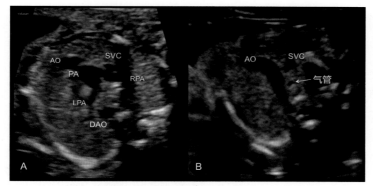

图 28-6　D-TGA 胎儿低位（A）和高位（B）大血管短轴切面
A 图所示大血管横断面，主动脉（AO）和肺动脉（PA）均可显示，主动脉位于肺动脉的前方，肺动脉分叉为右肺动脉（RPA）和左肺动脉（LPA）；B 图显示三血管 – 气管切面一条宽大、弯曲的血管（AO）。DAO—降主动脉；SVC—上腔静脉

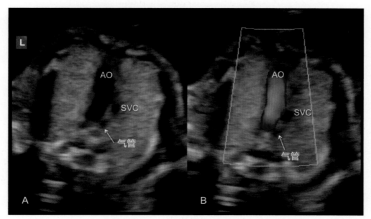

图 28-7　TGA 胎儿三血管 – 气管切面的灰阶（A）和彩色多普勒（B）成像，显示一条大血管（AO）及上腔静脉（SVC）位于其右侧
B 图中，彩色多普勒显示主动脉（AO）内为前向血流；肺动脉（PA）通常位于主动脉的下方，因此在三血管切面无法显示 PA。L—左

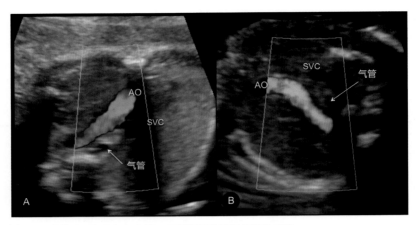

图 28-8　2 例 TGA 胎儿（A 和 B）三血管 – 气管切面的彩色多普勒成像

显示一条大血管（AO）紧邻上腔静脉（SVC）。三血管 – 气管切面仅显示一条大血管（AO）并不是 TGA 的特征性表现，也可以出现在其他心脏畸形，如右心室双出口。AO—主动脉

彩色多普勒

彩色多普勒有助于诊断 D-TGA，但并非是必要的[13]。彩色多普勒有助于显示大血管的并列走行（图 28-9）。彩色多普勒可显示合并的室间隔缺损（图 28-9B，28-10），确定卵圆孔是否通畅和评估左室流出道（肺动脉）。妊娠早期，彩色多普勒有助于显示正常情况下的大血管交叉排列和 D-TGA 情况下的大血管并列走行。

妊娠早期

超声可以在妊娠 11 ～ 14 周诊断 D-TGA（图 28-11），但比妊娠中期识别 D-TGA 更困难。一系列针对妊娠 11 ～ 14 周的胎儿超声心动图检查的报告显示大部分 D-TGA

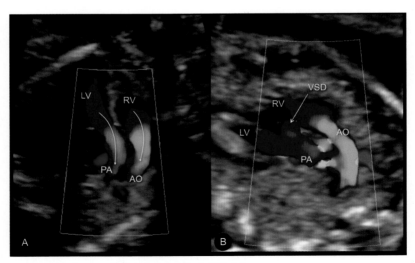

图 28-9　2 例 TGA 胎儿（A 和 B）胸部斜切面彩色多普勒成像

A 图中显示两条大动脉并列走行，主动脉（AO）起自右心室（RV），肺动脉（PA）起自左心室（LV），主动脉位于肺动脉的前方（A 图中箭头）。B 图彩色多普勒显示存在室间隔缺损（VSD）

病例被漏诊[14]。在胎儿染色体正常的情况下，NT 增厚可视为存在 D-TGA 的一个标志[15]。最近的报道，妊娠早期胎儿心轴异常与圆锥动脉干异常（包括 TGA）高度相关[16]。三血管 – 气管切面显示一条大血管可能有助于在妊娠早期诊断 TGA（图 28-11A）。旋转探头显示胸部斜切面，可显示大血管的并列走行（图 28-11B）。

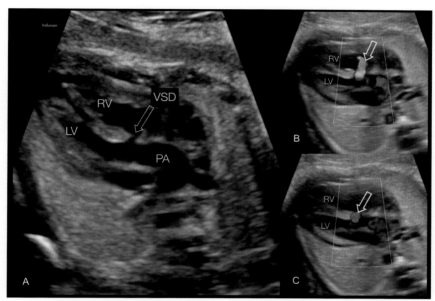

图 28-10　合并室间隔缺损（VSD）（空心箭头）的 TGA 胎儿的五腔心切面灰阶（A）和彩色多普勒（B 和 C）成像

A 图显示肺动脉（PA）从左心室（LV）发出、室间隔缺损（VSD）；B 和 C 图中，彩色多普勒显示通过室间隔缺损的双向分流。RV—右心室

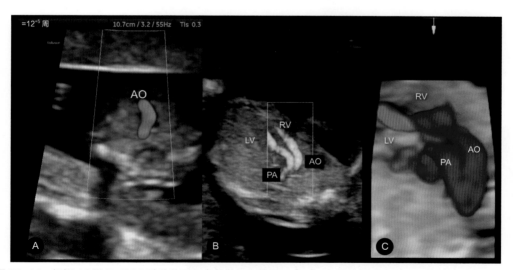

图 28-11　妊娠 12 周 D-TGA 胎儿的彩色多普勒三血管切面（A）、胸部斜切面（B）和 3D 彩色多普勒玻璃体模式（C）

A 图显示一条大动脉，即主动脉（AO），同图 28-7 和 28-8；B 图显示大动脉并列走行，AO 起源于右心室（RV），肺动脉（PA）起源于左心室（LV）；C 图显示两条大动脉的空间关系，AO 位于 PA 的右前方

三维超声

各种报道都关注沿不同轴向旋转和彩色容积成像来强调 3D 超声在 D–TGA 诊断中的作用[17-20]。断层超声成像（图 28–12）、玻璃体模式（图 28–13）、反转模式（图 28–14A）、2D灰阶血流成像（图 28–14B）和其他 3D 成像能够提高大血管从各自心室发出的空间关系的显示。TGA 胎儿 3D 容积成像中，对 4 个心脏瓣膜应用彩色多普勒表面重建模式，能够显示不同类型动脉干的空间关系（图 28–15），可预测冠状动脉分布异常的可能性[21]。对 TGA胎儿应用 3D 自动化容积成像技术能够显示所有胎儿的心室大动脉连接异常[22]。

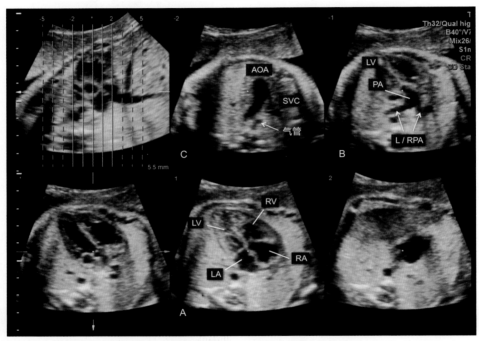

图 28-12　TGA 胎儿 3D 容积时间 – 空间关联成像（STIC）技术的断层模式显示

这种断层模式呈现了几个发现：①正常四腔心切面（A 图）；②肺动脉（PA）从左心室（LV）发出，分叉为左和右肺动脉（L/RPA）（B 图）；③上纵隔仅可见主动脉弓（AOA）一条大动脉（C 图）。可与图 28-3，28-4，28-7比较。LA—左心房；RA—右心房；RV—右心室；SVC—上腔静脉

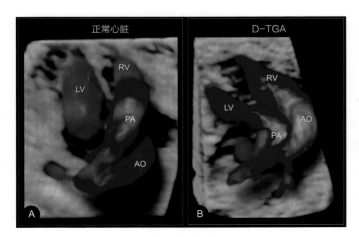

图 28-13　正常胎儿（A）和 TGA胎儿（B）大血管头侧切面的玻璃体模式

清晰显示了正常胎儿（A）大血管的正常交叉走行和 TGA 胎儿（B）大血管的平行走行。AO—主动脉；PA—肺动脉；LV—左心室；RV—右心室

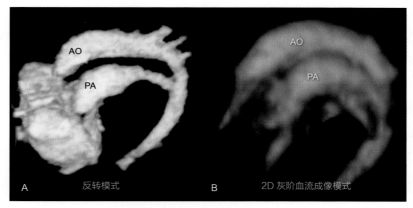

图 28-14　2 例 TGA 胎儿 3D 容积成像从左侧显示大血管纵切面

A 图是反转模式下 3D 静态容积成像；B 图是时间－空间关联成像技术（STIC）的 2D 灰阶血流成像。图 A 和 B 均清晰显示了两条大动脉的平行走行。PA—肺动脉；AO—主动脉

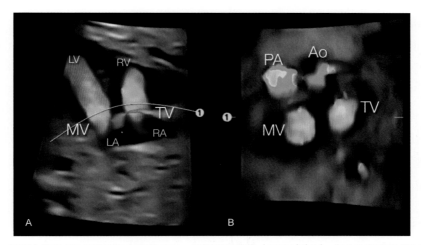

图 28-15　四腔心切面 3D 容积彩色多普勒时间－空间关联成像（STIC）（A）；在心底部应用 3D 容积彩色多普勒显示房室瓣和半月瓣（B）

B 图显示通过二尖瓣（MV）和三尖瓣（TV）的血流为红色，也显示了 D-TGA 的大动脉平行排列关系。AO—主动脉；LA—左心房；LV—左心室；PA—肺动脉；RA—右心房；RV—右心室

心内和心外合并畸形

　　室间隔缺损和肺动脉狭窄（左室流出道梗阻）是 D-TGA 最常见的两种心内合并畸形。室间隔缺损在 D-TGA 病例中常见，发病率约为 40%，典型的发病部位在膜周部，但也可位于室间隔的任何部位[1]。肺动脉狭窄与室间隔缺损同时存在约占 D-TGA 病例的 30%，而且狭窄通常比室间隔完整的 D-TGA 更严重、更复杂[1]。D-TGA 患者冠状动脉会出现异常走行和分叉，当大血管并列走行或主动脉位于肺动脉的右前方时，其并发冠状动脉异常走行和分叉的发生率将超过 50%[23,24]。其他心脏异常并发症少见，可累及房室瓣、主动脉弓和大血管。

　　D-TGA 可并发心外畸形，但少见，几乎不存在染色体数目异常。22q11 的微缺失可

能出现，并应排除，尤其在合并心外畸形或复杂 TGA 时需排除。可并发内脏异位，如腹部脏器反位。依据静脉心房连接关系构成了一个平衡的血液循环。这些少见的 D-TGA 合并心外畸形的病例中，作者报道了 1 例耳朵异常、1 例唇裂和 1 例较大的唇腭裂。

鉴别诊断

D-TGA 鉴别诊断有右心室双出口和矫正型 TGA 两种最常见的心脏畸形，因为两者都不存在大血管之间的"交叉"关系[25]。D-TGA 和先天性矫正型大动脉转位的鉴别将在下一部分中阐述。

如果初学者在三血管 – 气管切面看到大血管平行就认为大血管并列走行，就可能导致 TGA 误诊。诊断 TGA 显示大血管的并列走行应包括心室、半月瓣和分隔大血管的室间隔。

预后与转归

宫内 D-TGA 胎儿耐受良好。产前彩色多普勒检查随访应重点观察是否存在室间隔缺损和肺动脉狭窄的后期进展情况，肺动脉狭窄在妊娠中期不易检出。另外，在卵圆孔和动脉导管水平，应用彩色和频谱多普勒进行血流评估更应持续关注到足月。卵圆孔和（或）动脉导管提前闭合或变窄与新生儿预后恶化有关，且可能需要出生后急诊手术治疗[26,27]。

如果出生在有小儿心脏重症监护的三级医疗机构，D-TGA 的新生儿预后会很好[3,7]。产前诊断为 D-TGA 和（或）新生儿期在发绀出现前进行治疗会改善预后[3,7]。一项对 144 例 TGA 患儿随访 1 年的研究显示，产前诊断为 TGA 患儿第 1 年死亡率和术前死亡率显著低于产后诊断为 TGA 患儿[8]。治疗前导管闭合、肾功能不全和缺氧在非产前诊断组发生率显著增高[8]。

为了增加氧合作用，为矫正手术做准备，通常需要输注前列腺素（以保持动脉导管开放）和房间隔球囊造口术。在一些卵圆孔血流梗阻的病例中，可能需要在出生数小时内行急诊房间隔球囊造口术。因此，能够在进行这些手术的医疗中心分娩十分重要[7,26,27]。目前，矫治手术包括大动脉调转、在半月瓣之上调换主动脉和肺动脉并进行冠状动脉移植。

要点　完全型大动脉转位

- D-TGA 房室连接一致而心室动脉连接不一致。
- D-TGA 两条大动脉并列走行，主动脉通常位于肺动脉的右前方。
- 除合并室间隔缺损外，D-TGA 胎儿四腔心切面通常是正常的。
- 五腔心切面可以显示肺动脉起自左心室，并从起源不远处分叉为左、右肺动脉。
- 大部分情况，三血管 – 气管切面可显示一条大血管（主动脉）和位于其右侧的上腔静脉。

- 大动脉短轴切面显示主动脉和肺动脉均为环状结构，彼此相邻。
- 室间隔缺损和肺动脉狭窄是 D–TGA 最常见的两种心脏合并畸形。
- 室间隔缺损约占 D–TGA 病例的 40%，典型的发病部位是膜周部。
- 肺动脉狭窄和室间隔缺损同时存在约占 D–TGA 病例的 30%。
- D–TGA 可以合并心外畸形，但是少见，几乎不存在染色体数目异常。
- 卵圆孔和（或）动脉导管提前闭合或变窄与新生儿预后恶化有关，且可能需要出生后急诊手术治疗。
- 产前检出 D–TGA 的胎儿若在三级医疗中心出生，预后会很好。

先天性矫正型大动脉转位

定义、疾病谱和发病率

先天性矫正型大动脉转位（congenitally corrected transposition of the great arteries，cc–TGA），以前称为 L–TGA 或 levo–TGA，是一种罕见的以房室连接和心室大动脉连接不一致为特征的心脏畸形。在这种情况下，静脉心房连接正常，而房室连接异常，即形态学右心房通过二尖瓣与形态学左心室相连，形态学左心房通过三尖瓣与形态学右心室相连（图 28–16）[28]。此外，心室大动脉连接异常，大血管也发生转位，肺动脉与形态

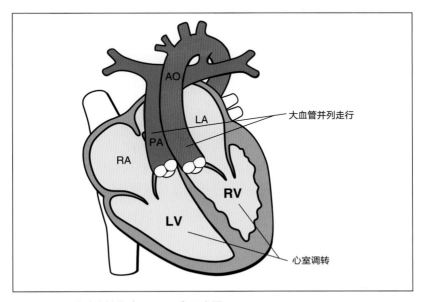

图 28–16　先天性矫正型大动脉转位（cc–TGA）示意图
特征如下：房室连接不一致的异常四腔心切面；右心房（RA）通过二尖瓣（MV）与左心室（LV）异常连接，左心房（LA）通过三尖瓣（TV）与右心室（RV）异常连接；此外，心室大动脉连接关系异常，主动脉（AO）起自形态学右心室，肺动脉（PA）起自形态学左心房；两条大动脉并列走行，主动脉位于肺动脉的左前方

学左心室相连，主动脉与形态学右心室相连[28]。主动脉位于肺动脉的左前方。房室连接和心室大动脉连接均不一致，从而致血流动力学得到矫正，体静脉血流入肺动脉，肺静脉血流入主动脉。

cc-TGA 占所有 TGA 病例的 20%，在活产婴儿中的发病率是 0.03‰，占 CHD 比例少于 1%[28-30]。同 D-TGA 一样，cc-TGA 在男性中更为常见。cc-TGA 在一级亲属中大约有 2% 的复发风险[31]，认为是胚胎发育时原始球室管左袢异常所致。cc-TGA 疾病谱较宽，单纯 cc-TGA 仅占 9% ～ 16%[32,33]。合并心内畸形常见，最常见的包括室间隔缺损、肺动脉流出道梗阻、三尖瓣异常、右位心、中位心和心律失常[28,32-37]（表 28-1）。在一些合并右位心或内脏反位的 cc-TGA 病例中，右心房可位于左侧和双心室与大血管连接异常，血流动力学类似于 D-TGA。因此，不再应用 L-TGA 这一名称而应用 cc-TGA。

表 28-1　先天性矫正型大动脉转位：胎儿组和小儿组合并心内畸形

心内畸形	胎儿组 / %	小儿组 / %
无	13	9 ～ 16
室间隔缺损	70	70 ～ 84
肺动脉梗阻	40	30 ～ 50
三尖瓣异常	33	14 ～ 56
右位心或中位心	17	25
心室发育不良	17	没有获得数据
完全性房室传导阻滞	13	12 ～ 33
主动脉弓异常	10	13
折返性心动过速	7	6

注：修改自 Paladini D, Volpe P, Marasini M, et al. Diagnosis, characterization and outcome of congenitally corrected transposition of the great arteries in the fetus: a multicenter series of 30 cases. *Ultrasound Obstet Gynecol*, 2006;27:281–285. 已获得授权。

超声表现

灰阶超声

产前心脏检查的第一步是确定内脏位置和心脏在胸腔内的位置。5% 的 cc-TGA 病例发现有内脏反位，25% 的 cc-TGA 病例是右位心或中位心[28]。cc-TGA 的诊断主要基于对房室连接不一致的辨认，如果遵循对胎儿心脏进行节段法评价，就能发现房室连接不一致（见第 6 章）。辨别心腔解剖特征对于确定房室连接不一致至关重要（第 7 章）。四腔心切面可以评价典型的心室形态（图 28-17 ～ 28-19）。在 cc-TGA 中，形态学右心室位于左后，与左心房连接，特点是有一个明显的调节束、房室瓣更靠近心尖部、房室瓣直接同心室壁腱索相连、心内膜面不规则以及更突出的三角形状（图 28-17 ～ 28-19）。形态学左心室位于右前方，与右心房相连，特点是典型的光滑内膜面、细长的外观并构成心尖部（图 28-17 ～ 28-19）。流出道切面显示，肺动脉从右侧的形态学左心室发出，主动脉从左侧的形态学右心室发出，两者并列走行，主动脉位于肺动脉的左前方（图 28-20，28-21）。有趣的是，从右侧心室发出的肺动脉向左走行（图 28-20A，28-21A）。除非在纵切面中尝试观察，否则通常难以辨认出位于前方的主动脉，其走行也向左（图 28-20B，28-21B）。在单纯 cc-TGA 的病例中，首先判定大血管的异常解剖，然后全面的心脏检查显示四腔心切面异常。当合并心内畸形时，四腔心切面通常显示异常，这也是 cc-TGA 胎儿进行胎儿超声心动图检查的主要原因[32,33]。

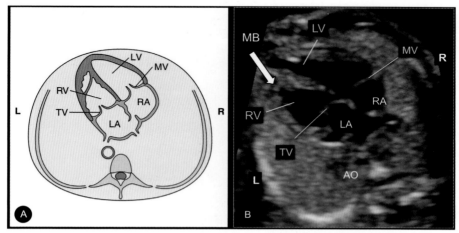

图 28-17　cc-TGA 胎儿示意图（A）和心尖四腔心切面（B）显示典型的房室连接不一致
心房位置正常，而左心室（LV）和二尖瓣（MV）位于右侧，与右心房连接；同时，更靠心尖的三尖瓣（TV）和相应的右心室（RV）位于左侧，与左心房连接。心尖部由右侧的左心室构成，调节束（MB）位于左侧的右心室内。L—左；R—右；AO—主动脉

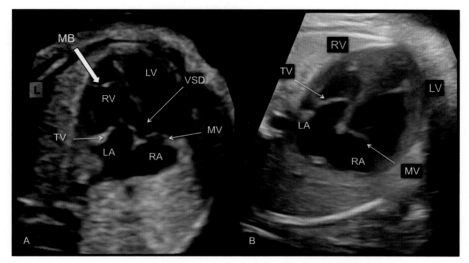

图 28-18　2 例 cc-TGA 胎儿（A 和 B）异常心尖四腔心切面显示典型的房室连接不一致
更多详细信息见图 28-17。A 图显示 cc-TGA 合并室间隔缺损（VSD）。LA—左心房；LV—左心室；MB—调节束；MV—二尖瓣；RA—右心房；RV—右心室；TV—三尖瓣；L—左

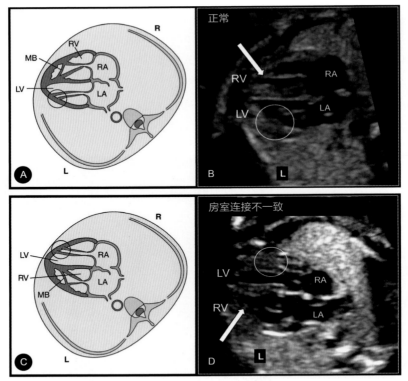

图 28-19　A 和 B 分别代表正常胎儿的示意图和横向四腔心切面。图 A 和 B 中，房室连接一致，右心室（RV）与右心房（RA）相连，对右心室的识别是通过三尖瓣（TV）的腱索顶端附着于右室壁和有调节束（MB）的心尖部（大箭头）。左心室（LV）与左心房（LA）相连，对左心室的识别是通过二尖瓣的腱索与乳头肌相连，而左心室游离壁未见附着（圆圈）。图 C 和 D 分别代表 cc-TGA 胎儿的示意图和横向四腔心切面。显示房室连接不一致，左心室与右心房相连，右心室与左心房相连。显示腱索在各自心室内的附着位置，这有助于对心室的辨别

L—左；R—右

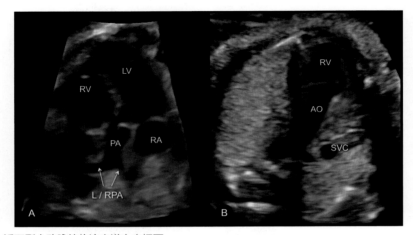

图 28-20　矫正型大动脉转位流出道心尖切面

A 图显示肺动脉（PA）从形态学左心室（LV）发出，由肺动脉分叉成左和右肺动脉（L/RPA）而被辨别（箭头）。A 图显示狭窄的肺动脉，这是合并肺动脉狭窄的征象。B 图显示主动脉（AO）起自形态学右心室（RV）。矫正型大动脉转位时，主动脉的走行朝向左半胸；而完全型大动脉转位中，其走行朝向右半胸。SVC—上腔静脉；RA—右心房

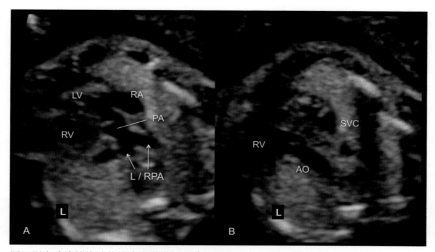

图 28-21　矫正型大动脉转位胎儿的流出道横切面（与图 28-19 为同一胎儿）
A 图显示肺动脉（PA）由形态学左心室（LV）发出，分叉为左和右肺动脉（L/RPA）（箭头）而被辨别；B 图显示主动脉（AO）起自左侧的右心室（RV）。SVC—上腔静脉；RA—右心房；L—左

彩色多普勒

彩色多普勒（图 28-22）对于发现或排除 cc-TGA 常见的心内合并畸形十分重要。应用彩色多普勒可显示室间隔缺损（图 28-22B）、肺动脉狭窄和三尖瓣反流（图 28-22C）。彩色多普勒也有助于证实大血管的并列走行，特别是当主动脉或肺动脉严重狭窄时。

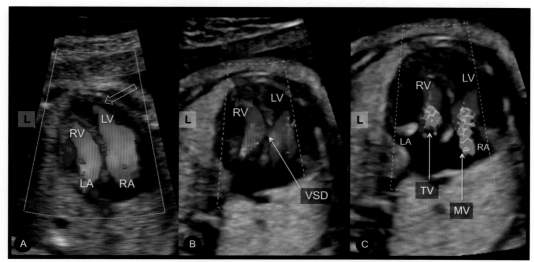

图 28-22　3 例矫正型大动脉转位胎儿四腔心切面的彩色多普勒显示右心室（RV）和左心室（LV）的正常充盈
A 图显示心尖部主要由位于右侧的左心室（LV）（空心箭头）构成；B 图显示常见的合并室间隔缺损（VSD）；C 图显示二尖瓣（MV）和三尖瓣（TV）关闭不全。LA—左心房；RA—右心房；L—左

妊娠早期

妊娠早期就可进行诊断，主要是发现大动脉起源及走行异常，而不是发现房室连接不一致。在妊娠早期应用彩色多普勒有助于辨认大血管的走行。

三维超声

正交平面或断层显示的 3D 超声（图 28-23）有助于确定心室、房室瓣以及大血管的起源和走行的解剖结构（同样见于 D–TGA 章节的"三维超声"）。容积扫描法可以应用表面模式或结合彩色多普勒、能量多普勒、反转模式或其他模式，能够显示异常的四腔心切面解剖结构（图 28-24）和大血管的并列走行。心房和大血管的直视图像可以显示大血管的空间排列关系，主动脉位于肺动脉的左前方[21,36]。应用 4D 超声心动图和时间 – 空间关联成像技术，移动 3 个相关的正交平面上的参考点可以显示两条大动脉的起源、走行和空间关系[38]。

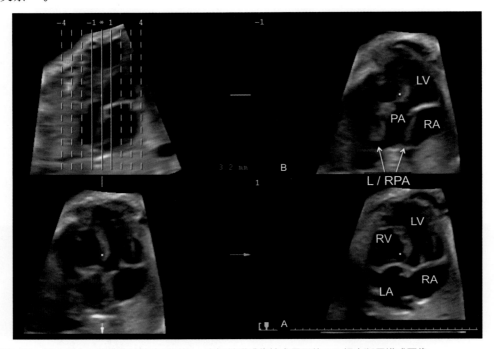

图 28-23　矫正型大动脉转位胎儿应用时间 – 空间关联成像技术显示的 3D 超声断层模式图像
清晰显示了异常的四腔心切面（A），另外，肺动脉（PA）从位于右侧的左心室（LV）发出，向左侧走行（B）。
LA—左心房；L/RPA—左和右肺动脉；RA—右心房；RV—右心室

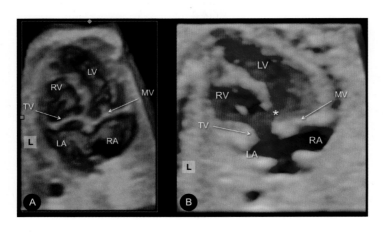

图 28-24　2 例矫正型大动脉转位胎儿（A 和 B）3D 超声表面重建模式
图 A 和 B 中，四腔心切面显示房室连接不一致；图 B 中的胎儿合并室间隔缺损（星号）。LA—左心房；LV—左心室；MV—二尖瓣；RA—右心房；RV—右心室；TV—三尖瓣；L—左

心内和心外合并畸形

合并心内畸形在 cc-TGA 中较为常见，表 28-1 做了总结。与 D-TGA 类似，cc-TGA 合并心外畸形少见，且染色体几乎无异常。建议针对 22q11 微缺失进行检测，尤其是当 cc-TGA 合并其他心内和心外畸形时。

鉴别诊断

cc-TGA 鉴别诊断有右心室双出口和 D-TGA 两种最常见的心脏畸形，因为它们都不存在两条大动脉的"交叉"关系。表 28-2 总结了 cc-TGA 与 D-TGA 的鉴别诊断。有时左侧的心室（解剖学右心室）发育短小，其图像类似于重度主动脉狭窄时的左心室功能不良，这可能成为进行针对性检查的第一个线索。D-TGA、单心室、左位型大动脉异位、右位心、中位心或内脏反位的存在，应尽快进行有目的超声检查从而评估 cc-TGA。

表 28-2　完全型和先天性矫正型大动脉转位的不同特点

	完全型大动脉转位	先天性矫正型大动脉转位
心室	正常	反位
右室	右前方	左后方
左室	左后方	右前方
三尖瓣	正常位于右侧	位于左侧，可以出现关闭不全，或者位于左侧的 Ebstein 畸形或闭锁
二尖瓣	正常位于左侧	位于右侧
室间隔缺损	约占 40%	约占 70%
肺动脉	肺动脉起自左侧心室朝向右胸侧走行	肺动脉起自右侧的左心室朝向左胸侧走行
主动脉	位于肺动脉的前方或右侧	位于肺动脉的前方或左侧
合并心脏畸形	室间隔缺损，肺动脉狭窄	室间隔缺损，肺动脉狭窄，三尖瓣闭锁，心室发育不良，右位心，主动脉弓发育不良，心脏传导阻滞等

预后与转归

cc-TGA 在胎儿期通常是平稳的，除非合并严重的三尖瓣发育不良和反流（Ebstein 畸形）或者房室传导阻滞，这些可能导致胎儿水肿和死亡。预后主要取决于合并的心脏畸形。cc-TGA 合并复杂心脏畸形预后差，尤其是存在解剖单心室、一条大血管闭锁或三尖瓣严重发育不良时[36]。单纯 cc-TGA 出生后通常病情平稳，无须立刻治疗[34]。

长期预后不良的因素包括合并 Ebstein 畸形、三尖瓣反流程度、右心室功能障碍和完全性心脏传导阻滞[36,39,40]。心脏传导阻滞在产前极少见，但可在新生儿期和儿童期发病，需要进行起搏器治疗。cc-TGA 的心脏传导阻滞与房室结和房室束的位置异常有关，两者发生了纤维化[40]。在两组胎儿系列研究中，产前诊断为 cc-TGA 继续妊娠的胎儿存活率超过 80%[32,33]。据报道，10 年后的长期存活率超过 90%[36]。cc-TGA 患儿中一个严重的晚期并发症发展为右心室功能障碍。右心室功能障碍是由于右心室长期泵血入体循环（主动脉）所致。右心室功能障碍的典型征象是出现三尖瓣反流，导致远期预后恶化[28]。这需要行复杂的心脏外科手术，"双调转"包括 Senning–Mustard 心房调转和大动脉调转[28]。术后，左心房内的血液进入右侧的左心室，然后与主动脉相连，因此相当于体循环心室的功能。有关双调转利弊的详细内容超出了本书的范围。

要点　先天性矫正型大动脉转位

- cc-TGA 的特征是房室连接和心室大动脉连接均不一致。
- 形态学右心房与形态学左心室相连，形态学左心房与形态学右心室相连。
- 肺动脉与形态学左心室相连，主动脉与形态学右心室相连。
- 大血管呈并列走行，通常主动脉位于肺动脉的左前方。
- 血流动力学得到矫正，体静脉血流入肺动脉，肺静脉血流入主动脉。
- 四腔心切面异常。
- 合并心内畸形常见。
- 常合并室间隔缺损、肺动脉狭窄和三尖瓣异常。
- 心外畸形并发症罕见，几乎不存在染色体异常。
- 单纯 cc-TGA 产后通常病情平稳，无须立刻治疗。
- 影响 cc-TGA 长期预后不良的因素包括合并 Ebstein 畸形、三尖瓣反流程度、右心室功能障碍和完全性心脏传导阻滞。
- 产前诊断为 cc-TGA 继续妊娠的胎儿存活率超过 80%。

（张　娟　刘　琳　译）

参考文献

1. Wernovsky G. Transposition of the great arteries. In: Allen HD, Driscoll DJ, Shaddy RE, et al, eds. *Moss and Adams' Heart Disease in Infants, Children, and Adolescents*. 8th ed. Baltimore, MD: Williams & Wilkins; 2012:1097–1146.
2. Jex RK, Puga FJ, Julsrud PR, et al. Repair of transposition of the great arteries with intact ventricular septum and left ventricular outflow tract obstruction. *J Thorac Cardiovasc Surg*. 1990;100:682–686.
3. Blyth M, Howe D, Gnanapragasam J, et al. The hidden mortality of transposition of the great arteries and survival advantage provided by prenatal diagnosis. *Br J Obstet Gynecol*. 2008;115:1096–1100.
4. Bull C. Current and potential impact of fetal diagnosis on prevalence and spectrum of serious congenital heart disease at term in the UK. British Paediatric Cardiac Association. *Lancet*. 1999;354:1242–1247.ik.
5. Chew C, Halliday JL, Riley MM, et al. Population-based study of antenatal detection of congenital heart disease by ultrasound examination. *Ultrasound Obstet Gynecol*. 2007;29:619–624.
6. Khoshnood B, De Vigan C, Vodovar V, et al. Trends in prenatal diagnosis, pregnancy termination, and perinatal mortality of newborns with congenital heart disease in France, 1983–2000: a population-based evaluation. *Pediatrics*. 2005;115:95–101.

7. Bonnet D, Coltri A, Butera G, et al. Detection of transposition of the great arteries in fetuses reduces neonatal morbidity and mortality. *Circulation*. 1999;99:916–918.

8. Van Velzen CL, Haak MC, Reijnders G, et al. Prenatal detection of transposition of the great arteries reduces mortality and morbidity. *Ultrasound Obstet Gynecol*. 2015;45:320–325. doi:10.1002/uog.14689.

9. American Institute of Ultrasound in Medicine. AIUM practice guideline for the performance of obstetric ultrasound examinations. *J Ultrasound Med*. 2013;32:1083–1101.

10. International Society of Ultrasound in Obstetrics and Gynecology, Carvalho JS, Allan LD, et al. ISUOG practice guidelines (updated): sonographic screening examination of the fetal heart. *Ultrasound Obstet Gynecol*. 2013;41:348–359.

11. Menahem S, Rotstein A, Meagher S. Rightward convexity of the great vessel arising from the anterior ventricle: a novel fetal marker for transposition of the great arteries. *Ultrasound Obstet Gynecol*. 2013;41:168–171.

12. Ishii Y, Inamura N, Kawazu Y, et al. 'I-shaped' sign in the upper mediastinum: a novel potential marker for antenatal diagnosis of d-transposition of the great arteries. *Ultrasound Obstet Gynecol*. 2013;41:667–671.

13. Chaoui R, McEwing R. Three cross-sectional planes for fetal color Doppler echocardiography. *Ultrasound Obstet Gynecol*. 2003;21:81–93.

14. Becker R, Wegner RD. Detailed screening for fetal anomalies and cardiac defects at the 11-13-week scan. *Ultrasound Obstet Gynecol*. 2006;27:613–618.

15. Wald NJ, Morris JK, Walker K, et al. Prenatal screening for serious congenital heart defects using nuchal translucency: a meta-analysis. *Prenat Diagn*. 2008;28:1094–1104.

16. Sinkovskaya E, Chaoui R, Karl K, et al. Fetal cardiac axis and congenital heart defects in early gestation: a multicenter study. *Obstet Gynecol*. 2015;125:453–460.

17. Chaoui R, Hoffmann J, Heling KS. Three-dimensional (3D) and 4D color Doppler fetal echocardiography using spatio-temporal image correlation (STIC). *Ultrasound Obstet Gynecol*. 2004;23:535–545.

18. DeVore GR, Polanco B, Sklansky MS, et al. The 'spin' technique: a new method for examination of the fetal outflow tracts using three-dimensional ultrasound. *Ultrasound Obstet Gynecol*. 2004;24:72–82.

19. Goncalves LF, Espinoza J, Romero R, et al. A systematic approach to prenatal diagnosis of transposition of the great arteries using 4-dimensional ultrasonography with spatiotemporal image correlation. *J Ultrasound Med*. 2004;23:1225–1231.

20. Vinals F, Ascenzo R, Poblete P, et al. Simple approach to prenatal diagnosis of transposition of the great arteries. *Ultrasound Obstet Gynecol*. 2006;28:22–25.

21. Paladini D, Volpe P, Sglavo G, et al. Transposition of the great arteries in the fetus: assessment of the spatial relationships of the arterial trunks by four-dimensional echocardiography. *Ultrasound Obstet Gynecol*. 2008;31:271–276.

22. Rizzo G, Capponi A, Cavicchioni O, et al. Application of automated sonography on 4-dimensional volumes of fetuses with transposition of the great arteries. *J Ultrasound Med*. 2008;27:771–776; quiz 777.

23. Massoudy P, Baltalarli A, de Leval MR, et al. Anatomic variability in coronary arterial distribution with regard to the arterial switch procedure. *Circulation*. 2002;106:1980–1984.

24. Pasquini L, Sanders SP, Parness IA, et al. Coronary echocardiography in 406 patients with d-loop transposition of the great arteries. *J Am Coll Cardiol*. 1994;24:763–768.

25. Allan LD. Sonographic detection of parallel great arteries in the fetus. *AJR Am J Roentgenol*. 1997;168:1283–1286.

26. Jouannic JM, Gavard L, Fermont L, et al. Sensitivity and specificity of prenatal features of physiological shunts to predict neonatal clinical status in transposition of the great arteries. *Circulation*. 2004;110:1743–1746.

27. Maeno YV, Kamenir SA, Sinclair B, et al. Prenatal features of ductus arteriosus constriction and restrictive foramen ovale in d-transposition of the great arteries. *Circulation*. 1999;99:1209–1214.

28. Atallah J, Rutledge JM, Dyck JD. Congenitally corrected transposition of the great arteries (atrioventricular and ventriculoarterial discordance). In: Allen HD, Driscoll DJ, Shaddy RE, et al, eds. *Moss and Adams' Heart Disease in Infants, Children, and Adolescents*. 8th ed. Baltimore, MD: Williams & Wilkins; 2012:1147–1160.

29. Ferencz C, Rubin JD, Loffredo CA, et al. Epidemiology of Congenital Heart Disease. The Baltimore-Washington Infant Study, 1981–1989. Perspectives in Pediatric Cardiology. Mount Kisco, NY: Futura Publishing; 1993.

30. Samanek M, Voriskova M. Congenital heart disease among 815,569 children born between 1980 and 1990 and their 15-year survival: a prospective Bohemia survival study. *Pediatr Cardiol*. 1999;20:411–417.

31. Becker TA, Van Amber R, Moller JH, et al. Occurrence of cardiac malformations in relatives of children with transposition of the great arteries. *Am J Med Genet*. 1996;66:28–32.

32. Paladini D, Volpe P, Marasini M, et al. Diagnosis, characterization and outcome of congenitally corrected transposition of the great arteries in the fetus: a multicenter series of 30 cases. *Ultrasound Obstet Gynecol*. 2006;27:281–285.

33. Sharland G, Tingay R, Jones A, et al. Atrioventricular and ventriculoarterial discordance (congenitally corrected transposition of the great arteries): echocardiographic features, associations, and outcome in 34 fetuses. *Heart*. 2005;91:1453–1458.

34. McEwing RL, Chaoui R. Congenitally corrected transposition of the great arteries: clues for prenatal diagnosis. *Ultrasound Obstet Gynecol*. 2004;23:68–72.

35. Presbitero P, Somerville J, Rabajoli F, et al. Corrected transposition of the great arteries without associated defects in adult patients: clinical profile and follow up. *Br Heart J*. 1995;74:57–59.

36. Rutledge JM, Nihill MR, Fraser CD, et al. Outcome of 121 patients with congenitally corrected transposition of the great arteries. *Pediatr Cardiol*. 2002;23:137–145.

37. Allan LD. Atrioventricular discordance. In: Allan LD, Hornberger LK, Sharland GK, eds. *Textbook of Fetal Cardiology*. London, England: Greenwich Medical Media; 2000:183–192.

38. Zhang Y, Cai A, Sun W, et al. Prenatal diagnosis of fetal congenitally corrected transposition of the great arteries. *Prenat Diagn*. 2011;31:529–535.

39. Graham TP Jr, Bernard YD, Mellen BG, et al. Long-term outcome in congenitally corrected transposition of the great arteries: a multi-institutional study. *J Am Coll Cardiol*. 2000;36:255–261.

40. Hraska V, Duncan BW, Mayer JE Jr, et al. Long-term outcome of surgically treated patients with corrected transposition of the great arteries. *J Thorac Cardiovasc Surg*. 2005;129:182–191.

41. Hosseinpour AR, McCarthy KP, Griselli M, et al. Congenitally corrected transposition: size of the pulmonary trunk and septal malalignment. *Ann Thorac Surg*. 2004;77:2163–2166.

第 29 章
右位主动脉弓、双主动脉弓和迷走锁骨下动脉

概述

掌握主动脉弓的胚胎学基础有助于我们更好地理解主动脉弓及其分支畸形的形成。Edwards[1] 提出的双主动脉弓假说理论，为多种主动脉弓畸形的发生机制提供了解释 [2,3]。这个理论以胚胎时期存在双主动脉弓为基础，认为升主动脉分裂成为左、右主动脉弓，两者汇合形成降主动脉，在解剖学上位于胸腔正中、脊柱正前方（图 29-1）。左、右主动脉弓则形成一个完整的血管环，环绕气管和食管。左、右主动脉弓分别发出两个血管：左、右颈总动脉和左、右锁骨下动脉（图 29-1）。另外，左、右肺动脉分别通过锁骨下动脉处的左、右动脉导管与左、右主动脉弓相连（图 29-1）。在胚胎期，左、右主动脉弓不同部位的退化或持续发育导致了正常或异常主动脉弓及其分支的形成 [2,3]，本章将讨论常见主动脉弓及其分支发育异常的产前超声表现。

胚胎学表现

以下内容讲述的是导致主动脉弓及其分支出现的多种不同解剖结构的胚胎发育基础。

A: 正常（左位）主动脉弓

右位主动脉弓的右锁骨下动脉起始部远端退化形成左位主动脉弓的正常解剖结构（图 29-1）。右锁骨下动脉及右颈总动脉融合形成右头臂干（又称无名动脉）。左位动脉导管保留下来，而右位动脉导管退化。

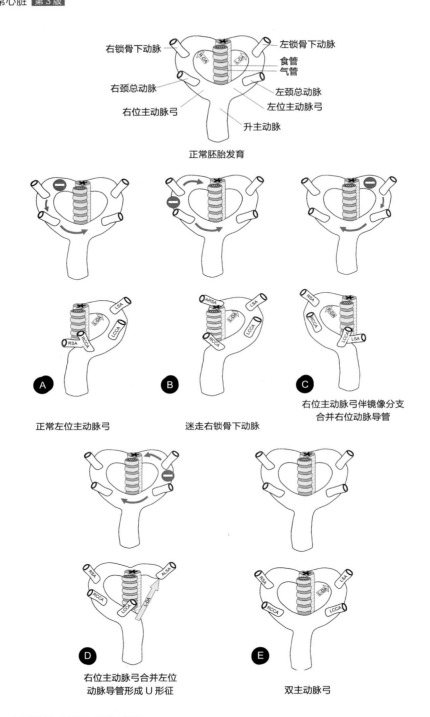

图 29-1 不同类型主动脉弓畸形示意图

在胚胎发育期（顶部图片示），存在左、右双侧主动脉弓，双主动脉弓形成环绕气管、食管的完整血管环。左、右主动脉弓分别发出左、右颈总动脉（LCCA、RCCA）和左、右锁骨下动脉（LSA、RSA）。另外，在主动脉弓发出锁骨下动脉的区域存在左、右动脉导管。左、右主动脉弓不同部位的退化或持续发育导致了正常或异常主动脉弓及其分支形成。A. 正常发育；B. 左位主动脉弓合并迷走右锁骨下动脉；C. 右位主动脉弓伴镜像头臂分支；D. 右位主动脉弓合并左位动脉导管；E. 双主动脉弓。详见正文

B: 左位主动脉弓合并迷走右锁骨下动脉

右主动脉弓在右颈总动脉与右锁骨下动脉起始部之间退化，导致左位主动脉弓合并迷走右锁骨下动脉（aberrant right subclavian artery，ARSA）形成（图 29-1B）。因此，左位主动脉弓的血管分支次序异常，由近到远依次为：右颈总动脉是第一分支、左颈总动脉是第二分支、左锁骨下动脉是第三分支及迷走右锁骨下动脉是最后一个分支（图 29-1B）。右锁骨下动脉走行于食管和气管后方，向胎儿右肩走行。左位动脉导管保留下来，而右位动脉导管退化。

C: 右位主动脉弓伴镜像头臂分支合并右位动脉导管

这是正常左位主动脉弓及其分支的镜像表现。左主动脉弓的左锁骨下动脉起始部远端退化形成右位主动脉弓（图 29-1C）。左锁骨下动脉及左颈总动脉融合形成左头臂干（又称左无名动脉），是右位主动脉弓的第一个分支，之后分支依次为右颈总动脉和右锁骨下动脉（图 29-1C）。在大部分情况下，右位动脉导管保留下来，而左位动脉导管退化。这种病例大部分合并其他先天性心脏畸形。

D: 右位主动脉弓合并左位动脉导管

左主动脉弓在左颈总动脉和左锁骨下动脉起始部之间退化吸收，导致右位主动脉弓形成（图 29-1D），左位动脉导管位于左锁骨下动脉起源区域，而右位动脉导管退化，从而形成从左到右环绕气管的血管环（图 29-1D）。右位主动脉弓的血管分支由近到远依次为：左颈总动脉、右颈总动脉、右锁骨下动脉及迷走左锁骨下动脉。在极少数情况下，迷走左锁骨下动脉通过一个动脉管道直接起源于降主动脉，称为 Kommerell 憩室 [4]。

E: 双主动脉弓

由于左、右主动脉弓永存形成双主动脉弓（图 29-1E）。左位动脉导管持续存在而右位动脉导管退化。左、右主动脉弓分别发出左、右锁骨下动脉和左、右颈总动脉。双主动脉弓形成一个紧密环绕气管和食管的血管环，出生后需手术治疗。

右位主动脉弓和双主动脉弓

定义、疾病谱和发病率

正常情况下，左位主动脉弓在上胸腔自右向左横跨左支气管前方，当主动脉弓自左向右横跨右支气管前方时，称为右位主动脉弓。胎儿超声心动图显示上胸腔横切面主动脉弓横部位于气管右侧时，诊断为右位主动脉弓 [5]（图 29-2B ～ D）。右位主动脉弓在人群中发病率约 1/1000[5]，当合并其他心脏畸形时，其发病率增高。右位主动脉弓可分为 3 种亚型：右位主动脉弓合并右位动脉导管［见胚胎学表现 C（图 29-1C，29-2B）］；右位主动脉弓合并左位动脉导管［见胚胎学表现 D（图 29-1D，29-2C）］；双主动脉弓［见胚胎学表现 E（图 29-1E，29-2D）］。右位主动脉弓可以是复杂心脏畸形的组成部分，也常孤立存在[6]。

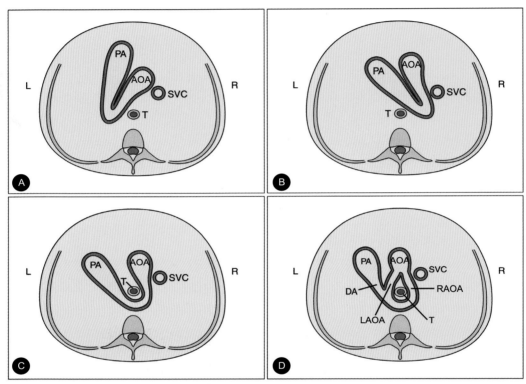

图 29-2　A. 正常胎儿三血管－气管切面示意图，主动脉弓（AOA）横部及其峡部与肺动脉（PA）及动脉导管（DA）在气管（T）左侧汇入降主动脉形成 V 形征；B. 右位主动脉弓合并右位动脉导管时，两者在气管右侧形成 V 形征，其头臂分支与 A 图的头臂分支呈镜像关系（详见正文）；C. 右位主动脉弓合并左位动脉导管，气管右侧的主动脉弓与气管左侧的动脉导管在气管后方形成 U 形血管环；D. 一种少见的右位主动脉弓亚型，主动脉弓分叉呈左、右主动脉弓（LAOA、RAOA）形成双主动脉弓，环绕气管和食管，伴有左位动脉导管

L—左；R—右；SVC—上腔静脉

超声表现

灰阶超声和彩色多普勒

右位主动脉弓的四腔心切面显示降主动脉位于脊柱的正前方（图 29-4A，29-6A），三血管－气管切面可对右位主动脉弓进行明确诊断并分型，此切面显示主动脉走行于气管右侧而非左侧（图 29-2B，29-3 ～ 29-15）。应用彩色多普勒胎儿超声心动图可对右位主动脉弓的 3 种亚型进行鉴别诊断[6,7]。

1. 右位主动脉弓合并右位动脉导管（右 V 形征）

在这一类型，动脉导管位于右侧（见胚胎学表现 C）。主动脉与肺动脉在气管右侧汇合，形成 V 形征，未形成血管环（图 29-3，29-4）。为了区别于正常左位主动脉弓的左 V 形征，我们把这种解剖结构称为右 V 形征。这种情况通常合并心脏畸形，主要为圆锥动脉干畸形，此类型常难以精确显示动脉导管的走行（图 29-5）。在一些心脏畸形中，仅显示右位主动脉弓，肺动脉常隐藏于主动脉弓下方（图 29-5）。头臂血管分支与正常左位主动脉弓分支呈镜像关系，彩色多普勒有助于明确这些血管的走行。

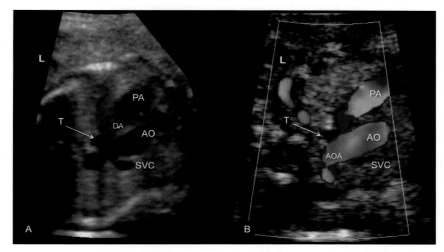

图 29-3　右位主动脉弓合并右位动脉导管胎儿的三血管－气管切面的灰阶（A）和彩色多普勒（B）超声图
主动脉弓和动脉导管均位于气管（T）右侧；患儿出生后证实为 22q11 染色体微缺失综合征；PA—肺动脉；AO—主动脉；SVC—上腔静脉；AOA—主动脉弓；L—左

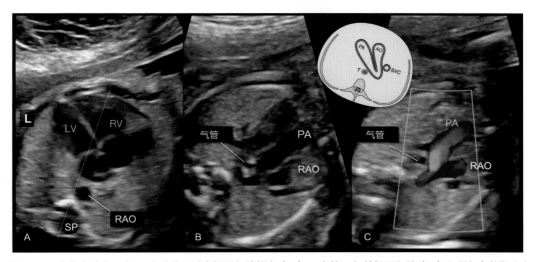

图 29-4　右位主动脉弓 (RAO) 胎儿四腔心切面灰阶超声（A）、三血管－气管切面灰阶（B）和彩色多普勒 (C) 超声图
该胎儿动脉导管（DA）如图 29-2B 中所示位于右位，主动脉弓及动脉导管均位于气管（T）右侧。PA—肺动脉；LV—左心室；RV—右心室；L—左；SP—脊柱

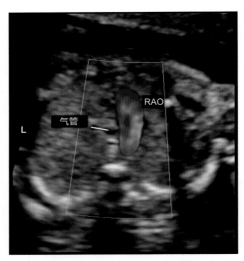

图 29-5 室间隔缺损型肺动脉闭锁及右位主动脉弓 (RAO) 胎儿三血管－气管切面彩色多普勒超声图

右位主动脉弓横部位于气管右侧。由于右位动脉导管位于右位主动脉弓的后方，在该切面未显示。右位主动脉弓合并右位动脉导管时通常伴发心脏畸形（对比图 29-8）。L—左

2. 右位主动脉弓合并左位动脉导管（U 形征）

主动脉弓位于气管右侧，而主肺动脉和动脉导管位于气管左侧（见胚胎学表现 D）。在这一类型，右侧的主动脉弓和左侧的动脉导管围绕中央的气管形成 U 形血管环，称为 U 形征[5,8,9]（图 29-6 ～ 29-9）。与双主动脉弓形成的紧密的血管环相比，此 U 形血管环较疏松。这种情况通常孤立存在，很少合并心内或心外畸形[6]。常见伴发畸形包括圆锥动脉干畸形（图 29-8）、22q11 染色体微缺失综合征（图 29-9）或非特异性心外畸形。彩色多普勒易于显示 U 形征[8]（图 29-6，29-7）。几乎所有病例均合并迷走左锁骨下动脉，其起源于降主动脉与动脉导管连接区域，即称为 Kommerell 憩室的动脉管道[4]。

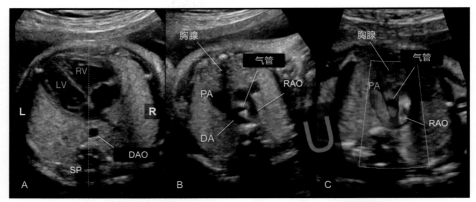

图 29-6 1 例妊娠 30 周右位主动脉弓胎儿四腔心切面灰阶超声（A）、三血管气管切面灰阶（B）和彩色多普勒（C）超声图

A. 降主动脉（DAO）位于脊柱正前方；B 和 C. 右位主动脉弓（RAO）走行于气管右侧，而肺动脉（PA）和动脉导管（DA）位于气管左侧，两者形成 U 形血管环（C 图显示更为清晰）。对比图 29-2C 示意图。该切面图像可疑右位主动脉弓诊断，但是不能完全鉴别右位主动脉弓与双主动脉弓（图 29-2C，D）。胸腺位于胸骨和大血管之间（对比图 29-8）。SP—脊柱；RV—右心室；LV—左心室；L—左；R—右

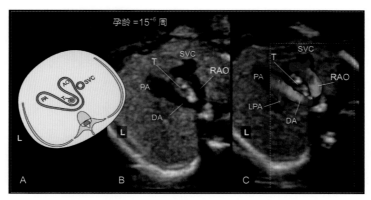

图 29-7　1 例妊娠 15 周右位主动脉弓（RAO））合并左位动脉导管（DA）胎儿的三血管 – 气管切面示意图（A）以及相应的灰阶（B）和彩色多普勒（C）超声图
显示右位主动脉弓和动脉导管形成环绕气管的 U 形血管环（另见图 29-6）；本例采用高分辨率线阵超声探头进行扫查（详见图 29-6）；SVC—上腔静脉；LPA—左肺动脉；PA—肺动脉；AO—主动脉；T—气管；L—左

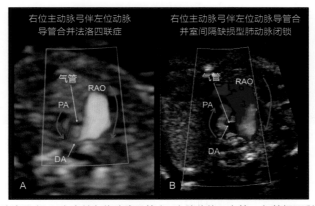

图 29-8　2 例右位主动脉弓 (RAO) 合并左位动脉导管 (DA) 胎儿的三血管 – 气管切面彩色多普勒超声图
图 A 胎儿 RAO 合并法洛四联症，主动脉弓与狭窄的肺动脉 (PA) 内均显示前向血流（蓝色箭头）；图 B 胎儿 RAO 合并室间隔缺损型肺动脉闭锁，主动脉弓内显示前向血流（蓝色箭头），而狭窄的肺动脉内显示反向血流（红色箭头）。请对比图 29-6C，29-7B

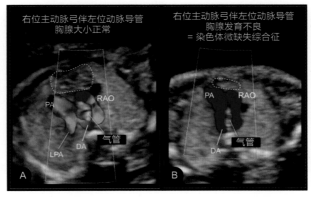

图 29-9　2 例妊娠 22 周右位主动脉弓 (RAO) 合并左位动脉导管 (DA) 胎儿三血管 – 气管切面彩色多普勒超声图
比较 2 例胎儿的胸腺（虚线内），图 A 胎儿胸腺大小正常且无染色体异常；图 B 胎儿胸腺发育不良，胸腺与胸廓比值减小（见图 9-15），该胎儿伴发 22q11 染色体微缺失综合征。图 B 显示该胎儿右位主动脉弓和肺动脉 (PA) 非常靠近胸骨。LPA—左肺动脉

3. 双主动脉弓

主动脉弓走行于气管右侧，在气管水平直接分叉为左、右两支，分别环绕气管左、右两侧，形成希腊字母λ形[10]（图29-10，29-11）。两支动脉弓在气管后方共同汇入走行于脊柱正前方的降主动脉。气管和食管被左、右主动脉弓环绕。

左主动脉弓有时较右主动脉弓窄或左主动脉弓发育不良。通常情况下，左位动脉导管保留下来，与左主动脉弓或降主动脉相连接（图29-10，29-12）。左、右主动脉弓分别发出左、右颈总动脉和左、右锁骨下动脉。彩色多普勒有助于显示气管前方的主动脉弓λ形分支和血管走行（图29-10，29-11D）。颈部长轴切面显示双主动脉弓对气管造成解剖上的压迫。

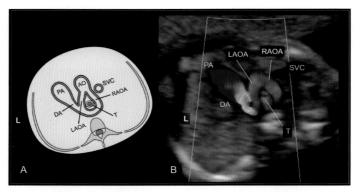

图29-10 双主动脉弓胎儿三血管－气管切面示意图（A）及相对应彩色多普勒超声图（B）
两幅图像均显示右位主动脉弓和左位动脉导管（DA）的典型特征。另外，主动脉（AO）在气管前方分叉为一支右主动脉弓（RAOA）和一支左主动脉弓（LAOA），两支动脉弓形成紧密环绕气管（T）的血管环。SVC—上腔静脉；PA—肺动脉；L—左

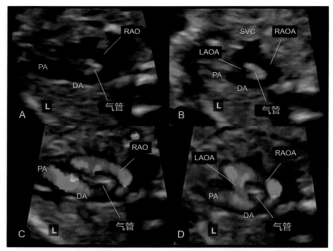

图29-11 妊娠22周双主动脉弓胎儿三血管－气管切面（A和C）和颅斜视图（B和D）
A和C.显示似为右位主动脉弓（RAO）合并左位动脉导管（DA），呈U形征（见示意图29-2 C）；B和D.将探头向胎儿头侧偏斜时，获得灰阶（B）和彩色多普勒超声图（D），显示主动脉分叉为右主动脉弓（RAOA）和左主动脉弓（LAOA），由此确定双主动脉弓的诊断（见示意图29-2 D），彩色多普勒更有助于明确诊断，图D切面较图B对双主动脉弓的显示更为清晰。SVC—上腔静脉；PA—肺动脉；L—左

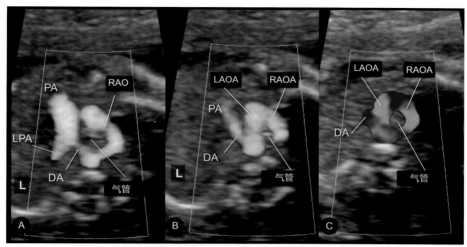

图 29-12　妊娠 23 周双主动脉弓胎儿能量多普勒（A 和 B）及彩色多普勒超声图（C）
图 A 显示疑为右位主动脉弓 (RAO) 合并左位动脉导管 (DA)，呈 U 形征；将探头向胎儿头侧偏斜时，获得图 B 显示左主动脉弓 (LAOA)，由此确定双主动脉弓的诊断；图 C 显示在上胸腔横断面，双主动脉弓形成紧密环绕气管的血管环且动脉导管与左主动脉弓相连接。L—左；LPA—左肺动脉；RAOA—右主动脉弓

妊娠早期

　　三血管 – 气管切面的彩色多普勒超声在妊娠早期（妊娠 11 ~ 13 周）诊断右位主动脉弓 [11]。通常采用经腹超声扫查主动脉弓横部与动脉导管的位置关系，经阴道超声扫查更有助于明确诊断。近年来，我们已经可以在妊娠早期诊断右位主动脉弓及其 3 个亚型，但妊娠早期对右位主动脉弓的 U 形征和双主动脉弓的 λ 征的鉴别诊断比较困难。图 29-13 ~ 29-15 示在妊娠早期诊断右位主动脉弓。

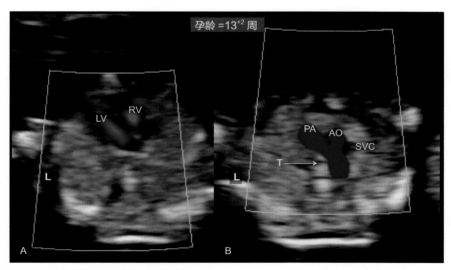

图 29-13　妊娠早期（妊娠 13 周）显示右位主动脉弓
彩色多普勒有助于诊断；四腔心切面显示正常（A），而三血管 – 气管切面（B）显示主动脉弓及动脉导管均位于气管（T）右侧，形成 V 形征。L—左；PA—肺动脉；AO—主动脉；RV—右心室；LV—左心室；SVC—上腔静脉

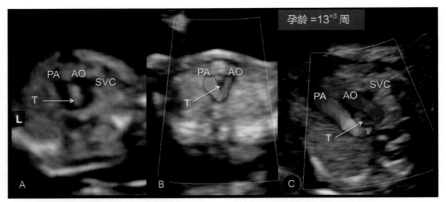

图 29-14　经腹超声扫查妊娠 13 周右位主动脉弓合并左位动脉导管（U 形征）胎儿的二维灰阶超声 (A) 及彩色多普勒图像（B）；经阴道超声结合彩色多普勒（C）提高了对该畸形的显示

PA—肺动脉；AO—主动脉；SVC—上腔静脉；L—左；T—气管

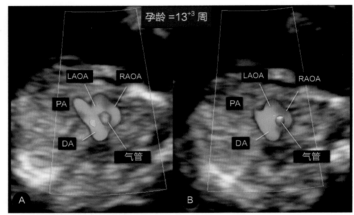

图 29-15　经阴道超声扫查妊娠 12 周双主动脉弓胎儿

显示右主动脉弓 (RAOA) 和左主动脉弓 (LAOA) 环绕气管。妊娠中期鉴别右位主动脉弓与双主动脉弓较为容易。

PA—肺动脉；DA—动脉导管

三维超声

　　超声断层成像有助于显示右位主动脉弓胎儿在不同平面上的解剖结构。3D 超声可以更好地显示右位主动脉弓及其相关结构的空间关系，例如，双主动脉弓、V 形征或 U 形征等的空间位置关系 [4,10]（图 29-16，29-17）。3D 超声可通过多种模式显示，包括彩色多普勒 [10]、能量多普勒 [4]、二维灰阶血流成像模式或反转模式。

心内和心外合并畸形

　　即使在超声扫查中显示右位主动脉弓孤立存在，这类胎儿仍需进行染色体核型检查，以排除染色体异常，尤其是 22q11 染色体微缺失综合征、21- 三体综合征和其他染色体非整倍体异常 [6,12-14]（图 29-3，29-9）。与双主动脉弓和 U 形右位主动脉弓相比，V 形右位主动脉弓更常合并心内畸形 [15,16]。右位主动脉弓合并的典型心内畸形主要有：法洛四联症、室间隔缺损型肺动脉闭锁、共同动脉干、肺动脉瓣缺如、三尖瓣闭锁、右心室双出口等[6,12]。当右位主动脉弓合并圆锥动脉干畸形时，会增加并发 22q11 染色体微缺失综合征的风险[12,13,17]。一个三级医疗中心对 98 例右位主动脉胎儿进行回顾性分析发现，合并心外畸形的发生率是 31.6%，染色体异常发生率为 15.3%，其中染色体异常有一半的病例为 22q11 染色体微缺失综合征[13]。与孤立性右位主动脉弓相比（不合并其他心内异常），合并结构性 CHD 的右位主动脉弓患者更常合并心外和染色体异常[13]。表 29-1 总结了在发现胎儿右位主动脉弓时作者推荐的后续检查内容。

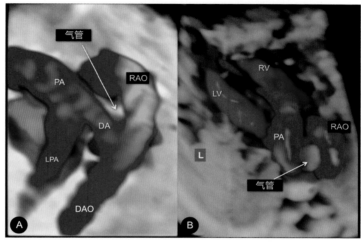

图 29-16　3D 超声的彩色多普勒玻璃体模式显示 2 例右位主动脉弓（RAO）合并左位动脉导管（DA）（U 形征）胎儿图像（对比图 29-6，29-7）
图 A 从左侧面显示了左肺动脉(LPA)；图 B 为上胸腔切面显示彩色多普勒 U 形血管环绕气管。图 B 可见左心室(LV)和右心室（RV）。图 A 和 B 中均未见位于气管前方的主动脉弓分叉（对比图 29-17 中双主动脉弓图像）。L—左；DAO—降主动脉；PA—肺动脉

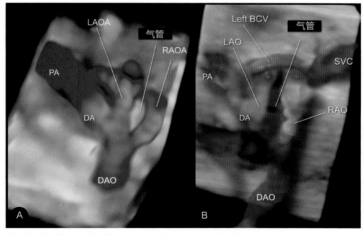

图 29-17　3D 超声的彩色多普勒玻璃体模式显示 2 例双主动脉弓胎儿图
图 A 和 B 均显示主动脉弓分叉为右主动脉弓 (RAOA) 和左主动脉弓 (LAOA)，且合并左位动脉导管 （DA），双侧主动脉弓形成紧密环绕气管的血管环。图 B 显示左侧头臂静脉(Left BCV)在主动脉弓前方汇入上腔静脉(SVC)。PA—肺动脉；DAO—降主动脉

表 29-1　发现胎儿右位主动脉弓后建议的检查要点	
方案	**说明**
单纯右位主动脉弓	内脏异位：探查是否存在内脏异构和内脏异位，例如，胃泡位置、复杂心脏畸形、静脉异常等
右位主动脉弓合并右位动脉导管（右 V 形征）	右 V 形征极少见，通常合并其他畸形，探查是否合并 22q11 染色体微缺失综合征、21- 三体综合征等
右位主动脉弓：仅见一支粗大的主动脉弓位于气管右侧	圆锥动脉干畸形：探查是否并发圆锥动脉干畸形，例如，法洛四联症、室间隔缺损型肺动脉闭锁、右心室双出口、孤立性或合并内脏异构
右位主动脉弓合并左位动脉导管（U 形征）	需除外 22q11 染色体微缺失综合征、21- 三体综合征的其他征象；需探查是否存在内脏异构和复杂心内和心外畸形；如果孤立存在，预后良好
右位主动脉弓：可疑双主动脉弓	需除外双主动脉弓：在更高的斜切面探查主动脉弓是否分叉为左、右主动脉弓；探查气管是否受压；双主动脉弓胎儿生后需手术治疗

鉴别诊断

右位主动脉弓需与内脏异构或内脏反位时位于右侧的主动脉弓相鉴别。右位主动脉弓时，主动脉弓位于气管右侧而腹主动脉位于左侧，与内脏异构或反位时腹主动脉位于右侧不同。最大的挑战在于鉴别诊断 U 形右位主动脉弓与双主动脉弓，两者均存在血管环，U 形右位主动脉弓可孤立存在，对新生儿预后无影响，而双主动脉弓形成紧密环绕气管和食管的血管环，出生后需外科手术治疗（见表 29-1，对比图 29-7，29-10）。当双主动脉弓左侧动脉弓较细时，与 U 形右位主动脉弓发出的左颈总动脉难以鉴别，两者有相同的血管解剖学路径。

预后与转归

双主动脉弓压迫气管在新生儿期即可导致喘鸣。建议孕妇在三级医疗中心分娩，在症状出现前或气管受压导致气管软化之前，必须做好干预措施。右位主动脉弓合并左位动脉导管形成疏松血管环，在极少数病例中导致气管受压。当然，必须告知患儿父母，少数情况下需手术移除动脉韧带（即闭锁的动脉导管）以解除压迫。动脉导管关闭可能会影响迷走左锁骨下动脉的血流，导致左侧上肢血流灌注减少，因此，需放置血管支架以开通关闭的血管[18]。孤立性右位主动脉弓合并右位动脉导管对预后无影响。一个大样本队列研究发现，胎儿期诊断为右位主动脉弓的患儿出生后 1 年内死亡率为 10.3%，所有死亡病例均合并结构性 CHD[13]。

要点 右位主动脉弓和双主动脉弓

- 胎儿期三血管－气管切面最有助于右位主动脉弓的显示。
- 右位主动脉弓时，横切面显示主动脉弓横部位于气管右侧。
- 右位主动脉弓合并右位动脉导管时，不形成血管环。在这种情况下，超过 90% 病例合并心脏畸形。
- 右位主动脉弓合并左位动脉导管时，形成一个疏松的血管环（U 形血管环）。
- 右位主动脉弓合并左位动脉导管需要与双主动脉弓相鉴别。
- 右位主动脉弓时，主动脉弓位于气管右侧而腹主动脉位于左侧，与内脏异构或反位时腹主动脉位于右侧不同。
- 双主动脉弓时，主动脉弓分叉为左侧和右侧主动脉弓，环绕食管与气管，双侧主动脉弓汇合形成降主动脉。
- 右位主动脉弓常合并染色体非整倍体异常，例如 21－三体综合征和 22q11 染色体微缺失综合征。

迷走右锁骨下动脉

定义、疾病谱和发病率

正常人群中，左位主动脉弓合并迷走右锁骨下动脉（aberrant right subclavian artery，ARSA）是主动脉弓最常见的一种畸形或变异，其发病率为 0.5% ～ 4%。正常情况下，左位主动脉弓发出 3 支头臂血管分支，而合并 ARSA 时，主动脉弓发出 4 支血管分支，由近到远依次为：右颈总动脉、左颈总动脉、左锁骨下动脉和迷走右锁骨下动脉[22,23]。ARSA 起源于主动脉弓的远端，在上胸腔从左向右走行于气管和食管的后方，进入右上肢（图 29-18）。这支迷走的血管也被称为食管后右锁骨下动脉，过去曾被称为 Lusorian 动脉，其胚胎起源在本章前面胚胎学 B 部分已详述。

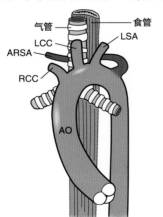

图 29-18 迷走右锁骨下动脉（ARSA）前面观示意图
ARSA 走行于气管和食管后方，走向右上肢。
AO—主动脉；RCC—右颈总动脉；LCC—左颈总动脉；LSA—左锁骨下动脉

超声表现

灰阶超声和彩色多普勒超声

ARSA 较常见，可被视为一种正常的解剖变异。ARSA 的二维灰阶超声图像并不典型，当怀疑 ARSA 时，应用彩色多普勒超声有助于诊断（图 29-19，29-20）。三血管 – 气管切面是显示 ARSA 的最佳切面，表现为 ARSA 起自主动脉弓和动脉导管的连接处，经气管和食管后方向右锁骨和右肩方向走行（图 29-19，29-20）。应用彩色多普勒成像时，将血流速度标尺降至 10 ～ 15cm/s 可显示 ARSA[22,23]。当疑为 ARSA 时，可采用脉冲多普勒取得动脉频谱而证实[21]。

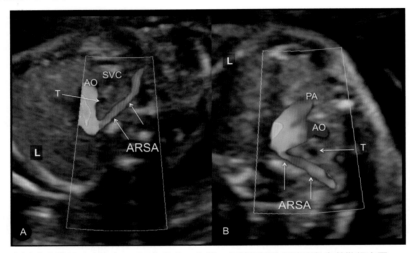

图 29-19　2 例迷走右锁骨下动脉（ARSA）胎儿三血管 – 气管切面的低速彩色多普勒超声图
ARSA 走行于气管（T）后方，并走向右上肢。A 图中胎儿的右上肢位于前面，因此 ARSA 内血流显示为红色；而 B 图中胎儿的右上肢位于后方，因此 ARSA 内血流显示的蓝色。AO—主动脉；PA—肺动脉；SVC—上腔静脉；L—左

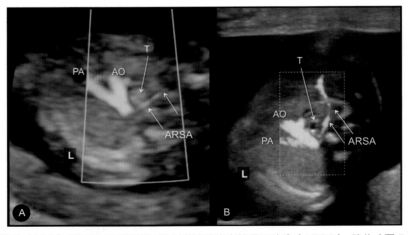

图 29-20　胎儿（图 A）在妊娠 13 周测量 NT 时发现迷走右锁骨下动脉（ARSA）；胎儿（图 B）在妊娠 16 周羊水穿刺前诊断为迷走右锁骨下动脉
AO—主动脉；PA—肺动脉；T—气管；L—左

妊娠早期

ARSA 可在妊娠早期（妊娠 11–14 周）时显示[21,24]，经阴道超声扫查可显著提高 ARSA 诊断率[21]。

三维超声

我们的经验认为，3D 超声的多平面显示非常有助于获得显示 ARSA 走行的理想切面。大多数病例中，彩色多普勒超声已提供了足够的诊断信息。应用 3D 图像后处理技术，例如，玻璃体模式和二维灰阶血流成像模式有助于辨认 ARSA（图 29-21）。

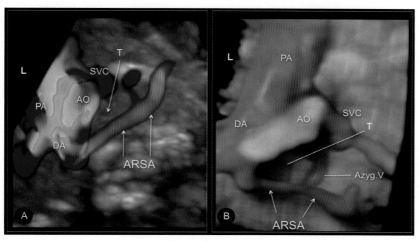

图 29-21 3D 超声时间 – 空间关联成像技术彩色玻璃体模式显示胎儿 A 和 B 的迷走右锁骨下动脉（ARSA）走行于气管（T）后方

图 A 和 B 分别对比图 29-19 中图 A 和图 B。图 A 中 ARSA 血流向上走行（显示为红色），图 B 中 ARSA 血流向下走行（显示为蓝色）。图 B 显示奇静脉弓（Azyg.V）位于 ARSA 下方，向上腔静脉走行。AO—主动脉；PA—肺动脉；DA—动脉导管；L—左

心内和心外合并畸形

对 4102 例 CHD 的病理标本进行研究，发现 128 例 ARSA，其中 11 例孤立存在，117 例合并其他心脏畸形，最常见的是圆锥动脉干畸形[20]。ARSA 合并圆锥动脉干畸形将增加患 22q11 染色体微缺失综合征的风险[17]，同时也将增加患其他染色体异常综合征的风险。

ARSA 合并 21– 三体综合征已在儿科文献中报道[2,25]。Chaoui 等最先报道了 21– 三体综合征胎儿合并 ARSA[22]（图 29-22），后续研究发现 14% ～ 30% 的 21– 三体综合征胎儿合并 ARSA[19,21,23,24,26-30]。在大多数检出病例中，21– 三体综合征的其他超声标志物可显示，如心脏内强回声光点、鼻骨缺失、NT 增厚等（图 29-22）。ARSA 也可见于其他染色体非整倍体畸形胎儿，包括 18– 三体综合征、13– 三体综合征、Turner 综合征、22q11 染色体微缺失综合征、22q11 染色体重复综合征、4p– 染色体微缺失综合征等。值得注意的是，ARSA 可孤立存在，不合并其他心内和心外畸形。当 ARSA 孤立存在时，是否采用侵入性

诊断法目前仍处于讨论中 [29]。

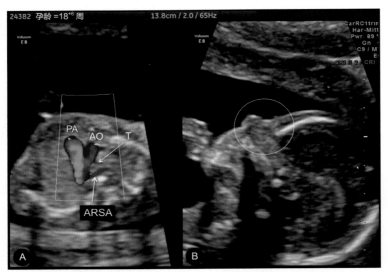

图 29-22　妊娠 18 周经羊水穿刺诊断为 21- 三体综合征胎儿的超声标志物图像（A 和 B）
图 A 显示迷走右锁骨下动脉（ARSA）；图 B 显示鼻骨缺失（圆圈内所示）。AO—主动脉；PA—肺动脉；T—气管

　　一项关于 ARSA 的系统综述和 meta 分析发现：整倍体胎儿 ARSA 发生率为 1.02%，而 21- 三体综合征胎儿 ARSA 发生率高达 23.64%，ARSA 是 21- 三体综合征的独立标志物和重要危险因子 [28]。另外，大于 20% 的 ARSA 胎儿合并其他畸形。右锁骨下动脉的正常走行似乎是 21- 三体综合征重要的保护性标志 [28]。该研究作者得到以下结论：尚无足够证据表明孤立性 ARSA 胎儿需进行染色体核型分析，但是当胎儿父母存在高危险因素或出现其他染色体异常标志物时，建议胎儿进一步进行包含 22q11 染色体微缺失分析的完整核型分析 [28]。另一个关于妊娠中期 21- 三体综合征胎儿超声标志物的 meta 分析表明：孤立性 ARSA 胎儿似然比为 3.94，而合并其他超声标志物的 ARSA 胎儿似然比为 21.48 [28]（表 29-2）。近年来，一些医疗中心已为孤立性 ASRA 胎儿的父母提供了非侵入性产前检测（noninvasive prenatal testing，NIPT）的选择。

鉴别诊断

　　ARSA 需与汇入上腔静脉前走行于气管后方的奇静脉相鉴别，频谱多普勒探测到动脉频谱有助于两者鉴别。

预后与转归

　　在大多数情况下，ARSA 被认为是正常的血管变异，出生后预后良好。在极少数情况下，ARSA 压迫食管，导致吞咽困难。当 ARSA 患者行经食管超声或胃镜检查时，需特别注意避免压迫 ARSA，压迫 ARSA 将导致右上肢血供减少。

表 29-2　21- 三体综合征胎儿超声标志物的检出率（DR）、假阳性率（FPR）和阳性似然比（LR+）、阴性似然比（LR-）

标志物	DR	FPR	LR+	LR-	独立标志
心腔内强回声光点	24.40	3.90	5.85	0.80	0.95
脑室扩大	7.50	0.30	25.78	0.94	3.57
颈部皱褶增厚	26.20	1.20	19.18	0.80	3.12
肠管回声增强	16.70	1.10	11.44	0.90	1.65
轻度肾积水	13.70	1.40	7.77	0.92	1.10
短肱骨	30.30	4.60	4.81	0.74	0.78
短股骨	27.70	6.40	3.72	0.80	0.61
迷走右锁骨下动脉	**30.70**	**1.50**	**21.48**	**0.71**	**3.94**
鼻骨缺失或发育不良	59.80	2.80	23.26	0.46	6.58

注：修改自 Agathokleous M, Chaveeva P, Poon LC, etal. Meta-analysis of second-trimester markers for trisomy 21. *Ultrasound Obstet Gynecol*, 2013;41:2 47-261. 已获得授权。

要点　迷走右锁骨下动脉

- 三血管 - 气管切面的彩色多普勒成像最有助于显示 ARSA。
- ARSA 经气管和食管后方，在上胸腔从左后方向右上肢走行。
- ARSA 较常见，发病率占总人口的 1.5%，通常被认为是一种正常变异。
- ARSA 常合并 21- 三体综合征（14% ~ 20%）和其他染色体异常。
- 当 ARSA 合并其他心内畸形时，将增加染色体非整倍体异常的发生风险，特别是 22q11 染色体微缺失综合征和 21- 三体综合征。

（韩　舒　译）

参考文献

1. Edwards JE. Malformations of the aortic arch system manifested as vascular rings. *Lab Invest*. 1953;2:56–75.
2. Weinberg PM, Natarajan S, Rogers LS. Aortic arch and vascular anomalies. In: Allen HD, Driscoll DJ, Shaddy RE, et al, eds. *Moss and Adams' Heart Disease in Infants, Children, and Adolescents*. 8th ed. Baltimore, MD: Williams & Wilkins; 2012:758–798.
3. Yoo SJ, Min JY, Lee YH, et al. Fetal sonographic diagnosis of aortic arch anomalies. *Ultrasound Obstet Gynecol*. 2003;22:535–546.
4. Chaoui R, Schneider MB, Kalache KD. Right aortic arch with vascular ring and aberrant left subclavian artery: prenatal diagnosis assisted by three-dimensional power Doppler ultrasound. *Ultrasound Obstet Gynecol*. 2003;22:661–663.
5. Achiron R, Rotstein Z, Heggesh J, et al. Anomalies of the fetal aortic arch: a novel sonographic approach to in-utero diagnosis. *Ultrasound Obstet Gynecol*. 2002;20:553–557.
6. Berg C, Bender F, Soukup M, et al. Right aortic arch detected in fetal life. *Ultrasound Obstet Gynecol*. 2006;28:882–889.

7. Jeanty P, Chaoui R, Tihonenko I, et al. A review of findings in fetal cardiac section drawings, part 3: the 3-vessel-trachea view and variants. *J Ultrasound Med.* 2008;27:109–117.

8. Chaoui R, McEwing R. Three cross-sectional planes for fetal color Doppler echocardiography. *Ultrasound Obstet Gynecol.* 2003;21:81–93.

9. Gardiner H, Chaoui R. The fetal three-vessel and tracheal view revisited. *Semin Fetal Neonatal Med.* 2013;18:261–268.

10. Chaoui R, Hoffmann J, Heling KS. Three-dimensional (3D) and 4D color Doppler fetal echocardiography using spatio-temporal image correlation (STIC). *Ultrasound Obstet Gynecol.* 2004;23:535–545.

11. Bronshtein M, Lorber A, Berant M, et al. Sonographic diagnosis of fetal vascular rings in early pregnancy. *Am J Cardiol.* 1998;81:101–103.

12. Zidere V, Tsapakis EG, Huggon IC, et al. Right aortic arch in the fetus. *Ultrasound Obstet Gynecol.* 2006;28:876–881.

13. Miranda JO, Callaghan N, Miller O, et al. Right aortic arch diagnosed antenatally: associations and outcome in 98 fetuses. *Heart.* 2014;100:54–59.

14. Li S, Luo G, Norwitz ER, et al. Prenatal diagnosis of congenital vascular rings and slings: sonographic features and perinatal outcome in 81 consecutive cases. *Prenat Diagn.* 2011;31:334–346.

15. Chaoui R, Nauschütz B, Heling KS, et al. OC029: Right aortic arch in the fetus and associated findings. *Ultrasound Obstet Gynecol.* 2004;24:224–224.

16. Galindo A, Nieto O, Nieto MT, et al. Prenatal diagnosis of right aortic arch: associated findings, pregnancy outcome, and clinical significance of vascular rings. *Prenat Diagn.* 2009;29:975–981.

17. Rauch R, Rauch A, Koch A, et al. Laterality of the aortic arch and anomalies of the subclavian artery-reliable indicators for 22q11.2 deletion syndromes? Eur J Pediatr. 2004;163:642–645.

18. Tschirch E, Chaoui R, Wauer RR, et al. Perinatal management of right aortic arch with aberrant left subclavian artery associated with critical stenosis of the subclavian artery in a newborn. *Ultrasound Obstet Gynecol.* 2005;25:296–298.

19. Zalel Y, Achiron R, Yagel S, et al. Fetal aberrant right subclavian artery in normal and Down syndrome fetuses. *Ultrasound Obstet Gynecol.* 2008;31:25–29.

20. Zapata H, Edwards JE, Titus JL. Aberrant right subclavian artery with left aortic arch: associated cardiac anomalies. *Pediatr Cardiol.* 1993;14:159–161.

21. Rembouskos G, Passamonti U, De Robertis V, et al. Aberrant right subclavian artery (ARSA) in unselected population at first and second trimester ultrasonography. *Prenat Diagn.* 2012;32:968–975.

22. Chaoui R, Heling KS, Sarioglu N, et al. Aberrant right subclavian artery as a new cardiac sign in second- and third-trimester fetuses with Down syndrome. *Am J Obstet Gynecol.* 2005;192:257–263.

23. Chaoui R, Rake A, Heling KS. Aortic arch with four vessels: aberrant right subclavian artery. *Ultrasound Obstet Gynecol.* 2008;31:115–117.

24. Borenstein M, Cavoretto P, Allan L, et al. Aberrant right subclavian artery at 11 + 0 to 13 + 6 weeks of gestation in chromosomally normal and abnormal fetuses. *Ultrasound Obstet Gynecol.* 2008;31:20–24.

25. Goldstein WB. Aberrant right subclavian artery in mongolism. *Am J Roentgenol Radium Ther Nucl Med.* 1965;95:131–134.

26. Vibert-Guigue C, Fredouille C, Gricorescu R, et al. Données foetopathologiques sur une serie de foetus trisomique 21. *Rev Pract Gynecol Obstet.* 2006;103:35–40.

27. Paladini D, Sglavo G, Pastore G, et al. Aberrant right subclavian artery: incidence and correlation with other markers of Down syndrome in second-trimester fetuses. *Ultrasound Obstet Gynecol.* 2012;39:191–195.

28. Scala C, Leone Roberti Maggiore U, Candiani M, et al. Aberrant right subclavian artery in Down syndrome fetuses: a systematic review and meta-analysis. *Ultrasound Obstet Gynecol.* 2015; doi:10.1002/uog.14774.

29. De Leon-Luis J, Gamez F, Bravo C, et al. Second-trimester fetal aberrant right subclavian artery: original study, systematic review and meta-analysis of performance in detection of Down syndrome. *Ultrasound Obstet Gynecol.* 2014;44:147–153.

30. Esmer AC, Gul A, Nehir A, et al. Detection rate of trisomy 21 in fetuses with isolated and non-isolated aberrant right subclavian artery. *Fetal Diagn Ther.* 2013;34:140–145.

31. Chaoui R, Thiel G, Heling KS. Prevalence of a right subclavian artery (ARSA) in fetuses with chromosomal aberrations. *Ultrasound Obstet Gynecol.* 2006;28:414–415.

32. Agathokleous M, Chaveeva P, Poon LC, et al. Meta-analysis of second-trimester markers for trisomy 21. *Ultrasound Obstet Gynecol.* 2013;41:247–261.

第 30 章
胎儿内脏异位和反位

胎儿内脏异位合并左房和右房异构

定义、专业术语和发病率

内脏正位、右位及左位

腹部及胸腔结构的胚胎学发育按照空间调控和协调方式，使体内右侧和左侧结构的解剖位置得以明确界定[1]。右侧结构包括大部分肝脏、上腔静脉、下腔静脉、右心房、右心耳、三叶的右肺伴动脉上支气管（见表 6-2）（图 30-1）。左侧结构包括胃、脾脏、左心房、左心耳、肺静脉、两叶的左肺伴动脉下支气管（见表 6-2）[1]。根据内脏排列位置将正常发育的腹部和胸腔器官位置定义为内脏正位（是常见的内脏位置），将胸腔器官位置排列正常的定义为左位心（心脏位于左侧）[1-4]。位置和节段分析法请参考第 6 章。

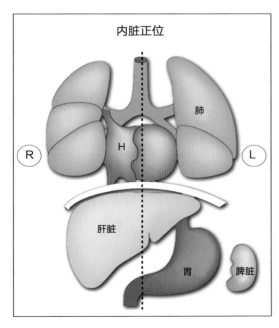

图 30-1 正常内脏（内脏正位）的示意图显示胸腔和腹腔脏器分别位于正常的左侧和右侧

右肺三叶，左肺两叶，胃和脾脏位于左侧（L），肝脏位于右侧（R）。心脏（H）大约 1/3 位于右侧，2/3 位于左侧。上、下腔静脉沿胸部右侧回流入形态学右心房

修改自 Fliegauf M, Benzing T, Omran H. When cilia go bad: cilia defects and ciliopathies. *Nat Rev Mol Cell Biol*, 2007;8:880–893. 已获得授权

内脏反位

内脏反位是指腹部及胸腔器官的位置与内脏正位时呈镜像排列，在本章末进行讨论。

内脏异位

除了内脏正位或反位以外的任何腹部和（或）胸腔器官的位置异常均称为内脏异位（不定位或复杂内脏方位）。与内脏正位或反位不同的是，内脏异位常伴随多种内脏异常，包括脾脏的异常——无脾或多脾。心脾综合征这一名词最初被用来描述内脏异位伴有脾脏异常者。由于在内脏异位时脾脏并非一定出现异常，不能作为分类的可靠标准，因此建议命名为内脏异位综合征，用来描述腹部器官排列异常 [3,4]。内脏异位综合征（希腊语中，Heterotaxy 的词头 "heteros" 表示 "不同的"，词尾 "taxis" 表示 "排列"）是一个复合词，用来描述器官排列异常的整个疾病谱，包括无脾和多脾等情况（图 30-2，30-3）[1]。许多病理学家发现，按照心房形态对无脾和多脾的亚型进行分类比按照腹部器官改变分类更好，因此建议采用右房异构（right atrial isomerism）和左房异构（left atrial isomerism）来

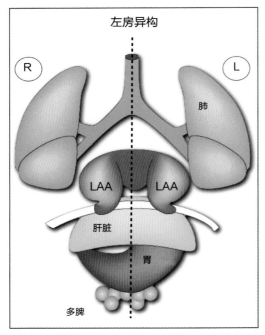

图 30-2　左房异构（多脾）的胸腔和腹腔器官示意图
左房异构，也叫双侧左房，两肺为形态学左肺，均为 2 个肺叶。可显示双侧左心耳（LAA）。肝脏和胃的位置可以在左侧（L）或右侧（R）。通常合并多脾。多数左房异构病例存在下腔静脉肝内段离断并与奇静脉相连。详见正文
修改自 Fliegauf M, Benzing T, Omran H. When cilia go bad: cilia de-fects and ciliopathies. *Nat Rev Mol Cell Biol*, 2007;8:880–893. 已获得授权

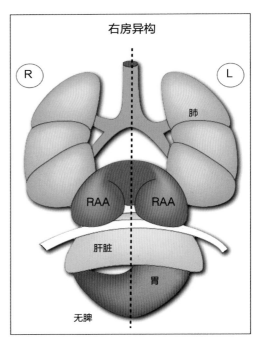

图 30-3　右房异构（无脾）的胸腔和腹腔器官示意图
右房异构，也叫双侧右房，两肺为形态学右肺，均为 3 个肺叶。可显示双侧右心耳（RAA）。肝脏和胃的位置可以在左侧（L）或右侧（R）。通常合并无脾。多数右房异构病例存在肺静脉异常连接。详见正文
修改自 Fliegauf M, Benzing T, Omran H. When cilia go bad: cilia defects and ciliopathies. *Nat Rev Mol Cell Biol*, 2007;8:880–893. 已获得授权

命名（在希腊语中，"iso"表示"相同的"，而"mero"表示"转变"）[5]（图 30-2 ～ 30-4）。腹部脏器的异位仅涉及不成对单个器官的位置排列异常，胸腔脏器异位的特征是非对称性结构，包括心房和肺叶，变为对称排列的结构[2]，由此分为两组主要病变：双侧均为左侧结构，也称为左房异构（或之前的多脾）（图 30-2），和两侧均为右侧结构，也称为右房异构（或之前的无脾，或 Ivemark 综合征）（图 30-3）。

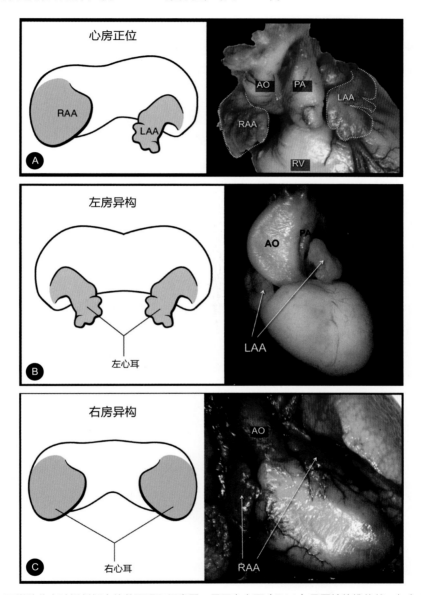

图 30-4　A. 正常胎儿心脏解剖标本的前面观和示意图，显示右心耳（RAA）呈圆钝的锥体状，与右心房连接部较宽大，左心耳（LAA）呈弯指状，与左心房连接部较窄小。B. 胎儿左房异构解剖标本的前面观和示意图，显示两侧心耳均为左心耳形态，呈典型的弯指状，与左心房连接部较窄小。主动脉（AO）扩张和肺动脉（PA）狭窄是合并畸形的一部分。C. 胎儿右房异构解剖标本的前面观和示意图，显示两侧心耳均为右心耳的形态，呈典型的圆钝锥体状，与右心房连接部较宽大。由心脏发出的单根血管为扩张的主动脉，是合并畸形的一部分
RV—右心室

发病率

内脏异位综合征，包括右房异构和左房异构，占小儿 CHD 的 2.2% ~ 4.2%[6,7]。胎儿系列研究发现，左房异构较右房异构常见，而产后系列研究显示右房异构更为常见，原因是患有左房异构的胎儿常合并完全性心脏传导阻滞和水肿，导致宫内死亡的发生率增加[2]。患有胎儿内脏异位的孕妇以后妊娠的再发风险增加，据报道在某些系列研究中再发的风险高达 10%[8]。内脏异位再发的遗传学病因可能包括常染色体显性遗传、常染色体隐性遗传、X 连锁和单基因病变，尤其是原发性纤毛运动障碍[1,9-13]。家族性内脏异位的再发并不局限于某种特定的异常，而是可以涉及整个疾病谱，包括右房或左房异构和内脏反位。

产前可疑内脏异位合并右房和左房异构

当怀疑胎儿异构时，如果认真检查胎儿的胸腔和腹部，诊断比较容易，但正确区分右房或左房异构仍具挑战性，因为这些异常缺乏典型心脏畸形的病理特征。产前超声在某些情况下可以辨认左、右心耳[14]（图 30-5），但用于判断异构的类型有时并不可靠[2]。与产后超声心动图相似，产前最可靠的鉴别方法仍是观察胎儿上腹部大血管的排列方式[15]。通常情况下，通过评估上腹部大血管的排列情况，再结合胸廓内所见，可以对右房或左房异构做出正确诊断。然而，预后的影响主要取决于合并的心脏畸形，而不是异构的类型。根据作者的经验，以下四种常见方法有助于胎儿心房异构的怀疑和确诊。

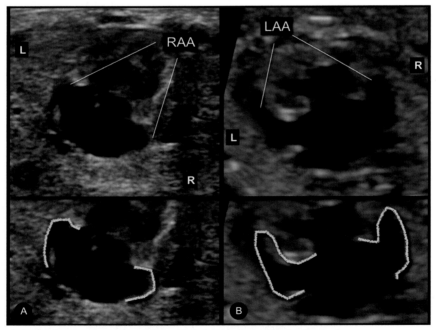

图 30-5　心尖四腔心切面，显示 2 例胎儿分别为右房异构（A）和左房异构（B）

图 A 显示两侧对称呈圆钝锥体状的右心耳（RAA）；图 B 显示两侧对称呈弯指状的左心耳（LAA）。应用超声辨列心房形态是非常困难的，还应根据其他超声征象做出诊断。L—左；R—右

（1）当胎儿心脏与胃泡在相反的位置时，提示可疑内脏异常，并对胎儿胸腔和腹部进行详细超声检查（图 30-6，30-7）。

（2）当超声检查时发现复杂心脏畸形，应对胎儿内脏和心脏进行节段性评估（图 30-6，30-7）。

（3）当超声检查发现有胎儿完全性房室传导阻滞或其他胎儿心律失常，伴有或不伴有胎儿积水，都应针对性地进行心脏和腹部脏器解剖的评估（图 30-8）。

（4）当发现有静脉心房连接异常时，无论是涉及下腔静脉还是肺静脉，都应对心脏解剖结构进行节段性评估（图 30-7，30-9）。

左房和右房异构产前超声的主要特征将在下面的部分进行阐述。

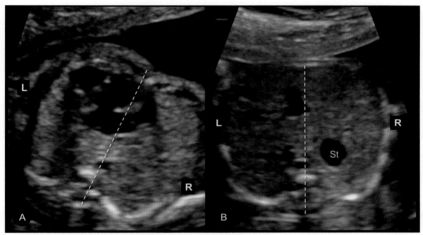

图 30-6　内脏异位综合征胎儿胸腔（A）和腹部（B）横切面
当超声检查发现心脏位于胸腔的左侧（图 A），而胃泡（St）位于右上腹（图 B），应高度怀疑内脏异位。显示四腔心切面异常时，提示存在复杂心脏畸形。L—左；R—右

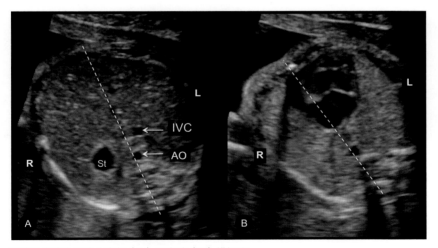

图 30-7　内脏异位综合征胎儿腹部（A）和胸腔（B）横切面
显示胃泡（St）异位于右上腹 (A)，心脏在胸腔的左侧 (B)。心脏异常显示为单一心室。可见降主动脉（DAO）和下腔静脉（IVC）位于右侧。L—左；R—右

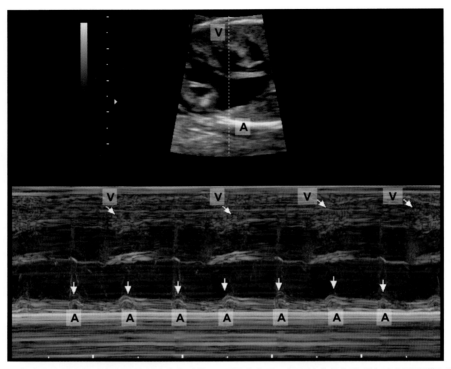

图30-8　内脏异位综合征（左房异构）胎儿心脏的 M 型超声表现，超声检查首先发现心脏传导阻滞和先天性心脏病（房室间隔缺损）

M 型超声显示规律的心房（A）节律（直箭头）及缓慢的心室（V）节律（斜箭头）

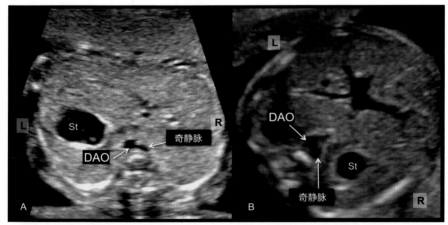

图30-9　2 例左房异构胎儿的腹部横切面（A 和 B），图中显示胃泡（St）在腹腔中的不同位置

A 图显示胃泡在左侧，B 图显示胃泡在右侧。胃泡在腹腔中的位置对于诊断内脏异位综合征意义不大。2 例胎儿均可见扩张的奇静脉（脊柱前方双血管征），提示左房异构的诊断。DAO—降主动脉；L—左；R—右

左房异构（多脾）的超声表现

左房异构与"双侧"左侧结构有关，伴右侧结构的发育不良或缺如。左房异构最常见的伴发征象之一是下腔静脉肝段缺如，80% ～ 90% 的病例伴有下腔静脉肝段缺如[2,4]。下

腔静脉肾上段离断后与奇（半奇）静脉系统相连（图 30-9 ~ 30-11），将腹部静脉血引流入心脏。扩张的奇静脉（半奇静脉）沿脊柱旁，在降主动脉的稍后方与之并排上行。通常扩张的奇静脉（或半奇静脉）穿过膈肌常引流入上腔静脉（见图 31-18），偶可见引流入胸腔上部的永存左上腔静脉（图 30-10）。这种情况称为下腔静脉离断并奇静脉连接，在上腹部横切面[15,16]（图 30-9）或者四腔心切面心脏后方（图 30-10）[17] 可见"双血管征"。腹部和胸腔的旁矢状切面也能显示位于降主动脉后方的奇静脉（图 30-11），彩色多普勒可以显示奇静脉内与相邻降主动脉血流方向相反的血流信号（图 30-11）。由于下腔静脉离断，肝静脉直接与右心房连接。

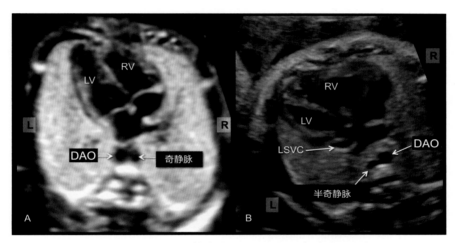

图 30-10　2 例胎儿胸腔横切面的四腔心切面，（A）为正常心脏结构，（B）为心脏畸形
显示在 2 例胎儿脊柱前方降主动脉（DAO）旁出现扩张的血管（双血管征），图 A 中为奇静脉，图 B 中为半奇静脉。提示均存在下腔静脉离断和左房异构。图 A 中，扩张的奇静脉汇入上腔静脉，图 B 中，永存左上腔静脉（LSVC）的存在提示半奇静脉于上纵隔汇入左上腔静脉。L—左；R—右；RV—右心室；LV—左心室

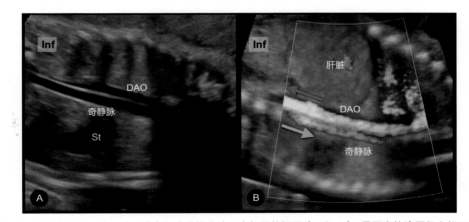

图 30-11　2 例左房异构伴下腔静脉离断胎儿的胸腔及腹部冠状切面（A 和 B），显示奇静脉平行走行于降主动脉（DAO）的后方
图 B 彩色多普勒显示奇静脉血流（回心血流）（蓝色箭头）与主动脉血流（离心血流）（红色箭头）方向相反。St—胃泡；Inf—下方

左房异构的另一特征是无形态学右心房和窦房结，这往往导致缓慢型心律失常，通常为完全性房室传导阻滞（图30-8），占所有病例的40%～70%[2,4,18]。完全性房室传导阻滞合并复杂心脏畸形，尤其是伴发下腔静脉离断并奇静脉连接时，是左房异构的典型征象[3]。超过30%的完全性房室传导阻滞合并复杂心脏畸形的胎儿会发生心力衰竭和水肿[2,18]，是导致胎儿宫内死亡率增高的原因。

左房异构的其他异常，包括胃泡在右侧、上消化道闭锁（如十二指肠或空肠闭锁）、对称的左位或中位肝脏、罕见胆囊缺如。据报道,高达96%的左房异构新生儿存在多脾[2,8]，但产前超声诊断多脾并不可靠。然而，产前彩色多普勒显示脾动脉，则可以确定是单脾或多脾（图30-12A），这将有助于左房异构的诊断[19]。

正常情况下在肺动脉干附近可见左心耳，呈狭长的弯指状（图30-2，30-5）。左房异构时，两侧心房均为形态学左心房及其相应的心耳，在四腔心切面略向头侧倾斜切面上能够显示（图30-5B）。心轴常左偏或向胸腔中线处偏移，偶然可发现右位心。有趣的是，左侧异构时可能并不存在心脏畸形，但在右房异构时则极少合并心脏畸形。当左房异构合并心脏畸形时，常为双心室病变的类型，最常见（50%）的是非均衡型房室间隔缺损（AVSD）[4]（见第18章）。当AVSD伴完全性传导阻滞时，心肌可肥厚并心脏扩大[2]。合并室间隔缺损或AVSD时，大动脉的起源通常是一致的，或伴有右心室双出口。主动脉和肺动脉可能出现流出道梗阻(主动脉缩窄、肺动脉瓣狭窄和闭锁)。50%～60%合并左上腔静脉（见第31章），偶见肺静脉异位引流，但不如右房异构时常见[4]。表30-1总结了左房异构、右房异构和内脏反位时的解剖特征。

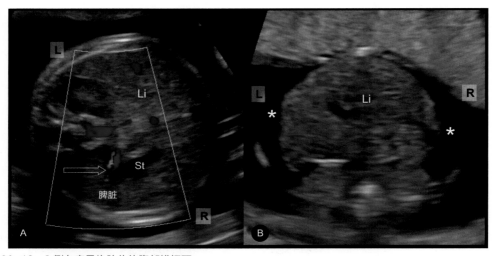

图30-12　2例左房异构胎儿的腹部横切面

A. 彩色多普勒显示胃泡（St）位于右侧，根据脾动脉和脾静脉（空箭头）可以确定存在一个或多个脾脏，从而排除无脾；B. 显示左房异构胎儿伴有心脏传导阻滞和胎儿水肿。上腹部横切面可见对称性肝脏（Li）和腹水（星号），腹水的出现提示预后不良。L—左；R—右

表 30-1　胎儿左房异构、右房异构和内脏反位的解剖特征

	左房异构	右房异构	内脏反位
内脏改变			
肝脏	对称，常见左侧	对称，增大，中位或右侧	左侧
腹主动脉和下腔静脉	奇静脉与离断的下腔静脉相连接	二者前后并列于脊柱左侧或右侧	腹主动脉位于右后方，下腔静脉在左前方
胃肠道	胃泡常在右侧，也可在左侧	胃泡可在中间、左侧或右侧	胃泡在右侧
	上消化道梗阻	胃泡疝入胸腔下部形成食管裂孔疝	胃肠道正常
脾脏 α	多脾	无脾	正常脾脏，或位于右侧
胸腔改变			
支气管 α	较长的支气管，在双肺动脉下	较短的支气管，在双肺动脉下	动脉下左支气管，动脉下右支气管
肺 α	双肺均二叶	双肺均三叶	右肺二叶，左肺三叶
心房 α	双侧均为左心房，心耳呈弯指状伴狭小连接部	双侧均为右心房，心耳呈圆钝的锥体状，伴宽大连接部	右心耳呈弯指状，左心耳呈圆钝的锥体状
房室连接	常见双心室连接	常见单心室连接	正常连接
房室间隔缺损	80% ～ 90% 的病例为非均衡型	40% ～ 50% 的病例为非均衡型	不存在
心室大动脉连接	通常连接一致，常见左、右室流出道梗阻	常见连接不一致，常见肺动脉瓣闭锁或狭窄	连接一致
肺静脉异位连接	偶见	常见	不存在
左上腔静脉	常见	常见	罕见
心动过缓、房室传导阻滞	常见	不存在	不存在
水肿和宫内死胎	常见	不存在	不存在

注：α 产前超声很难发现。

右房异构（无脾）超声表现

右房异构与存在"双侧"右侧结构有关，左侧的结构发育不良或缺如。以上腹部常见一个位于中间的大肝脏为特征，胃泡可在左边或右边（图 30-7，30-13）。典型右房异构时，下腔静脉位于降主动脉的前方，与降主动脉在同侧，也可同在脊柱的左侧或右侧[15]，这种情况称为主动脉与下腔静脉并列（图 30-7，30-13）。解剖学研究发现 74% 的右房异构病例脾脏缺如（无脾）[2]，而且，作者们发现无脾时胃泡的位置移至腹腔的后部，彩色多普勒不能显示脾动脉[19]（图 30-14）。由于对称的肝脏和不固定的胃肠道，肠道可出现异常扭转和闭锁。高达 25% 的右房异构病例并发膈疝，中位胃泡疝入胸腔，在妊娠晚期可被超声检查发现[3,4,20]。

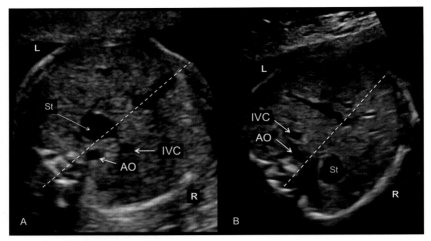

图 30-13　2 例右房异构胎儿的腹部横切面（A 和 B）

图 A 显示胃泡（St）位于腹部左侧（或偏中间），图 B 显示胃泡位于腹部右侧，因此胃泡的位置对于诊断内脏异位综合征意义不大。右房异构的一个重要病理征象是腹部血管并列征 [下腔静脉（IVC）与主动脉（AO）这两条大血管在同侧]，2 例胎儿都存在此征象。图 30-7 胎儿也可见此征象。L—左；R—右

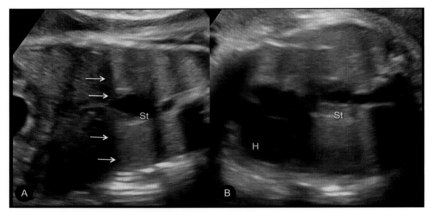

图 30-14　妊娠 36 周右房异构胎儿的胸腔和腹部超声冠状切面（A）与横切面（B）

图 A 和 B 显示妊娠早期胃泡（St）位于腹腔中部，妊娠晚期胃泡通过裂孔疝入胸腔。内脏异位胎儿易发生肠扭转且胃泡在腹腔内位置常不固定，易致其进入胸腔。箭头示膈肌的边界。H—心脏

　　心轴常右偏（图 30-7，30-15），但也可左偏或居中，右房异构比左房异构更容易出现右位心。几乎所有的右房异构均合并心内畸形，而且比左房异构时更严重（图 30-15，30-16）[21]。右房异构合并的心内畸形缺乏特异性，但高达 80% ~ 90% 的病例伴有非均衡型 AVSD，它的特征是以一侧心室为优势的单心室房室连接 [3,4,22]（图 30-15，30-16）。心室与大动脉连接异常（心室双出口、大动脉转位）合并肺动脉狭窄或闭锁在右房异构时较常见。右房异构合并的最复杂心脏畸形之一是部分型或完全型肺静脉异位连接（total abnormal pulmonary venous connection，TAPVC）（见第 31 章），由于解剖左房与肺静脉的正常连接缺失所致（图 30-16）。右房异构的一系列研究报道，心上型 TAPVC 占 30%，心下型占 25%，心内型占 30%，混合型占 15% [2]。TAPVC 容易在产前被忽略，但它的存

在常提示预后不良[22,23]。

通过右心耳可以确定右心房，右心耳呈圆钝的锥体状，且与右心房连接部较宽大（图 30-3，30-4C）。右房异构时，两侧心房及其心耳的形态尽管显示比较困难（图 30-5A），但仍可被超声检查发现[14]。高达 60% 的右房异构病例合并永存左上腔静脉，左上腔静脉可直接引流入左侧的心房[2]。表 30-1 列举了左房异构、右房异构和内脏反位的解剖特征。

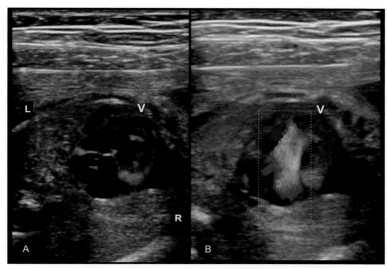

图 30-15　右房异构合并复杂心脏畸形"单心室"（V）和中位心胎儿的胸腔横切面灰阶（A）和彩色多普勒（B）超声图

右房异构合并严重心脏畸形（最常见的是单心室）较左房异构更为常见。L—左；R—右

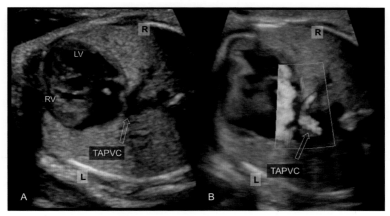

图 30-16　右房异构合并右位心、不均衡型房室间隔缺损和完全型肺静脉异位引流（TAPVC）胎儿胸腔横切面的灰阶（A）与彩色多普勒（B）超声图

图 A 显示一条汇合的管腔（空心箭头）位于心房后方，此为 TAPVC 的超声表现，是右房异构的常见并发症；图 B 彩色多普勒显示汇合静脉的前向血流信号并不与心房相连接。L—左；R—右；RV—右心室；LV—左心室

彩色多普勒的作用

彩色多普勒有助于诊断心脏畸形和血管排列来鉴别右房或左房异构。这种情况下，静

脉的走行在鉴别诊断时至关重要。另外，彩色多普勒还可以评估大血管的位置关系及其开放性、房室瓣反流等，以及在相关章节中提到的其他作用。此外，应用彩色多普勒观察脾动脉 [19] 或引流入门静脉窦的脾静脉，将有助于确定脾脏的存在。妊娠早期可疑存在复杂心脏畸形或内脏异位时，彩色多普勒是唯一能够对解剖结构进行详细检查的方法。

妊娠早期的诊断和怀疑

右房或左房异构可在妊娠早期被发现，主要通过妊娠 11 ～ 14 周时超声检查发现 NT 增厚，与心脏畸形或完全性房室传导阻滞引发的胎儿水肿有关 [2,24]。妊娠早期超声显示胎儿内脏位置异常可能是发现右房或左房异构的最初线索（图 30-17）。心轴的变化也提示可能存在心脏畸形 [25]。由于在妊娠 16 周前 Sjögren 抗体通常与缓慢型心律失常无关，故在妊娠早期出现完全性心脏传导阻滞则应高度怀疑由左房异构引起。妊娠早期可以检测出 AVSD 和单心室，当怀疑存在这些异常，尤其伴有胃泡在右侧时，应提示内脏异位（图 30-17）。无论是主动脉与下腔静脉的并列位置，或是下腔静脉离断与奇静脉连接，腹部大血管的排列情况在妊娠早期均很难界定，但彩色多普勒可有助于诊断。肺静脉的连接有可能显示，但比较困难。

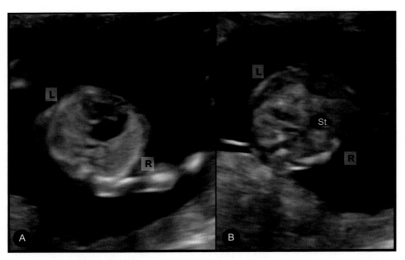

图 30-17　妊娠 14 周胎儿的胸腔（A）和腹部（B）横切面灰阶超声图像，因心脏（A）和胃泡（St）（B）的位置不一致而被发现存在异构

图 A 四腔心切面显示心脏异常。L—左；R—右

三维超声

已有报道 3D 容积成像应用能量多普勒反转或玻璃体模式可显示下腔静脉离断并奇静脉连接 [26]（图 31-24），表面成像可以通过显示心耳的形状来鉴别心房的形态。而最小成像模式有助于确定胸腔内心脏和腹腔内胃泡的位置的各种关系（图 30-18）。最近，3D 成像的一项新技术（Sono-AVC）已被证明有助于重建心房与心耳的形态 [27]。

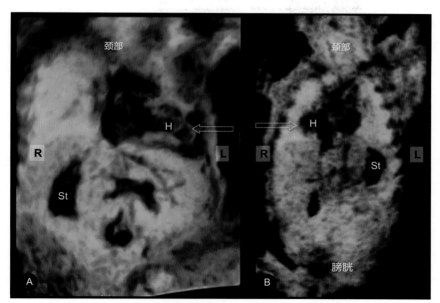

图 30-18 2 例内脏异位胎儿的 3D 超声在前后位的透明最小模式成像,显示 2 例胎儿心脏(H)与胃泡(St)的位置不一致

图 A 显示胃泡在右侧,心脏在左侧;图 B 显示右位心,胃泡在左侧。L—左;R—右

心内和心外合并畸形

相关的心脏畸形种类很多,已在本章前面的部分详述(表 30-1)。相关的心外畸形主要涉及腹腔和胃肠道各种病变,如肠道闭锁或肠扭转[28]。胃泡的不固定可导致其疝入胸腔。左房异构最严重的心外畸形是肝外胆管闭锁伴胆囊缺如。面部、脑或肢体的异常可能存在,但并不典型。有趣的是,染色体异常如三体综合征在本组疾病中几乎不存在,仅偶见其他类型的染色体异常或 22q11 微缺失报道。研究表明内脏异位和内脏完全反位的患者存在原发性纤毛运动障碍[12,13]。在一项评估 43 位内脏异位患者的气道疾病的研究中,18 位患者存在气道纤毛运动障碍,其特点是纤毛运动异常和鼻腔一氧化氮水平低于或接近原发性纤毛运动障碍的截断值[13]。年龄超过 6 岁的纤毛功能障碍患者呼吸道症状增加,类似于原发性纤毛运动障碍,且在对内脏异位伴纤毛功能障碍患者的一种亚型进行原发性纤毛运动障碍基因测序时,显示在原发性纤毛运动障碍基因位点发生多种突变[13]。由此可见,内脏异位胎儿患纤毛运动功能障碍的风险增加,继而导致原发性纤毛运动障碍疾病谱和产后呼吸道并发症的风险增加。

鉴别诊断

心房异构的鉴别诊断包括内脏反位伴右位心或内脏异位伴左位心。AVSD 伴异构需要与单纯 AVSD 相鉴别,二者在合并非整倍体染色体异常的风险方面相差甚远。另一个难以鉴别的疾病是右位心伴矫正型大动脉转位,其极少合并心脏传导阻滞。

预后与转归

由于在产前发现的左房或右房异构的胎儿较严重，故预后通常较差。左房异构伴心脏传导阻滞的胎儿易产生水肿而导致宫内死胎[29]。另一方面，左房异构的新生儿伴有轻型心脏异常则预后良好。轻型病例如能观察到胆囊，则可排除胆道闭锁[30]。

右房异构胎儿常合并多种复杂畸形，预后通常较差，主要取决于合并畸形的类型，如肺静脉异位引流、肺动脉闭锁或单心室[29]。在一项 71 例胎儿内脏异位的研究包括左房异构 48 例和右房异构 23 例，其中有 46 例（32 例左房异构和 14 例右房异构）的母亲选择继续妊娠，占 65%[29]。在对继续妊娠的 46 例胎儿 48 个月的随访中发现，左房异构胎儿的死亡率达 31%，14 例右房异构仅有 3 例存活[29]。此外，右房异构伴无脾发生产后感染的风险增加。经过积极处理的左房异构患儿的存活率通常高于右房异构[31]。不同于右房异构，绝大多数左房异构的新生儿可成功实施双心室矫治外科手术[31]。

要点　左房异构

- 左房异构时，存在"双侧"左侧结构，右侧的结构发育不全或缺如。
- 80% ~ 90% 的左房异构病例存在下腔静脉肝内段缺如。
- 左房异构时，当下腔静脉离断时腹部的静脉血流经奇静脉系统引流至心脏。
- 左房异构时，奇静脉走行于降主动脉偏后方（双血管征）。
- 40% ~ 70% 的左房异构病例合并完全性心脏传导阻滞。
- 多数左房异构的新生儿有多个脾脏（多脾）。
- 50% ~ 60% 的左房异构合并左上腔静脉。
- 左房异构合并的心脏畸形相对较轻，包括 AVSD、DORV 等。

要点　右房异构

- 右房异构时，存在"双侧"右侧结构，左侧的结构发育不全或缺如。
- 右房异构时主动脉与下腔静脉并行排列。
- 几乎所有的右房异构均合并心内畸形，且较左房异构更严重。
- 右房异构常见的心脏畸形包括单心室、右位心、AVSD 和肺动脉狭窄或闭锁。
- 右房异构常合并肺静脉异位连接。
- 74% 的右房异构脾脏缺如（无脾）。
- 高达 25% 的右房异构并发膈疝、中位胃泡疝入胸腔。
- 高达 60% 的右房异构合并永存左上腔静脉。
- 右房异构通常预后较左房异构差。

内脏反位

定义、疾病谱和发病率

内脏反位是指胸腔和腹腔器官的位置与正常解剖状态呈"镜像"反位（图 30-19）。部分内脏反位可以仅局限于腹腔器官，通常称为内脏反位伴左位心，也可以仅局限于胸腔器官，则称为右位心。内脏反位胎儿和新生儿的心脏畸形发病率上升了 0.3% ~ 5%[32]。然而，内脏反位时心脏畸形的发病率较左房或右房异构时要低得多，且并不影响静脉 - 心房的连接。内脏反位也常与 Kartagener 综合征相关，它是一种常染色体显性遗传疾病，可引起原发性纤毛运动障碍，导致反复呼吸道感染及成年后生育能力下降[33,34]。约 50% 的 Kartagener 综合征患者合并内脏反位[33-34]。

目前尚不清楚内脏反位的确切发病率，但估计在活产儿中占 1/2500 ~ 1/20000[4]。患儿在生活中常常并不知晓自己内脏反位，由于不相关的原因进行影像学检查或体检时才被发现。

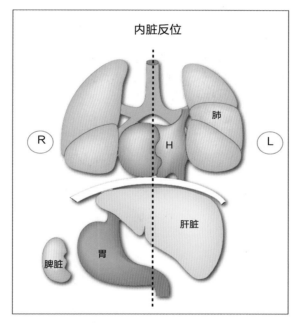

图 30-19 完全性内脏反位左右不对称的胸腔和腹腔器官示意图
与内脏正位相比（见图 30-1），可见器官均处于镜像位置。右肺为三叶，位于左侧（L）。左肺为两叶，位于右侧（R）。胃和脾脏位于右侧，肝脏位于左侧。详见正文。H—心脏
修改自 Fliegauf M, Benzing T, Omran H. When ciliago bad: cilia defects and ciliopathies. *Nat Rev Mol Cell Biol*, 2007; 8:880-893. 已获得授权

超声表现

妊娠中期和妊娠晚期的每次超声检查时都应确定胎儿内脏的位置。超声确定内脏位置的技术方法已在第 6 章中详细阐述。内脏反位时，肝脏和下腔静脉位于胎儿左侧，胃泡、降主动脉和心脏位于右侧（图 30-20）。心轴指向胸腔的右前方，即镜像右位心，由于下

腔静脉与右心房连接是一致的，所以右心房和右心室在胸腔的左前方，左心房和左心室在胸腔的右后方。

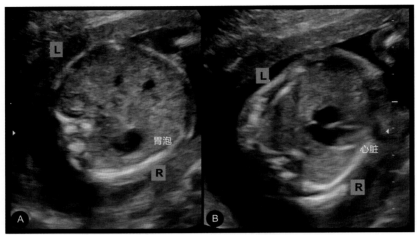

图 30-20　内脏反位胎儿的腹部（A）和胸腔（B）横切面灰阶超声图像

图 A 和 B 显示胃泡和心脏位于右侧（R）。未见其他心脏畸形或静脉连接异常。L—左

彩色多普勒

当怀疑存在结构异常时，彩色多普勒有助于诊断，可清楚地观察到静脉的连接情况。

妊娠早期

妊娠早期能够检出部分性或完全性内脏反位。可应用经阴道超声检查确定胎儿的内脏位置，但因探头在阴道内定位困难而不便于操作。怀疑有内脏位置异常时应在随后的妊娠期再进行确定。

三维超声

3D 超声容积数据在分析心腔和上腹部结构的连接是否一致方面可有所帮助。此外，最小成像模式可用于在单个切面上显示心脏和胃泡的关系。

心内和心外合并畸形

内脏反位合并的心脏畸形包括室间隔缺损、法洛四联症、右心室双出口及完全型或矫正型大动脉转位。内脏反位除了较常合并本章前述的 Kartagener 综合征以外，通常不合并其他心外畸形。

鉴别诊断

内脏反位主要应与左房和右房异构相鉴别。此外需要鉴别的是正常内脏位置被误诊为内脏反位，原因是超声探头定位错误，或者缺乏超声操作经验。右位心和内脏反位的鉴别诊断已在第 6 章讨论过。

预后与转归

预后主要取决于是否合并心内和心外畸形。单纯的内脏反位病例产前与产后均发育平稳，预后很好。伴发 Kartagener 综合征的病例可在产后确诊，对反复呼吸道感染和不育症有长期影响。

要点　内脏反位

- 内脏反位是指胸腔和腹腔器官的位置与正常解剖状态呈"镜像"反位。
- 部分性内脏反位可以仅累及腹腔器官，称为内脏反位伴左位心，如仅心脏反位，则称为右位心。
- 内脏反位的胎儿和新生儿的心脏畸形发病率增加。
- 内脏反位通常伴发 Kartagener 综合征。
- 妊娠中期和妊娠晚期的每一次超声检查时都应确定胎儿内脏的方位。
- 预后主要取决于是否合并心内和心外畸形。

（张小杉　译）

参考文献

1. O'Leary PM, Hagler DJ. Cardiac malpositions and abnormalities of atrial and visceral situs. In: Allen HD, Driscoll DJ, Shaddy RE, et al, eds. *Moss and Adams' Heart Disease in Infants, Children, and Adolescents*. 8th ed. Baltimore, MD: Williams & Wilkins; 2012:1195–1216.

2. Sharland G, Cook A. Heterotaxy syndromes/isomerism of the atrial appendages. In: Allan LD, Hornberger LK, Sharland GK, eds. *Textbook of Fetal Cardiology*. London, England: Greenwich Medical Media; 2000:333–346.

3. Chaoui R. Cardiac malpositions and syndromes with right or left atrial isomerism. In: Yagel S, Gembruch U, Silverman N, eds. *Fetal Cardiology: Embryology, Genetics, Physiology, Echocardiographic Evaluation, Diagnosis and Perinatal Management of Cardiac Diseases*. New York, NY: Informa Healthcare; 2008:239–250.

4. Yoo SJ, Friedberg MK, Jaeggi E. Abnormal visceral and atrial situs and congenital heart disease. In: Yagel S, Gembruch U, Silverman N, eds. *Fetal Cardiology: Embryology, Genetics, Physiology, Echocardiographic Evaluation, Diagnosis and Perinatal Management of Cardiac Diseases*. New York, NY: Informa Healthcare; 2008:347–362.

5. Sapire DW, Ho SY, Anderson RH, et al. Diagnosis and significance of atrial isomerism. *Am J Cardiol*. 1986;58:342–346.

6. Ferencz C, Rubin JD, Loffredo CA, et al. *Epidemiology of Congenital Heart Disease. The Baltimore-Washington Infant Study, 1981–1989. Perspectives in Pediatric Cardiology*. Mount Kisco, NY: Futura Publishing; 1993.

7. Fyler A, Buckley LP, Hellenbrand WE. Report of the New England Regional Infant Cardiac Program. *Pediatrics*. 1980;65:375–461.

8. Allan LD, Crawford DC, Chita SK, et al. Familial recurrence of congenital heart disease in a prospective series of mothers referred for fetal echocardiography. *Am J Cardiol*. 1986;58:334–337.

9. Bowers PN, Brueckner M, Yost HJ. The genetics of left-right development and heterotaxia. *Semin Perinatol*. 1996;20:577–588.

10. Morelli SH, Young L, Reid B, et al. Clinical analysis of families with heart, midline, and laterality defects. *Am J Med Genet*. 2001;101:388–392.

11. Zhu L, Belmont JW, Ware SM. Genetics of human heterotaxias. *Eur J Hum Genet*. 2006;14:17–25.

12. Fliegauf M, Benzing T, Omran H. When cilia go bad: cilia defects and ciliopathies. *Nat Rev Mol Cell Biol*. 2007;8:880–893.

13. Nakhleh N, Francis R, Giese RA, et al. High prevalence of respiratory ciliary dysfunction in congenital heart disease patients with heterotaxy. *Circulation*. 2012;125:2232–2242.

14. Berg C, Geipel A, Kohl T, et al. Fetal echocardiographic evaluation of atrial morphology and the prediction of laterality in cases of heterotaxy syndromes. *Ultrasound Obstet Gynecol*. 2005;26:538–545.

15. Huhta JC, Smallhorn JF, Macartney FJ. Two dimensional echocardiographic diagnosis of situs. *Br Heart J*. 1982;48:97–108.

16. Sheley RC, Nyberg DA, Kapur R. Azygous continuation of the interrupted inferior vena cava: a clue to prenatal diagnosis of the cardiosplenic syndromes. *J Ultrasound Med*. 1995;14:381–387.

17. Berg C, Georgiadis M, Geipel A, et al. The area behind the heart in the four-chamber view and the quest for congenital heart defects. *Ultrasound Obstet Gynecol*. 2007;30:721–727.

18. Berg C, Geipel A, Kamil D, et al. The syndrome of left isomerism: sonographic findings and outcome in prenatally diagnosed cases. *J Ultrasound Med*. 2005;24:921–931.

19. Abuhamad AZ, Robinson JN, Bogdan D, et al. Color Doppler of the splenic artery in the prenatal diagnosis of heterotaxic syndromes. *Am J Perinatol*. 1999;16:469–473.

20. Wang JK, Chang MH, Li YW, et al. Association of hiatus hernia with asplenia syndrome. *Eur J Pediatr*. 1993;152:418–420.

21. Freedom RM, Jaeggi ET, Lim JS, et al. Hearts with isomerism of the right atrial appendages–one of the worst forms of disease in 2005. *Cardiol Young*. 2005;15:554–567.

22. Berg C, Geipel A, Kamil D, et al. The syndrome of right isomerism—prenatal diagnosis and outcome. *Ultraschall Med*. 2006;27:225–233.

23. Batukan C, Schwabe M, Heling KS, et al. Prenatal diagnosis of right atrial isomerism (asplenia-syndrome): case report [in German]. *Ultraschall Med*. 2005;26:234–238.

24. Baschat AA, Gembruch U, Knopfle G, et al. First-trimester fetal heart block: a marker for cardiac anomaly. *Ultrasound Obstet Gynecol*. 1999;14:311–314.

25. Sinkovskaya E, Chaoui R, Karl K, et al. Fetal cardiac axis and congenital heart defects in early gestation: a multicenter study. *Obstet Gynecol*. 2015;125:453–460.

26. Espinoza J, Goncalves LF, Lee W, et al. A novel method to improve prenatal diagnosis of abnormal systemic venous connections using three- and four-dimensional ultrasonography and 'inversion mode'. *Ultrasound Obstet Gynecol*. 2005;25:428–434.

27. Paladini D, Sglavo G, Masucci A, et al. Role of four-dimensional ultrasound (spatiotemporal image correlation and sonography-based automated volume count) in prenatal assessment of atrial morphology in cardiosplenic syndromes. *Ultrasound Obstet Gynecol*. 2011;38:337–343.

28. Ticho BS, Goldstein AM, Van Praagh R. Extracardiac anomalies in the heterotaxy syndromes with focus on anomalies of midline-associated structures. *Am J Cardiol*. 2000;85:729–734.

29. Taketazu M, Lougheed J, Yoo SJ, et al. Spectrum of cardiovascular disease, accuracy of diagnosis, and outcome in fetal heterotaxy syndrome. *Am J Cardiol*. 2006;97:720–724.

30. Carmi R, Magee CA, Neill CA, et al. Extrahepatic biliary atresia and associated anomalies: etiologic heterogeneity suggested by distinctive patterns of associations. *Am J Med Genet*. 1993;45:683–693.

31. Lim JS, McCrindle BW, Smallhorn JF, et al. Clinical features, management, and outcome of children with fetal and postnatal diagnoses of isomerism syndromes. *Circulation*. 2005;112:2454–2461.

32. DeVore GR, Sarti DA, Siassi B, et al. Prenatal diagnosis of cardiovascular malformations in the fetus with situs inversus viscerum during the second trimester of pregnancy. *J Clin Ultrasound*. 1986;14:454–457.

33. Bush A, Cole P, Hariri M, et al. Primary ciliary dyskinesia: diagnosis and standards of care. *Eur Respir J*. 1998;12:982–988.

34. Holzmann D, Ott PM, Felix H. Diagnostic approach to primary ciliary dyskinesia: a review. *Eur J Pediatr*. 2000;159:95–98.

第 31 章
体静脉和肺静脉连接异常

概述

体静脉与肺静脉连接异常可单独存在，也可伴发于简单的（房间隔缺损）或复杂的（内脏异位综合征）心脏畸形。近年来随着高分辨率灰阶超声和彩色多普勒超声的出现，静脉连接异常在产前诊断中的检出率逐渐上升 [1-7]。体静脉畸形包括下腔静脉（inferior vena cava，IVC）、上腔静脉（superior vena cava，SVC）和冠状静脉窦的异常 [5,7]。永存左上腔静脉（left superior vena cava，LSVC）和 IVC 离断经奇静脉引流是胎儿期和新生儿期最常见的两种体静脉异常 [5,7]。肺静脉系统异常主要包括完全型和部分型肺静脉异位连接，在产前诊断中并不常见 [8]，但是对此类畸形的早期诊断对优化新生儿护理至关重要。胎儿腹部静脉系统异常，如静脉导管、肝静脉和脐静脉异常以及罕见的体静脉异常不在本章中讨论，详见第 10 章及相关文献 [5,6,9-12]。

永存左上腔静脉

定义、疾病谱和发病率

在胚胎发育的第 7 周，随着左头臂（或无名）静脉的发育，左上腔静脉逐渐退化，残留一个纤维韧带，即 Marshall 韧带（参见第 3 章）。永存 LSVC 是由于左前主静脉退化异常所致。永存 LSVC，或简称为 LSVC，起始于左颈静脉和左锁骨下静脉汇合处，走行于主动脉弓与左肺动脉前方及左心房侧缘 [5,7]（图 31-1），经过左房室沟后方汇入冠状静脉窦（图 31-1）。92% 的病例最终引流入右心房，其余病例由于存在部分或完全无顶冠状静脉窦而最终引流入左心房。LSVC 是胸腔静脉系统最常见的变异，据报道人群发病率约 0.3% ~ 0.5% [13-15]。合并先天性心脏病的婴儿 LSVC 发病率高达 5% ~ 9%，合并先天性心脏病的胎儿发病率高达 9% [3,4,13-15]。常伴发 LSVC 的心脏畸形包括内脏异位综合征、左室流出道梗阻和圆锥动脉干畸形 [3,4,16,17]。右上腔静脉缺失可与 LSVC 同时存在 [18,19]。

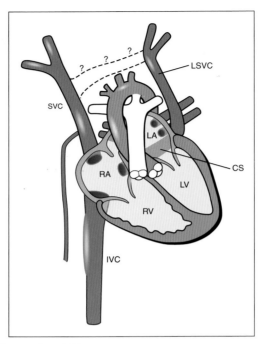

图 31-1　永存左上腔静脉（LSVC）示意图

显示 LSVC 走行并引流入冠状静脉窦（CS）的途径。扩张的冠状静脉窦、右上腔静脉（SVC）和下腔静脉（IVC）引流至右心房（RA）。桥静脉即左头臂静脉缺如（带有问号的虚线处）是 LSVC 的常见表现。LA—左心房；LV—左心室；RV—右心室

超声表现

灰阶超声

　　如果检查者熟练掌握了 LSVC 在胸腔的解剖及诊断切面，LSVC 的诊断并不困难。主要采用 4 个横切面和 1 个纵切面对 LSVC 进行诊断（图 31-2）。LSVC 可单独存在，也可伴发其他心脏畸形。主动脉缩窄常合并 LSVC（见第 23 章），也可伴发于心房异构疾病谱的复杂心脏畸形（见第 30 章）。四腔心切面在左心房左缘可见 LSVC 横断面（图 31-3）。有时在此切面可显示左侧心房、心室较右侧心房、心室小（图 31-3B，参照图 23-4），且由于 LSVC 凸向左心房，可导致通过二尖瓣的左室流入道变窄（图 31-3B）。心室不对称是一种正常变异，也可以是主动脉缩窄的征象。

　　四腔心切面略偏下，二尖瓣区可见扩张的冠状静脉窦[16]（图 31-4）。正常情况下冠状静脉窦直径为 1 ～ 3mm，垂直于房间隔走行，开口于右心房后壁。发生 LSVC 时，伴或不伴心脏畸形，冠状静脉窦均扩张，直径为 3 ～ 7mm 或更宽[17]（图 31-7）。三血管 - 气管切面，LSVC 作为第四支血管位于肺动脉左前方[5,7]（图 31-5 ～ 31-7）。在极少数情况下，如右上腔静脉缺如合并 LSVC，三血管 - 气管切面仅显示三支血管（图 31-6B）。三血管 - 气管切面也可为发现其他心脏畸形提供线索（见第 9 章和第 10 章），图 31-7 显示 2 个病例。三血管 - 气管切面上方的上纵隔横断面（左头臂静脉切面），当 LSVC

与右上腔静脉共存时，几乎所有的病例均未显示左头臂静脉[7,20]（图 31-8）。胸颈部左旁矢状切面显示 LSVC 最终引流入冠状静脉窦（图 31-9）。灰阶超声常难以获取此图像，彩色多普勒有助于诊断。

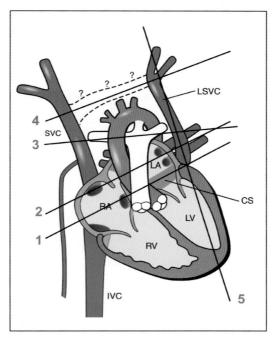

图 31-2 永存左上腔静脉（LSVC）示意图

4 条横线（线 1～4）和 1 条旁矢状线（线 5）分别对应 5 个可显示 LSVC 的切面（切面 1～5）。切面 1 为冠状静脉窦（CS）切面，显示了扩张的冠状静脉窦，是 LSVC 的常见引流部位（见图 31-4）；切面 2 为四腔心切面，显示位于左心房（LA）左缘的 LSVC 的横断面（见图 31-3）；切面 3 为三血管—气管切面，显示 LSVC 作为第 4 支血管位于肺动脉左侧（见图 31-5）；切面 4 为上纵隔横断面，显示上腔静脉（SVC）和 LSVC，左头臂静脉缺如（见图 31-8）；切面 5 为旁矢状切面，显示 LSVC 引流入冠状静脉窦（图 31-9）。RA—右心房；LV—左心室；RV—右心室；IVC—下腔静脉

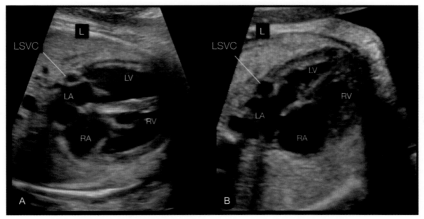

图 31-3 2 例永存左上腔静脉（LSVC）胎儿的横位（A）和心尖（B）四腔心切面

此四腔心切面与图 31-2 中切面 2 一致。显示 LSVC 横断面位于左心房（LA）左缘（标记处）。RA—右心房；LV—左心室；RV—右心室；L—左

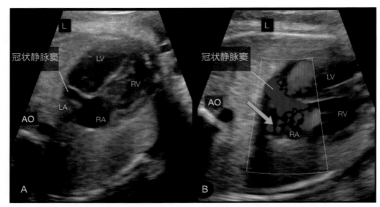

图 31-4 冠状静脉窦切面（位于四腔心切面稍下方），可显示扩张的冠状静脉窦（A 和 B），是 LSVC 的常见引流部位

彩色多普勒（B）显示冠状静脉窦内左向右的血流频谱（蓝色箭头），与卵圆孔处血流方向（右向左）相反。此切面与图 31-2 中切面 1 一致。AO—主动脉；LA—左心房；RA—右心房；LV—左心室；RV—右心室；L—左

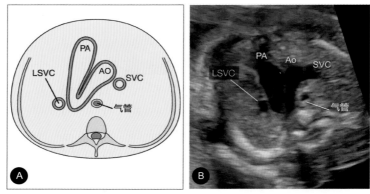

图 31-5 永存左上腔静脉 (LSVC) 胎儿的三血管 – 气管切面示意图和相对应的超声图像

在此切面，LSVC 作为第 4 支血管位于肺动脉（PA）左侧。此切面与图 31-2 中切面 3 一致。AO—主动脉；SVC—上腔静脉

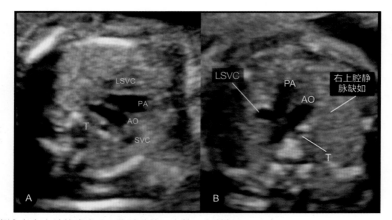

图 31-6 2 例永存左上腔静脉 (LSVC) 胎儿的三血管 – 气管切面

此切面与图 31-2 中切面 3 一致。在此切面，LSVC 作为额外的血管位于肺动脉（PA）左侧。图 A 中，胎儿存在右上腔静脉及 LSVC，因而此切面显示 4 支血管；图 B 中，胎儿存在 LSVC，而右上腔静脉缺如，因而此切面显示 3 支血管。AO—主动脉；T—气管

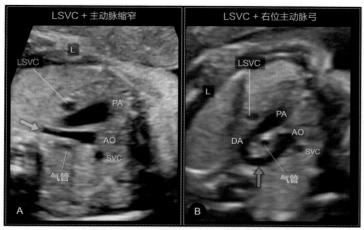

图 31-7　2 例永存左上腔静脉（LSVC）合并心脏畸形胎儿的三血管 – 气管切面图像
图 A 胎儿合并主动脉缩窄，主动脉弓横及主动脉弓远端缩窄（蓝色箭头）；图 B 胎儿为右位主动脉弓（红色箭头）合并左位动脉导管（DA），形成 U 形血管环围绕气管（见第 29 章）。2 例胎儿右上腔静脉（SVC）均存在。AO—主动脉；PA—肺动脉；L—左

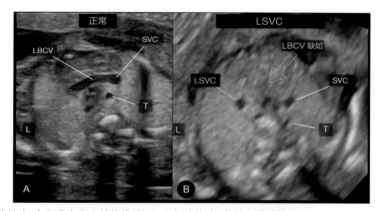

图 31-8　正常胎儿（A）和永存左上腔静脉（LSVC）胎儿（B）的上纵隔横断面
此切面与图 31-2 中切面 4 一致。图 A 显示左头臂静脉（LBCV）跨过左颈静脉汇入右上腔静脉（SVC）；图 B 显示 LBCV 缺如。T—气管；L—左

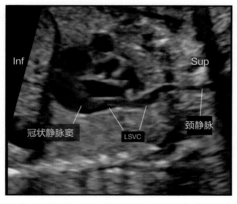

图 31-9　左旁矢状切面，与图 31-2 中切面 5 一致，显示了左上腔静脉（LSVC）走行，并引流入冠状静脉窦
Inf—下；Sup—上

彩色多普勒

尽管彩色多普勒对诊断 LSVC 不是必需的，但有助于确定诊断及排除其他心脏畸形。四腔心切面，彩色多普勒可显示流入左心室的血流束宽度并与流入右心室的血流束宽度相比较（图 31-10）。彩色多普勒显示血流经扩张的冠状静脉窦引流入右心房（图 31-4，18-6），是 LSVC 与原发孔房间隔缺损鉴别时一个很好的超声特征（见第 18 章和图 18-7）。在旁矢状切面可显示 LSVC 回流至心脏的血流方向（图 31-11）。彩色多普勒亦有助于确定走行于 LSVC 和右上腔静脉之间的左头臂（无名）静脉是否缺如。

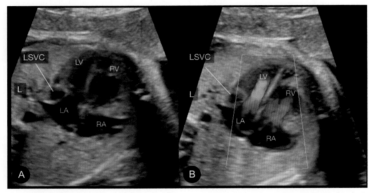

图 31-10　永存左上腔静脉（LSVC）胎儿心尖四腔心切面的灰阶（A）和彩色多普勒（B）超声图像

图 A 和 B 显示 LSVC 凸向左心房（LA）。彩色多普勒显示 LSVC 凸向左心房在某种程度上阻碍了舒张期流入左心室（LV）的血流。RV—右心室；RA—右心房；L—左

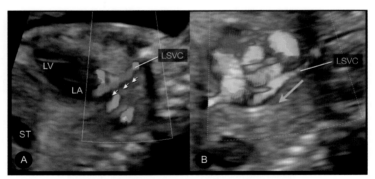

图 31-11　永存左上腔静脉（LSVC）胎儿彩色多普勒左旁矢状切面

此切面与图 31-2 中切面 5 一致。彩色多普勒显示 LSVC 血流走行方向为自头和左上臂朝向心脏方向的下行血流束（图 A 中小箭头和图 B 中蓝色箭头）。St—胃泡；LA—左心房；LV—左心室

妊娠早期

在妊娠 20 周前扫查 LSVC 较为困难。若怀疑 LSVC，三血管 – 气管切面或显示扩张的冠状静脉窦是妊娠早期诊断 LSVC 的最好方法。无论是否合并内脏异位综合征的其他心脏畸形，约 29% 的 LSVC 胎儿出现 NT 增厚[4]。

三维超声

由于 LSVC 可在多个横切面显示，因此，3D 超声断层成像可从多切面显示。最新的

3D 双平面成像模式可同时显示扩张的冠状静脉窦和在与之垂直的切面显示 LSVC 引流入冠状静脉窦（图 31-12）。四腔心切面或三血管 - 气管切面的表面成像模式可显示异常的 LSVC，彩色多普勒玻璃体模式或反转模式可确定其解剖位置。图 31-13 显示了彩色多普勒玻璃体模式的一种新用途，可显示左、右上腔静脉正面观（见第 15 章）。

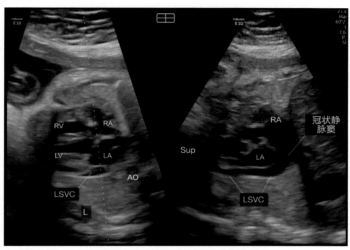

图 31-12　永存左上腔静脉（LSVC）胎儿四腔心切面的双平面成像模式
将双平面成像模式的取样虚线置于左心房和 LSVC 位置（左图），与其垂直的平面（右图）显示 LSVC 的纵向走行图像，在左心房（LA）后方并引流入冠状静脉窦，冠状静脉窦开口于右心房（RA）。左、右图分别与图 31-2 中的切面 2 和切面 5 一致。AO—主动脉；LV—左心室；RV—右心室；Sup—上；L—左

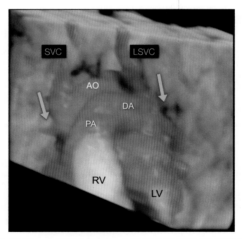

图 31-13　永存左上腔静脉（LSVC）合并右上腔静脉（SVC）胎儿的 3D 彩色多普勒玻璃体模式
此切面为胸腔的正面观，与示意图 31-1 相似。显示胎儿 LSVC 和 SVC 内血流走行方向均为自头和上肢朝向心脏（蓝色箭头）。AO—主动脉；LV—左心室；RV—右心室；PA—肺动脉；DA—动脉导管

心内和心外合并畸形

　　常见的合并心脏畸形主要包括内脏异位综合征、左室流出道梗阻和圆锥动脉干畸形 [3,4,17]。两项三级医疗中心关于胎儿的研究报道，136 例胎儿经超声心动图诊断 LSVC，其中 17 例（12.5%）未合并 CHD [3,4]。内脏异位作为最常见的伴发畸形，136 例 LSVC 患

儿中共检出 55 例 （40%）。119 例 LSVC 伴发心脏畸形的病例中占 46%[3,4]。房室间隔缺损是内脏异位组中最常见的心脏畸形，而室间隔缺损和主动脉缩窄是非内脏异位组中最常见的心脏畸形[3,4]。根据我们的诊断经验，LSVC 也可发生于中位心或不伴有内脏异位的右位心胎儿。对伴有部分型或完全型肺静脉异位连接的 LSVC 常难以诊断[21]。偶尔，右上腔静脉缺如时，LSVC 则成为上腔静脉系统回流的唯一路径[18,19]。

伴发的心外畸形较常见，主要包括内脏异位综合征胎儿的脾和肠管异常[3]。其他常见的心外畸形包括单脐动脉和脐静脉系统异常[3,4]。一项研究发现，约 9% 的 LSVC 患儿合并 21- 三体综合征、18- 三体综合征等染色体异常[3]。

鉴别诊断

在大多数病例中 LSVC 常常被漏诊，尤其是孤立存在时。极易将 LSVC 合并冠状静脉窦扩张误诊为房间隔缺损[22]、房室间隔缺损[23] 或肺静脉异位连接[24]。LSVC 的鉴别诊断包括心上型肺静脉异位连接中的垂直静脉（见"完全型和部分型肺静脉异位连接"章节）。彩色多普勒有助于鉴别两者，LSVC 的血流方向为向心性，而垂直静脉的血流方向与之相反[7]。

预后与转归

LSVC 胎儿的预后取决于是否伴发其他心脏畸形。对于"孤立性"LSVC 的胎儿，应密切观察胎儿左心室和主动脉峡部的发育情况，因为似乎孤立性 LSVC 的胎儿在宫内可发生主动脉缩窄。孤立性 LSVC 的胎儿出生后临床表现并无异常，但我们仍建议此类胎儿生后进行新生儿超声心动图检查以排除其他异常。当产前胎儿为孤立性 LSVC 时，应告知其父母预后良好，并建议出生后复查超声心动图。

要点　永存左上腔静脉

- LSVC 是由于胚胎时期左前主静脉退化失败所致。
- 92% 的 LSVC 经冠状静脉窦引流入右心房，其余 8% 的病例引流入左心房。
- 主要采用 4 个横切面和 1 个纵切面对 LSVC 进行诊断，包括四腔心切面、四腔心切面略偏下、三血管 - 气管切面、左头臂静脉切面和胸颈部左侧旁矢状切面。
- 29% 的 LSVC 胎儿出现 NT 增厚。
- 内脏异位综合征是 LSVC 胎儿最常伴发的心脏畸形。
- 室间隔缺损和主动脉缩窄是非内脏异位组中 LSVC 胎儿最常见的心脏畸形。
- 一项研究报道约 9% 的 LSVC 胎儿合并染色体异常。
- 孤立性 LSVC 胎儿出生后临床表现并无异常。

下腔静脉离断经奇静脉引流

定义、疾病谱和发病率

　　奇静脉是由右腰升静脉和右肋间静脉等数支小静脉在腹膜后腹腔内汇合而成（参见第10章）。正常情况下，奇静脉沿脊柱右侧上行，穿过膈肌后在胸腔内走行于心脏的右后方，在上腔静脉与右心房连接水平引流入上腔静脉[25]。半奇静脉沿人体左侧上行，其走行路径与奇静脉的下半部分相似，在胸腔水平注入奇静脉。尽管正常的奇静脉内径细窄，但应用高分辨率彩色多普勒超声在妊娠早期可显示。应用灰阶超声，仅可在妊娠中期末和妊娠晚期显示正常的奇静脉（图10-10）。

　　最常见的下腔静脉畸形为下腔静脉肝内段缺如（图31-14）。下腔静脉肾上段离断后与奇静脉（或半奇静脉）相连接，使体静脉血回流至右心房。这种情况称为"下腔静脉离断经奇静脉引流"，身体下半部分的静脉血经奇静脉系统引流入上腔静脉，再回流至右心房（图31-14）。这种情况导致奇静脉扩张（图31-15，31-16）。极少数情况下，离断的下腔静脉引流至扩张的半奇静脉，后者回流至LSVC（图31-16）。虽然下腔静脉离断经奇静脉引流可孤立存在，但更常伴发左房异构（见第30章），当发生左房异构时，其发病率高达80%～90%[26,27]。尽管目前孤立性下腔静脉离断经奇静脉引流的发病率尚不明确，但其合并左房异构的发病率在CHD新生儿中占2.2%～4.2%[28]（参见第30章）。偶可见其他静脉如静脉导管等引流至奇静脉，这种情况下，即使下腔静脉正常（未离断）也将导致奇静脉扩张[29]。

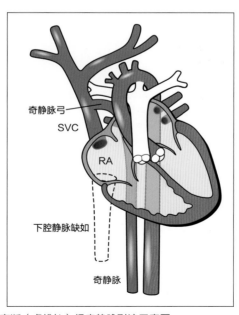

图 31-14　下腔静脉（IVC）离断（虚线处）经奇静脉引流示意图

下腔静脉肝内段缺如，身体下半部分的静脉血经扩张的奇静脉回流至心脏。奇静脉与主动脉相伴行且内径相近。奇静脉通过奇静脉弓引流入上腔静脉（SVC）。RA—右心房

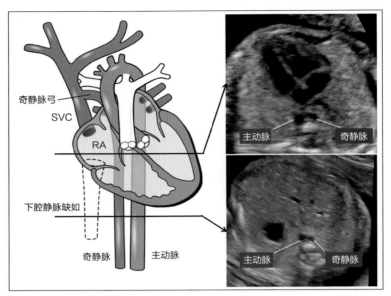

图 31-15　下腔静脉（IVC）离断（虚线处）经奇静脉引流示意图以及相对应的四腔心切面（右上图）和上腹部横断面（右下图）的超声图像

四腔心切面和上腹部横断面均显示奇静脉与降主动脉伴行（详见正文）。SVC—上腔静脉；RA—右心房

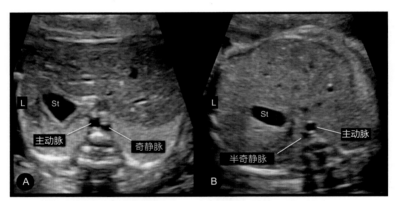

图 31-16　2 例下腔静脉离断经奇静脉引流胎儿（A 和 B）的腹部横断面图像

图 A 显示奇静脉位于主动脉右侧，在脊柱前方形成典型的"双管征"；图 B 显示半奇静脉位于主动脉左侧，二者亦呈"双管征"。下腔静脉离断偶可孤立存在，多伴发于左房异构。St—胃泡；L—左

超声表现

灰阶超声

上腹部与上纵隔之间的横断面可显示下腔静脉离断经奇静脉引流（图 31-15）。通常妊娠 20 周后，当灰阶超声显示奇静脉扩张，其内径与相邻的降主动脉内径相似时，可疑存在下腔静脉离断经奇静脉引流。在上腹部横断面，典型表现包括右腹部下腔静脉缺如和显示一条紧邻腹主动脉扩张的静脉（图 31-15，31-16）。这种扩张的奇静脉紧邻降主动脉，两者并排走行的图像称为"双管征"[30]。四腔心切面左心房的后方也可观察到"双管征"（图 31-17）。三血管 – 气管切面由于扩张的奇静脉与上腔静脉相连而易于辨别（图 31-18）。

旁矢状切面显示下腔静脉与右心房连接处缺如（图 31-19）。胸腹部旁矢状切面可显示奇静脉位于降主动脉后方且与降主动脉并列走行（图 31-20）。由于下腔静脉离断，肝静脉直接与右心房连接。

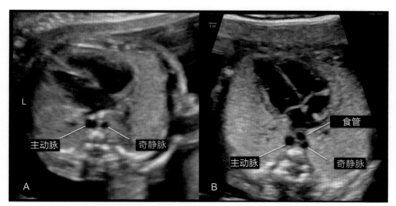

图 31-17　心内结构正常合并下腔静脉离断经奇静脉引流胎儿的四腔心切面

图 A 显示扩张的奇静脉与主动脉在脊柱前方形成典型的"双管征"；图 B 为胎儿吞咽时获取的图像，显示食管扩张，表现为第三个圆形结构。正常胎儿吞咽时可形成一过性的"双管征"图像（参照图 7-16）。L—左

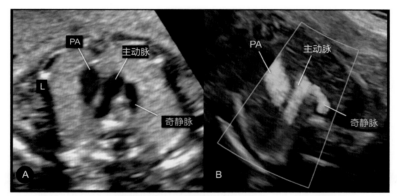

图 31-18　下腔静脉离断经奇静脉引流胎儿的三血管－气管切面灰阶（A）和彩色多普勒（B）超声图

图 A 和 B 均显示奇静脉引流入上腔静脉(SVC)。奇静脉引流入 SVC 相当于奇静脉弓的横断面。PA—肺动脉；L—左

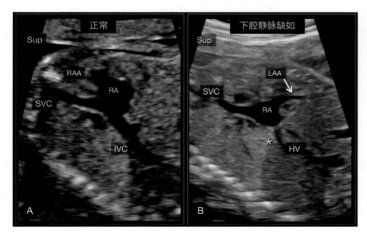

图 31-19　正常胎儿（A）和下腔静脉离断经奇静脉引流胎儿（B）的双腔静脉旁矢状切面灰阶图像（参见第 10 章）

图 B 显示下腔静脉（IVC）缺如（星号）。图 A 显示正常胎儿宽大的右心耳（RAA）呈正常形态，图 B 显示为呈"弯指状"的心耳形态（箭头），与左房异构时左心耳（LAA）的形态一致。奇静脉与降主动脉相伴行，其位置靠近中线，因此扩张的奇静脉在此切面未显示（见图 31-20）。SVC—上腔静脉；Sup—上；RA—右心房；HV—肝静脉

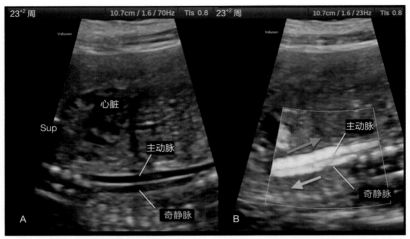

图31-20 下腔静脉离断经奇静脉引流胎儿的胸腹部冠状切面灰阶（A）和彩色多普勒（B）超声图

清晰显示了奇静脉与主动脉相伴行，彩色多普勒（B）显示奇静脉的血流方向（朝向心脏）与主动脉的血流方向（背离心脏）相反。Sup—上

彩色多普勒超声

虽然妊娠中期彩色多普勒对诊断下腔静脉离断经奇静脉引流不是必需的，但扩张的奇静脉与降主动脉内的血流方向相反有助于明确诊断（图31-20）。旁矢状切面较横断面显示效果更佳，或者可应用四维超声双平面成像模式同时显示这两个切面（图31-21，31-22）。另外，彩色多普勒的三血管-气管切面可显示扩张的奇静脉引流入右上腔静脉或扩张的半奇静脉引流入左上腔静脉（图31-18B）。妊娠早期，彩色多普勒十分有助于在旁矢状切面显示降主动脉与奇静脉（图31-23）。彩色多普勒也有助于评估其他静脉异常。

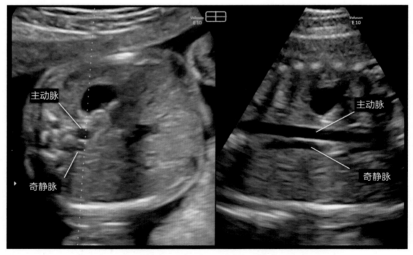

图31-21 下腔静脉离断经奇静脉引流胎儿的上腹部横断面的双平面成像模式

将取样虚线置于主动脉和扩张的奇静脉的横断面位置（左图），与其垂直的平面（右图）显示二者相伴行的纵切面（参照图31-22的彩色多普勒图像）

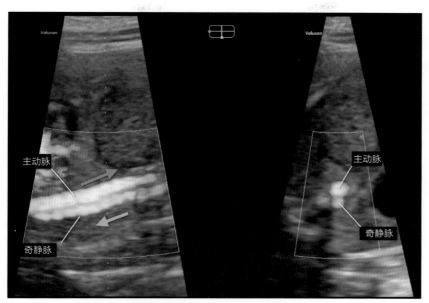

图 31-22　下腔静脉离断经奇静脉引流胎儿的彩色多普勒双平面成像模式

左图为上腹部纵切面，显示主动脉与奇静脉相伴行，两者血流方向相反（红色和蓝色箭头）。将取样虚线置于这两支血管处，与其垂直的平面（右图）显示两者相伴行的横切面

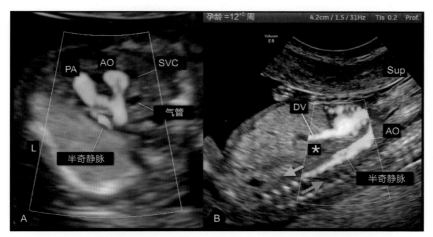

图 31-23　妊娠 12 周下腔静脉离断经（半）奇静脉引流胎儿的三血管 - 气管切面（A）和矢状切面（B）

此胎儿心脏和胃泡位于左侧，四腔心切面显示心脏异常。三血管 - 气管切面彩色多普勒图像（A）显示一非典型血管位于肺动脉（PA）左侧，这支血管为扩张的半奇静脉，与永存左上腔静脉（LSVC）相连接；在矢状切面（B），主动脉（AO）与半奇静脉相伴行，而下腔静脉缺如（星号）；彩色多普勒显示主动脉与半奇静脉的血流方向相反（蓝色和红色箭头）。此胎儿诊断为左房异构。Sup—上；DV—静脉导管；L—左

妊娠早期

除非可探查到内脏异位的其他征象，否则在妊娠 11 ~ 13 周难以明确诊断下腔静脉离断经奇静脉引流。妊娠早期出现复杂心脏畸形、心脏或胃泡在胸腔或腹腔中的位置异常，或完全性心脏传导阻滞可提示存在内脏异位，应用彩色多普勒超声着重探查是否存在下腔静脉离断经奇静脉引流。胸腹部的矢状或冠状切面可显示降主动脉与奇静脉并行排列，彩

色多普勒显示两支血管内的血流方向相反（图 31-23B）。三血管 - 气管切面可显示奇静脉或半奇静脉内血流量增多，分别引流至右上腔静脉或左上腔静脉（图 31-23A）。

三维超声

由于下腔静脉离断经奇静脉引流可在不同横断面上显示，因此 3D 超声断层显像模式可在多个平面显示扩张的奇静脉。3D 彩色多普勒超声玻璃体模式可清晰显示"双管征"（图 31-24，31-25）。其他 3D 后处理应用，如反转模式和二维灰阶血流成像可在旁矢状切面显示降主动脉和奇静脉。四维双平面成像模式可同时显示横断面和旁矢状切面，并由此确定诊断（图 31-21，31-22）。

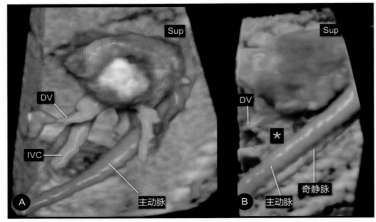

图 31-24　正常胎儿（A）和下腔静脉（IVC）离断经奇静脉引流胎儿（B）的胸腹部左侧面 3D 彩色多普勒玻璃体模式
图 A 可清晰显示下腔静脉，而图 B 可清晰显示下腔静脉缺如（星号）及主动脉和奇静脉相伴行。图 B 彩色多普勒显示主动脉和奇静脉血流方向相反。Sup—上；DV—静脉导管

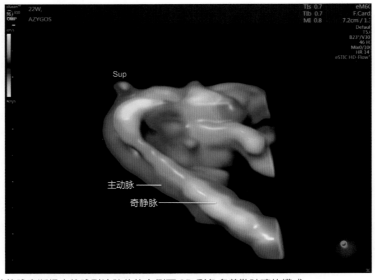

图 31-25　下腔静脉离断经奇静脉引流胎儿的右侧面 3D 彩色多普勒玻璃体模式
该图像清晰显示了主动脉和奇静脉相伴行，两者血流方向相反。Sup—上

心内和心外合并畸形

心内或心外并发畸形主要与异构（通常为左房异构）有关，是常见的伴发畸形（见第30章）。由于下腔静脉离断常伴发其他静脉异常，因此，需对体静脉和肺静脉系统进行全面的探查（见第10章）。由于内脏异位胎儿几乎不合并染色体异常，因此，目前缺乏关于下腔静脉离断与染色体异常相关性的研究数据。孤立性下腔静脉离断经奇静脉引流（不合并异构或其他畸形），通常预后良好。

鉴别诊断

当探查到奇静脉扩张合并下腔静脉离断时需警惕左房异构（极少见于右房异构）。大部分病例发现心脏畸形，或者心脏或胃泡的位置异常为最初诊断线索。当出现孤立性下腔静脉离断时，应全面评估心房形态，包括心耳的解剖形态，有助于发现是否存在左房或右房异构（见第30章）。当怀疑左房异构时，在不伴发其他心脏畸形的情况下，对胎儿进行超声心动图随访有助于再次评估心脏结构以发现微小畸形，如半月瓣狭窄或室间隔缺损，并有助于发现胎儿心律不齐（心脏传导阻滞）。当未发生下腔静脉离断时，奇静脉扩张可由其他腹腔内静脉异常引流所致，如静脉导管或门静脉引流至奇静脉系统。若扩张的奇静脉位于胸腔上部（心脏水平或高于心脏水平），需警惕是否存在肺静脉异位连接。在妊娠晚期，灰阶超声可显示正常的奇静脉，需注意不要与异常情况下与降主动脉内径相同或稍窄的扩张的奇静脉相混淆。当胎儿吞咽时，扩张的食管与扩张的奇静脉形态相似（图7-16，7-17），但由于胎儿吞咽动作是一过性的，这种表现在几秒钟之内就会消失（参见第7章）。

预后与转归

下腔静脉离断经奇静脉引流的预后主要取决于是否伴发其他心脏畸形，主要为异构（见第30章）。孤立性病例或伴有轻度心脏畸形的病例预后良好。根据我们的经验，大部分孤立性下腔静脉离断的病例出生后发育正常。

要点 下腔静脉离断经奇静脉引流

- LSVC 和下腔静脉离断经奇静脉引流是胎儿期和出生后最常见的两种体静脉系统畸形。
- 正常奇静脉沿脊柱右侧上行，穿过膈肌，在胸腔内引流入上腔静脉。
- 正常情况下，半奇静脉在胸腔水平注入奇静脉。
- 下腔静脉离断的典型表现为下腔静脉肝内段缺如，下腔静脉肾上段离断后与奇静脉（或半奇静脉）相连接，使体静脉血回流至右心房。

■ 虽然下腔静脉离断经奇静脉引流可孤立存在，但更常伴发于左房异构，约80%的病例合并左房异构。

■ 上腹部横断面，下腔静脉离断的典型表现包括右腹部下腔静脉缺如和一条紧邻腹主动脉扩张的静脉（奇静脉）（"双管征"）。

■ 四腔心切面左心房的后方也可观察到降主动脉和奇静脉的"双管征"。

■ 胸腹部旁矢状切面可显示奇静脉位于降主动脉后方且与降主动脉呈平行走行，彩色多普勒显示两支血管内血流方向相反。

■ 下腔静脉离断并发的心内和心外畸形主要与异构（通常为左房异构）有关。

■ 当出现孤立性下腔静脉离断时，对心耳形态的全面评估可有助于发现是否存在左房或右房异构。

■ 当未发生下腔静脉离断时，奇静脉扩张可因其他腹腔内静脉异常引流所致，如静脉导管或门静脉异常引流至奇静脉系统。

■ 孤立性下腔静脉离断胎儿通常预后良好。

完全型和部分型肺静脉异位连接

定义、疾病谱和发病率

正常情况下，胎儿的左上、左下、右上及右下 4 支肺静脉全部汇入左心房后壁[31]（图31-26）。完全型肺静脉异位连接（total anomalous pulmonary venous connection，TAPVC）指4 支肺静脉均未与左心房相连接，全部直接或间接引流入右心房[32]（图 32-26B ~ D）。部分型肺静脉异位连接（partial anomalous pulmonary venous connection，PAPVC）指 1 ~ 3 支肺静脉未与左心房相连接，直接或间接引流入右心房[32]。本病的其他名称包括肺静脉异位引流或肺静脉异常回流，缩写为 TAPVD/PAPVD 或 TAPVR/PAPVR。根据肺静脉异常连接解剖部位不同，将 TAPVC 分为以下 4 种类型（图 31-26）：Ⅰ型，心上型（图 31-26B）；Ⅱ型，心内型（图 31-26C）；Ⅲ型，心下型（图 31-26D）；Ⅳ型，混合型[32]。心上型肺静脉异位连接占所有肺静脉异位连接病例的 45%，是最常见的类型[33,34]。肺静脉回流受阻是 TAPVC的常见伴发畸形。由于发生不同程度的肺循环和体循环血液混合，肺静脉异位连接所造成的血流动力学变化对新生儿影响显著，并引起发绀。胎儿 TAPVC 或 PAPVC 的诊断非常困难，以致大多数病例在产前漏诊[8]。在一项对 424 例 TAPVC 患儿的大样本研究中，仅8 例（1.9%）在产前获得诊断[8]。近年来随着超声诊断技术的提高，少量个案报道了准确诊断出胎儿期孤立性或伴发内脏异位综合征的肺静脉异位连接病例[1,2,21,35-42]。TAPVC 的发病率在 CHD 活产儿中约占 2%，在活产儿中的总发病率约为 0.9/10000[28,43]。TAPVC 和PAPVC 常见于内脏异位综合征，尤其常见于右房异构[32,39,44]（见第 30 章）。

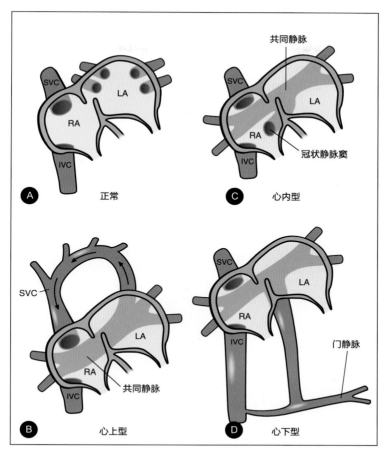

图 31-26　4 支肺静脉连接于左心房的正常解剖结构（A）和完全型肺静脉异位连接（TAPVC）的 3 种分型示意图

Ⅰ型：心上型 TAPVC（B）；Ⅱ型：心内型 TAPVC（C）；Ⅲ型：心下型 TAPVC（D）。LA—左心房；RA—右心房；IVC—下腔静脉；SVC—上腔静脉

超声表现

灰阶超声

　　TAPVC 的产前超声表现如表 31-1 所示。四腔心切面显示左、右心大小差异显著，由于静脉回流增多引起右心房、右心室增大（图 31-27）；房间隔凸向左心房，在妊娠晚期表现尤为显著。四腔心切面后方的区域为诊断提供了主要线索（见第 7 章）。很多病例中，四腔心切面左心房后方显示静脉汇合腔，称为共同静脉（图 31-28，31-29）。TAPVC 的肺静脉与左心房后壁并无直接连接，全部肺静脉引流至共同静脉（图 31-29）。共同静脉的走行路径决定了诊断分型。心上型的共同静脉上行至上胸部汇入垂直静脉（图 31-26B）；心下型的共同静脉下行穿过膈肌后汇入垂直静脉（图 31-26D）；心内型的共同静脉直接与右心房相连或引流至冠状静脉窦（图 31-26C）。当 TAPVC 患儿伴发右房或左房异构时，四腔心切面的异常发现取决于伴发的心脏病变。

表 31-1 TAPVC 产前超声表现

- 左心房后可见共同肺静脉腔
- 肺静脉和左心房之间无直接连接
- 四腔心切面显示右心房及右心室增大
- 房间隔向左心房膨出
- 三血管－气管切面可见扩张的肺动脉
- 三血管－气管切面可显示作为第4支血管的垂直静脉（Ⅰ型）

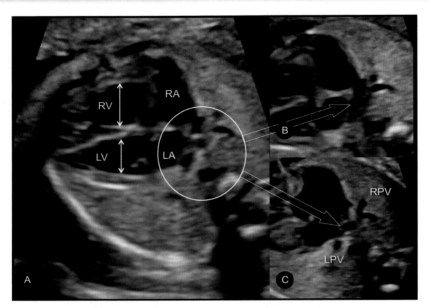

图 31-27 心上型 TAPVC 胎儿横向四腔心切面的灰阶图像（A）和将图 A 左心房（LA）后方区域放大后的图像（B 和 C）

图 A 显示由于肺静脉间接引流至右心房（RA）导致心室大小差异，引起右心室（RV）扩大；图 B 和 C 显示右肺静脉（RPV）和左肺静脉（LPV）均未汇入左心房，而是汇入共同静脉腔（空心箭头）。仅凭此切面并不能确定 TAPVC 的分型（本病例的其他图像见图 31-32，31-34，31-35）。LV—左心室

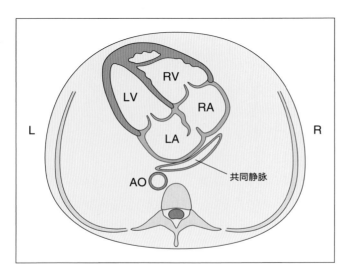

图 31-28 TAPVC 四腔心切面经胸腔横断面示意图

显示所有肺静脉引流入位于左心房（LA）后方的共同静脉。共同静脉偶尔被称为"树枝征"。本示意图中，四腔心切面表现正常，但是在许多 TAPVC 病例中，四腔心切面表现为左心房及左心室（LV）小、复杂的单心室畸形、房室间隔缺损或右位心（相对应的超声图像见图 31-27，31-29，31-30，31-32A）。RA—右心房；RV—右心室；AO—主动脉，L—左；R—右

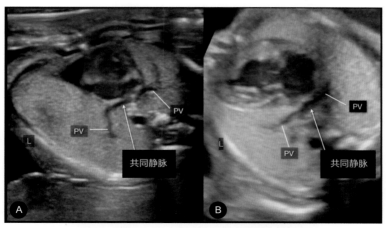

图 31-29　2 例 TAPVC 胎儿（A 和 B）的四腔心切面水平经胸腔横断面图像

图 A 和 B 显示全部肺静脉未与左心房连接，而引流至位于心脏后方的共同静脉。图 A 胎儿伴发右位心、单心室及右房异构；图 B 胎儿伴发左心发育不良综合征。L—左

彩色多普勒超声

彩色和脉冲多普勒在评价正常或异常肺静脉连接时很重要（图 31-30，31-31）。当可疑有共同静脉时，应用低速彩色多普勒或高分辨率能量多普勒有助于更好地检测其走行途径（见第 12 章）。为了避免出现假阳性和假阴性诊断（可能出现的问题见后面"鉴别诊断"部分），应将彩色多普勒超声诊断仪调整至最佳条件。脉冲多普勒显示 TAPVC 的肺静脉频谱与正常连接于左心房的肺静脉不同，此超声表现有助于 TAPVC 的诊断（图 31-31）[2,37,41]。彩色多普勒胸腔纵切面更有助于判断肺静脉是否与左心房正常连接。肺静脉回流是否受阻是影响 TAPVC 预后的重要因素。根据我们的经验，TAPVC 的肺静脉回流受阻在产前不能

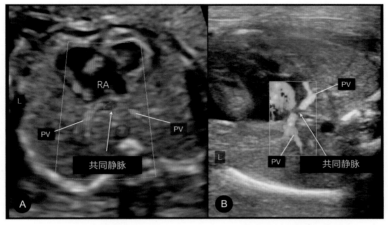

图 31-30　2 例 TAPVC 合并右房异构和右位心胎儿（A 和 B）的四腔心切面水平经胸腔横断面彩色多普勒图像

图 A 和 B 中彩色多普勒显示位于心脏后方的共同肺静脉。为避免产生导致共同静脉图像模糊的血流伪像并清晰显示左心房的后壁和共同肺静脉的内侧壁，需将彩色多普勒调节至低速和低增益模式（参见图 31-32）。胎儿 A 为心下型 TAPVC（见图 31-38），胎儿 B 为心上型 TAPVC（与图 31-29 为同一病例）。PV—肺静脉；RA—右心房；L—左

准确预测，当共同静脉内检测到连续非搏动性血流时，是肺静脉回流受阻的一个征象[41]。

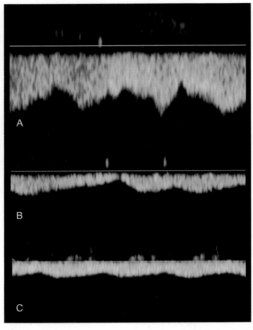

图 31-31　3 例 TAPVC 胎儿的肺静脉（A）、共同静脉（B）和垂直静脉（C）的脉冲多普勒频谱

与图 13-14 中正常肺静脉频谱相比较，此图中静脉频谱均形态异常，呈连续非搏动性血流

I 型：心上型 TAPVC

I 型：心上型 TAPVC（图 31-26B），是肺静脉异位连接最常见的类型。4 支肺静脉于左心房后方汇合形成共同静脉（图 31-27，31-32），经垂直静脉（图 31-33）与左头臂（或无名）静脉（图 31-34）相连，最终引流入上腔静脉（图 31-26B）（见第 10 章）。这种情况可以通过显示左心房后方的共同静脉腔而被检出（图 31-27，31-29，31-32）。三血管 -

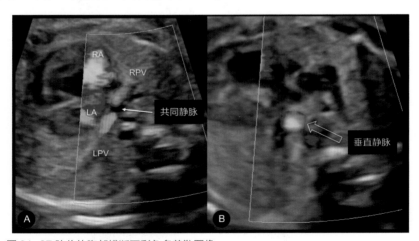

图 31-32　图 31-27 胎儿的胸部横断面彩色多普勒图像

图 A 显示右肺静脉（RPV）和左肺静脉（LPV）均未汇入左心房（LA），而是引流至共同静脉（实心箭头）；稍微向胎儿头侧偏转探头，可获得图 B，在上胸部显示垂直静脉的横断面（空心箭头）

气管切面，垂直静脉作为第 4 支血管显示，其与 LSVC 的解剖位置相同（图 31-33），需要对两者进行鉴别。首先，左颈静脉的血流经 LSVC 流向心脏，而心上型 TAPVC 垂直静脉的血流方向与之相反，呈离心性流向上胸部[31]。其次，在 TAPVC 中可见左头臂静脉显著扩张，而 LSVC 中左头臂静脉通常缺如，即使存在，也非常细小[20]。

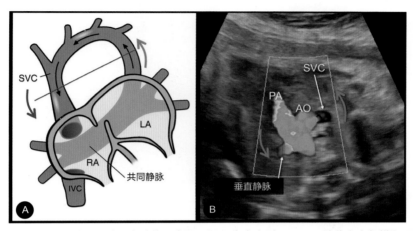

图 31-33 图 A 为体、肺静脉回流至心脏的示意图，图 B 为心上型 TAPVC 胎儿上胸部横断面彩色多普勒图像

图 A 中蓝线所在平面相当于图 B 上胸部横断面超声图像。图 A 显示垂直静脉引流入上腔静脉（SVC），彩色箭头提示 SVC 和垂直静脉的血流方向。图 B 显示垂直静脉和 SVC 分别位于肺动脉（PA）和主动脉（AO）的左侧和右侧。彩色多普勒显示垂直静脉的血流方向与 SVC 相反，这与孤立性永存左上腔静脉 (LSVC) 朝向心脏的血流方向相反，LSVC 与 SVC 血流方向一致，可用于鉴别垂直静脉与 LSVC。RA—右心房；IVC—下腔静脉

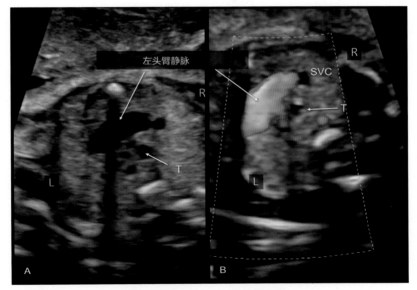

图 31-34 心上型 TAPVC 胎儿的上纵隔横断面灰阶和彩色多普勒图像

灰阶（A）和彩色多普勒（B）超声显示扩张的左头臂静脉，提示因接受全部肺静脉回流而血流量增多。彩色多普勒（B）显示左头臂静脉内的血流方向为从左至右，朝向右上腔静脉（SVC）。参照图 10-16 中正常左头臂静脉图像。T—气管；L—左；R—右

彩色多普勒胸腔纵切面显示肺静脉汇合形成共同静脉并最终汇入迂曲的垂直静脉（图 31-35）。脉冲多普勒可显示 TAPVC 时异常的肺静脉频谱（图 31-31）。另一种 TAPVC 指 4 支肺静脉直接与上腔静脉相连接，三血管–气管切面可见增宽的上腔静脉。

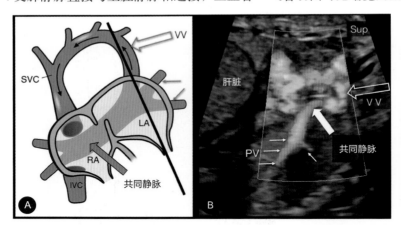

图 31-35　体、肺静脉回流至心脏的示意图（A）和心上型 TAPVC 胎儿上胸部纵切面彩色多普勒超声图像（B）

图 A 中黑线所在平面相当于图 B 上胸部纵切面超声图像。图 A 和 B 显示肺静脉（PV）（小箭头）汇入共同静脉（大的实心箭头），共同静脉经垂直静脉（VV）（大的空心箭头）进入上胸部而非左心房（LA）。参见图 31-44A 中该胎儿相对应的三维玻璃体模式图像。RA—右心房；IVC—下腔静脉；SVC—上腔静脉；Sup—上

Ⅱ型：心内型 TAPVC

Ⅱ型：心内型 TAPVC，多支肺静脉直接连接至扩张的冠状静脉窦[21]（图 31-26C，31-36）或直接连接至右心房后壁（图 31-37）。肺静脉连接于冠状静脉窦引起冠状静脉窦扩张。当出现冠状静脉窦扩张同时不伴有 LSVC 时，应当怀疑 TAPVC（或其他静脉连接异常）的存在。通过高分辨率 2D、彩色和脉冲多普勒超声，能够显示肺静脉与右心房的直接连接。

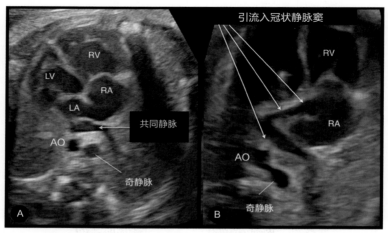

图 31-36　引流至冠状静脉窦的心内型 TAPVC 胎儿的胸部横断面（A 和 B）

四腔心切面（A）显示奇静脉扩张，从而对心脏静脉进行针对性检查，另可见共同静脉位于左心房（LA）后方；图 B 为位置稍低的胸部横断面，显示共同静脉与扩张的冠状静脉窦相连。AO—主动脉；LV—左心室；RA—右心房；RV—右心室

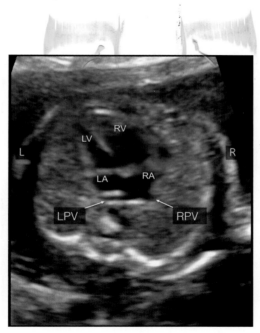

图 31-37　合并复杂心脏畸形（右心室双出口、室间隔缺损和心房异构）的心内型 TAPVC 胎儿的四腔心切面显示右肺静脉（RPV）和左肺静脉（LPV）在左心房（LA）后方汇入右心房（RA）。LV—左心室；RV—右心室；L—左；R—右

Ⅲ型：心下型 TAPVC

Ⅲ型：心下型 TAPVC，4 支肺静脉在左心房后方汇合（图 31-36D）。汇合后的血管与异常下行的垂直静脉相连（图 31-38），该静脉与食管伴行穿过膈肌，并引流至门静脉系统。这种类型常易发生静脉梗阻。静脉汇合处和下行垂直静脉都非常细小，常规灰阶超声难以显示[38,39]。彩色多普勒胸部及上腹部纵切面可显示穿越膈肌的小血管，从头侧至尾侧的方向流入肝脏（图 31-38）。脉冲多普勒通常显示为连续性静脉血流频谱[41]。通常心下型 TAPVC 在产前诊断右房异构后而探查到。图 31-39 为心下型 TAPVC 胎儿的解剖标本。

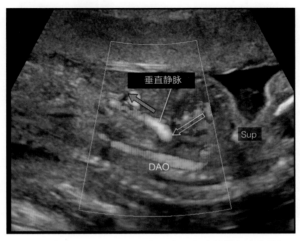

图 31-38　心下型 TAPVC（Ⅲ型）胎儿，其最佳诊断切面为彩色多普勒胸腹腔纵切面
可显示一支来源于胸腔的血管（红色箭头）与降主动脉（DAO）伴行，最终引流入肝脏。这支血管为下行的垂直静脉。空心箭头指向心脏后方的共同静脉（参照图 31-31）。相对应的 3D 图像见图 31-45。Sup—上

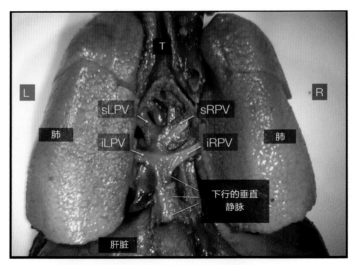

图 31-39　心下型 TAPVC（Ⅲ型）合并右房异构胎儿的后面观解剖标本

显示 4 支上、下肺静脉汇入垂直静脉，并引流入肝脏。该解剖标本气管（T）被剖开。sRPV—右上肺静脉；sLPV—左上肺静脉；iRPV—右下肺静脉；iLPV—左下肺静脉；R—右；L—左

Ⅳ型：混合型 TAPVC

Ⅳ型：混合型 TAPVC 非常罕见，包含多种肺静脉异常引流途径，包括左肺静脉经垂直静脉引流入左无名静脉，右肺静脉引流入冠状静脉窦或直接引流入右心房。

部分型肺静脉异位连接（PAPVC）和弯刀综合征

PAPVC 指 4 支肺静脉中的 1 ～ 3 支未与左心房相连接，而是直接或间接引流入右心房（图 31-40）。PAPVC 在产前难以诊断并且鲜有报道。有少数研究报道了一种胎儿 PAPVC 伴发弯刀综合征（图 31-41）的特殊类型，因此值得介绍[2,6,45]。

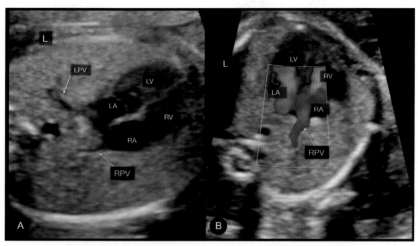

图 31-40　部分型肺静脉异位连接（PAPVC）胎儿的横向四腔心切面灰阶（A）和彩色多普勒（B）超声图像

图 A 显示一支左肺静脉（LPV）引流入左心房（LA），而一支右肺静脉（RPV）引流入右心房（RA）；图 B 彩色多普勒确认了一支右肺静脉（RPV）引流入右心房。LV—左心室；RV—右心室；L—左

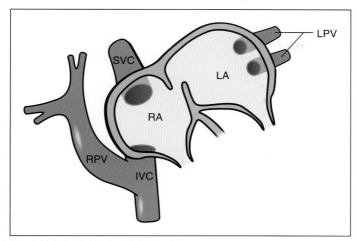

图 31-41　弯刀综合征中的部分型肺静脉异位连接示意图
此示意图可见右肺静脉（RPV）引流入下腔静脉（IVC），此为弯刀综合征的典型征象，同时左肺静脉（LPV）引流入左心房（LA）。SVC—上腔静脉；RA—右心房

　　弯刀综合征是右肺及右肺动脉发育不全，并合并 PAPVC。四腔心切面发现右位心和右肺发育不全而考虑此病（图 31-42，另见图 6-9）。右下肺静脉引流入下腔静脉而非左心房，在纵切面显示最佳（图 31-43，31-44B）。血管造影时右下肺静脉形似于弯刀，因而命名为"弯刀综合征"。另外，当体循环动脉为发育不全的右肺供血时，诊断为肺隔离症。

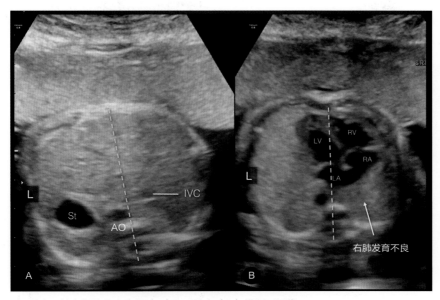

图 31-42　轻型弯刀综合征胎儿上腹部（A）和四腔心（B）横断面图像
图 A 显示正常上腹部解剖，胃泡（St）和主动脉（AO）位于左侧，下腔静脉（IVC）位于右侧；而四腔心切面（图 B）显示心脏在胸腔内位置异常，表现为心脏向右侧移位，无左肺占位性或心脏畸形的征象。右肺发育不良且心脏向右移位提示存在弯刀综合征。彩色多普勒有助于确定诊断（见图 41-43）。LV-左心室；LA—左心房；RA—右心房；RV—右心室

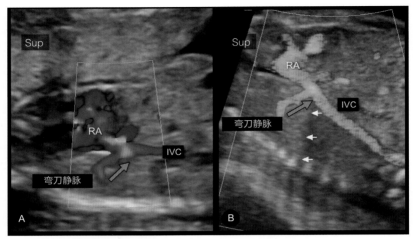

图 31-43　2 例弯刀综合征胎儿的彩色多普勒纵切面（详见正文）

显示右肺静脉（弯刀静脉–红色箭头）与下腔静脉（IVC）相连接。图 B 中三个短箭头指向膈肌，图 A 与图 31—42 为同一病例

妊娠早期

由于肺静脉连接太细小，TAPVC 和 PAPVC 在妊娠早期难以诊断。

三维超声

3D 超声联合断层成像可在相邻的不同切面显示血管异常。彩色多普勒或二维灰阶血流成像联合三维投影模式可更好地显示静脉异常走行 [6,42,45]。近期 3D 超声联合二维灰阶血流成像技术已应用于胎儿 TAPVC 的检测 [42]。图 31-44 和 31-45 显示了 TAPVC 和 PAPVC 胎儿的 3D 容积图像。

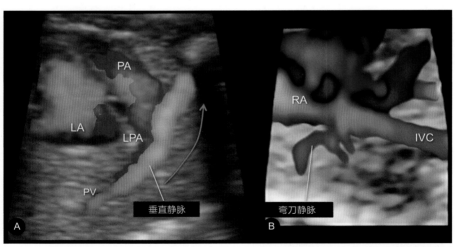

图 31-44　心上型 TAPVC–Ⅰ型胎儿（A）和 PAPVC–弯刀综合征胎儿（B）的上胸部 3D 彩色多普勒和玻璃体模式图像

图 A 显示肺静脉（PV）朝向垂直静脉走行，垂直静脉汇入左头臂静脉而非左心房（LA）；图 B 显示右肺静脉（弯刀静脉）与下腔静脉（IVC）相连接。图 B 胎儿与图 31—43A 为同一病例。LPA—左肺动脉；PA—肺动脉；RA—右心房

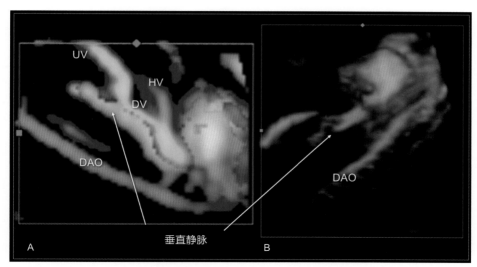

图 31-45　心下型 TAPVC- Ⅲ型胎儿的胸部 3D 彩色多普勒（A）和灰阶血流成像（B）
显示垂直静脉与降主动脉（DAO）呈平行走行。HV—肝静脉；DV—静脉导管；UV—脐静脉

心内和心外合并畸形

　　TAPVC 和 PAPVC 可独立发生，也可伴发于其他心脏畸形。最常伴发的心脏畸形之一是内脏异位综合征，主要是右房异构。静脉窦型房间隔缺损也可伴发于 TAPVC 和 PAPVC，但此类型房间隔缺损在产前很难诊断（见第 18 章，图 18-8，18-9）。其他伴发的心脏畸形包括房室间隔缺损、单心室、主动脉缩窄和左心发育不良综合征等。

　　除内脏异位综合征外，伴发的心外畸形非常罕见。右肺发育不全是弯刀综合征的一部分。Noonan 综合征和猫眼综合征也可伴发 PAPVC。相关的染色体异常很少见。

鉴别诊断

　　导致左、右心大小差异的心脏疾病应与肺静脉异位连接相鉴别。下腔静脉离断经奇静脉引流可导致位于左心房后方的奇静脉扩张，需与肺静脉异位连接的垂直静脉相鉴别。在三血管 - 气管切面，LSVC 与心上型肺静脉异位连接的垂直静脉相似，可应用彩色多普勒对两者进行鉴别，LSVC 内显示从头侧向尾侧方向的血流，与垂直静脉的血流方向相反。

预后与转归

　　预后取决于肺静脉异位连接的类型、是否存在肺静脉梗阻，以及右向左分流量的多少。产前诊断的肺静脉异位连接比出生后诊断的病例预后差，主要由伴发的心脏畸形所致[2]。Ⅲ型（心下型）TAPVC 比其他类型的预后更差，主要是由于此型多伴发肺静脉梗阻。经外科手术矫治后存活的新生儿总体预后良好。

要点　完全性和部分性肺静脉异位连接

- TAPVC 指所有的肺静脉直接或间接引流入右心房。
- PAPVC 指 4 支肺静脉中的 1 ~ 3 支直接或间接引流入右心房。
- TAPVC 分为 4 型：Ⅰ 型，心上型；Ⅱ 型，心内型；Ⅲ 型，心下型；Ⅳ 型，混合型。
- 心上型（Ⅰ 型）TAPVC 最常见。
- TAPVC 常发生肺静脉回流受阻。
- TAPVC 和 PAPVC 常见于内脏异位综合征，主要是右房异构。
- TAPVC 的四腔心切面通常可显示扩大的右心房和右心室，以及左心房后方的共同静脉腔。
- 三血管 – 气管切面显示扩张的肺动脉和作为第 4 支血管的垂直静脉。
- 心上型（Ⅰ 型）TAPVC 的肺静脉在左心房后方汇合形成共同肺静脉，经垂直静脉引流入左无名静脉。
- Ⅱ 型（心内型）TAPVC 的肺静脉与冠状静脉窦相连接或直接连接于右心房后壁。
- Ⅲ 型（心下型）TAPVC 的肺静脉与下行的垂直静脉相连，此垂直静脉穿过膈肌并连接于肝静脉。
- 弯刀综合征为 PAPVC 的特殊类型。
- 预后取决于肺静脉异位连接的类型、是否存在肺静脉梗阻，以及右向左分流量的多少。

（韩　舒　译）

参考文献

1. Allan LD, Sharland GK. The echocardiographic diagnosis of totally anomalous pulmonary venous connection in the fetus. *Heart*. 2001;85:433–437.
2. Valsangiacomo ER, Hornberger LK, Barrea C, et al. Partial and total anomalous pulmonary venous connection in the fetus: two-dimensional and Doppler echocardiographic findings. *Ultrasound Obstet Gynecol*. 2003;22:257–263.
3. Berg C, Knuppel M, Geipel A, et al. Prenatal diagnosis of persistent left superior vena cava and its associated congenital anomalies. *Ultrasound Obstet Gynecol*. 2006;27:274–280.
4. Galindo A, Gutierrez-Larraya F, Escribano D, et al. Clinical significance of persistent left superior vena cava diagnosed in fetal life. *Ultrasound Obstet Gynecol*. 2007;30:152–161.
5. Sinkovskaya E, Klassen A, Abuhamad A. A novel systematic approach to the evaluation of the fetal venous system. *Semin Fetal Neonatal Med*. 2013;18:269–278.
6. Chaoui R, Heling KS, Karl K. Ultrasound of the fetal veins, part 1: the intrahepatic venous system. *Ultraschall Med*. 2014;35:208–228.
7. Chaoui R, Heling KS, Karl K. Ultrasound of the fetal veins, part 2: veins at the cardiac level. *Ultraschall Med*. 2014;35:302–318; quiz 319–321.
8. Seale AN, Carvalho JS, Gardiner HM, et al. Total anomalous pulmonary venous connection: impact of prenatal diagnosis. *Ultrasound Obstet Gynecol*. 2012;40:310–318.
9. Achiron R, Gindes L, Kivilevitch Z, et al. Prenatal diagnosis of congenital agenesis of the fetal portal venous system. *Ultrasound Obstet Gynecol*. 2009;34:643–652.

10. Berg C, Kamil D, Geipel A, et al. Absence of ductus venosus—importance of umbilical venous drainage site. *Ultrasound Obstet Gynecol*. 2006;28:275–281.

11. Kivilevitch Z, Gindes L, Deutsch H, et al. In-utero evaluation of the fetal umbilical-portal venous system: two- and three-dimensional ultrasonic study. *Ultrasound Obstet Gynecol*. 2009;34:634–642.

12. Yagel S, Kivilevitch Z, Cohen SM, et al. The fetal venous system. II. Ultrasound evaluation of the fetus with congenital venous system malformation or developing circulatory compromise. *Ultrasound Obstet Gynecol*. 2010;36:93–111.

13. Biffi M, Boriani G, Frabetti L, et al. Left superior vena cava persistence in patients undergoing pacemaker or cardioverter-defibrillator implantation: a 10-year experience. *Chest*. 2001;120:139–144.

14. Cha EM, Khoury GH. Persistent left superior vena cava. Radiologic and clinical significance. *Radiology*. 1972;103:375–381.

15. Nsah EN, Moore GW, Hutchins GM. Pathogenesis of persistent left superior vena cava with a coronary sinus connection. *Pediatr Pathol*. 1991;11:261–269.

16. Chaoui R, Heling KS, Kalache KD. Caliber of the coronary sinus in fetuses with cardiac defects with and without left persistent superior vena cava and in growth-restricted fetuses with heart-sparing effect. *Prenat Diagn*. 2003;23:552–557.

17. Pasquini L, Fichera A, Tan T, et al. Left superior caval vein: a powerful indicator of fetal coarctation. *Heart*. 2005;91:539–540.

18. Freund M, Stoutenbeek P, ter Heide H, et al. 'Tobacco pipe' sign in the fetus: patent left superior vena cava with absent right superior vena cava. *Ultrasound Obstet Gynecol*. 2008;32:593–594.

19. Pasquini L, Belmar C, Seale A, et al. Prenatal diagnosis of absent right and persistent left superior vena cava. *Prenat Diagn*. 2006;26:700–702.

20. Sinkovskaya E, Abuhamad A, Horton S, et al. Fetal left brachiocephalic vein in normal and abnormal conditions. *Ultrasound Obstet Gynecol*. 2012;40:542–548.

21. Karl K, Kainer F, Knabl J, et al. Prenatal diagnosis of total anomalous pulmonary venous connection into the coronary sinus. *Ultrasound Obstet Gynecol*. 2011;38:729–731.

22. Paladini D, Volpe P, Sglavo G, et al. Partial atrioventricular septal defect in the fetus: diagnostic features and associations in a multicenter series of 30 cases. *Ultrasound Obstet Gynecol*. 2009;34:268–273.

23. Park JK, Taylor DK, Skeels M, et al. Dilated coronary sinus in the fetus: misinterpretation as an atrioventricular canal defect. *Ultrasound Obstet Gynecol*. 1997;10:126–129.

24. Papa M, Camesasca C, Santoro F, et al. Fetal echocardiography in detecting anomalous pulmonary venous connection: four false positive cases. *Br Heart J*. 1995;73:355–358.

25. Belfar HL, Hill LM, Peterson CS. Sonographic imaging of the fetal azygous vein. Normal and pathologic appearance. *J Ultrasound Med*. 1990;9:569–573.

26. Sharland G, Cook A. Heterotaxy syndromes/isomerism of the atrial appendages. In: Allan LD, Hornberger LK, Sharland GK, eds. *Textbook of Fetal Cardiology*. London, England: Greenwich Medical Media; 2000:333–346.

27. Yoo SJ, Friedberg MK, Jaeggi E. Abnormal visceral and atrial situs and congenital heart disease. In: Yagel S, Gembruch U, Silverman N, eds. *Fetal Cardiology: Embryology, Genetics, Physiology, Echocardiographic Evaluation, Diagnosis and Perinatal Management of Cardiac Diseases*. New York, NY: Informa Healthcare; 2008:347–362.

28. Ferencz C, Rubin JD, Loffredo CA, et al. *Epidemiology of Congenital Heart Disease. The Baltimore-Washington Infant Study, 1981–1989. Perspectives in Pediatric Cardiology*. Philadelphia, PA: Futura Publishing; 1993.

29. Hille H, Chaoui R, Renz S, et al. Distended azygos and hemiazygos vein without interrupted inferior vena cava in a case of agenesis of the ductus venosus. *Ultrasound Obstet Gynecol*. 2008;31:589–591.

30. Sheley RC, Nyberg DA, Kapur R. Azygous continuation of the interrupted inferior vena cava: a clue to prenatal diagnosis of the cardiosplenic syndromes. *J Ultrasound Med*. 1995;14:381–387.

31. Chaoui R, Lenz F, Heling KS. Doppler examination of the fetal pulmonary venous circulation. In: Maulick D, ed. *Doppler Ultrasound in Obstetrics and Gynecology*. Heidelberg, Germany: Springer Verlag; 2003:451–463.

32. Brown DW, Geva T. Anomalies of the pulmonary veins. In: Allen HD, Driscoll DJ, Shaddy RE, et al, eds. *Moss and Adams' Heart Disease in Infants, Children, and Adolescents*. 8th ed. Baltimore, MD: Williams & Wilkins; 2012:809–839.

33. Burroughs JT, Edwards JE. Total anomalous pulmonary venous connection. *Am Heart J*. 1960;59:913–931.

34. Karamlou T, Gurofsky R, Al Sukhni E, et al. Factors associated with mortality and reoperation in 377 children with total anomalous pulmonary venous connection. *Circulation*. 2007;115:1591–1598.

35. DiSessa TG, Emerson DS, Felker RE, et al. Anomalous systemic and pulmonary venous pathways diagnosed in utero by ultrasound. *J Ultrasound Med*. 1990;9:311–317.

36. Wessels MW, Frohn-Mulder IM, Cromme-Dijkhuis AH, et al. In utero diagnosis of infra-diaphragmatic total anomalous pulmonary venous return. *Ultrasound Obstet Gynecol*. 1996;8:206–209.

37. Feller Printz B, Allan LD. Abnormal pulmonary venous return diagnosed prenatally by pulsed Doppler flow imaging. *Ultrasound Obstet Gynecol*. 1997;9:347–349.

38. Boopathy Vijayaraghavan S, Rao AR, Padmashree G, et al. Prenatal diagnosis of total anomalous pulmonary venous

connection to the portal vein associated with right atrial isomerism. *Ultrasound Obstet Gynecol*. 2003;21:393–396.

39. Batukan C, Schwabe M, Heling KS, et al. Prenatal diagnosis of right atrial isomerism (asplenia-syndrome): case report [in German]. *Ultraschall Med*. 2005;26:234–238.

40. Law KM, Leung KY, Tang MH, et al. Prenatal two- and three-dimensional sonographic diagnosis of total anomalous pulmonary venous connection. *Ultrasound Obstet Gynecol*. 2007;30:788–789.

41. Lenz F, Chaoui R. Changes in pulmonary venous Doppler parameters in fetal cardiac defects. *Ultrasound Obstet Gynecol*. 2006;28:63–70.

42. Volpe P, Campobasso G, De Robertis V, et al. Two- and four-dimensional echocardiography with B-flow imaging and spatiotemporal image correlation in prenatal diagnosis of isolated total anomalous pulmonary venous connection. *Ultrasound Obstet Gynecol*. 2007;30:830–837.

43. Grabitz RG, Joffres MR, Collins-Nakai RL. Congenital heart disease: incidence in the first year of life. The Alberta Heritage Pediatric Cardiology Program. *Am J Epidemiol*. 1988;128:381–388.

44. Berg C, Geipel A, Kamil D, et al. The syndrome of right isomerism—prenatal diagnosis and outcome. *Ultraschall Med*. 2006;27:225–233.

45. Michailidis GD, Simpson JM, Tulloh RM, et al. Retrospective prenatal diagnosis of scimitar syndrome aided by three-dimensional power Doppler imaging. *Ultrasound Obstet Gynecol*. 2001;17:449–452.

第 32 章
胎儿心肌病和心脏肿瘤

扩张型心肌病和肥厚型心肌病

心肌病是累及左心室、右心室或双侧心室心肌的疾病，常合并心脏功能异常。心肌病的心肌改变通常并不是心脏结构异常所致。

常见的两种心肌病：扩张型和肥厚型心肌病。胎儿和新生儿心肌病非常罕见，文献报道两种人群中的病因和患病率存在差异[1]。有些胎儿心肌病的形成与产后相关性不大，产后心肌病患儿也不一定是在胎儿期形成的[2]。患有 CHD 的新生儿中心肌病的发病率不足 1%。

扩张型心肌病

超声表现

扩张型心肌病通常表现为心脏扩大，包括左心室、右心室或双心室扩大（图 32-1 ～ 32-4）。心室扩大可以通过测量（如心脏横径、心胸比例）进行量化[3]。心室壁收缩幅

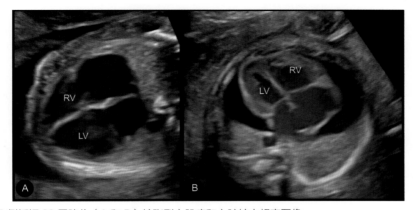

图 32-1　2 例妊娠 23 周胎儿（A 和 B）扩张型心肌病和心脏扩大超声图像

图 A 显示心腔明显扩张，此胎儿还患有面部畸形（未显示），且在超声检查后 2 周死亡；图 B 胎儿存在微小病毒 B19 感染、贫血，怀疑是心肌炎合并心脏扩大及心包积液。LV—左心室；RV—右心室

度减低可以通过 M 型超声测量进行客观评价，表现为缩短分数减小，常伴有心包积液（图 32-1，32-3）。全面检查四腔心切面和大血管切面通常没有主要的结构异常，偶尔会发现小的室间隔缺损。彩色多普勒显示有些病例中受累心室的瓣膜轻度或重度关闭不全。随着妊娠期进展，心腔扩大和瓣膜关闭不全加重会导致严重的心功能障碍和胎儿水肿（图 32-3）。有些病例最初表现为心力衰竭合并胎儿水肿，最终诊断扩张型心肌病[4]。

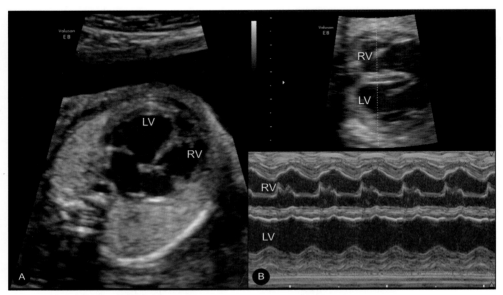

图 32-2　妊娠 25 周胎儿扩张型心肌病四腔心切面（A）和妊娠 33 周对应的 M 型超声（B）图像

图 B 中 M 型超声显示左心室 (LV) 收缩功能减低。妊娠 25 周时出现二尖瓣和三尖瓣的反流，但在妊娠晚期消失。出生后没有发现病因，目前患儿 9 个月，等待心脏移植手术。尚未确诊柯萨奇病毒感染。RV—右心室

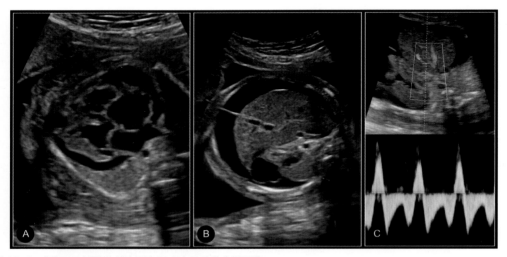

图 32-3　妊娠 27 周胎儿扩张型心肌病合并胎儿水肿图像

图 A 为四腔心切面；图 B 为腹部横断面；图 C 为静脉导管多普勒。图 A 显示心包积液和心脏扩大；图 B 显示皮肤水肿和腹水；图 C 静脉导管多普勒显示舒张末期反向血流。这些均为心血管异常的征象，且预后差（见图 14-22）。胎儿几周后死亡

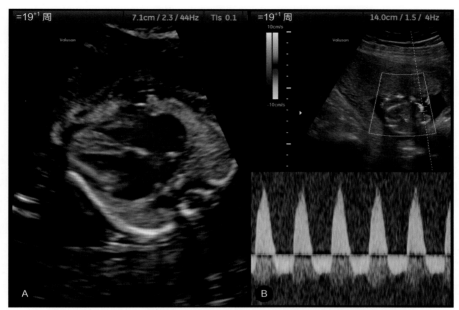

图 32-4　妊娠 19 周胎儿扩张型心肌病合并低氧血症的四腔心切面（A）和脐动脉多普勒（B）
图 A 显示心脏扩大，表现为心腔扩大和肺组织变小。此胎儿存在严重发育迟缓，图 B 显示脐动脉内反向血流

心内和心外合并畸形

　　当怀疑扩张型心肌病时，最大的挑战是发现潜在病因。建议结合胎儿动脉和心前区静脉的多普勒检查，对胎儿进行详细的超声检查。但仍有相当数量的病例为"原发性"。结合心外表现也许会对潜在的病因提供一些线索，如肝内或扩张脑室系统内出现回声灶，可提示存在感染因素。单绒毛膜双胎中的心肌病通常出现在双胎输血综合征中的受血者，此输血综合征主要影响右心室[5]。贫血（同种免疫作用或细小病毒）（图 32-1B）可能是心肌病合并积液和大脑中动脉峰值流速增加的原因。心脏传导阻滞伴心动过缓表明母体可能存在自身抗体[6]。母体自身抗体可引起扩张型和肥厚型心肌病而不伴心脏传导阻滞[6]。建议进行染色体检测，包括 22q11 微缺失或微阵列检测（见第 4 章）。家族史和基因咨询可揭示是否存在家族遗传。应用彩色血流成像对胎儿和胎盘进行全面详细的检查可能会意外发现动静脉畸形。有时，在初次心脏评估时心动过速并不存在而随访时发现阵发性心动过速。代谢类疾病非常罕见，如果家族史不明确，通常在产前不能排除[1,2,4]。

鉴别诊断

　　心脏扩大或严重扩大可以在多种情况下出现，应进行鉴别诊断。右心室扩张可见于 Ebstein 畸形和三尖瓣发育不良。左室心内膜纤维弹性组织增生合并二尖瓣关闭不全是主要的鉴别诊断之一。在心肌炎、容量负荷过重以及其他情况会出现双侧房室瓣关闭不全，其中一些情况可能会导致心肌病的发生。某些胎儿期的心肌病会随着妊娠期的进展而痊愈，并且出生后的心功能正常。如果在产前心肌病痊愈，提示妊娠期胎儿可能出现了一过性感染。

肥厚型心肌病

超声表现

肥厚型心肌病通常表现为心脏扩大伴单侧或双侧心室壁肥厚[1]（图 32-5 ～ 32-7）。受累心室腔减小以及心包积液。四腔心切面和大血管全面检查时未发现任何主要结构异常。可出现流入道或流出道的梗阻，导致彩色多普勒混叠和脉冲多普勒流速增加。偶尔出现房室瓣的反流，但这一现象并没有扩张型心肌病中那么常见。左心室肥厚和心脏损害随妊娠期进展而加重，最终导致心力衰竭、胎儿水肿和宫内死亡。

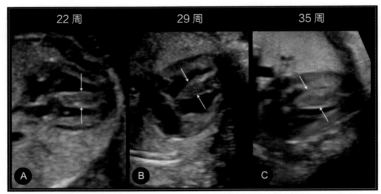

图 32-5　原发性肥厚型心肌病
妊娠 12 周发现 NT 增厚。妊娠 22 周（A）胎儿超声心动图检查显示心肌增厚（箭头）、妊娠 29 周（B）和妊娠 35 周（C）随访时显示心肌持续增厚。出生后确认为肥厚型心肌病，病因不明确

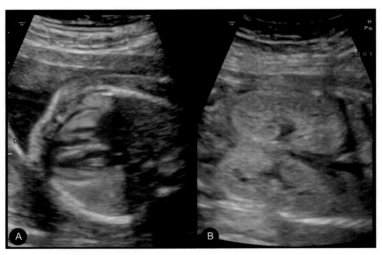

图 32-6　妊娠 23 周胎儿肥厚型心肌病合并双侧多囊肾（B）和四腔心切面（A）
双侧肾发育不全时也会出现心脏肥大

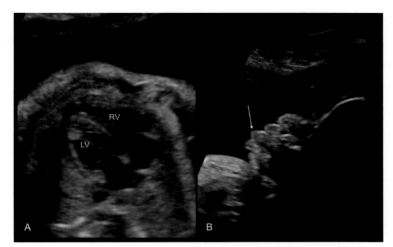

图 32-7　妊娠 28 周 Beckwith-Wiedemann 综合征胎儿心肌肥厚并心脏扩大的四腔心切面（A）及脏器肿大的超声图像；胎儿侧面观显示巨舌（箭头）（B）

心内和心外合并畸形

与扩张型心肌病相似，明确肥厚型心肌病的潜在病因非常具有挑战性。全面的胎儿检查能够帮助发现其他有助于诊断的信息。贮积病十分罕见并且难以在产前诊断，该病可引起肥厚型心肌病并伴肝脏肿大，引起腹围增加或肝回声改变。肥厚型心肌病的许多原因仍为"原发性"，最常见的病因是糖尿病，尤其是在妊娠晚期血糖控制不佳的情况下。另一个已知病因为双侧肾脏发育不良（图 32-6）伴羊水过少，从而导致心肌肥厚。其发病机制尚未明确，可能是由于肾性高血压或肺发育不全引起肺动脉高压所致。建议进行染色体检测，包括微阵列检测（见第 4 章），其他遗传综合征也应予以考虑。据报道 Noonan 综合征可能也与肥厚型心肌病有关。家族史和基因咨询可揭示是否存在家族遗传。当有血缘近亲时，应考虑贮积症的发生。肥厚型心肌病也可发生于双胎输血综合征时，尤其是受血者，可能是由于慢性容量负荷过度所致。

鉴别诊断

半月瓣狭窄或心脏结构异常可导致心室肥厚。在心肌病的检查中应使用脉冲多普勒对心脏瓣膜进行检测。小的心脏肿瘤，如横纹肌瘤，与心室肥大类似，但是高分辨率胎儿超声心动图能够对肿瘤回声及肥厚心肌组织进行鉴别。

预后与转归

预后取决于心肌病的潜在病因。预后差别很大，预后好的可在出生前或出生后痊愈，预后极差的可发生胎儿宫内死亡。胎儿宫内死亡或新生儿死亡的风险随着水肿、心室壁硬化和早产的发生而增加。部分心肌病胎儿（如家族性）需出生后进行心脏移植。由于一些特发性心肌病属于特异性遗传疾病，因此最好与父母协商保留血液和（或）胎儿组织，以便日后评估使用。某些病例表现为常染色体隐性遗传，当家族性再发病时，则考虑为常染色体显性遗传。

最近一项对 61 例心肌病胎儿的研究得出，其中肥厚型心肌病胎儿 21 例，非肥厚型心肌病胎儿 40 例，心肌病的病因其中特发性占 44%，家族性占 13%，炎症性占 15%，遗传代谢性占 28%[7]。13 例终止妊娠[7]，剩余病例未行心脏移植术的非肥厚型心肌病胎儿组 1 年生存率为 58%，高于肥厚型心肌病胎儿组（生存率为 18%）[7]。

要点　扩张型和肥厚型心肌病

- 心肌病是左心室、右心室或双侧心室心肌受累疾病，通常伴有心脏功能的异常。
- 扩张型心肌病通常表现为心脏扩大，包括左心室、右心室或双心室扩大。
- 彩色多普勒显示在许多病例中，受累心室瓣膜或多或少出现严重的反流。
- 有相当数量的扩张型和肥厚型心肌病的病因仍然是"原发性"。
- 肥厚型心肌病通常表现为心脏扩大并伴有一侧或双侧心室壁增厚。
- 肥厚型心肌病最常见的病因是糖尿病。
- 非肥厚型心肌病比肥厚型心肌病预后好。

心脏肿瘤和横纹肌瘤

发病率和疾病谱

由于可能出现血流动力学障碍，胎儿心脏肿瘤一般在产前较容易诊断并需要紧急转至围生中心进行治疗。胎儿心脏肿瘤的患病率极低，但是比产后更常见。

横纹肌瘤占心脏肿瘤的 80% ～ 90%[8,10-12]。其他心脏肿瘤包括：畸胎瘤、纤维瘤、黏液瘤、错构瘤和横纹肌肉瘤等。本章将主要介绍横纹肌瘤。

横纹肌瘤

回声密度

横纹肌瘤的 2D 超声显示为圆形或卵圆形、边界清晰的实性肿块，较室壁回声增强（图 32-8，32-9）。

肿瘤数量及大小

横纹肌瘤可以单发，但在大多数情况下为多发[8-12]。即使诊断为单发的横纹肌瘤，随后高分辨率超声复查也会发现有其他的横纹肌瘤存在。横纹肌瘤可以发生在室壁、室间隔、心尖，甚至是流出道。肿瘤的大小从 5 ～ 10mm 不等，大的可达 40mm，甚至更大[8]。

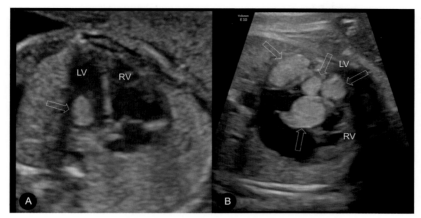

图 32-8　A 图四腔心切面显示胎儿左心室（LV）左侧壁单发横纹肌瘤（空心箭头）；B 图四腔心切面显示另一胎儿多发横纹肌瘤，主要位于 LV 和室间隔处（空心箭头）

RV—右心室

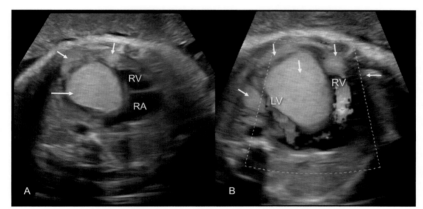

图 32-9　妊娠 35 周胎儿多发大横纹肌瘤（箭头）四腔心切面（A 和 B）

图 B 彩色多普勒显示左心室（LV）和右心室（RV）充盈受限。产后体征平稳，确诊为新生儿结节性硬化症。

RA—右心房

部位

横纹肌瘤发生在室间隔或心室游离壁，也可发生在心房。瘤体常常突向心腔内生长，造成血流梗阻。心脏的外生性肿瘤通常不是横纹肌瘤。

检测到的胎龄

横纹肌瘤在宫内形成，通常在妊娠 20 ～ 30 周被检测到，而在此之前检测不出来[11]。目前尚无在妊娠 11 ～ 14 周诊断横纹肌瘤的文献报道。妊娠期母体激素有可能影响横纹肌瘤，因此，横纹肌瘤通常在出生前逐渐长大，出生后变小[9]。

并发症

有趣的是，尽管检测到大的横纹肌瘤并引起血流梗阻，而胎儿血流动力学障碍少见，仅偶尔可见。曾有少数关于胎儿心律不齐、胎儿水肿和自发性胎儿死亡的报道。冠状动脉系统受累也可能导致自发性死亡[11]。

合并结节性硬化症（Bourneville‑Pringle 病）

横纹肌瘤常合并结节性硬化症[11,13,14]。表 32-1 列出了结节性硬化症的特征。结节性硬化症疾病谱很广，可能没有典型的面部结节（图 32-10A）、肾或脑的受累及牛奶咖啡斑。出生后临床诊断结节性硬化症时，50% ~ 80% 的患儿伴发横纹肌瘤。妊娠期的磁共振扫描可以通过发现胎儿颅内病变来支持心脏诊断[15]，出现颅内病变的病例达 40%[16]（图 32-10B）。经阴道超声检查可显示颅内结节（图 32-11）。未发现颅内病变并不能排除此病。近年来，脐带穿刺、绒毛膜取样或羊膜穿刺术对结节性硬化症复合物 *TSC1*（错构瘤蛋白基因）和 *TSC2*（结节蛋白基因）进行基因检测来诊断结节性硬化症[17]。80% 的病例发现存在基因突变。这种方法的优势在于，由于大多数病例是常染色体显性遗传，因此，再次妊娠时绒毛膜取样可以早期诊断。由于是常染色体显性遗传，结节性硬化症以不同的表现形式在父方或母方显现。若患有癫痫家族史、慢性头痛或轻微的皮肤病变（结节、牛奶咖啡斑）（图 32-10）也可以确诊。我们建议所有患横纹肌瘤的胎儿都进行基因咨询。图 32-12 为患有横纹肌瘤的胎儿心脏解剖标本。

表 32-1 结节性硬化症
• 常染色体显性遗传和高外显率遗传性疾病
• 由于肿瘤抑制错构瘤蛋白（*TSC1*）（9q34）和结节蛋白（*TSC2*）（16p13）基因突变所致
• 有创性检查使分子诊断成为可能
• 结节性硬化症疾病谱复杂多变且临床表现多样化
• 颅脑、肾脏、内脏器官存在错构瘤结节（团块）导致慢性肾衰竭
• 心脏肿瘤为横纹肌瘤
• 癫痫发作
• 智力发育迟缓
• 皮肤色素减退（牛奶咖啡斑）和皮肤结节

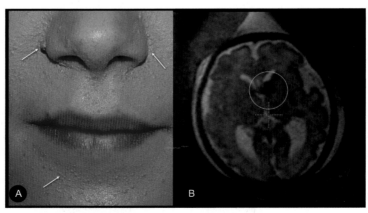

图 32-10 胎儿患有横纹肌瘤时应该高度怀疑结节性硬化症
图 A 孕妇表现为鼻唇部结节（箭头），其胎儿产前超声显示横纹肌瘤，确诊为结节性硬化症；图 B 胎儿磁共振显示大脑内结节（黄色圆圈）

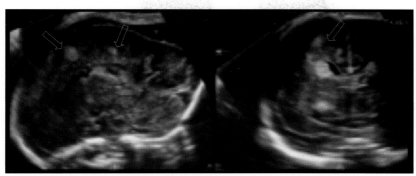

图 32-11　胎儿横纹肌瘤合并结节性硬化症经阴道超声检查显示颅内病变（空心箭头）

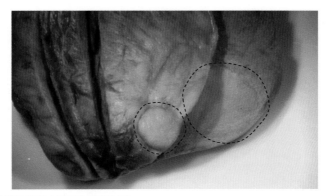

图 32-12　胎儿心脏横纹肌瘤（圆圈）解剖标本
显示横纹肌瘤与正常心肌对比，其颜色和相合性一致

预后

胎儿的预后取决于肿瘤的大小、是否出现血流动力学障碍及心脏节律异常。一般来说，横纹肌瘤会在胎儿出生后缩小，因此极少需要手术治疗[9]。患有此病的新生儿和儿童的主要问题是不可预测的神经系统异常，尤其是有些儿童会出现癫痫和其他并发症。

要点　心脏肿瘤

- 横纹肌瘤占心脏肿瘤的 80% ～ 90%。
- 横纹肌瘤在胚胎期形成并且通常在妊娠 20 ～ 30 周可以检测到，在此之前不能检测到。
- 尽管肿瘤体积较大，造成心脏压迫和血流梗阻，但胎儿横纹肌瘤的血流动力学障碍却很罕见。
- 横纹肌瘤常见于结节性硬化症，尤其是肿瘤多发时。
- 40% 的横纹肌瘤病例中发现有胎儿颅内损伤。
- 目前分子基因检测可以用于结节性硬化症的诊断。

（黄丹青　译）

参考文献

1. Pedra SR, Smallhorn JF, Ryan G, et al. Fetal cardiomyopathies: pathogenic mechanisms, hemodynamic findings, and clinical outcome. *Circulation*. 2002;106(5):585–591.

2. Boldt T, Andersson S, Eronen M. Etiology and outcome of fetuses with functional heart disease. *Acta Obstet Gynecol Scand*. 2004;83(6):531–535.

3. Chaoui R, Bollmann R, Goldner B, et al. Fetal cardiomegaly: echocardiographic findings and outcome in 19 cases. *Fetal Diagn Ther*. 1994;9(2):92–104.

4. Sivasankaran S, Sharland GK, Simpson JM. Dilated cardiomyopathy presenting during fetal life. *Cardiol Young*. 2005;15(4):409–416.

5. Michelfelder E, Gottliebson W, Border W, et al. Early manifestations and spectrum of recipient twin cardiomyopathy in twin-twin transfusion syndrome: relation to Quintero stage. *Ultrasound Obstet Gynecol*. 2007;30(7):965–971.

6. Nield LE, Silverman ED, Smallhorn JF, et al. Endocardial fibroelastosis associated with maternal anti-Ro and anti-La antibodies in the absence of atrioventricular block. *J Am Coll Cardiol*. 2002;40(4):796–802.

7. Weber R, Kantor P, Chitayat D, et al. Spectrum and outcome of primary cardiomyopathies diagnosed during fetal life. *JACC*. 2014;2:403–411.

8. D'Addario V, Pinto V, Di Naro E, et al. Prenatal diagnosis and postnatal outcome of cardiac rhabdomyomas. *J Perinat Med*. 2002;30(2):170–175.

9. Fesslova V, Villa L, Rizzuti T, et al. Natural history and long-term outcome of cardiac rhabdomyomas detected prenatally. *Prenat Diagn*. 2004;24(4):241–248.

10. Geipel A, Krapp M, Germer U, et al. Perinatal diagnosis of cardiac tumors. *Ultrasound Obstet Gynecol*. 2001;17:17–21.

11. Allan L. Fetal cardiac tumors. In: Allan L, Hornberger LK, Sharland GK, eds. *Textbook of Fetal Cardiology*. London, England: Greenwich Medical Media; 2000:358–365.

12. Holley DG, Martin GR, Brenner JI, et al. Diagnosis and management of fetal cardiac tumors: a multicenter experience and review of published reports. *J Am Coll Cardiol*. 1995;26:516–520.

13. Tworetzky W, McElhinney DB, Margossian R, et al. Association between cardiac tumors and tuberous sclerosis in the fetus and neonate. *Am J Cardiol*. 2003;92(4):487–489.

14. Bader RS, Chitayat D, Kelly E, et al. Fetal rhabdomyoma: prenatal diagnosis, clinical outcome, and incidence of associated tuberous sclerosis complex. *J Pediatr*. 2003;143(5):620–624.

15. Kivelitz DE, Muhler M, Rake A, et al. MRI of cardiac rhabdomyoma in the fetus. *Eur Radiol*. 2004;14(8):1513–1516.

16. Muhler MR, Rake A, Schwabe M, et al. Value of fetal cerebral MRI in sonographically proven cardiac rhabdomyoma. *Pediatr Radiol*. 2007;37(5):467–474.

17. Milunsky A, Ito M, Maher TA, et al. Prenatal molecular diagnosis of tuberous sclerosis complex. *Am J Obstet Gynecol*. 2009;200:321.e1–321.e6.

第 33 章
胎儿心律失常

概述

随着超声技术的进步，产前超声诊断胎儿心律失常已成为可能。除了彩色多普勒及脉冲多普勒超声心动图，M 型超声心动图在诊断复杂胎儿心律失常中也起到了重要的作用并可用于监测产前的干预治疗。常规超声联合组织多普勒超声及心磁图描记术检查无疑是有助于对胎儿心律失常病理生理的理解，并针对性地治疗这些疾病。

胎儿心律失常较常见，占妊娠期胎儿总数的 1%～2%[1]。胎儿心脏节律不规则是转诊到胎儿超声心动图中心检查心律失常的主要原因，而其中绝大多数是良性的心房异位搏动。持续性胎儿心动过缓或快速性心律失常与新生儿发病率及死亡率增加有关，但不到 10%[2]。本章将复习目前已有的诊断胎儿心律失常的方法、心律失常的各种类型、心律失常对胎儿和新生儿的影响及治疗。

胎儿心律评估

M 型超声心动图

M 型（运动-模式）超声心动图是通过记录与探头发射超声波的深度和时间相关的反射超声波，因此，M 型模式是线性显示相邻心脏结构的时间函数。在临床实践中，首先获得胎儿心脏的 2D 图像，然后将 M 型取样线放置在心脏需要检测的位置。M 型超声心动图的线性显示可以更准确地重复测量各心腔和大血管的直径。此外，因为 M 型超声心动图能检测心脏结构随时间变化的改变，故常用于评估胎儿心律失常和各心脏瓣膜的运动。常将 M 型取样线经过心房和心室，从而记录心房-心室的收缩关系（图 33-1）。M 型超声不能明确房室收缩的起点和最高峰，从而限制了它用于房室（AV）间期的测量，这是 M 型超声评价胎儿心律失常的主要局限性。此外，也经常会遇到信号质量不佳及胎位不理想，也限制了 M 型超声的应用。在更先进的超声诊断仪中已实现了将彩色多普勒与 M 型超声技术融合（图 33-2）以及调节 M 型超声束来增强其功能。

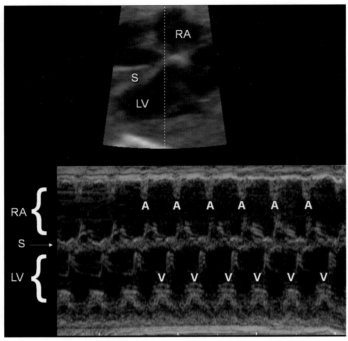

图 33-1　M 型超声记录 1 例胎儿正常窦性心律

M 型取样线经过右心房（RA）、室间隔（S）和左心室（LV）；M 型超声记录显示心房收缩（A）和相应的心室收缩（V）

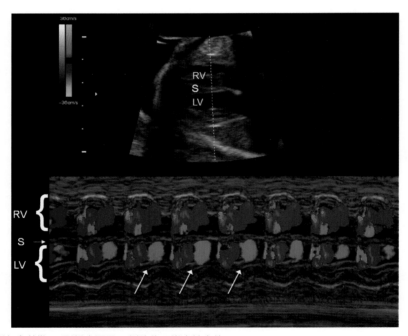

图 33-2　彩色多普勒 M 型超声记录 1 例胎儿正常窦性心律

M 型取样线经过右心室（RV）、室间隔（S）和左心室（LV）；在左心室流入道和流出道，呈红色和蓝色的血流信号（斜箭头）

脉冲多普勒超声心动图

脉冲多普勒超声心动图能够提供胎儿心律失常的重要信息，目前是除了 M 型超声心动图之外的首选方法。脉冲多普勒能获取心脏房室收缩的同步信号、确定房室活动发生的时间和测量各时间间期，以及获取可用于区分各类心律失常所需的数据。将脉冲多普勒取样框置于二尖瓣和主动脉瓣（图 33-3）、肺动脉和肺静脉（图 33-4）、肾动脉和肾

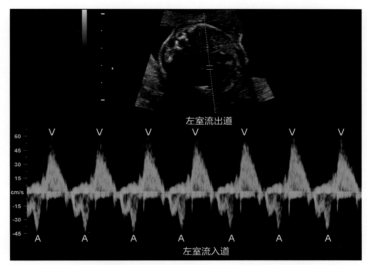

图 33-3　脉冲多普勒记录 1 例胎儿正常窦性心律左心室（LV）流入道（二尖瓣）和流出道（主动脉瓣）血流信号
二尖瓣 A 波的起始为心房收缩（A），主动脉射血的起始为心室收缩（V）

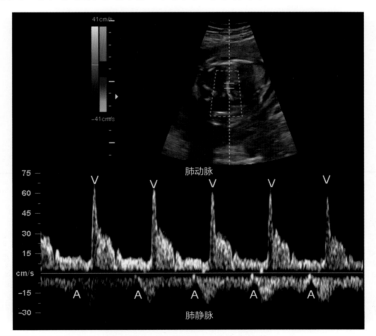

图 33-4　脉冲多普勒记录 1 例胎儿正常窦性心律的肺动脉、肺静脉频谱
肺静脉多普勒 A 波的起始为心房收缩（A），肺动脉血流的起始为心室收缩（V）

静脉（图33-5）或上腔静脉和主动脉处（图33-6）[3-5]，可获得相应的信息。如果脉冲多普勒同时检测上腔静脉和主动脉，上腔静脉反向血流标志着心房收缩开始，主动脉前向血流标志着心室收缩开始（图33-6）。脉冲多普勒也可用于评价机械性 PR 间期（详见本章后面的内容）[6]。

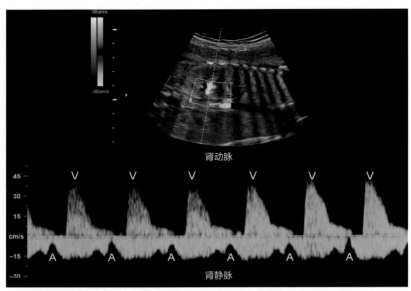

图 33-5　脉冲多普勒记录 1 例胎儿正常窦性心律肾动脉、肾静脉频谱
肾静脉多普勒 A 波的起始为心房收缩（A），肾动脉血流的起始为心室收缩（V）

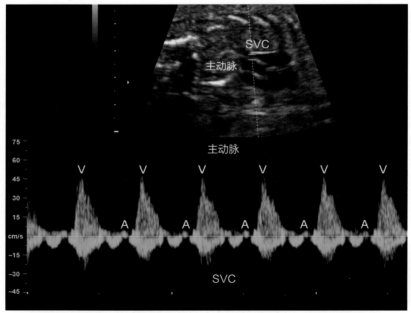

图 33-6　脉冲多普勒记录 1 例胎儿正常窦性心律主动脉及上腔静脉（SVC）频谱
上腔静脉反向 A 波为心房收缩（A），主动脉波形的起始为心室收缩（V）

胎儿心电图

10 年前已有人报道和介绍了胎儿心电图，此技术经孕妇腹部记录胎儿心脏电信号。此技术的困难在于将胎儿和孕妇重叠的心电信号区分开。胎儿心电图正在不断发展，未来技术的发展无疑将有助于胎儿心电图应用于心律失常的分类和诊断。

组织多普勒成像

组织多普勒成像是一门相对较新的技术，可分析同一心动周期中胎儿心脏任一区域节段室壁的运动（心肌运动）[7]。这种技术可显示心脏结构和运动的彩色编码图（图 33-7），在评估心房和心室收缩活动的时间顺序方面比脉冲多普勒超声心动图更有优势。脉冲多普勒超声心动图通过血流间接测量 AV 间期，但受到负荷状态、心肌自身特性、心率和传播速度的影响[8]。组织多普勒超声通过取样心房和心室壁运动，能准确测量 AV 间期和室壁运动速度（图 33-8A，B）。但组织多普勒超声应用范围较窄，限制了临床应用。通过调整增益和彩色、脉冲多普勒超声速度，可通过标准超声仪器获得心肌组织多普勒成像[9]。更多优化组织多普勒成像的信息请见第 14 章。

心磁图描记术

心磁图描记术（magnetocardiography，MCG）记录胎儿心脏电活动产生的磁场，并使用信号平均技术产生类似于心电图的波形。该技术的缺点包括许多检查中心不能开展以及需要一个磁屏蔽室[10,11]，有报道称已经在非屏蔽环境下成功应用该技术[12]。随着心磁图描记术的进步，它的广泛应用将使胎儿心律失常的诊断更为准确。

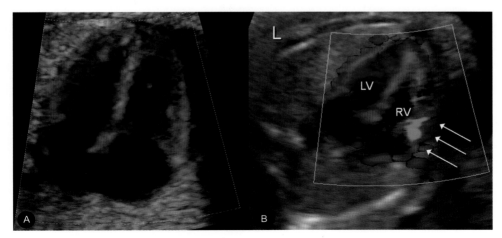

图 33-7　组织多普勒记录 1 例正常胎儿（A）和贫血胎儿（B）四腔心切面
胎儿（B）右心室（RV）绿色血流（箭头）提示右心室功能不全。L—左；LV—左心室

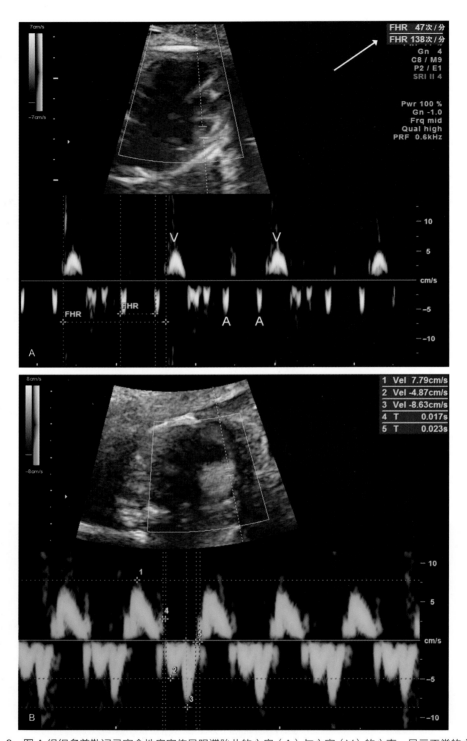

图 33-8　图 A 组织多普勒记录完全性房室传导阻滞胎儿的心房（A）与心室（V）的心率，显示正常的心房率为 138 次 / 分，但心室率仅为 47 次 / 分（箭头）；图 B 组织多普勒测量 1 例正常胎儿妊娠 20 周的瓣环纵向运动速度

FHR—胎儿心率

心律失常的分类和处理

新生儿、儿童和成人的心律失常分类主要依据心电图建立的标准。但这项技术对胎儿并不可行，胎儿心律失常的分类需要更实用的方法，有赖于超声引导的技术，如 M 型超声、脉冲多普勒和组织多普勒。胎儿心律失常主要分为 3 类：不规则心律、胎儿心动过缓（< 100次 / 分）和胎儿心动过速（> 180 次 / 分）。

不规则心律

不规则心律是胎儿转诊检查心律失常的最常见原因，分为房性期前收缩和室性期前收缩。

房性期前收缩

大部分心律不规则的胎儿为房性期前收缩（premature atrial contractions，PACs）（图 33-9），PACs 是由于心房异位激动所致，多在妊娠中期末发生，通常为良性。PACs 可以下传或被阻滞，分别导致心律不规则或暂停。PACs 与 CHD 的相关性为 1% ～ 2%[13]，2% ～ 3%的病例可在宫内或出生后第 3 ～ 4 周时发展成持续性心动过速[14,15]。PACs 进展成心动过速的危险因素包括因多种阻滞心房异位激动导致的心室率低和复杂期前收缩如二联律（图 33-10）或三联律（图 33-11）[13,16]。胎儿 PACs 同时发现伴有心功能不全时，应警惕发生室上性心动过速（supraventricular tachycardia，SVT）的可能。对此类胎儿应每 1 ～ 2周应用超声诊断仪或手提式多普勒设备检测胎儿心律直至 PACs 消失或胎儿出生。

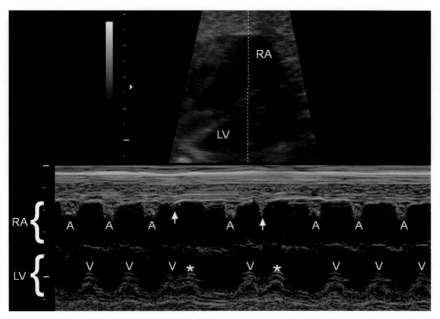

图 33-9　M 型超声记录 1 例胎儿下传的房性期前收缩

M 型取样线经过胎儿右心房（RA）和左心室（LV）。正常心房的收缩之后记录到正常心室的收缩。2 次房性期前收缩之后出现 2 次室性期前收缩（星号）

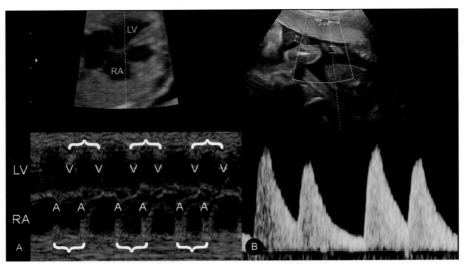

图33-10 胎儿M型超声（A）和脐动脉脉冲多普勒（B）显示期前收缩二联律

M型取样线经过胎儿右心房（RA）和左心室（LV）。心房（A）和心室（V）的收缩均成对出现（括弧），在成对搏动之间有一个较长的间歇。在脐动脉脉冲多普勒频谱（B）中也可清晰地看到二联律。RA—右心房；LV—左心室

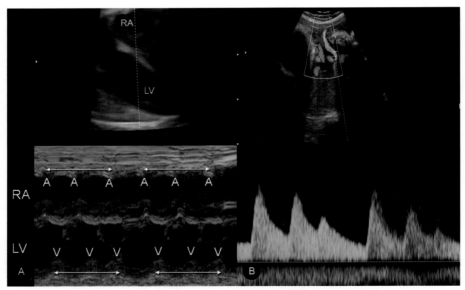

图33-11 胎儿M型超声（A）和脐动脉血流脉冲多普勒（B）显示期前收缩三联律

M型取样线经过右心房（RA）和左心室（LV）。心房（A）和心室（V）的收缩是呈3次一组（双向箭头），两组之间有一个长间歇。通过脐动脉的脉冲多普勒频谱（B）也可清楚地看到这种三联律

室性期前收缩

在极少数情况下，期前收缩起源于心室而非心房，因而被称为室性期前收缩（premature ventricular contractions，PVCs）。大多数情况下PVCs也为良性。当PVCs出现时，有必要进行详细的胎儿心脏评估。胎儿期PACs和PVCs的鉴别比较困难，彩色多普勒显示三尖

瓣反流或脉冲多普勒显示下腔静脉小 A 波伴异位搏动可能提示为室性起源[13]。

不规则心律的处理

大多数胎儿不规则心律是由于心房或心室异位激动引起的，无须治疗，因为多数可以自愈。作者建议母体尽可能避免已知或可疑因素，比如吸烟、过量摄入咖啡因、心脏活性药物（致期前收缩的 β 类药物）。每 1～2 周随访监测胎儿心率和节律，以观察胎儿心律失常的发展，如果病情发展为心动过速，就有必要对胎儿进行治疗。如不规则心律一直持续到分娩，作者建议在新生儿期做心电图检查。

胎儿心动过缓

胎儿心动过缓指胎儿心率持续低于 100 次 / 分。发作胎儿心率短暂性低于 100 次 / 分通常是良性的，与超声探头压迫胎儿腹部致迷走神经刺激增加有关。胎儿心动过缓的原因包括窦性心动过缓、阻滞性房性二联律或三联律以及高度房室传导阻滞[17]。

窦性心动过缓

窦性心动过缓非常少见，可能与窦房结功能不全、胎儿酸血症、先天性长 QT 综合征或先天性异常如内脏异位综合征有关[18]。窦房结功能不全是由基因异常或正常窦房结发生感染或产生抗体引起。长 QT 综合征是由调节心脏复极化的钠－钾通道基因异常所致。长 QT 综合征一般有家族史或出现阵发性室性心动过速伴 2 ：1 房室传导阻滞[18,19]。窦性心动过缓的特征包括超声心动图显示 1 ：1 房室传导伴心房率减慢。

持续性房性二联律或三联律

持续性房性二联律伴阻滞性期前收缩是造成胎儿心动过缓的另一个原因。这类心动过缓与房室传导阻滞的区别至关重要，因为它们的预后迥然不同。阻滞性期前收缩和房室传导阻滞心房率均大于心室率。房室传导阻滞心房激动的时间间期相对恒定连续，而二联律、三联律的每第二个或第三个心房激动时间是提前的。阻滞性期前收缩通常是良性的，往往随着胎儿活动的增强逐渐缓解。

先天性房室传导阻滞

高达 40% 的先天性房室（atrioventricular，AV）传导阻滞（congenital AV heart block，CAVB）病例（图 33-12）发生在伴有先天性心脏畸形的胎儿中，尤其是左房异构（内脏异位）（见第 30 章）或先天性矫正型大动脉转位（见第 28 章）。其余无心脏结构异常的 60% 胎儿，胎儿心脏传导阻滞大部分是由母体的结缔组织病（免疫介导）引起的。多数病例在诊断胎儿心脏传导阻滞时并不知道母体患有结缔组织病，应仔细查找原因。在活产儿中 CAVB 的发生率约 1 ：11000～1 ：22000，而其中 1%～2% 的活产儿具有抗 SSA/RO 抗体，其复发风险为 14%～17%[20-23]。表 33-1 列出了一度、二度及三度（完全性）房室传导阻滞的特征。

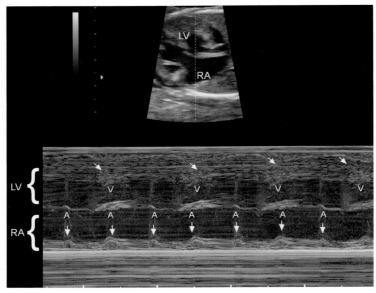

图 33-12　胎儿完全性心脏阻滞胎儿的 M 型超声

M 型取样线经过胎儿左心室（LV）和右心房（RA）。心房收缩（A）由直线箭头显示，为规律、正常的心房率。心室收缩（V）由斜箭头显示，为较慢的心室率，与心房收缩分离

表 33-1　一度、二度和三度（完全性）房室传导阻滞的特征

房室传导阻滞等级	房室间期或房室传导	心率
一度	延长或房室传导呈 1 ：1	正常
二度 I 型（文氏型）	逐渐延长的房室间期直至一个冲动脱落	通常不规则
二度 II 型（莫氏型）	伴有冲动阻滞的正常房室间期，通常呈 2 ：1 传导	慢，规则
三度（完全性）心脏传导阻滞	房室传导完全中断，心房和心室独立活动	慢，规则，心室率

　　免疫介导的 CAVB 病因认为是易感胎儿的心肌和心脏传导系统出现炎症反应和损伤，由母体循环中的抗体引发。免疫介导的 CAVB 的心脏损伤包括心肌功能受损、心肌病、心内膜弹力纤维增生症和传导系统异常[24,25]。高达 11% 由免疫介导引起的 CAVB 的儿童，尽管起搏治疗成功，但仍有发生迟发性扩张型心肌病的可能[24]。CAVB 合并心脏畸形时死亡率超过 70%，而免疫介导的 CAVB 不合并心脏畸形的死亡率为 19%[26]。

　　可以尝试用多普勒超声测量机械性 PR 间期来预测具有抗 SSA 抗体胎儿心脏传导阻滞的风险。机械性 PR 间期（包括心室等容收缩期时间）比生理性 PR 间期长[27]。从胎儿心脏二尖瓣或主动脉瓣区域测量机械性 PR 间期，正常值为（0.12±0.02）秒（图 33-13A 和 B）[28]。30% 的妊娠期具有抗 SSA 抗体的胎儿机械性 PR 间期延长超过上限 0.14 秒[29]。其他可能的标志包括存在三尖瓣反流、心功能降低、室性心动过速、心内膜弹力纤维增生症等[10,30]。尽管有这些发现，但目前仍没有可靠预测具有抗 SSA 抗体的胎儿发生心脏传导阻滞的监测方法。

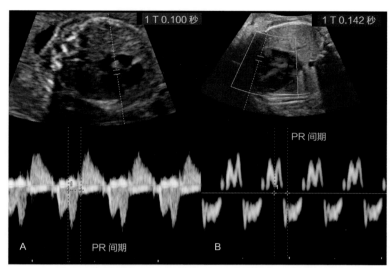

图 33-13　2 例正常胎儿的 PR 间期 在胎儿 A 二尖瓣－主动脉瓣区脉冲多普勒测量 PR 间期为 0.100 秒。在胎儿 B 二尖瓣－主动脉瓣区脉冲多普勒测量 PR 间期为 0.142 秒，如图所示

胎儿心动过缓的处理

大多数情况下，胎儿窦性心动过缓和阻滞性房性异位激动无须治疗。遗憾的是，伴有心脏畸形的完全性心脏传导阻滞的胎儿不能在宫内治疗，如果同时心室率低于 50 次 / 分，则与胎儿水肿发生的相关性增加（见第 30 章）。

应用氟化类固醇如倍他米松或地塞米松治疗妊娠期因免疫介导所致的心脏阻滞，系统用药治疗可有效增加 1 年生存率（从 47% 增加到 95%）[31]。治疗有效的原因是氟化类固醇穿过胎盘的抗炎作用可改善心脏传导功能异常及提高心功能，同时也有报道可改善胎儿水肿。此外，即使在心脏传导异常没有明显改善的情况下，氟化类固醇也可能会显著改善完全性心脏传导阻滞胎儿的存活率[31]。目前，宫内治疗先天性心脏传导阻滞的指南已经建立[32]。然而，目前对氟化类固醇大样本前瞻性治疗研究或者临床试验研究结果的客观有效性仍缺乏确切数据。但是已经证实重复剂量的类固醇会损害动物胎儿的生长，减少动物脑重量[33]。当患者咨询胎儿 CAVB 治疗的风险或获益时应进行解答，不推荐使用氟化类固醇对高危妊娠进行预防治疗。此外，已有作者建议使用 β 类药物治疗心脏传导阻滞，以提高胎儿心率，但长期疗效还没有明确的结论。

一项多国研究的汇总数据显示，对于具有高风险生育 CAVB 胎儿的母亲来说，服用羟化氯喹（hydroxychloroquine，HCQ）可能会避免再次妊娠时胎儿发生此类疾病[34]。257 名抗 SSA/Ro 抗体阳性的孕妇，40 名为有 HCQ 接触史者，217 名为无 HCQ 接触史者（HCQ 接触史指怀孕前 10 周至整个妊娠期持续性服用 HCQ），胎儿期接触 HCQ 组的新生儿心脏红斑狼疮的复发率为 7.5%，而未接触组为 21.2%[34]，另外，接触 HCQ 组无新生儿死亡，而未接触组死亡率为 21.7%[34]。这些数据表明 HCQ 在避免抗 SSA/Ro 抗体的心肌损害方面起着重要作用。

胎儿快速性心律失常

胎儿心动过速是指胎儿心室率持续超过 180 次 / 分，持续心动过速可显著增加胎儿的病死率，需要立即进一步评估和处理。准确的诊断才能进行合理的药物治疗。胎儿先天性心脏畸形合并胎儿心动过速很少见，据报道 1% ～ 5% 的病例合并胎儿心动过速[35]。超声心动图测量技术可帮助鉴别诊断胎儿心动过速，包括房性或室性心动过速、心率变异性和房室（AV）及室房（VA）间期。

窦性心动过速

窦性心动过速是指胎儿心室率为 180 ～ 200 次 / 分、呈正常的 1 ： 1 房室传导、正常的 AV 间期及心率变异性。病因包括母体发热、感染、服用药物（如 β 类药物）和胎儿窘迫。窦性心动过速处理措施包括尽可能明确潜在病因及积极治疗病因。

室上性心动过速

室上性心动过速（supraventricular tachycardia，SVT）是胎儿心动过速最常见的类型，占 66% ～ 90%[36]。SVT 发作时心率为 220 ～ 240 次 / 分，呈 1 ： 1 房室传导，胎儿心律齐（无心房率或心室率的变异性）（图 33-14）。SVT 是房室旁路传导即室房逆向折返传导最常见的表现。回路通过房室结进行正常房室正向传导以及通过旁路快速逆行从心室折返进入心房。由于经旁路从心室到心房逆向折返时间比顺向房室传导时间短，因此，典型 SVT 的 VA 间期很短或 VA/AV<1。这一机制在胎儿 SVT 中约占 90%[37]，其中 10% 出生后证实是预激综合征。SVT 的其他类型包括长的 VA 间期（心室和心房波叠加），房性折返性心动过速[38]。VA 间期长的 SVT，包括窦性心动过速、异位房性心动过速、持续性交界区反复性心动过速。交界区异位心动过速，心房波是叠加在心室波上的。与典型的胎儿快速 VA

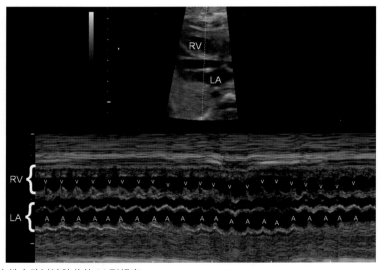

图 33-14 室上性心动过速胎儿的 M 型超声

M 型取样线经过胎儿右心室 (RV) 和左心房 (LA)。心房收缩以 A 标注，心室收缩以 V 标注。显示房室传导呈 1 ：1，胎儿心律齐（无心房率或心室率变异性）

折返性 SVT 不同，长 VA 间期的 SVT 很少见，且难以治疗，并可能与先天性畸形如横纹肌瘤有关[39,40]。

心房扑动

胎儿心房扑动是指心房率规则达 300 ～ 600 次 / 分，并伴有不同程度的房室传导阻滞，导致心室率变慢，通常为 220 ～ 240 次 / 分（图 33-15）。此类胎儿中 80% 病例房室传导阻滞是以 2 ∶ 1 传导，其余以 3 ∶ 1 传导[41]。心房扑动是另一种类型的阵发性室上性心动过速，涉及心房内旁路参与导致心房折返性心动过速。胎儿快速心律失常中，心房扑动占10% ～ 30%[36] 且往往发生在妊娠晚期。心房扑动常合并染色体异常、结构性心脏病或其他缺陷，约占 30%[42]。与快速折返性 SVT 相似，心房扑动时胎儿水肿的发生率为 35% ～ 40%[41]。

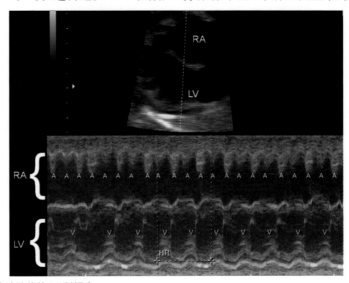

图 33-15　心房扑动胎儿的 M 型超声
M 型取样线经过胎儿右心房（RA）和左心室（LV）。心房收缩以 A 标注，心室收缩以 V 标注，提示房室传导呈 2 ∶ 1

室性心动过速

室性心动过速比较罕见，是指心室率高于 180 次 / 分的房室分离。心房率通常正常。可能的病因包括胎儿心肌炎或长 QT 综合征[43,44]。室性心动过速的诊断具有挑战性，诊断依据为快速、规律的心室率与心房率没有时间关联。心房率通常比心室率更慢。在极少数情况下会发生逆行心房激动和房室以 1 ∶ 1 的比例传导。对于这类心律失常，组织多普勒成像和胎儿心磁图描记术可能有助于诊断。

心房颤动

心房颤动是一种罕见的胎儿心动过速，包括快速而不规则的心房率伴有房室传导阻滞，心室率快且无规律变化。胎儿期往往不能明确鉴别心房颤动与心房扑动。

胎儿快速性心律失常的处理

胎儿肺成熟时若发生心律失常，分娩是治疗的首选方法。另外，胎儿快速性心律失常间歇性发作并无血流动力学影响时，建议无须药物治疗，可进行密切随访。但是持续快速性心律失常可能会导致胎儿血流动力学受损，如心脏舒张期充盈受限、静脉充血和心输出量减少。在这种情况下，抗心律失常药物治疗是必要的。最好住院药物治疗并密切观察血清中药物含量及母体对药物的反应。

目前仍然认为地高辛是治疗胎儿快速心律失常的一线药物。非水肿胎儿的血清中地高辛含量为孕妇的 70% ～ 100%[45]。水肿胎儿血清中地高辛含量是不可靠的，尽管接近母体中毒水平，但仍然不能达到治疗水平[45]。地高辛治疗 SVT 或心房扑动伴胎儿水肿的转复率为 6% ～ 7%[41]。此外，地高辛对治疗长 VA 间期的 SVT 如异位性房性心动过速和持续性交界区反复性心动过速无效[40]。然而，地高辛似乎对治疗非水肿胎儿短 VA 间期的 SVT 和心房扑动有效（约占胎儿快速心律失常的 90%），有报道称转复率为 40% ～ 60%[41]。

在一些医疗中心，口服 β 受体阻滞剂索他洛尔作为治疗快速心律失常的一线药物[28]。推荐单独口服索他洛尔或者联合地高辛治疗 SVT 合并长 VA 间期和胎儿水肿。胎儿血清中的索他洛尔能够穿透胎盘运送至胎儿，基本与母体的索他洛尔含量一致。开始治疗后应密切监测孕妇 QT 间期。

氟卡尼、胺碘酮和其他抗心律失常药物通常作为二线药物治疗对地高辛和（或）索他洛尔无反应的胎儿。当用地高辛单一疗法未能有效治疗胎儿心律失常时，氟卡尼可能有效[47]，在一些治疗中心氟卡尼亦作为一线药物治疗心律失常。有报道称，严重水肿的胎儿常规治疗失败后，可以经胎儿脐静脉或肌肉直接注射药物来治疗[48,49]，为有效治疗通常需要多次注射。

要点　胎儿心律失常

- 胎儿心脏节律不规则是转诊到胎儿超声心动图中心检查心律失常的主要原因，而其中绝大多数是良性的心房异位激动。
- PACs 合并 CHD 约占 1% ～ 2%，高达 2% ～ 3% 的病例在宫内或出生后第 3 ～ 4 周发展成持续性心动过速。
- 胎儿心动过缓指胎儿心率持续低于 100 次 / 分。
- 胎儿心动过缓的原因包括窦性心动过缓、阻滞性房性二联律或三联律以及高度房室传导阻滞。
- 高达 40% 的 CAVB 的病例是先天性心脏畸形胎儿，其余 60% 的病例与母体患有结缔组织疾病有关。
- 对于高风险生育 CAVB 胎儿的母亲来说，服用 HCQ 可能会避免再次妊娠时胎儿发生此类疾病。
- 胎儿心动过速是指胎儿心室率持续高于 180 次 / 分。
- 窦性心动过速的特点是心房率和心室率一致（180 ～ 220 次 / 分）、呈正常的 1 : 1 房室传导、正常 AV 间期和心率变异性。

- SVT 是胎儿心动过速最常见类型，占 66%～90%。
- SVT 心率范围一般为 220～240 次 / 分，呈 1：1 房室传导，胎儿心律齐（无心房率或心室率的变异性）。
- 胎儿心房扑动是指心房率规则达 300～600 次 / 分，并伴有不同程度的房室传导阻滞，导致心室率变慢，为 220～240 次 / 分。
- 胎儿心动过速中室性心动过速罕见，房室分离，心室率高于 180 次 / 分。
- 心房颤动在胎儿心动过速中罕见，表现为快速不规则的心房率伴有房室传导阻滞。
- 地高辛仍然被认为是治疗非水肿胎儿快速心律失常的一线药物。

（李亚南　译）

参考文献

1. Southall DP, Richards J, Hardwick RA, et al. Prospective study of fetal heart rate and rhythm patterns. *Arch Dis Child*. 1980;55:506–511.
2. Reed KL. Fetal arrhythmias: etiology, diagnosis, pathophysiology, and treatment. *Semin Perinatol*. 1989;13:294–304.
3. Dancea A, Fouron JC, Miro J, et al. Correlation between electrocardiographic and ultrasonographic time-interval measurements in fetal lamb heart. *Pediatr Res*. 2000;47:324–328.
4. Fouron JC, Fournier A, Proulx F, et al. Management of fetal tachyarrhythmia based on superior vena cava/aorta Doppler flow recordings. *Heart*. 2003;89:1211–1216.
5. Carvalho JS, Perfumo F, Ciardelli V, et al. Evaluation of fetal arrhythmias from simultaneous pulsed wave Doppler in pulmonary artery and vein. *Heart*. 2007;93:1448–1453.
6. Friedman DM, Kim MY, Copel JA, et al. Utility of cardiac monitoring in fetuses at risk for congenital heart block. The PR Interval and Dexamethasone Evaluation (PRIDE) prospective study. *Circulation*. 2008;117:485–493.
7. Rein AJ, O'Donnell C, Geva T, et al. Use of tissue velocity imaging in the diagnosis of fetal cardiac arrhythmias. *Circulation*. 2002;106:1827–1833.
8. Nii M, Shimizu M, Roman KS, et al. Doppler tissue imaging in the assessment of atrioventricular conduction time: validation of a novel technique and comparison with electrophysiologic and pulsed wave Doppler-derived equivalents in an animal model. *J Am Soc Echocardiogr*. 2006;19:314–321.
9. Tutschek B, Zimmermann T, Buck T, et al. Fetal tissue Doppler echocardiography: detection rates of cardiac structures and quantitative assessment of the fetal heart. *Ultrasound Obstet Gynecol*. 2003;21:26–32.
10. Zhao H, Cuneo BF, Strasburger JF, et al. Electrophysiological characteristics of fetal atrioventricular block. *J Am Coll Cardiol*. 2008;51:77–84.
11. Hornberger LK, Collins K. New insights into fetal atrioventricular block using fetal magenetocardiography. *J Am Coll Cardiol*. 2008;51:85–86.
12. Seki Y, Kandori A, Kumagai Y, et al. Unshielded fetal magnetocardiography system using two-dimensional gradiometers. *Rev Sci Instruments*. 2008;79:036106.
13. Simpson JM, Yates RW, Sharland GK. Irregular heart rate in the fetus—not always benign. *Cardiol Young*. 1996;6:28–31.
14. Simpson LL. Fetal supraventricular tachycardias: diagnosis and management. *Semin Perinatol*. 2000;24:360–372.
15. Vergani P, Mariani E, Ciriello E, et al. Fetal arrhythmias: natural history and management. *Ultrasound Med Biol*. 2005;31:1–6.
16. Fish F, Benson DJ. Disorders of cardiac rhythm and conduction. In: Allen HD, Gutgesell H, Clark EB, et al, eds. *Heart Disease in Infants, Children, and Adolescents*. 6th ed. Philadelphia, PA: Lippincott William & Wilkins; 2001:482–533.
17. Larmay HJ, Strasburger JF. Differential diagnosis and management of the fetus and newborn with an irregular or abnormal heart rate. *Pediatr Clin North Am*. 2004;51:1033–1050.
18. Hofbeck M, Ulmer H, Beinder E, et al. Prenatal findings in patients with prolonged QT interval in the neonatal period. *Heart*. 1997;77:198–204.
19. Beinder E, Grancay T, Menendez T, et al. Fetal sinus bradycardia and the long QT syndrome. *Am J Obstet Gynecol*. 2001;185:743–747.

20. Michaelsson M, Engle MA. Congenital complete heart block: an international study of the natural history. *Cardiovasc Clin.* 1972;4:85–101.

21. Siren MK, Julkunen H, Kaaja R. The increasing incidence of isolated congenital heart block in Finland. *J Rheumatol.* 1998;25:1862–1864.

22. Brucato A, Frassi M, Franceschini F, et al. Risk of congenital complete heart block in newborns of mothers with anti-Ro/SSA antibodies detected by counterimmunoelectrophoresis: a prospective study of 100 women. *Arthritis Rheum.* 2001;44:1832–1835.

23. Costedoat-Chalumeau N, Amoura Z, Lupoglazoff JM, et al. Outcome of pregnancies in patients with anti-SSA/Ro antibodies: a study of 165 pregnancies, with special focus on electrocardiographic variations in the children and comparison with a control group. *Arthritis Rheum.* 2004;50:3187–3194.

24. Moak JP, Barron KS, Hougen TJ, et al. Congenital heart block: development of late-onset cardiomyopathy, a previously underappreciated sequela. *J Am Coll Cardiol.* 2001;37:238–242.

25. Villain E, Marijon E, Georgin S. Is isolated congenital heart block with maternal antibodies a distinct and more severe form of the disease in childhood? *Heart Rhythm.* 2005;2(1S):S45.

26. Buyon JP, Hiebert R, Copel J, et al. Autoimmune-associated congenital heart block: demographics, mortality, morbidity and recurrence rates obtained from a national neonatal lupus registry. *J Am Coll Cardiol.* 1998;31:1658–1666.

27. Nii M, Hamilton RM, Fenwick L, et al. Assessment of fetal atrioventricular time intervals by tissue Doppler and pulse Doppler echocardiography: normal values and correlation with fetal electrocardiography. *Heart.* 2006;92:1831–1837.

28. Jaeggi ET, Nii M. Fetal brady- and tachyarrhythmias: new and accepted diagnostic and treatment methods. *Semin Fetal Neonatal Med.* 2005;10:504–514.

29. Sonesson SE, Salomonsson S, Jacobsson LA, et al. Signs of first degree heart block occur in one-third of fetuses of pregnant women with anti-SSA/Ro 52 kd antibodies. *Arthritis Rheum.* 2004;50:1253–1261.

30. Friedman DM, Kim MY, Copel JA, et al. Utility of cardiac monitoring in fetuses at risk for congenital heart block: the PR interval and Dexamethasone Evaluation (PRIDE) prospective study. *Circulation.* 2008;117:485–493.

31. Jaeggi ET, Fouron JC, Silverman ED, et al. Transplacental fetal treatment improves the outcome of prenatally diagnosed complete atrioventricular block without structural heart disease. *Circulation.* 2004;110:1542–1548.

32. Buyon JP, Clancy RM. Maternal autoantibodies and congenital heart block: mediators, markers and therapeutic approach. *Semin Arthritis Rheum.* 2003;33:140–154.

33. Kutzler MA, Ruane EK, Coksaygan T, et al. Effects of three courses of maternally administered dexamethasone at 0.7, 0.75 and 0.8 of gestation on prenatal and postnatal growth in sheep. *Pediatrics.* 2004;113:313–319.

34. Izmirly PM, Costedoat-Chalumeau N, Pisoni CN, et al. Maternal use of hydroxychloroquine is associated with a reduced risk of recurrent anti SSA/Ro antibody associated cardiac manifestation of neonatal lupus. *Circulation.* 2012;126:76–82.

35. Simpson J, Silverman NH. Diagnosis of cardiac arrhythmias during fetal life. In: Yagel S, Silverman NH, Gembruch U, eds. *Fetal Cardiology.* London, England: Martin Dunitz; 2003:333–344.

36. Van Engelen AD, Weitjens O, Brenner JI, et al. Management outcome and follow up of fetal tachycardia. *J Am Coll Cardiol.* 1994;24:1371–1375.

37. Kleinman CS, Nehgme RA. Cardiac arrhythmias in the human fetus. *Pediatr Cardiol.* 2004;25:234–251.

38. Fouron JC. Fetal arrhythmias: the Sainte-Justine hospital experience. *Prenat Diagn.* 2004;24:1068–1080.

39. Jaeggi E, Fouron JC, Fournier A, et al. Ventriculo-atrial time interval measured on M mode echocardiography: a determining element in diagnosis, treatment, and prognosis of fetal supraventricular tachycardia. *Heart.* 1998;79:582–587.

40. Strasburger JF. Prenatal diagnosis of fetal arrhythmias. *Clin Perinatol.* 2005;32:891–912.

41. Krapp M, Kohl T, Simpson JM, et al. Review of diagnosis, treatment and outcome of fetal atrial flutter compared with supraventricular tachycardia. *Heart.* 2003;89:913–917.

42. Larmay HJ, Strasburger JF. Differential diagnosis and management of the fetus and newborn with an irregular or abnormal heart rate. *Pediatr Clin North Am.* 2004;51:1033–1050.

43. Cuneo BF, Ovadia M, Strasburger JF, et al. Prenatal diagnosis and in utero treatment of torsades de pointes associated with congenital long QT syndrome. *Am J Cardiol.* 2003;91:1395–1398.

44. Zhao H, Strasburger JF, Cuneo BF, et al. Fetal cardiac repolarization abnormalities. *Am J Cardiol.* 2006;98:491–496.

45. Api O, Carvalho J. Fetal dysrhythmias. *Best Pract Res Clin Obstet Gynaecol.* 2008;22(1):31–48.

46. Frohn-Mulder IM, Stewart PA, Witsenburg M, et al. The efficacy of flecainide versus digoxin in the management of fetal supraventricular tachycardia. *Prenat Diagn.* 1995;15:1297–1302.

47. Krapp M, Baschat AA, Gembruch U, et al. Flecainide in the intrauterine treatment of fetal supraventricular tachycardia. *Ultrasound Obstet Gynecol.* 2002;19:158–164.

48. Leiria TL, Lima GG, Dillenburg RF, et al. Fetal tachyarrhythmia with 1:1 atrioventricular conduction. Adenosine infusion in the umbilical vein as a diagnostic test. *Arq Bras Cardiol.* 2000;75:65–68.

49. Mangione R, Guyon F, Vergnaud A, et al. Successful treatment of refractory supraventricular tachycardia by repeat intravascular injection of amiodarone in a fetus with hydrops. *Eur J Obstet Gynecol Reprod Biol.* 1999;86:105–107.

附录：图解

心脏横径

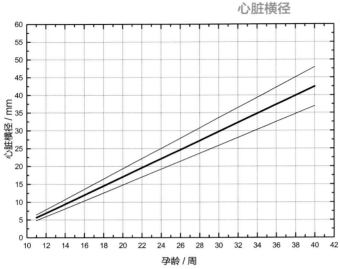

图 A-1a　妊娠 11 ~ 40 周心脏横径参考值范围（或心脏横径）

如图 A-1b 所示在房室瓣水平从心外膜到心外膜测量心脏横径。曲线图中三条直线代表第 2.5%、第 50%（实心线）和第 97.5% 对应的均数 ±1.96 标准差

曲线图原始数据来自 Li X, Zhou Q, Huang H, et al. Z-score reference ranges for normal fetal heart sizes throughout pregnancy derived from fetal echocardiography. *Prenat Diagn*, 2014;34:1–8.

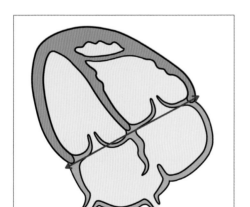

图 A-1b　心脏横径在四腔心切面的舒张末期房室瓣水平测量（房室瓣关闭）

测量如图所示从心外膜到心外膜测量

表 A-1　正常孕龄胎儿心脏横径的第 2.5%、第 50% 和第 97.5% 范围（n=809）

孕龄	心脏横径 / mm		
	P2.5	P50	P97.5
11	4.81	5.62	6.44
12	5.92	6.89	7.78
13	7.02	8.16	9.30
14	8.13	9.43	10.73
15	9.24	10.70	12.16
16	10.35	11.97	13.59
17	11.45	13.24	15.02
18	12.56	14.51	16.45
19	13.67	15.78	17.88
20	14.78	17.04	19.31
21	15.88	18.31	20.74
22	16.99	19.58	22.17
23	18.10	20.85	23.60
24	19.21	22.12	25.03
25	20.31	23.39	26.46
26	21.42	24.66	27.90
27	22.53	25.93	29.33
28	23.64	27.20	30.75
29	24.74	28.47	32.19
30	25.85	29.73	33.62
31	26.96	31.00	35.05
32	28.07	32.27	36.48
33	29.17	33.54	37.91
34	30.28	34.81	39.34
35	31.39	36.08	40.77
36	32.50	37.35	42.20
37	33.60	38.62	43.63
38	34.71	39.89	45.06
39	35.82	41.16	46.49
40	36.93	42.42	47.92

注：引自 Values calculated from the original data of X. Li et al. Score reference ranges for normal fetal heart sizes throughout pregnancy derived from fetal echocardiography. *Prenat. Diagn*, 2014: 34;1–8.

心脏长径

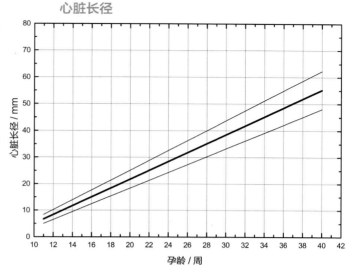

图 A-2a　妊娠 11 ~ 40 周心脏长径参考值范围

如图 A-2b 所示在室间隔水平从心尖部到心底部的心外膜到心外膜测量心脏长径。曲线图中三条直线代表第2.5%、第 50% 和第 97.5% 对应的均数 ±1.96 标准差

曲线图原始数据来自 Li X, Zhou Q, Huang H, et al. Z-score reference ranges for normal fetal heart sizes throughout pregnancy derived from fetal echocardiography. *Prenat Diagn*, 2014;34:1–8

表 A-2　正常孕龄胎儿心脏长径的第 2.5%、第 50% 和第 97.5% 范围（*n*=809）

孕龄	心脏长径 / mm		
	P2.5	P50	P97.5
11	5.00	6.68	8.35
12	6.49	8.35	10.21
13	7.97	10.02	12.07
14	9.46	11.70	13.93
15	10.94	13.37	15.80
16	12.43	15.04	17.66
17	17 13.91	16.71	19.52
18	15.40	18.39	21.38
19	16.88	20.06	23.24
20	18.36	21.73	25.10
21	19.85	23.41	26.96
22	21.33	25.08	28.82
23	22.82	26.75	30.68
24	24.30	28.43	32.55
25	25.79	30.10	34.41
26	27.27	31.77	36.27
27	28.76	33.44	38.13
28	30.24	35.12	39.99
29	31.73	36.79	41.85
30	33.21	43.71	38.46
31	34.70	40.14	45.57
32	36.18	41.81	47.44
33	37.67	43.48	49.30
34	39.15	45.16	51.16
35	40.64	46.83	53.02
36	42.12	48.50	54.88
37	43.61	50.17	56.74
38	45.09	51.85	58.60
39	46.58	53.52	60.46
40	48.06	55.19	62.32

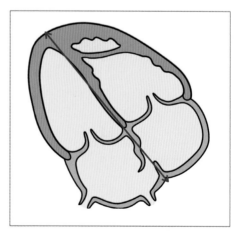

图 A-2b　心脏长径在四腔心切面的舒张末期室间隔水平测量（房室瓣关闭）

测量如图所示从心外膜到心外膜测量

注：引自 Values calculated from the original data of X. Li et al. Score reference ranges for normal fetal heart sizes throughout pregnancy derived from fetal echocardiography. *Prenat. Diagn*, 2014: 34;1–8.

心脏周长

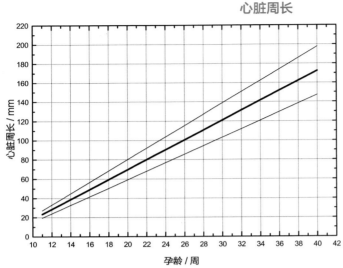

图 A-3a 妊娠 11 ~ 40 周心脏周长参考值范围

如图 A-3b 所示沿心脏轮廓的心外膜测量心脏周长。曲线图中三条直线代表第 2.5%、第 50% 和第 97.5% 对应的均数 ±1.96 标准差

曲线图原始数据来自 Li X, Zhou Q, Huang H, et al. Z-score reference ranges for normal fetal heart sizes throughout pregnancy derived from fetal echocardiography. *Prenat Diagn*, 2014;34:1–8.

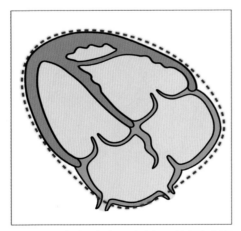

图 A-3b 心脏周长在四腔心切面的舒张末期沿心脏轮廓测量（房室瓣关闭）

表 A-3 正常孕龄胎儿心脏周长的第 2.5%、第 50% 和第 97.5% 范围（n=809）

孕龄	心脏周长 / mm		
	P2.5	P50	P97.5
11	19.47	23.30	27.13
12	23.88	28.44	33.01
13	28.28	33.59	38.89
14	32.68	38.73	44.77
15	37.09	43.87	50.65
16	41.49	49.01	56.54
17	45.90	54.16	62.42
18	50.30	59.30	68.30
19	54.70	64.44	74.18
20	59.11	69.59	80.06
21	63.51	74.73	85.95
22	67.92	79.87	91.83
23	72.32	85.02	97.71
24	76.72	90.16	103.59
25	81.13	95.30	109.47
26	85.53	100.44	115.36
27	89.94	105.59	121.24
28	94.34	110.73	127.12
29	98.74	115.87	133.00
30	103.15	121.02	138.88
31	107.55	126.16	144.77
32	111.96	131.30	150.65
33	116.36	136.45	156.53
34	120.76	141.59	162.41
35	125.17	146.73	168.29
36	129.57	151.87	174.17
37	133.98	157.02	180.06
38	138.38	162.16	185.94
39	142.79	167.30	191.82
40	147.19	172.45	197.70

注：引自 Values calculated from the original data of X. Li et al. Score reference ranges for normal fetal heart sizes throughout pregnancy derived from fetal echocardiography. *Prenat. Diagn*, 2014: 34;1–8.

心脏面积

图 A-4a　妊娠 11 ～ 40 周心脏面积参考值范围

如图 A-4b 所示沿心脏轮廓的心外膜测量心脏面积。曲线图中三条直线代表第 2.5%、第 50% 和第 97.5% 对应的均数 ±1.96 标准差

曲线图原始数据来自 Li X, Zhou Q,Huang H, et al. Z-score reference ranges for normal fetal heart sizes throughout pregnancy derived from fetal echocardiography. *Prenat Diagn*, 2014;34:1–8.

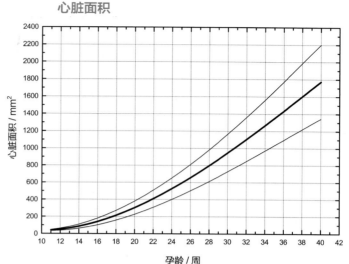

表 A-4　正常孕龄胎儿心脏面积的第 2.5%、第 50% 和第 97.5% 范围（*n*=809）			
	心脏面积 / mm²		
孕龄	P2.5	P50	P97.5
11	34.38	40.99	47.60
12	38.92	50.63	62.34
13	48.12	65.61	83.10
14	61.78	85.72	109.66
15	79.72	110.78	141.84
16	101.72	140.58	179.44
17	127.60	174.93	222.27
18	157.16	213.65	270.13
19	190.22	256.52	322.82
20	226.56	303.36	380.16
21	266.00	353.97	441.94
22	308.35	408.16	507.98
23	353.40	465.73	578.07
24	400.97	526.49	652.02
25	450.85	590.24	729.63
26	502.86	656.79	810.72
27	556.79	725.94	895.09
28	612.46	797.50	982.53
29	669.66	871.26	1072.87
30	728.21	947.05	1165.89
31	787.91	1024.66	1261.41
32	848.55	1103.89	1359.23
33	909.96	1184.56	1459.16
34	971.93	1266.46	1561.00
35	1034.26	1349.41	1664.55
36	1096.77	1433.20	1769.63
37	1159.26	1517.64	1876.03
38	1221.53	1602.55	1983.56
39	1283.39	1687.71	2092.03
40	1344.63	1772.94	2201.25

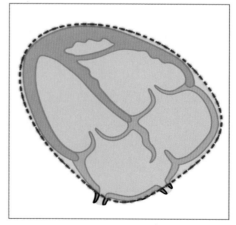

图 A-4b　心脏面积在四腔心切面的舒张末期沿心脏轮廓测量（房室瓣关闭）

注：引自 Values calculated from the original data of X. Li et al. Score reference ranges for normal fetal heart sizes throughout pregnancy derived from fetal echocardiography. *Prenat. Diagn*, 2014: 34;1–8.

心胸比

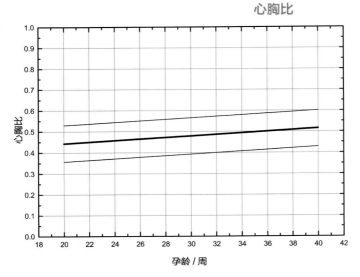

图 A-5a　妊娠 20 ～ 40 周心胸比参考值范围
如图 A-5b 所示在房室瓣水平从心外膜到心外膜测量心脏横径，从肋骨与对侧肋骨的外界测量胸廓横径。曲线图中三条直线代表第 2.5%、第 50% 和第 97.5% 对应的均数 ±1.96 标准差 曲线图原始数据来自 Chaoui R, Heling KS, Bollmann R. Ultrasound measurements of the fetal heart in the 4-chamber image plane [in German]. *Geburtshilfe Frauenheilkd*, 1994;54:92–97.

表 A-5　正常孕龄胎儿心胸比的第 2.5%、第 50% 和第 97.5% 范围（*n*=128）

	心胸比		
孕龄	P2.5	P50	P97.5
20	0.36	0.44	0.53
21	0.36	0.45	0.53
22	0.36	0.45	0.54
23	0.37	0.45	0.54
24	0.37	0.46	0.54
25	0.37	0.46	0.55
26	0.38	0.46	0.55
27	0.38	0.47	0.55
28	0.39	0.47	0.56
29	0.39	0.48	0.56
30	0.39	0.48	0.57
31	0.40	0.48	0.57
32	0.40	0.49	0.57
33	0.40	0.49	0.58
34	0.41	0.49	0.58
35	0.41	0.50	0.58
36	0.41	0.50	0.59
37	0.42	0.50	0.59
38	0.42	0.51	0.59
39	0.43	0.51	0.60
40	0.43	0.52	0.60

注：引自 Values calculated from the original data of Chaoui R, Heling KS, Bollmann R. Ultrasound measurements of the fetal heart in the 4-chamber image plane [in German]. *Geburtshilfe Frauenheilkd*, 1994;54:92–97.

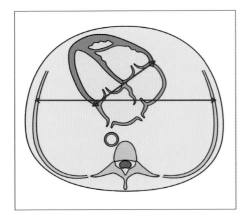

图 A-5b　在四腔心切面测量心胸比
在房室瓣水平从心外膜到心外膜测量心脏横径，从肋骨与对侧肋骨的外界测量胸廓横径。由此计算得出比率

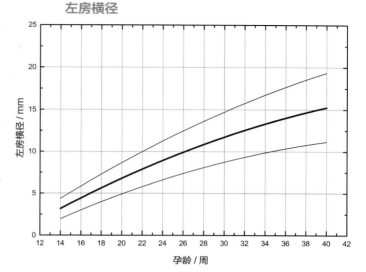

图 A-6a　妊娠 14 ~ 40 周左房横径（左房内径）参考值范围

如图 A-6b 所示在左房充盈最大径时测量左房内径。曲线图中三条直线代表第 2.5%，第 50% 和第 97.5%，对应的均数 ±1.96 标准差

曲线图原始数据来自 Shapiro I, Degani S, Leibovitz Z, et al. Fetal cardiac measurements derived by transvaginal and transabdominal crosssectional echocardiography from 14 weeks of gestation to term. *Ultrasound Obstet Gynecol*, 1998;12:404–418.

表 A-6　正常孕龄胎儿左房横径的第 2.5%，第 50% 和第 97.5% 范围（*n*=201）

孕龄	左房横径 / mm		
	P2.5	P50	P97.5
14	1.96	3.16	4.37
15	2.49	3.80	5.12
16	3,00	4.43	5.86
17	3.50	5.04	6.58
18	3.99	5.64	7.29
19	4.46	6.22	7.98
20	4.92	6.79	8.66
21	5.36	7.35	9.33
22	5.79	7.89	9.99
23	6.21	8.42	10.62
24	6.61	8.93	11.25
25	7,00	9.43	11.86
26	7.38	9.92	12.46
27	7.74	10.39	13.04
28	8.09	10.85	13.61
29	8.42	11.29	14.17
30	8.74	11.72	14.71
31	9.04	12.14	15.24
32	9.34	12.54	15.75
33	9.61	12.93	16.25
34	9.88	13.31	16.74
35	10.12	13.67	17.21
36	10.36	14.01	17.67
37	10.58	14.35	18.11
38	10.79	14.66	18.54
39	10.98	14.97	18.96
40	11.16	15.26	19.36

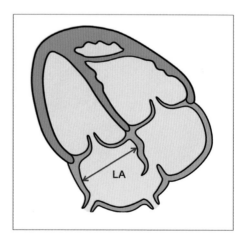

图 A-6b　左房横径在四腔心切面左房内径最大时测量

注：引自 Shapiro I, Degani S, Leibovitz Z, et al. Fetal cardiac measurements derived by transvaginal and transabdominal crosssectional echocardiography from 14 weeks of gestation to term. *Ultrasound Obstet Gynecol*, 1998;12:404–418.

右房横径

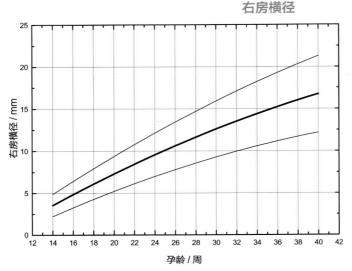

图 A-7a　妊娠 14 ~ 40 周右房横径（右房内径）参考值范围

如图 A-7b 所示在右房充盈最大径时测量右房内径。曲线图中三条直线代表第 2.5%、第 50% 和第 97.5% 对应的均数 ±1.96 标准差

曲线图原始数据来自 Shapiro I, Degani S, Leibovitz Z, et al. Fetal cardiac measurements derived by transvaginal and transabdominal crosssectional echocardiography from 14 weeks of gestation to term. *Ultrasound Obstet Gynecol*, 1998;12:404–418.

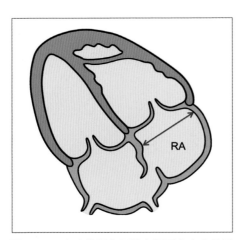

图 A-7b　右房横径在四腔心切面右房内径最大时测量

表 A-7　正常孕龄胎儿右房横径的第 2.5%、第 50% 和第 97.5% 范围（*n*=201）

孕龄	右房横径 / mm		
	P2.5	P50	P97.5
14	2.22	3.54	4.87
15	2.75	4.20	5.65
16	3.26	4.84	6.42
17	3.77	5.47	7.17
18	4.27	6.09	7.92
19	4.75	6.70	8.65
20	5.22	7.29	9.37
21	5.68	7.88	10.08
22	6.13	8.45	10.77
23	6.56	9.01	11.46
24	6.99	9.56	12.13
25	7.40	10.10	12.79
26	7.80	10.62	13.44
27	8.19	11.13	14.08
28	8.57	11.64	14.70
29	8.93	12.13	15.32
30	9.29	12.61	15.92
31	9.63	13.07	16.51
32	9.96	13.53	17.09
33	10.28	13.97	17.66
34	10.59	14.40	18.21
35	10.88	14.82	18.76
36	11.17	15.23	19.29
37	11.44	15.62	19.81
38	11.70	16.01	20.32
39	11.95	16.38	20.82
40	12.18	16.74	21.30

注：引自 Shapiro I, Degani S, Leibovitz Z, et al. Fetal cardiac measurements derived by transvaginal and transabdominal crosssectional echocardiography from 14 weeks of gestation to term. *Ultrasound Obstet Gynecol*, 1998;12:404–418.

图 A-8a　妊娠 14 ～ 40 周左室横径
（左室内径）参考值范围

如图 A-8b 所示在四腔心切面房室瓣关闭时（舒张末期）二尖瓣下方测量左室内径。曲线图中三条直线代表第 2.5%、第 50% 和第 97.5% 对应的均数 ±1.96 标准差

曲线图原始数据来自 Shapiro I, Degani S, Leibovitz Z, et al. Fetal cardiac measurements derived by transvaginal and transabdominal crosssectional echocardiography from 14 weeks of gestation to term. *Ultrasound Obstet Gynecol*, 1998;12:404–418.

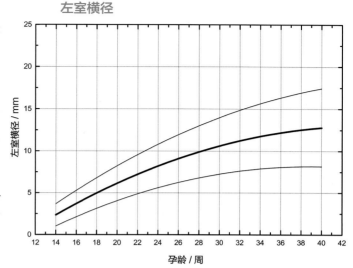

左室横径

表 A-8　正常孕龄胎儿左室横径的第 2.5%、第 50% 和第 97.5% 范围（*n*=637）		
左室横径 / mm		
孕龄	**P2.5**	**P50**	**P97.5**
14	1.02	2.34	3.67
15	1.58	3.03	4.49
16	2.12	3.70	5.28
17	2.64	4.34	6.05
18	3.13	4.96	6.80
19	3.60	5.56	7.52
20	4.05	6.14	8.23
21	4.47	6.69	8.91
22	4.87	7.22	9.56
23	5.25	7.72	10.19
24	5.61	8.21	10.80
25	5.94	8.67	11.39
26	6.25	9.10	11.96
27	6.53	9.51	12.50
28	6.80	9.91	13.01
29	7.04	10.27	13.51
30	7.25	10.62	13.98
31	7.45	10.94	14.43
32	7.62	11.24	14.85
33	7.77	11.51	15.26
34	7.89	11.76	15.64
35	7.99	11.99	15.99
36	8.07	12.20	16.33
37	8.13	12.38	16.64
38	8.16	12.54	16.92
39	8.17	12.68	17.19
40	8.16	12.79	17.43

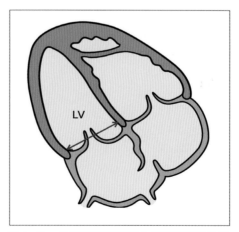

图 A-8b　左室横径在四腔心切面房室瓣关闭时（舒张末期）二尖瓣下方测量

注：引自 Shapiro I, Degani S, Leibovitz Z, et al. Fetal cardiac measurements derived by transvaginal and transabdominal crosssectional echocardiography from 14 weeks of gestation to term. *Ultrasound Obstet Gynecol*, 1998;12:404–418.

右室横径

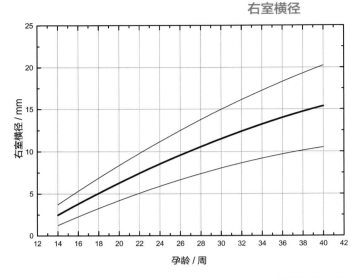

图 A-9a　妊娠 14 ~ 40 周右室横径
（右室内径）参考值范围
如图 A-9b 所示在四腔心切面房室瓣
关闭时（舒张末期）三尖瓣下方测量
右室横径。曲线图中三条直线代表第
2.5%、第 50% 和第 97.5%，对应的均
数 ±1.96 标准差
曲线图原始数据来自 Shapiro I, Degani
S, Leibovitz Z, et al. Fetal cardiac
measurements derived by transvaginal
and transabdominal crosssectional
echocardiography from 14 weeks of
gestation to term. *Ultrasound Obstet
Gynecol*, 1998;12:404–418.

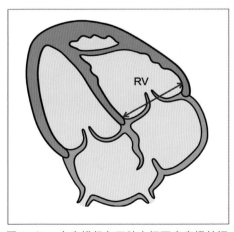

图 A-9b　右室横径在四腔心切面房室瓣关闭
时（舒张末期）三尖瓣下方测量

表 A-9　正常孕龄胎儿右室横径的第 2.5%、第 50% 和第 97.5% 范围（*n*=637）

孕龄	右室横径 / mm		
	P2.5	P50	P97.5
14	1.23	2.48	3.72
15	1.76	3.14	4.53
16	2.27	3.80	5.32
17	2.77	4.44	6.10
18	3.26	5.06	6.86
19	3.74	5.68	7.62
20	4.20	6.27	8.35
21	4.64	6.86	9.08
22	5.07	7.43	9.79
23	5.49	7.99	10.49
24	5.90	8.53	11.17
25	6.29	9.06	11.84
26	6.67	9.58	12.50
27	7.03	10.08	13.14
28	7.38	10.57	13.77
29	7.72	11.05	14.38
30	8.04	11.51	14.98
31	8.35	11.96	15.57
32	8.64	12.39	16.14
33	8.93	12.81	16.70
34	9.19	13.22	17.25
35	9.45	13.62	17.78
36	9.69	13.99	18.30
37	9.92	14.36	18.81
38	10.13	14.71	19.30
39	10.33	15.05	19.78
40	10.51	15.38	20.24

注：引自 Shapiro I, Degani S, Leibovitz Z, et al. Fetal cardiac measurements
derived by transvaginal and transabdominal crosssectional
echocardiography from 14 weeks of gestation to term. *Ultrasound
Obstet Gynecol*, 1998;12:404–418.

左室与右室内径之比

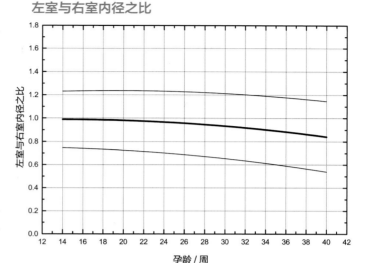

图 A-10a　妊娠 14 ~ 40 周左室与右室内径之比参考值范围

如图 A-10b 所示在四腔心切面房室瓣关闭时（舒张末期）二尖瓣和三尖瓣下方测量左室和右室内径。曲线图中三条直线代表第 2.5%、第 50% 和第 97.5% 对应的均数 ±1.96 标准差

曲线图原始数据来自 Shapiro I, Degani S, Leibovitz Z, et al. Fetal cardiac measurements derived by transvaginal and transabdominal crosssectional echocardiography from 14 weeks of gestation to term. *Ultrasound Obstet Gynecol*, 1998;12:404–418.

表 A-10　正常孕龄胎儿左室与右室内径之比的第 2.5%、第 50% 和第 97.5% 范围（*n*=637）

孕龄	左室 / 右室内径之比		
	P2.5	P50	P97.5
14	0.747	0.989	1.231
15	0.744	0.989	1.233
16	0.741	0.988	1.235
17	0.738	0.987	1.236
18	0.734	0.985	1.237
19	0.730	0.983	1.237
20	0.725	0.981	1.237
21	0.720	0.978	1.237
22	0.714	0.975	1.236
23	0.708	0.971	1.234
24	0.701	0.967	1.233
25	0.694	0.962	1.230
26	0.687	0.957	1.228
27	0.679	0.952	1.225
28	0.671	0.946	1.221
29	0.662	0.940	1.217
30	0.653	0.933	1.213
31	0.644	0.926	1.208
32	0.634	0.918	1.203
33	0.623	0.910	1.197
34	0.613	0.902	1.191
35	0.601	0.893	1.184
36	0.590	0.883	1.177
37	0.578	0.874	1.170
38	0.565	0.863	1.162
39	0.552	0.853	1.154
40	0.539	0.842	1.145

注：引自 Shapiro I, Degani S, Leibovitz Z, et al. Fetal cardiac measurements derived by transvaginal and transabdominal crosssectional echocardiography from 14 weeks of gestation to term. *Ultrasound Obstet Gynecol*, 1998;12:404–418.

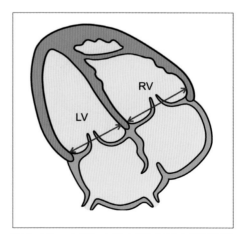

图 A-10b　左室与右室内径在四腔心切面房室瓣关闭时（舒张末期）二尖瓣和三尖瓣下方测量。计算出两者之比

主动脉内径

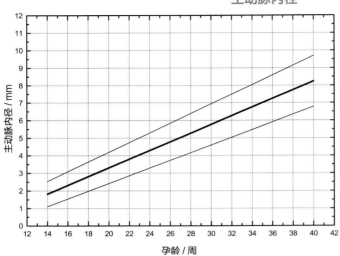

图 A-11a　妊娠 14 ~ 40 周主动脉内径参考值范围

如图 A-11b 所示在主动脉瓣瓣叶关闭时测量。曲线图中三条直线代表第 2.5%、第 50% 和第 97.5% 对应的均数 ±1.96 标准差

曲线图原始数据来自 Shapiro I, Degani S, Leibovitz Z, et al. Fetal cardiac measurements derived by transvaginal and transabdominal crosssectional echocardiography from 14 weeks of gestation to term. *Ultrasound Obstet Gynecol*, 1998;12:404–418.

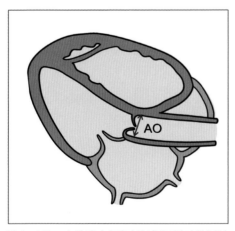

图 A-11b　主动脉内径在长轴切面瓣叶关闭时（舒张末期）测量

测量时最好将声波垂直于瓣膜

表 A-11　正常孕龄胎儿主动脉内径的第 2.5%、第 50% 和第 97.5% 范围（*n*=637）

孕龄	主动脉内径 / mm		
	P2.5	P50	P97.5
14	1.11	1.82	2.53
15	1.32	2.07	2.81
16	1.54	2.31	3.09
17	1.76	2.56	3.36
18	1.98	2.81	3.64
19	2.20	3.06	3.91
20	2.42	3.30	4.19
21	2.63	3.55	4.46
22	2.85	3.80	4.74
23	3.07	4.04	5.01
24	3.29	4.29	5.29
25	3.51	4.54	5.57
26	3.73	4.78	5.84
27	3.94	5.03	6.12
28	4.16	5.28	6.39
29	4.38	5.53	6.67
30	4.60	5.77	6.94
31	4.82	6.02	7.22
32	5.04	6.27	7.50
33	5.26	6.51	7.77
34	5.47	6.76	8.05
35	5.69	7.01	8.32
36	5.91	7.25	8.60
37	6.13	7.50	8.87
38	6.35	7.75	9.15
39	6.57	8,00	9.42
40	6.78	8.24	9.70

注：引自 Shapiro I, Degani S, Leibovitz Z, et al. Fetal cardiac measurements derived by transvaginal and transabdominal crosssectional echocardiography from 14 weeks of gestation to term. *Ultrasound Obstet Gynecol*, 1998;12:404–418.

肺动脉内径

图 A-12a　妊娠 14 ～ 40 周肺动脉内径参考值范围

如图 A-12b 所示在肺动脉瓣瓣叶关闭时测量。曲线图中三条直线代表第 2.5%、第 50% 和 97.5% 对应的均数 ±1.96 标准差

曲线图原始数据来自 Shapiro I, Degani S, Leibovitz Z, et al. Fetal cardiac measurements derived by transvaginal and transabdominal crosssectional echocardiography from 14 weeks of gestation to term. *Ultrasound Obstet Gynecol*, 1998;12:404–418.

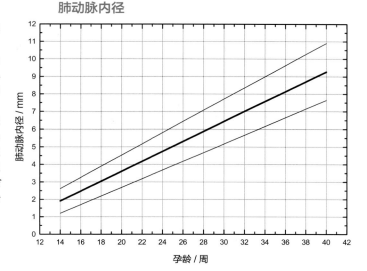

孕龄	肺动脉内径 / mm		
	P2.5	P50	P97.5
14	1.20	1.91	2.62
15	1.45	2.20	2.94
16	1.70	2.48	3.26
17	1.95	2.76	3.58
18	2.19	3.04	3.89
19	2.44	3.33	4.21
20	2.69	3.61	4.53
21	2.94	3.89	4.85
22	3.18	4.18	5.17
23	3.43	4.46	5.49
24	3.68	4.74	5.80
25	3.93	5.03	6.12
26	4.18	5.31	6.44
27	4.42	5.59	6.76
28	4.67	5.87	7.08
29	4.92	6.16	7.40
30	5.17	6.44	7.71
31	5.41	6.72	8.03
32	5.66	7.01	8.35
33	5.91	7.29	8.67
34	6.16	7.57	8.99
35	6.40	7.86	9.31
36	6.65	8.14	9.62
37	6.90	8.42	9.94
38	7.15	8.70	10.26
39	7.40	8.99	10.58
40	7.64	9.27	10.90

表 A-12　正常孕龄胎儿肺动脉内径的第 2.5%、第 50% 和第 97.5% 范围（*n*=637）

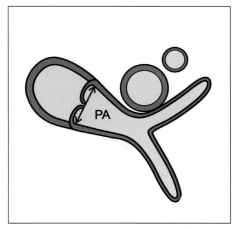

图 A-12b　肺动脉内径在短轴或三血管 – 气管切面瓣叶关闭时（舒张末期）测量
测量时最好将声波垂直于瓣膜

注：引自 Shapiro I, Degani S, Leibovitz Z, et al. Fetal cardiac measurements derived by transvaginal and transabdominal crosssectional echocardiography from 14 weeks of gestation to term. *Ultrasound Obstet Gynecol*, 1998;12:404–418.

主动脉与肺动脉内径之比

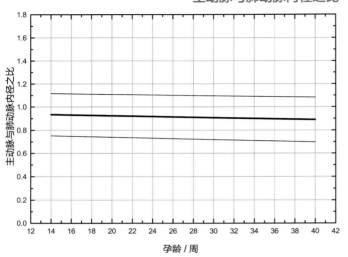

图 A-13a　妊娠 14 ~ 40 周主动脉与肺动脉内径之比参考值范围

如图 A-13b 所示在主动脉和肺动脉瓣叶关闭时测量。曲线图中三条直线代表第 2.5%、第 50% 和第 97.5% 对应的均数 ±1.96 标准差

曲线图原始数据来自 Shapiro I, Degani S, Leibovitz Z, et al. Fetal cardiac measurements derived by transvaginal and transabdominal crosssectional echocardiography from 14 weeks of gestation to term. *Ultrasound Obstet Gynecol*, 1998;12:404–418.

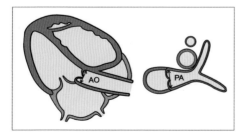

图 A-13b　主动脉与肺动脉内径在长轴和短轴切面瓣叶关闭时（舒张末期）测量

测量时最好将声波垂直于瓣膜。计算两者之比

表 A-13　正常孕龄胎儿主动脉与肺动脉内径之比的第 2.5%、第 50% 和第 97.5% 范围（*n*=490）

孕龄	主动脉 / 肺动脉内径之比		
	P2.5	P50	P97.5
14	0.752	0.934	1.116
15	0.750	0.933	1.115
16	0.748	0.931	1.114
17	0.746	0.929	1.112
18	0.744	0.927	1.111
19	0.742	0.926	1.110
20	0.740	0.924	1.108
21	0.737	0.922	1.107
22	0.735	0.921	1.106
23	0.733	0.919	1.105
24	0.731	0.917	1.103
25	0.729	0.916	1.102
26	0.727	0.914	1.101
27	0.725	0.912	1.099
28	0.723	0.910	1.098
29	0.721	0.909	1.097
30	0.719	0.907	1.095
31	0.717	0.905	1.094
32	0.714	0.904	1.093
33	0.712	0.902	1.091
34	0.710	0.900	1.090
35	0.708	0.899	1.089
36	0.706	0.897	1.088
37	0.704	0.895	1.086
38	0.702	0.893	1.085
39	0.700	0.892	1.084
40	0.698	0.890	1.082

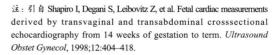

注：引自 Shapiro I, Degani S, Leibovitz Z, et al. Fetal cardiac measurements derived by transvaginal and transabdominal crosssectional echocardiography from 14 weeks of gestation to term. *Ultrasound Obstet Gynecol*, 1998;12:404–418.

图 A-14a 妊娠 18 ～ 37 周主动脉峡部横径参考值范围

如图 A-14b 所示在三血管－气管切面动脉导管与降主动脉连接的交汇处测量主动脉峡部。曲线图中三条直线代表第 2.5%、第 50% 和第 97.5% 对应的均数 ±1.96 标准差

曲线图原始数据来自 Pasquini L, Mellander M, Seale A, et al. Z-scores of the fetal aortic isthmus and duct: an aid to assessing arch hypoplasia. *Ultrasound Obstet Gynecol*, 2007; 29:628–633.

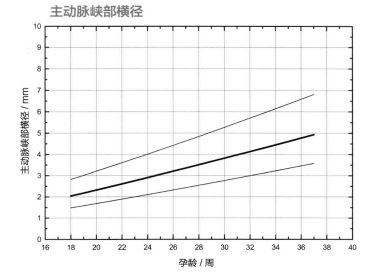

主动脉峡部横径

表 A-14 正常孕龄胎儿主动脉峡部横径的第 2.5%、第 50% 和第 97.5% 范围（*n*=204）

孕龄	主动脉峡部横径 / mm		
	P2.5	P50	P97.5
18	1.48	2.04	2.82
19	1.58	2.18	3.01
20	1.68	2.32	3.21
21	1.79	2.47	3.40
22	1.89	2.61	3.60
23	2,00	2.76	3.81
24	2.11	2.91	4.01
25	2.21	3.05	4.21
26	2.32	3.20	4.42
27	2.43	3.36	4.63
28	2.54	3.51	4.84
29	2.65	3.66	5.05
30	2.77	3.82	5.27
31	2.88	3.97	5.48
32	2.99	4.13	5.70
33	3.11	4.29	5.92
34	3.23	4.45	6.14
35	3.34	4.61	6.36
36	3.46	4.77	6.58
37	3.58	4.93	6.81

注：引自 Pasquini L, Mellander M, Seale A, et al. Z-scores of the fetal aortic isthmus and duct: an aid to assessing arch hypoplasia. *Ultrasound Obstet Gynecol*, 2007;29:628–633.

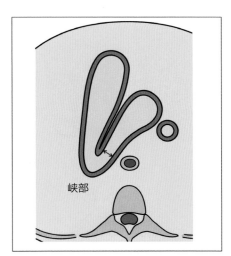

图 A-14b 三血管－气管切面动脉导管与降主动脉连接的交汇处测量主动脉峡部最大横径

动脉导管横径

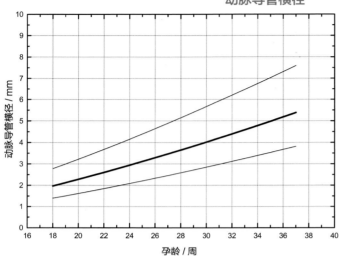

图 A-15a 妊娠 18 ～ 37 周动脉导管横径参考值范围

如图 A-15b 所示在三血管－气管切面在主动脉峡部与降主动脉动脉交汇处测量动脉导管。曲线图中三条直线代表第 2.5%、第 50% 和第 97.5% 对应的均数 ±1.96 标准差

曲线图原始数据来自 Pasquini L, Mellander M, Seale A, et al. Z-scores of the fetal aortic isthmus and duct: an aid to assessing arch hypoplasia. *Ultrasound Obstet Gynecol*, 2007;29:628–633.

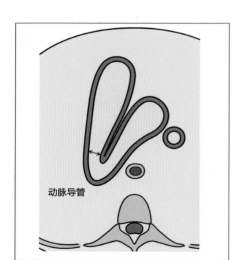

图 A-15b 三血管－气管切面在主动脉峡部与降主动脉连接的交汇处测量动脉导管内径

表 A-15 正常孕龄胎儿动脉导管横径的第 2.5%、第 50% 和第 97.5% 范围（*n*=204）

孕龄	动脉导管横径 / mm		
	P2.5	P50	P97.5
18	1.39	1.97	2.78
19	1.50	2.12	2.99
20	1.62	2.28	3.22
21	1.73	2.44	3.44
22	1.85	2.60	3.67
23	1.96	2.77	3.91
24	2.08	2.94	4.15
25	2.21	3.11	4.39
26	2.33	3.29	4.64
27	2.46	3.47	4.89
28	2.58	3.65	5.15
29	2.71	3.83	5.40
30	2.85	4.02	5.67
31	2.98	4.20	5.93
32	3.11	4.39	6.20
33	3.25	4.59	6.47
34	3.39	4.78	6.75
35	3.53	4.98	7.03
36	3.67	5.18	7.31
37	3.81	5.38	7.60

注：引自 Pasquini L, Mellander M, Seale A, et al. Z-scores of the fetal aortic isthmus and duct: an aid to assessing arch hypoplasia. *Ultrasound Obstet Gynecol*, 2007;29:628–633.

索 引